泌尿外科专科护士临床教学实践手册

MINIAO WAIKE ZHUANKE HUSHI
LINCHUANG JIAOXUE SHIJIAN SHOUCE

主　编　孟晓云　王丽芹　张　燕　李　丽
副主编　董红梅　高利娜　胡潇丹　成红梅　程代玉
编　者　（以姓氏笔画为序）

于海瑶　王　亮　王　蒙　王丽芹　邢立英
成红梅　刘志佳　刘佳奇　孙　曙　杜金童
李　旭　李　丽　李　野　李卫华　李晓烜
李雅楠　杨　莉　杨晓红　肖　漓　吴高芬
何　珂　张　翎　张　燕　张亚亚　张俊红
张晓琳　陈　佳　陈　媛　陈　瑜　陈昌庆
孟　萌　孟晓云　赵恬静　胡潇丹　柏宏伟
侯悦雯　徐岩松　殷丹丹　高利娜　高利敏
郭宏晶　唐　莎　曹丽丽　盛　莉　董红梅
韩永霞　程代玉　冀　慧　磨国鑫　魏梦瑶

河南科学技术出版社
·郑州·

内容提要

本书是为泌尿外科护士编写的一部专科护士培训用书。全书共 9 章,紧密结合临床实际工作,详细介绍了临床教学实践,泌尿外科专科护士应具备的素质,泌尿系统疾病概述,泌尿外科微创技术,专科疾病护理技术、护理操作技术、康复训练技术及疾病处置应急预案等,书中还列举了部分实例进行示范讲解,护理技术操作配有清晰的操作流程图和考核标准,全书内容融会贯通,使之更具针对性和实用性,有助于读者深入理解理论知识和轻松掌握操作技能,是培养泌尿外科专科护士的教学指导用书,也可供护理院校学生使用参考。

图书在版编目(CIP)数据

泌尿外科专科护士临床教学实践手册/孟晓云等主编. —郑州:河南科学技术出版社,2023.11

ISBN 978 - 7 - 5725 - 1321 - 3

Ⅰ.①泌… Ⅱ.①孟… Ⅲ.①泌尿外科学-护理学-手册 Ⅳ.①R473.6 - 62

中国国家版本馆 CIP 数据核字(2023)第 208234 号

出版发行:河南科学技术出版社

北京名医世纪文化传媒有限公司

地址:北京市丰台区万丰路 316 号万开基地 B 座 115 室　　邮编:100161

电话:010-63863186　010-63863168

策划编辑:张利峰

责任编辑:张利峰　杨永岐

责任审读:周晓洲

责任校对:龚利霞

封面设计:龙　岩

版式设计:崔刚工作室

责任印制:程晋荣

印　　刷:河南省环发印务有限公司

经　　销:全国新华书店、医学书店、网店

开　　本:787 mm×1092 mm　1/16　　**印张**:23.25　　**字数**:536 千字

版　　次:2023 年 11 月第 1 版　　2023 年 11 月第 1 次印刷

定　　价:89.00 元

前　言

护理工作作为医疗工作的重要组成部分,在维护患者身心健康、促进患者康复中发挥着重要作用。随着医疗护理技术日新月异,护理学科得到快速发展,护理工作内涵不断丰富和延伸,护理新理论、新技术、新业务也不断展开,泌尿外科专科护士的工作要求和内涵也在随之相应地提高和完善。目前,临床上对泌尿外科专科护士的专业理论和技能水平的要求越来越严格,但针对系统培训泌尿外科专科护士的教学用书还相对有限。为了帮助各临床教学基地优质高效地培养泌尿外科专科护士,我们组织编写了此书,旨在提高泌尿外科专科护士的培养质量,还能够帮助现有泌尿外科专科护士更新专科护理知识、提升专科护理水平。

本书以提高护理专业水平和护理质量为目标,分9章对泌尿外科专科护士的临床教学实践进行了系统的介绍,内容包括:第1章为总论,分别阐述了泌尿外科专科护士临床教学管理制度、临床教学模式、临床常用教学方法三部分内容;第2章提出了泌尿外科专科护士应具备的素质;第3章概述了泌尿系统疾病;第4章讲解了泌尿外科常用微创技术与护理;第5章介绍了泌尿外科手术麻醉与护理;第6章对30余种泌尿外科疾病护理技术进行了系统讲解,运用护理程序处理疾病问题;第7章详细讲解了泌尿外科常用的护理技术操作流程和考核标准,并提出了教学重点和难点;第8章介绍泌尿外科康复训练技术,并进行了教学分析;第9章讲解泌尿外科专科疾病应急预案,为护理人员执行应急预案提供可靠依据。

全书重点突出,内容具有基础性、专业性、指导性及可操作性等特点,适合泌尿外科及相关专业广大医护人员使用,可作为国内各教学基地培养泌尿外科专科护士的教学指导用书,也适用于泌尿外科专科护士进一步更新和完善专科护理理论和操作水平,为临床培养更多优秀的泌尿外科专科护理人才起到积极指导作用。

在本书编写过程中,衷心感谢相关医疗、护理专家的悉心指导和建议,感谢所在单位的支持与帮助。希望读者在使用本书的过程中提出宝贵意见,如有错误和疏漏之处,恳请读者批评指正,以臻完善。

编　者

2023 年 5 月

目 录

第1章

临床教学实践总论

第一节　泌尿外科专科护士临床教学管理制度

一、临床教学日常管理制度

临床教学工作是医院的三大任务之一,是全面培养合格医学人才的重要环节。为加强教学管理、保证教学质量,专科护士临床实践期间接受专科护理学会及医院的双重管理,在医院学习期间由护理部和教学基地履行相关职责。

1. **护理部职责**　全面负责教学工作,统筹管理,制订教学基地的教学计划;接受专科护理学会专科护士临床学习任务,规范并审核各基地的教学计划,包括带教计划、课程设置等,负责基地带教师资的认证管理,制订相关规章制度;负责教学基地的教学改革和教学研究等工作;开展评教评学活动,定期检查和督促教学计划的实施和完成情况,及时发现问题并提出整改措施。

2. **教学基地职责**　严格按照学会及医院对教学基地的要求,根据教学大纲履行教学职责,制订切实可行的教学计划。带教老师应根据医院教学计划的要求完成基地学员的带教任务,负责做好学生的带教工作;负责制订教学日历、教学进度表、命题、监考、阅卷、成绩分析、补考及重修等教学管理工作。负责检查实践性教学环节的考勤情况,定期检查教学任务的完成情况。按规定填写学员学习手册,定期对学员进行评价;学习结束后,收集学员意见或建议,不断改进教学方法。

3. **教学组织**　教学基地由院长、副院长、护理部主任、护理部科训员组成专门领导小组,设立独立办公室。下设督导组和教学组,由护理部主任担任督导组组长,护理部科训员为组员,负责督导基地教学工作的正常进行和教学效果检验,以及学员意见建议的收集与改进。教学组组长为教学基地负责人,组员为教学基地护士长及带教老师,负责教学计划的制订、实施和对教学效果的考核,以及对学员的评价和征求学员意见,做好教学质量的持续改进工作。

4. **管理制度**　教学基地应具备完善的规章制度,如日常管理、技术管理、学术管理、师资管理、科研管理、考勤管理、考核与训练、新技术准入等管理制度。

5. **经费管理**　教学基地设立专项经费,并严格遵守相关的财务制度,经费使用须经过逐级审批程序,确保专款专用,不被挤占或挪用。

二、临床教学技术管理制度

1. 医疗护理技术临床应用应严格遵守卫生主管部门《医疗护理技术管理办法》的相关规定;教学基地领导小组严格制订各项护理操作技术的操作规程并监督执行。

2. 开展临床教学技术应当与各科的功能任务相适应,应具备符合资质的专业技术人员,相应的设备、设施和质量控制体系,并遵守技术管理规范。

3. 严格执行新技术准入制度管理,应对新技术的开展情况进行登记记录,并定期督查、考核。

4. 鼓励教师参加各种学习活动,以获取新的知识和技能,从而提高教学水平。

5. 教学基地定期对带教教师进行考核检查,鼓励其进行技术创新,并大力支持其科研发展。

三、临床教学教师管理制度

(一)聘任条件

1. 具有良好的临床教学态度和一定的临床教学能力。能为人师表言传身教,具有良好的医德医风。

2. 在业务能力方面,拥有丰富的临床医学理论基础和护理专业知识,较高的学术造诣和深厚的专业功底,学风端正。

3. 在资历资质方面,具有副主任护师或5年以上中级职称,本科及以上学历,3年及以上护理管理工作经验,具备3年及以上临床教学经验,5年及以上临床实践经验,能胜任本专业临床护理授课任务。

4. 教学老师需通过医院相关考核,取得临床护理教师资质证书。

5. 上一年的护理工作无差错、不良事件等,院内各项考核成绩优异。

6. 工作中各项事务能合理统筹安排,办事效率高,处事合理、稳妥,能协调好各方面的关系。

7. 沟通能力较好,语言表达准确,讲述观点时主题明晰,逻辑性强。

8. 临床带教老师由本人自荐、科室推荐、护理部审定的程序。能够关心学员的心理及专业发展,帮助学员尽早适应临床环境,及时发现问题,并给予反馈。

(二)岗位职责

1. 在医院教学基地领导的指导下,分管专科护士的临床实践带教、管理工作,并保质保量完成各项教学任务。

2. 严格遵守医院及教学基地各项规章制度。

3. 协助教学管理人员共同制订年度教学工作计划并组织实施,督促教学基地对教学工作进行有效管理。

4. 严格按照教学计划、教学方案与实施细则执行每年的教学活动,创新教学方法,提高教学质量。

5. 参加师资培训相关的教学科研活动。

6. 每年至少发表1篇临床护理教学论文。

(三)聘任管理

1. 由科室推荐且本人自愿申请。

2. 由医院进行考核，教学基地办公室进行评审。考核合格后颁发临床教师师资合格证明。

3. 对教学老师每 2 年进行一次资格认定。

4. 对违反规定(如未履行带教职责、泄露试题、弄虚作假等)取消资格，并进行通报。

5. 医院考核不合格者，取消带教资格。

四、临床教学科研管理制度

1. 教学基地定期开展有计划、有系统的教研活动，由课题组长和教研组长主持，讨论近期专科护理研究工作。

2. 定期组织专科护士外出进行学术交流，学习护理新技术、新理念。

3. 定期研究课题及学科教学中存在的共性问题，作为教研课攻坚。

4. 鼓励所有护理工作人员撰写专科护理学术论文。

5. 建立专科护理学术奖惩制度，制订相应的教学基地人员级别的学术要求和标准，促进专科护理学术的发展。

6. 对于在学术领域表现突出的个人或团体，给予表彰和奖励。

五、临床教学学员管理制度

1. 严格遵守医院及教学基地各项管理规定，杜绝违规违纪行为。

2. 要加强安全意识，严格遵守各项技术操作规程。

3. 严格遵守劳动纪律，执行请销假制度。

4. 学习期间，未经护理部同意，不得随意调整科室，或延长学习时间。

5. 参加科室、医院组织的学习班、学术会或其他会议，不得迟到、早退，以免影响课堂、会场纪律。

6. 严格落实专科护士考核制度，学习期间认真完成论文撰写及操作、理论考核。

7. 尊重带教老师，在授课及临床学习期间，禁止大声喧哗、接打私人电话。

8. 专科护士临床教学基地不具备请销假资格，必须由学员向专科护理学会提出申请，基地接受回执，经护理部批准后方可离院。

9. 出现下列情况之一，不能获得专科护士资格证书

(1)临床实践期间发生护理不良事件、纠纷、事故等重大护理差错。

(2)严重违反医院及临床基地的各项规章制度。

(3)临床实践期间出现无故旷工行为。

(4)未按规定完成教学计划。

(5)考试及论文撰写不合格。

第二节　临床护理教学模式概述

一、临床护理教学的发展

临床护理教学是护理教育的重要组成部分，随着我国护理事业的不断发展，尤其是临床护理实践的专科化发展，临床护理教学所包含的内容不断更新扩展。目前我国一般教学医院需

要承担学员临床见习及实习、新护士规范化培训、专科护士培训、护士在职培训等多重教学任务。护理专业是一实践性较强的学科,开展临床教学能够较好地促进护理学员将理论知识与临床实践相结合。目前随着临床护理教学改革的不断深化,教学理念持续更新、教学方法灵活多样、教学评价日益完善、师资队伍不断增强、教学管理逐渐系统化,使临床护理教学更加标准化、科学化,各层次临床护理教学也将更加有效衔接,促进了我国护理人才梯队建设,完善临床护理人才培养工作。

二、临床护理教学的目标

1. 培养学员的临床实践能力　临床护理教学的重要目标是培养学员的临床实践能力,使学员能够独立地完成临床护理工作,包括识别和诊断疾病、制订护理计划和执行护理措施等。

2. 培养学员的职业道德和人文素养　护理工作是一项需要高度职业道德和人文素养的工作,临床护理教学应该注重培养学员的职业道德和人文素养,使学员能够关心患者、尊重患者、为患者提供优质的护理服务。

3. 培养学员的综合素质　除了临床实践能力和职业道德外,临床护理教学还应该注重培养学员的综合素质,如团队合作、沟通能力、临床思维、决策能力等,使学员能够在未来的临床实践中更好地应对各种挑战和问题,提高临床治疗的效果和质量。

4. 与国际护理教育接轨　随着国际护理教育的不断发展,临床护理教学应该与国际护理教育接轨,注重培养学员的国际视野和交流能力,使学员能够在全球化的护理中具有竞争力。

三、临床护理教学环境

临床护理教学环境是指组成临床教学的场所和人员,包括人文环境和自然环境两方面。

1. 人文环境　指临床护理人员及其他专业人员、护理服务对象及场所、护理工作方式等,包括临床护理人员的服饰、语言、行为等方面的规范。人文环境可以提供一个舒适、安静、稳定的学习环境,有利于学员集中精力学习知识和技能。

2. 自然环境　指医院的地理位置、医院的性质和规模、医院的物理环境等,包括医院的温度、湿度、光照等方面的因素。自然环境则可以提供一个真实的临床护理场景,帮助学员更好地理解和应用临床知识和技能。

在临床护理教学中,人文环境和自然环境的结合可以通过多种方式实现,如临床见习、临床实习、专题讲座、研讨会等。这些教学形式可以帮助学员更好地理解临床护理工作的实际情况,提高学员的学习兴趣和学习效果。同时,教师和其他教学人员的素质和教学方法也对临床护理教学环境产生重要的影响。因此,为了提高临床护理教学的质量和效果,需要营造一个良好的临床护理教学环境,包括人文环境和自然环境的结合。

四、专科护士临床护理教学的形式

专科护士临床护理教学包括临床见习、临床实习、护理查房、个别教学、小组教学、讨论学习等多种形式。

1. 临床见习　是护理教育的重要组成部分,通过在临床科室的实地观察和实践,让学员熟悉临床护理工作的实际情况,掌握临床护理的基本技能和方法,同时也帮助学员建立正确的临床护理观念。

2. 临床实习 是护理教育的核心内容,通过在临床科室的实际工作,让学员全面掌握临床护理的技能和方法,同时也加强了学员对临床护理实践的认识和体验。

3. 护理查房 是临床护理教学中的重要环节,可以帮助学员更好地理解和应用临床护理知识和技能,同时也帮助护理人员加强对患者的护理指导和管理。

4. 个别教学、小组教学、讨论学习 是护理教育中常用的教学方法,可以根据学员的不同需求和学习风格进行个性化的教学,以提高学员的学习兴趣和学习效果。

五、临床护理教学中的伦理与法律问题

临床护理教学中的伦理与法律问题需要得到充分的重视和关注,护理人员需要严格遵守相关的法律法规和伦理准则,为患者提供优质的护理服务。

1. 临床教学中的伦理问题

(1)患者权益保护:在临床教学中,护理人员需要尊重患者的权益,包括知情权、自主权、隐私权等。如果护理人员在工作中侵犯了患者的权益,就会违反伦理准则,造成严重的后果。

(2)尊重医师的知识产权:在一些复杂的临床情况下,护理人员需要请医师为患者制订治疗方案,这需要护理人员尊重医师的知识产权,避免侵犯医师的专利权和商标权。

(3)护理人员的安全保障:在临床教学中,护理人员需要面对各种复杂的情况,如患者的疼痛、不适等,这需要护理人员采取适当的措施来保障自身的安全。同时,护理人员也需要尊重医院的安全规定,避免发生意外事件。

(4)保护患者的隐私:在临床教学中,护理人员需要接触到患者的隐私部位,如尿道、阴道等。护理人员需要尊重患者的隐私权,避免泄露患者的隐私信息,以保护患者的隐私权。

(5)公正公平的待遇:在临床教学中,护理人员需要与其他医护人员、患者及家属等进行沟通和交流,如何保证公正公平的待遇也是临床教学中的伦理问题之一。

2. 临床教学中的法律问题

(1)法律法规的遵守:护理人员在临床教学中需要遵守相关的法律法规,如医疗卫生法律法规、护理伦理法规等。如果护理人员违反了法律法规,就会造成严重的后果。

(2)医疗文书的法律效力:护理人员在临床教学中需要使用医疗文书,如病历、检查报告等。护理人员需要明确医疗文书的法律效力,并遵守相关的法律法规,避免出现法律纠纷。

(3)医疗纠纷的处理:在临床教学中,可能会出现医疗纠纷,护理人员需要学会如何处理医疗纠纷。护理人员需要尊重法律法规,遵循医疗伦理准则,积极处理医疗纠纷,并避免事态扩大。

(4)医疗器械的使用:在临床教学中,护理人员需要使用各种医疗器械,如心电监护仪、呼吸机等。护理人员需要了解医疗器械的使用规定,并遵守相关的法律法规,避免出现医疗事故。

(5)医疗保险的处理:在临床教学中,护理人员可能需要使用医疗保险来处理患者的医疗费用。护理人员需要了解医疗保险的相关法律法规,并遵守相关的规定,避免出现法律纠纷。

临床教学是在一个复杂的社会情景中进行的。临床教师、临床实践中的专科护士、医护人员,以及患者等均有其角色、权利和职责,但他们之间又是相互矛盾的。这些矛盾有可能导致伦理、法律方面的问题。应注意预防并妥善处理这些问题,以保证临床教学的安全和高质量。

六、临床护理教学的评价

1. **教学评价概念** 是指依据教学目标,对教学过程及结果进行价值判断并为教学决策服务的教学活动,是对教学活动现实的或潜在的价值做出判断的过程,是研究教师的教和学员的学的价值的过程。教学评价是教学活动的重要组成部分,它是为了改进和完善教学过程,提高教学质量,促进学员发展而进行的评价,评价的依据是教学目标,最终目的是为了提高教学质量。

2. **护理教学评价** 是从设置护理教学目标入手,并以护理教学目标为依据对教学过程和教学效果进行价值判断,其目的是保证最大限度地实现护理教学目标,提高护理教学质量,以及对培养对象做出某种资格证明的过程。

护理教学评价一般包括对教师授课能力及效果的评价、学员学习能力及效果的评价,对教学安排、教学方法改进以及组织机构运行等考核评定等。在护理教学评价过程中,可通过考试、问卷调查等测量方式获得一定的量性资料,如临床实践的专科护士课程考试成绩、临床实习结束时技能考核成绩、护理学教师授课评分等;也可通过座谈、实地考察等多种途径来全面收集被评价者相关的非量化的质性信息资料,如临床实践的专科护士课外学习情况和临床学习表现、临床实践计划的制定和落实、教学计划实施反馈意见等。在此基础上,评价者依据一定的评价标准或者评估指标体系,对评价对象是否达到护理教学目标做出价值判断,如不合格、合格、良好、优秀等,必要时总结经验教训,剖析原因和症结,提出可行有效的整改和补救措施等,以此提高教学质量。

3. **护理教学评价的分类**

(1)诊断性评价:是在护理教学活动开始之前,对教学背景和学员各方面情况的评价,以便对教学活动的难度、进度等进行判断,并为教学决策提供依据。

(2)形成性评价:是在护理教学过程中进行的评价,其目的是了解护理教学进展情况,发现教学方法、计划和教学进程中存在的问题,及时反馈并调整教学,以促进学员的学习。形成性评价包括对教学计划的执行情况、教学方法的运用、学员学习情况、教学效果等方面的评价。

(3)总结性评价:是在相对完整的教学阶段结束时,对护理教学目标实现的程度进行的结论性评价,其目的是对整个教学过程进行总结,并对教学效果进行全面评估。总结性评价包括对教学计划的执行情况、教学方法的运用、学员学习情况、教学效果等方面的评价。

(4)绝对性评价:是以相对数量为基础进行的评价,常用于教师的教学评价。绝对性评价是以学员的成绩或分数来表示学员的学习状况,常用于考试或考查。

(5)相对性评价:是以相对数量为基础进行的评价,常用于教师的教学评价,相对性评价是以学员的进步程度来表示学员的学习状况,常用于考试或考查。

4. **护理教学评价的功能**

(1)导向功能:是指护理教学评价本身所具有的引导评价对象朝着理想目标前进的功效和能力。教学评价的导向指向是教学目标、教学过程及教学效果。

(2)调控功能:是指教学评价对教学活动进行调节和控制的能力和功效,主要表现为调节和控制教学过程的各个环节和因素与教学活动的整体性,即能调节和控制教学活动的整体目标及最终目标。

(3)鉴定功能:是指教学评价具有鉴定、判断评价对象是否合格、优劣程度、水平高低等实际价值的功能。主要表现为判断教学活动的效果、教学活动的质量高低,即判断教学活动达到的水平与标准的关系。

(4)激励功能:是指教学评价具有激发评价对象(教师、学员)的情感,鼓励上进的功能。主要表现为激发评价对象内在的积极性和主动性及教学活动的责任感,推动其自我发展。

(5)专业功能:是指教学评价作为一种专业活动,所具有的特定功能。主要表现为教学评价具有专业性,即教学评价是一种专门从事教学评价工作的专业人员所从事的活动;教学评价具有专业标准,即教学评价有特定的标准或规范。

5. 临床教学中学员临床护理能力评价方法

(1)观察法:是通过观察学员的临床护理行为表现,评估学员的临床护理能力。如学员的临床护理能力、护患沟通能力、工作态度等。一般由学员所在科室的临床带教老师或护士长负责实施,可采用四级计分制,包括优、良、及格、不及格。实施百分制,分数越高能力越强。

(2)床边考核法:是临床护理技能考核常用的方法,由考核组指定患者,考生完成必需的护理操作后,由主考人按考试大纲或教学大纲的要求提问,然后根据考生的操作和回答问题的情况打分。这种考核的优势,可以提高学员解决分析问题的能力及临场应变能力,可以让学员与患者进行良好的沟通,提高学员沟通技巧;可以检验学员操作技能存在的问题;让学员从不同角度了解自己的优缺点。其缺点是缺乏标准统一的考试环境,考核成绩受病种、患者、时间及地点等因素影响,造成学员之间评价无绝对可比性。此外,此方法不适用于大批量学员考核,如果大批量学员考核时,需要大批量相同病例及大量考官,且有时评分也容易受到考核教师主观因素的影响,无法体现考核的公平公正性。

(3)模拟考核法:是应用模拟患者和模拟临床情境对学员进行考核的一种方式。模拟临床情境考核法不仅强化了护生整体护理观念、爱伤观念,还能与临床接轨、能强化查对意识、提高应变能力、锻炼处理医嘱的能力。同时也能提高学员训练的自觉性及积极性。

(4)综合评定法:由教师、临床护理专家组成评价小组,依据评价体系的要求,采取综合观察法、床边考核法、模拟考核法等方法,对学员的基本理论知识和临床技能做出综合评价,判断学员是否达到培养目标要求。这种方法的优点是对学员的评价比较全面,缺点是比较费时费力、评价结果受到主观因素的影响。

总之在对临床护理学员评价时应客观、公正、准确、合理,既要鼓励实习生认真学习、勤奋工作,又要注意与实习生的实际能力和水平相符合,不能过高或过低评价。实习成绩评定结果应及时通知学员本人。评价结束后应及时、准确、完整记录学员成绩,以便带教老师和学员管理部门对实习生的实习情况或进修生的进修情况进行检查和管理。

第三节　临床常用教学方法

一、传统教学法

(一)讲授法

讲授法又称口述教学法,是指教师运用口头语言向学员叙述事实、解释概念、论证原理、描绘情境及阐明规律的教学方法。讲授法可以在短时间内向学员传递较多的知识,因此它是教师使用最早的、应用最广的教学方法,不仅可用于传授新知识,也可用于巩固旧知识,并且其他教学方法的运用,几乎都需要同讲授法结合进行。在临床中护理教师可通过讲授法向护理学员解释概念、论证病理机制和阐明诊断原理。

1. 特点

(1)传递信息量大:能使护理学员通过带教教师的说明、分析、描述、论证、设疑及解疑等教学语言,使其短时间内获得全面系统的医学知识。

(2)灵活、适应性强:无论是临床操作教学还是基本理论知识教学讲授法都可运用。它使学员通过感知、理解、应用而达到应用掌握,在教学进程中便于调控,且随时可与组织教学等环节结合。

(3)教学效率高:临床中教师可同时向多名学员讲授,因此适用于护理操作讲解、护理基本理论知识讲解等各种课堂,传授效率高。

2. 优点 讲授法具有两个优点,即通俗化和直接性。教师的讲授能使深奥、抽象的医学理论知识变得具体形象、浅显通俗,利于学员理解。讲授法采取定论的形式,直接向学员传递现有医学知识,避免了学员在认识过程中的探索,可以让学员节约时间和精力,少走弯路。

3. 局限性 讲授法是护理教学中应用最广泛的方法之一,但它也存在明显的局限性。

(1)传授内容多,学员难以完全消化、汲取。

(2)单向传授不利于教学双方互动。

(3)不能满足学员的特性需求、因材施教。

(4)老师水平直接影响授课效果。

4. 运用的基本要求

(1)讲授应有目的性:教师的授课应在教学大纲指导下,基于教学目标,有目的、有重点、有难点地进行授课。

(2)讲授需有科学性:教师的护理专业基本理论、知识和技能是讲授科学性的基本保证,应确保传授给护理学员的解剖、生理、病理、生化和内外妇儿等在观点和方法上的科学性。

(3)讲授应与临床护理实际相结合:在护理领域,理论知识非常重要,但只有将其应用于实际临床护理实践中,才能真正体现其价值。因此,在讲授护理知识时,应该将重点放在介绍护理技能和操作的步骤和方法上,以及在临床实践中可能出现的问题和解决方法。同时,还应该鼓励学生参与实际临床护理实践,让他们更好地理解和掌握所学知识。

(4)讲授应具体形象:对于抽象的概念原理,可应用其他方法,使之形象化,对讲授内容要进行精心组织,使其逻辑清晰、主次分明、重点突出、富有感染力,以便于学员理解和记忆。讲授过程中可通过 PPT 结合仿真教具提示教学要点,显示教学进程,使讲授内容形象化、具体化。直观教具如躯体模型等,可边讲边演示,以加深对讲授内容的理解。

(二)谈话法

谈话法是最古老的教学方法之一,又称问答法,是教师引导学员运用已有的知识和经验回答或提出新的问题,以温故知新。我国教育家孔丘主张教学要"循循善诱",运用"叩其两端"的追问的方法,从事物的正反两个方面去寻求知识。他还鼓励学员提出问题,并对能提出深刻问题的学员给予嘉奖。著名教育家苏格拉底也善于运用谈话问答的方法。但他并不直接传授知识和经验,而是通过提出问题,激发学员本人寻求正确的答案;并且当学员提出问题或做了错误的回答之后,他也不直接予以纠正,而是通过提出补充问题,把学员进一步引向谬误,然后促使他认识与改正错误。

1. 特点

(1)谈话法能提高护理学员听讲的积极性,提高传授知识的效率;有助于学员通过独立思考获取专业知识,有利于培养学员的语言表达能力和独立思考能力。

(2)通过谈话,教师可根据护理学员对知识的接受能力和理解程度,及时调整教学计划,实现针对性教学或个别化教学。

(3)谈话法不仅适用于课堂教学,同时也适用于临床参观、见习和实习等现场教学形式中使用,有利于使学员保持注意力和兴趣,消除从书本理论到临床的神秘感和陌生感。

2. 优点　谈话法是属于探究性的教学方法,通过提问启发学员思考,使学员由被动学习变为主动学习,可以最大限度发挥出学员的主观能动性。

3. 局限性　如果教师提出的问题不科学,未突出重点,不仅耗时过长且易导致讨论只停留于形式,无法提高教学效果。

4. 运用的基本要求

(1)谈话前:教师要有充分的准备,谈话要有计划性、针对性,并拟定出谈话提纲;提问的问题要适合学员程度,要有启发性且以教学目标为指引,以教学内容为依据,从而激发学员思考讨论问题的积极性。

(2)谈话中:提问的对象要普遍,对不同性质、不同程度的问题,应让不同程度的学员回答,使每一名专科护士均能参与进来;注意提问的时机,在学员有疑问但还没有说出来时,应及时抛出问题,利于提升学员的兴趣和注意力;老师要和蔼、包容,创造一视同仁的沟通氛围,鼓励学员大胆表达自己的想法。同时要认真听取学员的回答,不论学员回答是否切题,教师均应给予回应。

(3)谈话后:教师应进行总结。总结概括问题的正确答案,并将谈话过程中模糊观点予以澄清,并指出谈话过程中的优点及不足之处。

(三)演示法

演示法是教师通过向学员展示实物、直观教具或进行示教技能操作步骤、实验等来使学员获取知识和技能的教学方法。根据使用演示教具类型的不同,可分为实物、标本和模型的演示;图片、图画和图标的演示;试验及实际操作的演示;幻灯、操作技能录像、录音等的演示。演示法在临床护理技能教学中应用广泛。

1. 特点　演示法是护理学实践教学的有效方法,借助教具实现,教学效果清晰、生动,可使学员获得丰富的感性知识,有利于学员形成正确的概念、巩固知识、发展技能及观察力,激发学员积极思维。

2. 优点

(1)真实、形象、直接和具体,能使护理学员获得较丰富的感性知识,加深对学习对象的印象,有利于将理论与实践相结合,以形成正确、深刻的概念。

(2)能将知识与实物、想象等联系在一起,激发学员对知识的兴趣,集中学员的注意力,使抽象的医学知识易于理解和巩固。

(3)为学员提供了大量的观察具体实物和实际操作的机会,提高了学员的学习兴趣,培养了学员的观察能力及抽象思维能力,降低了学习的难度。

3. 局限性　倾向于操作技能教学,不适用于理论教学,一般不单独使用,时常与讲授法、讨论法等结合起来应用。

4. 运用的基本要求

(1)演示前:准备合适的演示教具,如果是护理操作示教,护理教师应熟知操作流程及考核评分标准。

(2)演示中:要引导学员集中注意力,运用多种感官去感知,使学员都能清晰地感知到演示场景,以发展学员的思考力和观察力,让专科护士充分理解演示的内涵;同时教师要引导学员进行观察,把学员的注意力集中于对象的主要特征、主要方面或事物的发展过程;要重视陈示的适时性;结合演示进行讲解和谈话,使演示的事物与书本知识的学习密切结合(直观原则)。

(3)将演示与讲解、提问密切结合:引导专科护士从实践中边看边思考,不仅能获得感性知识,还能加深对相关概念、原理的理解。

(四)参观法

参观法又称见习,是教师根据临床教学要求,组织学员到医院病房,通过观察、接触了解患者,以获得新知识和巩固已学医学知识的一种教学方法。参观法是护理教学常用的方法。

1. 分类 可分为3类。

(1)预备性参观:一般在讲授某一课程前先组织学员去参观有关事物,目的是为学员学习新课提供必要的感性经验,引起学员兴趣,如在讲解示范患者导尿术前,组织学员到病房与留置尿管的患者沟通交流,了解患者为何留置尿管,留置尿管后有什么注意事项,可以加深学员对导尿术的认识。

(2)并行性参观:指在讲授某一课程的进程中,为了使理论与实际更好地结合起来而进行的参观,如讲解膀胱冲洗注意事项时,带学员到病房见习患者的冲洗过程,并讲解冲洗注意事项。

(3)总结性参观:即授课结束后,组织学员对已学习的内容进行实际参观,巩固已学知识,如讲解手术室管理和工作,在授课结束后可带领学员参观手术室,必要时按规定观摩手术过程。

2. 特点

(1)适用于知识的浅层次认知和情感类教学目标的教学。

(2)参观法可有效将教学与临床实践相结合,能帮助学员更好地领会理解所学的理论知识。

(3)能开阔学员的医学视野、提高眼界、激发求知欲。

(4)能让学员在接触临床护理实践的同时还能感受护理工作者高尚的思想品德和无私的奉献精神及积极崇高的护理职业道德。

3. 优点 使学员将理论与实践结合起来,利于知识的巩固和拓展。

4. 局限性 学员获得的知识较为浅显,未经深入讲授和实践操作,使知识技能的掌握不够牢固。

5. 运用的基本要求

(1)参观前:做好充分准备工作,制订详细的参观计划,向学员讲解参观的目的、步骤、要求及注意事项。

(2)参观时:引导学员有计划、有目的、有重点地进行观察,注意启发实践中的专科护士提出需要解决的临床问题,并给予解答。

(3)参观结束:应进行归纳总结,讲述心得体会。也可再次回归于理论讲解,不仅能巩固所学理论知识,还能让学员更好地将理论与实践相结合,从而达到牢记理论知识并能运用于临床的效果。

(五)床旁指导法

床旁指导法又被称为床旁综合能力教学法。通过在临床环境中选择典型病例,让学员将所学的知识充分运用到临床实践中,以达到培养及提升学员临床分析问题和解决问题能力的目的。有学者将床旁教学定义为在患者面前进行的所有教学活动,无论地点是在门诊、病房还是会议室。目前床旁综合能力教学法被广泛地应用于临床护理教学,且在护理教育的早期阶段实施,被认为可提升护患沟通能力和临床技能。

1. **特点**　更贴近"实战",将临床护理学理论知识、临床经验、最佳循证结论与实际案例相结合,在真实情境中针对患者健康问题进行评估,提出护理诊断、计划、进行临床操作实践,评价护理效果,目前最常见于临床医院护理教学中。

2. **优点**

(1)提升护理学员操作技能:床旁教学不仅能促进带教老师进行规范性护理技术操作示范,还有助于提高学员专业技能。随着先进的医疗设备、医疗用品的广泛使用及医疗护理事业的不断发展,各种新技术、新业务也不断开展,高端精确仪器的使用,各种引流管的护理及伤口护理的观察敷料,以及护理文件的书写、危重患者的护理等都采取床旁示范教学法,以促进学员将理论知识与实践结合,达到提升护理操作技能和规范护理行为的目的。

(2)提升沟通能力:床旁指导法是在患者床旁进行的,直接针对患者需要解决的问题,能第一时间为患者提供专业性建议和解答疑惑。在教学时,教会学员要有爱心、耐心、责任心,认真倾听患者的倾诉,让学员了解安慰性语言的积极作用,在言语及态度上体现对患者的关怀。老师应详细地讲解专科疾病相关知识、围术期护理、健康宣教等,不仅能增强患者治疗的信心,还能调动学员们的学习积极性,帮助学员学习疾病相关理论知识、提高临床实践能力、掌握和运用护患沟通技巧,增进患者与护理人员之间的信任感。

(3)提高临床带教老师的专业水平:床旁教学法对带教老师的要求非常高,需要带教老师具有全面的、系统的理论知识和先进的循证护理理念,以及熟练、规范的操作技能等。因此,床旁教学法能使带教老师加强自我能力提升,更新观念与时俱进,时刻关注了解专科护理发展的新动向。

3. **局限性**

(1)教学效果易受患者或家属的配合程度影响。

(2)受制于临床环境,教学时间不可持续过长。特别是床旁教学时,部分教学内容不能完全在患者面前呈现,因此讲解理论的全面系统性不如课堂授课深入。

4. **运用的基本要求**

(1)以整体护理为基本指导:在临床带教中,针对个案病例,强调以患者为中心的整体护理理念,开展收集病史、护理查体、患者心理、家庭状况、社会支持系统,以及各种辅助检查资料收集,通过提出护理问题采取相应护理措施,并给予出入院指导、围术期指导、健康教育、延续护理等。

(2)以临床问题为引导:临床实践的专科护士为主体,围绕教学目标,进行床旁教学互动,以临床中患者实际问题启发专科护士思考、回答;鼓励专科护士实习时参与患者照护,通过与患者沟通,了解患者的病情及需求,并参与护理评估及护理计划的制订和实施;通过与患者及家属的沟通交流,建立起良好的护患关系。

(六)练习法

练习法是学员在教师的指导下,在示教室或实训室,依靠自觉的控制和校正,反复地完成一定实践练习活动,借以掌握熟练的技能、提升操作技巧和养成良好的行为习惯的教学方法。

1. 特点

(1)练习法可以帮助学员更加牢固地掌握所学医学知识,并将基本理论转化为技能、技巧,有助于培养学员克服困难的毅力和严谨认真的工作态度。

(2)此教学方法被广泛应用于护理学专业教学中,尤其是基础技能和专科技能的学习,使用普遍且非常重要。学员通过反复练习可顺利、成功地完成某种操作技能。它可以提高学员的观察力和思考力,培养学员的求实精神,提高学员的临床操作水平,并可巩固基本理论知识,促进基本理论知识应用于临床实际;对于发展学员的临床应用能力、培养学员的职业道德品质等方面也有着重要的作用。

(3)练习法根据不同形式、种类,分类如下。

①模拟练习法:以患者或患者疾病为对象,通过想象或模拟患者情境和过程,进行练习,以熟悉和适应各种护理操作的技术和能力。如静脉输液、静脉导管维护、基础生命体征测量、专科操作(导尿术、更换无菌引流袋、膀胱冲洗)等操作的练习。

②对比练习法:把正常和异常的护理对象或患者,在功能状态上加以对比,以便得到正确的感性认识,并在练习中发现和纠正错误。如通过观察两位患者引流液的颜色、性质和量判断患者的失血量。

③专门练习法:是指按照护理专业的某些特定要求进行的练习。如语言沟通训练、姿势训练、康复护理技术训练等。

④应用练习法:是指把学到的技术、理论和方法,在实际工作中加以应用、检验和巩固,以形成技术和能力。通过所学基本理论及技能为患者抽血、输液、健康教育等。

⑤集体练习法:是指由多名学员在教师指导下共同进行练习。这种方法可以充分利用学员的感官与智力资源,有利于发挥学员的主动性和积极性,并能培养学员之间的协作精神和集体荣誉感。如集体学习护理礼仪。

⑥现场模拟练习法:是指在真实的工作环境中或专门设计的模拟病房里,进行实际护理操作的演练。这种方法可使学员接触实际患者,加深对护理工作的感性认识,并能培养学员在复杂条件下进行护理操作的能力。如护理学员在带教教师的指导下为患者测量生命体征。

2. 优点

(1)能让学员发现自己知识和能力上的不足之处,明确自己要学什么、要怎样学,为后继学习做好准备。

(2)能有效地消除紧张心理,建立信心,克服学习中的困难,提高学习效率。

(3)能培养自己多方面的能力,掌握多方面的技能。

(4)通过练习,能检验自己的学习效果,得到反馈信息,知道自己应该在哪些方面改进和提高。

(5)在练习过程中,能发现问题,及时纠正错误,使自己的技能不断改进和提高。

3. 局限性 不适用于基本理论教学,耗时较长,易受地点限制。

4. 运用的基本要求

(1)通过与理论教学相结合,使实践中的专科护士明确某项护理操作的注意事项、适应证及禁忌证,以及常见不良反应及其处理预案,从而做到"知其然,并知其所以然",避免护理学员独自盲目、机械的练习。

(2)帮助实践中的专科护士明确练习的目的和相关要求,提高练习的主动性和积极性。

(3)指导专科护士掌握正确的练习方法及技巧,提高练习的效果。教师首先要通过讲解,使实践中的专科护士掌握练习的正确方法。同时,通过操作示范,使专科护士获得关于练习方法结合实际动作的清晰表象;还要注意合理安排练习的次数及时间,练习的方式可多样化,以保持专科护士练习的兴趣,减少疲劳。

(4)练习中要求教师认真观察学员的练习过程,及时指出纠正错误练习。并能根据发现的问题,给予集体或个体化的指导,这样可使专科护士及时纠正错误练习,提高练习效率,养成及时自我检查纠错的习惯。

(5)练习结束时,教师对专科护士实践练习情况进行讲评,对练习较好的同学给予表扬,增强学员练习的积极性。

二、现代临床教学方法

(一)基于问题教学方法(PBL)在临床护理教学中的应用

1. PBL 概述　PBL 教学法 1969 年由美国神经病学教授巴罗斯在加拿大麦克马斯特大学首次提出,尔后在北美获得了较快的发展,目前已成为国际上常用的教学方法,被广泛应用于护理教育领域。护理教育中 PBL 是一种以学员为中心替代以老师为中心的一种学习模式,学员通过提出问题、建立假设、收集相关资料、论证假设、总结,能提高对患者信息的收集能力、自我纠正能力、沟通与协作能力,能培养学员处理临床问题时有效运用基本理论知识的能力,帮助学员建立医学知识结构,有利于学员在以后的医学护理学习中发挥主动创新的精神。

2. BPL 在泌尿外科临床护理教学中的应用　将 BPL 应用于泌尿外科中,能够让泌尿外科学员养成自主学习的良好习惯,提高学员的实际学习效率及解决实际问题的能力。

3. 教学案例　一例肾囊肿患者的护理。

患者吴某,男,40 岁。5 年前体检发现右肾囊肿,体积较小,未给予特殊治疗,定期复查。2 天前患者于我院复查腹部 CT 提示右肾囊肿,为进一步检查及治疗门诊以右肾囊肿入院。患者入院后诉左侧腰痛,精神尚可,食欲及睡眠正常,体重无明显变化,大便正常,排尿正常。患者入科后 CT 检查,双肾可见少许类圆形水样低密度影,边界清,较大者位于右肾,约 4.3cm×4.0cm,增强未见强化,未见异常血流灌注。入科后经评估患者表示对肾上腺囊肿相关知识不了解。完善术前检查后,在腹腔镜下行右肾囊肿去顶削盖术,术后患者意识恢复,返回病房。体温 36.8℃,心率 88/min,呼吸 20/min,血压 96/60mmHg,血氧饱和度 97%。遵医嘱给予持续低流量吸氧 2L/min,持续心电监护。伤口包扎固定好,外观无渗血、渗液;留置腹膜后引流管固定好,引出液为血性,量约 150ml;留置尿管固定好,引出尿淡黄色;遵医嘱经外周静脉给予消炎、止血、护胃及营养药物输入。留置皮下止痛泵固定好,持续给药中,患者主诉咳嗽及翻身活动时伤口疼痛。次日晨起患者可在护士及家属协助下穿衣、洗漱。

4. 课程设计

(1)设计思想:本次课程采用基于问题教学方法授课,教师首先讲授肾囊肿疾病的基础知识作为过渡,然后通过此病例设定护理问题,让学员进行分析、提出护理问题,并制订护理措施,并在课堂上展开分析讨论。

（2）教学重点

①肾囊肿的病因；

②肾囊肿的临床表现；

③肾囊肿的治疗方法；

④肾囊肿的围术期护理；

⑤肾囊肿去顶削盖术后的护理诊断、护理问题及护理措施。

（3）教学难点：肾囊肿的围术期准备及健康教育。

（4）教学目标

①识记：说出肾囊肿的病因；了解肾囊肿的治疗方法。

②理解：能正确描述肾囊肿的临床表现。

③运用：能够根据患者临床症状运用所学知识为患者制订相应的护理计划并落实；通过所学知识，向患者讲解围术期注意事项；能够针对患者目前病情对患者进行疾病知识的指导及健康宣教。

（5）教学工具：PPT、视频。

（6）教学时长：40～60min。

5. 教学内容

（1）基础知识讲解：使用 PPT、视频等教学工具，对肾囊肿的病因、临床表现、治疗要点，以及术前、术后护理措施方面进行讲解。

①概述：肾囊肿性疾病是以肾出现内覆上皮细胞囊肿为特征的囊性疾病。囊肿可有单个或多个，内含液体或半固体碎片，多为遗传性，也可为后天获得性。肾囊肿分为单纯性肾囊肿、成人型肾囊肿、获得性肾囊肿。遗传性病变以多囊肾多见，非遗传性疾病多以单纯性肾囊肿为常见，占囊性肾疾病的 70%。

②病因与发病机制：一是肾小管憩室，近年来研究认为可能由肾小管憩室发展而来；二是遗传，极少数为遗传的，可能与染色体显性遗传有关。

③临床表现：一是腰、腹不适或疼痛，疼痛的特点为隐痛、钝痛，固定于一侧或两侧，向下部及腰背部放射；二是血尿，可表现为镜下血尿或肉眼血尿；三是腹部肿块，有时为患者就诊的主要原因，60%～80%可触及增大的肾，肾愈大，肾功能愈差；四是蛋白尿，一般量不多，24h 尿内不会超过 2g，故不会发生肾病综合征；五是高血压，囊肿压迫肾，造成肾缺血，使肾素分泌增多，引起高血压；六是感染，囊内出血或继发感染，则使疼痛突然加重。若合并结石或血块阻塞尿路可出现肾绞痛，梗阻可致肾感染。

④治疗要点：一为非手术治疗，单纯性肾囊肿直径＜4cm，无症状时不需要做任何治疗，但需要定期复查，观察囊肿是否继续增大。由于感染是本病恶化的原因，所以非必要不进行尿路创伤性检查。二为肾囊肿去顶削盖术，当囊肿较大，出现腰部症状者需进行手术治疗，绝大多数囊肿预后较好。三为患侧肾切除术，若患侧肾实质广泛破坏对侧肾功能正常者可行肾切除术。

⑤术后常用护理诊断/问题及护理措施

潜在并发症：出血。监测生命体征，尤其是血压；观察腹膜后引流液的颜色、性质、量；观察伤口敷料有无渗血、渗液；监测患者血常规。

舒适度改变：与疼痛有关。评估患者对疼痛的耐受程度，给予患者心理安慰；指导患者疼痛难以耐受时可按压皮下镇痛泵按钮,短时间增加药量给予镇痛治疗;必要时遵医嘱给予镇痛药物注射或口服。

有受伤的危险:脱管。妥善固定尿管及腹膜后引流管;对患者进行脱管的风险评估,根据评估结果制订护理措施;向患者及家属做好健康教育,理解留置尿管及腹膜后引流管的重要性;在床头或床尾悬挂防脱管标识,时刻提醒患者预防导管滑脱。

部分生活自理能力缺陷:与术后卧床及带有多根导管有关。评估患者自理能力及需要,定时巡视病房,解决患者需求;将患者常用的物品和呼叫器放在易取位置;患者病情允许后,鼓励并协助患者早期下床活动。

(2)案例导入:结合案例,针对所学知识让学员提出问题,并要求学员进行课后思考、讨论,通过查阅资料总结归纳解决这些问题所需的基础知识,学员将答案带入课堂进行讨论。

综合以上案例提出如下问题。

①该患者的主要诊断依据是什么?

②护士应如何指导术后饮食、活动?

③患者留置腹膜后引流管及尿管期间有哪些注意事项?

教师针对学员的讨论结果进行分析,给出答案,并突出课程的重难点内容。

①肾组织脆弱且血流丰富,术后伤口部位易出血,容易出现并发症;术后患者自诉咳嗽及翻身活动时伤口疼痛;患者留置腹膜后引流管术中未给予内固定,容易脱出;术后患者伤口疼痛、留置管路导致患者术后不能立即下床活动,生活需要他人协助。

②术后指导患者由禁食水-流食-半流食-普食进行过渡,多食高蛋白、高热量、易消化、营养丰富的食物,避免辛辣刺激食物,少食多餐;术后 6h 内指导患者去枕平卧,头偏向一侧。手术当日取平卧位或侧卧位,注意保持腹膜后引流管引流通畅。术后第一日可自主卧位但以半卧位为主,术后第二日可在床上适当活动,并增加强度。术后第三日可在家属协助下床旁活动,而后逐步增加活动量,直至恢复术前正常活动。

③患者留置腹膜后引流管及尿管的观察与护理,保持腹膜后引流管及尿管通畅,妥善固定防止滑脱;定时挤压引流管及尿管,避免折叠受压而引流不畅;腹膜后引流袋不应超过腹部平面,尿管引流袋不应超过会阴部;教会患者及家属观察引流液的颜色、性质,并正确记录引流量。

(3)巩固提高:课程最后进行小结,对本堂课程内容进行总结归纳,巩固知识,加深印象。

(4)知识延伸:针对所学知识进行延伸学习,可通过查阅文献或阅读相关书籍学习肾囊肿最新进展;同时关注与肾囊肿疾病相关的新技术、新进展,鉴别诊断肾积水、多囊肾、多房性肾囊肿、肾脓肿等。

(二)案例教学法(CBL)在临床护理教学中的应用

1. CBL 概述　CBL 起源于美国哈佛商学院,在教学过程中教师扮演设计者和激励者的角色,通过采取独特案例形式的教学,这些案例都是真实的情境或事件,通过此方式培养和发展学员主动参与课堂讨论,从而达到鼓励学员独立思考,引导学员变注重知识为注重能力,注重双向交流的效果。

2. CBL 在泌尿外科疾病临床护理教学中的应用　通过精选泌尿外科典型案例并予以讲解,引发护理学员对泌尿外科疾病的兴趣,鼓励学员积极参与和讨论。让学员明确学习重难点及学习方法,介绍疾病相关知识引导学员探究。尔后让学员模仿所讲案例自主探究,改造或扩宽案例,从而使学员自己查阅相关资料、思考、创造。在案例教学的后阶段,每位学员都要对自己和他人的方案进行经验交流。通过真实的案例教学能帮助护理学员将泌尿外科疾病与临床表现相结合,加深了学员对泌尿外科疾病相关知识的理解,也提高了学员的沟通能力和协作精神。

3. **教学案例** 一例肾结石患者的健康教育。患者李某,男,43 岁;职业:公交车司机。患者主因左肾结石入院,主诉 3 天前曾出现左侧腰部疼痛,恶心、呕吐,近期小便颜色淡红。入科后测体温 38.2℃。既往史:体外冲击波碎石术后 3 次。家族史:父母及哥哥曾患泌尿系结石。

4. **课程设计**

(1)设计思想:采用 CBL 授课,学员课前预习疾病基础知识,课堂以病例为切入点,提出问题,让学员进行思考、讨论,培养学员的创造思维,提高学员理论联系实际的能力。

(2)教学重点:①肾结石的病因;②肾结石的临床表现;③肾结石患者的护理。

(3)教学难点:如何预防结石复发。

(4)教学目标:①识记,正确阐述肾结石病因。②理解,肾结石的临床表现;能够理解并识别肾结石发生的高危因素。③运用,能运用所学知识对患者进行健康教育和指导。

(5)教学工具:PPT、图像。

(6)教学时长:20～30min。

5. **教学内容**

(1)以案例为先导:运用案例导入新课,激发学员的学习兴趣。

(2)以问题为基础:针对案例提出问题,供学员思考,问题创建基于重难点之上,通过问题的思考及解答使学员对本堂课程的重难点进行掌握。

①患者被诊断为肾结石的依据有哪些?

②患者有哪些肾结石的临床表现?

③如何指导患者预防肾结石复发?

(3)以学员为主体,以教师为主导:这是本堂课程的重要内容,教师将学员分为若干个组,学员针对问题进行分组讨论,最后由每组 1 或 2 个代表进行汇总,组内其他成员进行补充。

①患者被诊断为肾结石的依据有哪些?患者有结石家族史;患者有腰部疼痛、血尿等症状和体征表现。综合以上因素患者可诊断为"肾结石"。

②患者有哪些肾结石的临床表现?疼痛,左侧腰部疼痛;血尿,近期小便颜色淡红;发热,体温 38.2℃;胃肠道症状,恶心、呕吐。

③如何指导患者预防结石复发?

多饮水增加液体摄入:液体摄入不足是导致肾结石的主要危险因素之一,通过增加液体摄入,从而降低尿液中各种结石成分的过饱和状态,以达到预防结石复发的目的。《中国泌尿外科和男性疾病诊断和治疗指南(2022 版)》推荐每天摄入液体 2500～3000ml,使每天尿量保持在 2000～2500ml;饮水种类:白开水,避免碳酸饮料及浓茶。

调节饮食:维持饮食均衡,适当的饮食干预有助于预防结石复发。正常的钙饮食、限制动物蛋白及钠盐摄入;限制饮食中草酸的摄入,如菠菜、土豆、浓茶、可可、全麦面粉等;限制钠盐的摄入,如腊肉、泡菜、海鲜、各种调味料等,因食物高钠的摄入会使肾小管重吸收减少,导致尿钙排泄增加,尿酸钠晶体形成增加;多食水果和蔬菜,以稀释尿液中的成石危险因子,并能增加尿枸橼酸含量,同时果蔬中的碱性成分能使尿液中的 pH 值升高;增加粗粮及纤维素食物摄入,如糙米、红豆、黑米等,米麦可以减少尿钙的排泄,降低草酸钙结石的复发率。但应避免麦麸等富含草酸的食物摄入;减少维生素 C 的摄入,如山楂、沙棘、柠檬等,因维生素 C 经过自然转化后能够生成草酸,导致尿液中的草酸含量增加,易形成草酸钙结石;限制高嘌呤食物摄入,如动物内脏、黄豆、虾、蘑菇等。

养成良好的生活习惯:适当的体育活动,减轻体重,维持身体质量指数(BMI)在 11～18kg/m² 。因高血压、肥胖是泌尿系结石形成的重要因素之一。

(4)归纳总结:教师对本次案例分析进行归纳总结、评价,再次强调教学目标中的重点、难点。

(5)巩固提高:课程最后进行小结,对本堂课程内容进行归纳总结,再次巩固知识,加深认识。

(6)课后思考:针对所学知识提出思考问题,给学员留下课后思考题。例如,什么样的结石患者需要手术治疗？患者为何结石频发？

(7)知识延伸:针对所学知识进行延伸学习,可通过阅读文献、查阅相关书籍学习泌尿系结石最前沿的知识,了解护理最新进展情况。

(三)角色扮演法在临床护理教学中的应用

1. 角色扮演法概述 角色扮演法是以米德角色理论和班杜拉的社会学习理论为基础发展起来的教学方法。在护理教学过程中通过让护理学员扮演不同角色,如患者、家属、护士等,通过扮演不同角色可以增强学员的语言沟通能力、灵活处理问题能力、增加学员临床实践的积极性,能让学员通过某一角色感同身受,提高其慎独精神。

2. 角色扮演法在泌尿外科临床护理教学中的应用 将角色扮演法用于泌尿外科护理中,通过设计不同的角色、场景,使学员在不知不觉、感同身受中受到教育,体会真实患者、家属及护理人员的情感,形成对疾病知识、护理操作、护患沟通正确的认识,加强学员对泌尿外科专业知识的认知,并能通过角色扮演发现自己理论、技能,以及沟通交流方面存在的不足之处。

3. 教学案例 患者入院后的健康宣教。科室即将收治一名患者,徐某,男,28 岁,技师。因左肾功能不全,即将手术而住院治疗。在患者入院后需要对患者进行健康教育,向患者介绍病区环境、住院相关规定及注意事项等。患者自院外带入右肾造瘘管接无菌引流袋,入科后需更换引流袋。

4. 课程设计

(1)设计思想:采用角色扮演法,教师根据教学要求,组织学员运用角色扮演和情景剧,将教学内容融入其中,通过角色扮演提高学员工的慎独性、增强护患之间沟通技巧,规范护理工作中的语言和行为,减少护患冲突,提高患者信任度及满意度。

(2)教学重点:①沟通的技巧;②护理行为规范;③护理操作技术规范。

(3)教学难点:无菌引流袋更换。

(4)教学目标:①识记,患者入院后健康教育内容;沟通技巧。②理解,护理行为规范内容。③运用,能够运用所学知识向患者进行入院宣教;正确更换无菌引流袋;运用沟通技巧与患者进行有效沟通。

(5)教学工具:PPT、视频、情景剧。

（6）教学时长：40～60min。

5. 教学内容

（1）情景剧展示：通过编写剧本，分配角色，结合PPT等工具展开情景剧演示。

角色设定：带教教员小刘、实习生小李、本科室护士小杜、患者徐某、旁白。

内容脚本：科室收治患者：徐某，男，28岁，技师。因左肾功能不全，为行手术（左肾切除）住院。患者自院外带入右肾造瘘管接无菌引流袋。通过情景设定，结合PPT将住院相关注意事项、肾功能不全的相关知识及更换引流袋流程、注意事项、沟通技巧等融入其中，让大家能够在角色扮演中体会沟通技巧在临床中的应用，学会更换无菌引流袋操作技能，了解肾功能不全相关知识。在情景演示过程中可融入本次授课重点。

①如何正确更换引流袋？

②该患者即将切除左肾，且留置右肾造瘘管，与患者沟通中应注意什么？

③留置肾造瘘管有哪些注意事项？

情境1：实习生小李扮演护士、本科室护士小杜扮演刚入科患者徐某。

小杜办理入科手续后，小李来到小杜身边，准备进行入科宣教。

小李：您是刚来住院的吗？

小杜：是的。

小李：我来帮您把腕带戴上。

小杜：好的。

小李：下面给您讲一遍住院期间的注意事项（拿着住院告知书念一遍）。

小杜：哦，知道了！

小李：请您在入院告知书上签个字，表示您了解。

小杜：哦！

小李：您这个肾造瘘的引流袋不能用了，一会来给您换一个新的。

说完小李离开，片刻后……

小李携带引流袋等用物，准备为小杜更换引流袋。打开引流袋发现没有消毒棉签，小李扭头离开病房，回护士站取棉签，然后为小杜更换引流袋（过程随意，未遵守操作技术规范）。完毕，小李离开病房。

情境2：本科室护士小杜扮演护士、实习护士小李扮演刚入科患者徐某。

小李办理入科手续后，小杜来到小李身边，准备进行入科宣教。

小杜："您好，我是您的责任护士小杜，请问您叫什么名字，能看一下您的腕带吗"？核对信息无误后为小李带上，并讲解腕带注意事项（不可取下，不影响洗漱等）。

小李：好的，谢谢！

小杜：您今天刚入院，我先给您讲一下我们科室住院期间的相关规定及注意事项。

小李：好的。

小杜：流利详细地讲解注意事项（未看知情同意书）。

小李：嗯嗯，好的，知道了，谢谢您，肯定遵守规定，保证不添麻烦。

小杜：您的肾造瘘什么时候留置的？

小李：一周了。

小杜：哦，您的引流袋留置时间较长，为了预防感染，需要更换一个新的引流袋。稍等一会,准备一下用物马上就来。

小李:好的,好的。

小杜准备好用物,按标准操作流程为其更换引流袋,更换结束向小李讲解留置造瘘管期间相关注意事项,如适当饮水,观察尿液颜色、性质、量,如何正确固定引流袋等。

小杜:引流袋已经更换完毕,已经为您妥善固定好了,刚刚我讲的注意事项,都理解了吗?

小李:理解了,谢谢您。你们这里讲的注意事项真专业,真规范。

小杜:好的,那您先休息,有事请按呼叫器呼叫我们,我们也会随时过来看您的,谢谢您的配合。

结束!

情景结束后,角色扮演者分别就自己和他人的角色发表见解,由带教教师进行点评。本次角色设计将患者与护士进行了交换,让扮演者分别体会患者与护理人员的角色,只有通过感同身受方能体会。从两个情境中我们可以看出,护理人员在任何时候都应该具有慎独精神、执行各项护理操作技术均应按照操作技术规范进行,同时还需掌握良好的沟通技巧,只有这样护理人员才能获得患者的认可。在临床护理工作中,良好的沟通技巧、娴熟规范的操作技能,能让患者感受到护理人员的专业,提高患者满意度,减少护患冲突,同时还能增加患者战胜疾病的信心。

(2)巩固提高:授课结束后,对本次授课的难重点进行总结,巩固学员的理论知识,加深规范操作技术的印象。

(3)课后思考:针对本次授课所学知识提出思考问题,给学员留下课后思考题。例如,若患者完善相关检查后,拟行左肾切除术,平时在和患者的沟通交流有哪些注意事项?

(4)知识延伸:针对今日授课主题进行拓展学习,查阅书籍文献,了解更多沟通技巧、泌尿外科常见操作技术规范等。

(四)情景教学法在临床护理教学中的应用

1. 情景教学法概述　情景教学法是将符合教学内容需要的融入形象具体的情境中,引导学员进入场景,激发学员的情感体验和认知理解,使学员在情感上产生共鸣和思维上的碰撞,潜移默化地将知识传授给学员,同时加深学员对知识和技能的理解与掌握的一种教学方法。

2. 情景教学法在泌尿外科中的应用　在临床护理教学中将泌尿外科典型案例引入教学中,通过选设情景设置相应的护理问题,可增加学员学习兴趣,有利于学员进行深入思考,更好将理论知识与临床实际相结合。

3. 教学案例　劳尔比色卡在膀胱冲洗患者的应用。

患者李某,男,65 岁,诊断:前列腺癌。患者现为前列腺切除术后第一天,遵医嘱给予持续膀胱冲洗。护士巡视病房发现集尿袋内颜色深红色。

4. 课程设计

(1)设计思想:采用情景教学法授课,通过设计动态变化病例,通过学员的自主观察,提出护理问题及护理措施,增强学员沟通能力、解决问题能力。

(2)教学重点:①什么是膀胱冲洗;②膀胱冲洗的目的;③膀胱冲洗注意事项;④劳尔比色卡作用。

(3)教学难点:膀胱冲洗操作流程;劳尔比色卡的使用方法。

（4）教学目标：①识记，膀胱冲洗目的；正确使用劳尔比色卡。②理解，膀胱冲洗并发症的预防及处理。③运用，及时发现膀胱冲洗时的异常表现；运用劳尔比色卡正确调节膀胱冲洗速度。

（5）教学工具：情景模拟所需用物。

（6）教学时长：20～30min。

5. 教学内容

（1）膀胱冲洗患者的护理

①目的：模拟临床膀胱冲洗患者突然出现尿液颜色深红的处理，帮助学员在持续膀胱冲洗时熟练使用劳尔比色卡调节冲洗速度。

②用物准备：治疗盘（内装碘伏、棉签、敷贴、输液器或膀胱冲洗器、冲洗液、输液瓶贴、排液瓶、检查手套）、治疗巾、病历牌、笔、手表、快速手消毒液、利器盒、生活垃圾桶、医疗垃圾桶、输液架、输液泵、劳尔比色卡、三种颜色深度不同的红色液体（鲜红色、深红色、暗红色模拟异常尿液颜色）、淡黄色的液体（模拟正常尿液）。

③操作步骤：操作护士2名，护士小李按正规操作流程，示范膀胱冲洗操作。冲洗开始后，护士小谭将冲洗引流袋更换提前准备好的异常尿液颜色。护士小李发现冲洗尿液颜色变化，拿出劳尔比色卡经过对比发现此时尿液颜色为3号色，调节速度120～150滴/分，经过一段时间冲洗后尿液颜色较前变浅，通过比对劳尔比色卡尿液颜色为7号（正常淡黄色），停止膀胱冲洗。

护士小谭将冲洗引流袋再次更换异常尿液颜色。

护士小李发现冲洗尿液颜色变化，拿出劳尔比色卡经过对比发现此时尿液颜色为2号色，调节速度150～180滴/分（当滴速＞150滴/分时，滴入液体成直线，可用输液泵控制速度），经过一段时间冲洗后尿液颜色较前变浅，通过比对劳尔比色卡尿液颜色为7号（正常淡黄色），停止膀胱冲洗。

护士小谭将冲洗引流袋再次更换异常尿液颜色。

护士小李发现冲洗尿液颜色变化，拿出劳尔比色卡经过对比发现此时尿液颜色为1号色，立即汇报医师。

操作演示结束后，针对情境演示中存在的问题进行分析讲评。持续膀胱冲洗是泌尿外科常用的治疗手段，医护人员需密切关注引流液的颜色、性质和量。通过本次情景模拟，学员可真切地感受冲洗速度与尿液颜色的变化，加深学员对膀胱冲洗的认识，理解膀胱冲洗速度的重要性。以后临床工作中能熟练使用劳尔比色卡判断患者的出血情况，及时发现患者病情变化，调节冲洗速度。

（2）巩固提高：情景模拟结束后进行点评，并对本堂内容进行归纳总结，巩固知识，加深印象。

（3）课后思考：针对所学知识提出思考问题，给学员留下课后思考题。例如：探索调节膀胱冲洗最佳速度的其他方法。

（五）互联网＋教学法在临床护理教学中的应用

1. 互联网＋教学法概述　互联网＋教学法是指在传统教学的基础上，利用互联网技术和工具，改进教学方法和教学模式。教师和学员可以通过互联网技术和工具，如在线课程、网络直播、视频会议、虚拟现实、人工智能等，能充分地利用现代信息化教学资源。这种方法可以充分发挥互联网的个性化、互动性，以及自主学习和便捷性等学习优势，同时也可以克服传统教学中的不灵活性、局限性、低效性等。可以有效地提高教学质量及效果，适用于不同类型的教学对象和教学内容。

2. **互联网＋教学法在泌尿外科教学中的应用**　在泌尿外科教学中，教师可以将课程内容制作成在线课程，学员可以在家中通过互联网进行学习。在线课程不仅可以提供较多的学习资源，如视频、PPT、习题集等，学员在家就可以学习，不受时间地点限制；也可以利用网络直播授课，网络直播可以让学员与教师进行实时交流，教师可随时答疑解惑，加深学员对基本知识和技能的理解及掌握；还可以利用视频会议技术，与学员进行远程会议，不仅让学员与教师之间的交流更加便捷，同时也可以让教师更好地了解学员的学习情况；或者利用虚拟实验技术，如让学员在虚拟实验室中进行实验操作，可以让学员更好地掌握实验操作技能，更好地理解和记忆相关的知识和技能。虚拟实验可以节约实验室的空间和成本，同时也可以让学员更好地掌握实验操作技能。总而言之，互联网＋教学法可以通过利用现代物联网技术，提高泌尿外科教学的效果和质量，为学员提供更加优质的学习体验。

3. **教学案例**　肾上腺皮质腺瘤患者的护理。选择一例肾上腺皮质腺瘤患者病例，介绍患者临床表现、术前相关检查、术前准备、术后护理等相关知识。

4. **课程设计**

(1)设计思想：采用互联网＋教学法授课，通过网络会议实施线上教学方法，使学员不受时间、空间、地点限制学习，授课教师可随时对学员所提问题进行答疑解惑，课后可进行回放温故知新。

(2)教学重点：①肾上腺皮质腺瘤定义、病因；②肾上腺皮质腺瘤围术期护理。

(3)教学难点：①肾上腺皮质腺瘤术后护理；②肾上腺皮质腺瘤常见并发症及护理。

(4)教学目标：①识记，描述什么是肾上腺皮质腺瘤，说出肾上腺皮质腺瘤的病因。②运用，向肾上腺皮质腺瘤患者讲解术后留置腹膜后引流管及尿管注意事项，根据观察患者术后情况，了解患者病情是否平稳，是否出现并发症。

(5)教学工具：互联网、电子设备。

(6)教学时长：30～50min。

5. **教学内容**

(1)课前准备：通过网络平台安排学员自行学习了解肾上腺皮质腺瘤相关知识。

(2)课程开始：教师通过共享屏幕，打开提前准备好的PPT，展现目录，让学员通过目录回忆课前所学知识。

①肾上腺的概述；

②肾上腺皮质腺瘤的概述；

③肾上腺皮质腺瘤术前护理；

④肾上腺皮质腺瘤术后护理；

⑤肾上腺皮脂腺瘤术后常见并发症及护理；

⑥肾上腺皮质腺瘤患者健康教育。

(3)结合PPT内容讲解肾上腺皮质腺瘤相关知识。

(4)提出本次授课的教学目标，明确重点、难点。

(5)授课：结合PPT内容进行，授课过程中，学员可通过语音对存在的疑问进行提问，教师及时为学员答疑解惑。授课过程中教师声音应洪亮、富有感情色彩，重难点突出，可适当延伸讲解;也可借助教具讲解,不可严重依赖于 PPT,按部就班地讲解 PPT 文字。授课过程中可根据学员理解接受能力调整讲解速度。

(6)提问:授课结束后对所讲内容随机抽取学员进行提问,以检验学员是否有所收获。

(7)课后思考:针对此次授课内容,提出与之相关的课后思考题。例如,肾上腺皮质腺瘤患者术后常见护理诊断及护理措施。

(8)知识拓展:指导学员通过查阅文献书籍学习肾上腺皮质腺瘤、肾上腺、肾疾病等相关知识。泌尿外科手术治疗主要使用腹腔镜,指导学员学习了解腹腔镜相关知识。

(六)翻转课堂教学法在临床护理教学中的应用

1. 翻转课堂教学法概述　翻转课堂式教学模式,是将学习的决定权从教师转移给学员,让学员在课前或课外观看教师的视频讲解,自主学习相关知识,教师不再占用课堂时间来讲授知识,课堂变成了老师学员之间和学员与学员之间互动的场所,包括答疑解惑、合作探究、完成学业等,从而激发学员自主学习能力,达到更好的教育效果。

2. 翻转课堂在泌尿外科教学中的应用　将翻转课堂教学法应用于泌尿外科,学员在课前观看泌尿外科视频讲座、阅读电子书、参与网络讨论等方式进行自主学习。课堂上,学员通过小组讨论、演示等方式,与教师和其他同学进行互动,解决自主学习中的问题,并进一步探究泌尿外科的相关知识。课后可通过练习题、模拟考试、操作技能考核等方式提高泌尿外科学员基本理论知识与临床技能。通过翻转课堂的教学方式,可以有效地促进泌尿外科学员自主学习,同时也能够增强教师与学员、学员与学员之间的互动,提高教学质量。

3. 教学案例　于视频纠错反馈结合翻转课堂模式教学在静脉采血操作中的应用。

4. 课程设计

(1)设计思想:采用翻转课堂法授课,教师将静脉采血操作流程及注意事项录制成视频,通过建立带教网络线上群聊,分享录制好的操作视频供学员观看,自主学习静脉采血操作流程及注意事项。

(2)教学重点:①静脉采血注意事项;②静脉采血血管选择。

(3)教学难点:静脉采血穿刺技巧。

(4)教学目标:①识记,静脉采血血管选择;②理解,静脉采血注意事项;③运用,成功为患者采血。

(5)教学工具:互联网、电子设备。

(6)教学时长:20～40min。

5. 教学内容

(1)自学练习:教师将录制好的静脉采血操作视频分享于学员群中,让学员自主练习学习。经过一段时间的自主练习学习之后,学员之间相互录制操作视频并分享于学员群中。确保每一位学员都至少操作一遍并录制视频分享于群里。

(2)视频纠错反馈:所有学员及带教老师逐一观看视频,认真查找每一位学员在静脉采血中存在的问题或亮点。学员既要反馈其他学员的操作中的亮点和不足,也要对自己在静脉采血中的不足和问题进行反馈。

(3)巩固提高:反馈结束后带教老师进行总结点评,并根据不同学员的操作问题提出解决方案,对问题较少的学员提出表扬,对个别问题较多的学员针对性辅导。

(4)课后给学员留下思考题:①针对肥胖患者静脉采血有哪些技巧;②水肿患者静脉采血

有什么注意事项等。

(5)知识延伸:学员可自行查阅文献图书或者观摩教师静脉采血操作,总结出自己的静脉采血技巧。

(七)思维导图教学法在临床护理教学中的应用

1. 思维导图教学法概述　思维导图是英国学者 Tony·Buzan 发明的一种思维工具,是通过图文结合,以树状图的形式将各级关系表现出来,将枯燥乏味的知识信息变为彩色的有阶级关系的图形,可以帮助学员清晰、直观地梳理各知识间的逻辑关系,引导记忆,同时有助于教师掌握学员的思路动向,增强教学效果。

2. 思维导图教学法在泌尿外科教学中的应用　思维导图作为一种图形化的思维工具,将应用于泌尿外科教学中,可通过主题词、图片、各种颜色线条等把文字转化为形象生动的可视化知识脉络图。它可以帮助学员更好地组织和表达他们的思维过程,从而更好地理解和记忆信息。同时也可以激发他们的创造力和思维能力。

思维导图普遍被认为是一种高效的学习工具,有助于培养学员发散思维能力、增强长时记忆及提高学员学习效率,现已广泛应用在医学临床教学中。

3. 教学案例　泌尿系统解剖的学习。

4. 课程设计

(1)设计思想:采用思维导图教学法授课,运用思维导图可以将泌尿系统可视化,以使学员在较短的时间内,快速有效地学习到所学的内容,提高学员的学习积极性,从而提升教学效果。

(2)教学重点:泌尿系统结构组成。

(3)教学难点:泌尿系统各器官的生理功能。

(4)教学目标:①正确描述泌尿系统的结构组成;②能够阐述各器官结构的生理功能。

(5)教学工具:图形。

(6)教学时长:20～30min。

5. 教学内容

(1)泌尿系统的结构组成:肾、输尿管、膀胱、尿道。

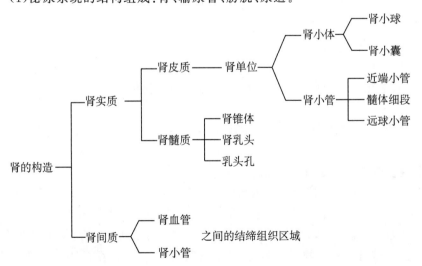

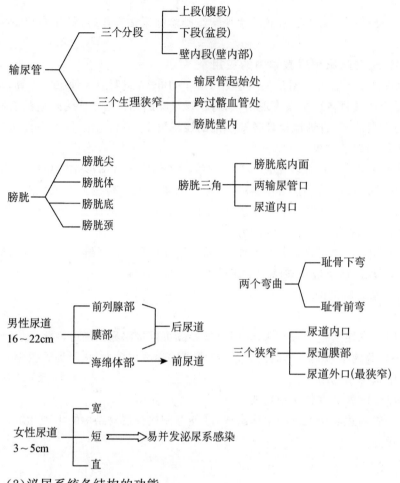

（2）泌尿系统各结构的功能

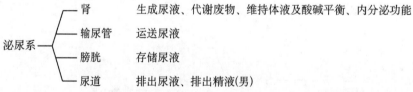

（3）课后总结：通过思维导图可以让泌尿外科学员对泌尿外科解剖系统一目了然，方便学员理解记忆。

（4）课后思考：针对所学知识提出思考问题，给学员留下课后思考题。例如，哪些症状提示泌尿系出现损伤？

（八）项目教学法在临床护理教学中的应用

1. **项目教学法概述** 项目教学法就是在老师的指导下，将一个比较独立的项目交由学员自己处理，收集信息、设计方案、项目实施、最终评价等都由学员自己负责计划实施。项目教学法主张先练后讲，先学后教，着重于学员的自主学习，主动参与，自己动手能力，从练习开始，调动学员学习的自主性、创造性及积极性。以学员为"主角"，而老师则为"配角"，实现师生角色的换位，有利于提高学员自学能力、自主创新能力。

2. 项目教学法在泌尿外科临床护理教学中的应用　将项目教学法应用于泌尿外科临床护理教学中,形成注重学员自身能力的培养,将知识的被动学习接受转变为以项目作为引导、学员为中心的自主探索思考学习模式,可以提高学员自主学习效率和知识探索总结能力,帮助学员建立将护理理论联系临床实际的思维。

3. 教学案例　留置导尿管患者的护理。

患者男性,65 岁,因前列腺增生、急性尿潴留入科,入科后给予患者留置导尿。

针对病例,以"留置导尿管患者的护理"为内容开展项目教学。

4. 课程设计

(1)设计思想:采用项目教学法授课,教师将一个独立的护理项目交由学员自己处理,通过项目创立、项目计划、项目实施及项目结果,让学员在实际学习中掌握护理学相关知识及技术,提升护理教学效果。

(2)教学重点:①什么是导尿术;②导尿术的适应证、禁忌证;③留置导尿管有哪些注意事项。

(3)教学难点:导尿术的操作方法。

(4)教学目标:①识记,正确描述导尿术适应证和禁忌证。②理解,留置导尿管期间注意事项。③运用,能准确判断患者是否需要留置导管;能正确实施导尿术。

(5)教学时长:40～60min。

5. 教学内容

(1)导入病例:收治一例前列腺增生导致尿潴留患者;收集资料,制订护理计划及护理措施;课前布置预习任务,要求学员自主学习前列腺增生及导尿术相关知识,为该患者制订护理计划并记录自主学习过程的疑问。学员可自行制订,也可协助制订护理计划,推荐学员共同协助制订,可取长补短,增强学员沟通能力及团队协助能力。

(2)自主协作,具体实施:学员通过协作探究,共同完成学习任务及计划制订,学员根据任务要求将自学的结果展示给大家。

①什么是导尿术:导尿术是指在严格无菌操作下,用导尿管经尿道插入膀胱引流尿液的方法。

②导尿术的适应证:协助临床诊断,如收集无菌尿做尿细菌培养、测量膀胱容量等;解除患者尿潴留,如前列腺增生尿液无法排出者;术前准备,排空膀胱防止手术中误伤;准确记录尿量、观察肾功能,如休克,危重症患者;治疗作用,如膀胱癌患者膀胱灌注化疗药物。

③导尿术的禁忌证:尿道周围有严重感染;急性前列腺炎、附睾炎、尿道炎;女性月经期。

④导尿过程中有哪些注意事项:严格无菌操作;插管过程中动作轻柔,不可过快过猛,以免损伤尿道黏膜;女性患者误入阴道,应重新更换导尿管。

⑤留置导尿管有哪些注意事项:做好患者及家属健康教育,说明留置尿管的目的及注意事项,不可自行拔出尿管,使其主动参与患者安全管理;叮嘱患者留置期间每日饮水 2500～3000ml,以预防泌尿系感染及尿结石;保持引流通畅,避免导尿管及引流管打折、弯曲、堵塞;保持会阴部及尿道口清洁;保持集尿袋低于趾骨联合,防止尿液反流,引起逆行感染;观察尿液的颜色、性质、量,如有异常及时告知医护人员;留置时间不宜过长,留置指征消失时及时拔除。

(3)展示成果:提供教具及物品,让学员实际操作导尿术。

(4)评估检验:根据学员的讲解及实际操作,指出理论知识及实际操作的不足之处。课堂提问在检验自主学习效果的同时巩固所学知识。

(九)临床教学查房在临床护理教学中的应用

1. 临床教学查房概述　护理教学查房是以个案或病种为查房对象,以传授专科理论知识和技能、介绍护理实践经验为主要内容的一种护理查房形式;是临床护理技能与临床护理思维的结合,针对典型病例进行归纳、分析、总结,帮助护士将学到的理论知识应用于临床患者护理中,有助于巩固其护理基础知识,加深对护理程序的理解。它不仅是培养人才、促进护理发展的重要手段,而且是为患者提供优质服务的有效方法;同时还是不断提高护士自身素质、构建自身知识结构体系的有效途径。目前教学查房已成为专科护士培训课程的重要组成部分。

2. 临床教学查房在泌尿外科教学中的应用　教学查房是一种对专科护士教学培训模式的探索与实践,将其应用于泌尿外科教学中,通过提供泌尿外科临床真实病例学习情境,它不但可以培养和提高学员综合运用理论知识、培养评判性思维能力和解决临床实际问题能力的关键环节和过程,而且还有利于逐渐探索出一套以培养专科护理人才为目标,以提高学员综合素质为核心的泌尿外科专科护士培养模式。

3. 教学案例　一例肾结核患者的临床教学查房。

患者女性,32岁。主因泌尿结核,为行进一步治疗收入我科,患者否认药物、食物、花粉等过敏史、晕厥史;否认肝炎、结核、疟疾等传染病史。生于江苏省,久居于本地,否认疫区居住史,否认疫水、疫源接触史,否认放射物、毒物接触史,否认毒品接触史,否认吸烟史,否认饮酒史。既往左侧腰部脂肪瘤切除术后2年余,自服消炎、保肝、抗结核药物治疗。患者肾图结果显示:右肾结核,功能受损,遂在全麻腹腔镜下行右肾切除术。手术顺利,术后遵医嘱给予一级护理、禁食水。持续低流量吸氧[2L/(min·24h)],持续心电监护加血氧饱和度监测,生命体征波动在正常范围内。伤口敷料包扎固定好,外观无渗血、渗液,留置腹膜后引流管固定好,引出液为血性;留置尿管固定好,引出尿液淡黄色。留置右侧颈静脉置管固定好,穿刺点无渗血、渗液,周围皮肤无红肿,遵医嘱给予消炎、止血、护胃及营养药物输入。患者现为术后第一天,晨起患者可在家属协助下穿衣洗漱。

4. 课程设计

(1)设计思想:采用临床教学查房法授课,通过临床护理查房程序,对临床病例进行收集资料、分析病情,获取疾病知识,达到理论结合实践的目的。

(2)教学重点:学习结核相关基本理论知识;通过问诊,针对病例提出护理问题、制订护理措施。

(3)教学难点:肾结核术后护理措施。

(4)教学目标

①识记:正确描述肾结核相关基础知识,包括临床表现、护理、治疗措施等;针对肾结核术后患者提出符合患者病情的护理诊断及措施。

②理解:肾结核的治疗。

③运用:正确运用护理查房的程序;能够根据理论知识结合病例,提出护理诊断及护理措施。

(5)教学工具:查房所用物品,PPT。

(6)教学时长:40～60min。

5. 教学内容

(1)查房前准备:查房前教师选择好病例,设置疾病相关护理问题,让学员带着问题去看书,查阅资料,围绕问题对理论知识进行学习及思考。

①肾结核病因;

②肾结核的临床表现;

③肾结核的治疗及护理。

(2)查房程序:查房中由教师引导学员提出问题或回答问题,学员积极思考,踊跃发言,提出自己的护理问题及护理措施,最后由教师进行总结点评。

①查房者汇报患者的病情,化验、检查结果及目前情况;

②查房者向患者及家属解释查房的目的,取得其理解和配合;

③查房者与患者及家属问诊了解患者的病史、既往史、目前病情、心理社会状况等;

④查房者对患者进行专科护理查体;

⑤汇总病例资料,学员通过病例汇报,提出护理问题;

⑥学员可通过病例汇报提出此病例的护理难点;

⑦师生共同讨论下一步护理措施,对患者及家属进行健康教育;

⑧解答学员疑问,评价护理效果。

(3)查房讨论:查房结束后针对查房前和查房中提出的护理问题及护理措施进行讨论,大家踊跃发表自己的意见或建议总结查房结果,突出重难点。

例如:①查体顺序是否正确;②询问病情是否全面;③查房过程中是否体现泌尿外科专科特点;④查房过程中是否注意保护患者隐私,体现人文关怀;⑤查房过程中是否体现患者目前存在的护理问题。

针对查房病例提出护理问题并根据首优、中优、次优进行排序。①潜在并发症:出血,以及健侧肾功能减退;②部分生活自理能力缺陷:与术后活动受到限制;③有感染的危险:与大手术后、带有导管有关;④有受伤的危险:脱管。

制定护理措施:①生命体征监测,尤其是血压变化;②观察引流液颜色、性质、量及伤口敷料有无渗血、渗液等情况;③监测患者血常规、生化指标;④协助患者生活护理;⑤妥善固定各导管,向患者及家属做好健康教育,悬挂警示标识,讲解留置管路的重要性,不可擅自拔除,注意活动,预防导管滑脱;⑥做好交接班,及时巡视病房,查看管路是否固定在位;⑦避免使用肾毒性药物;⑧定期监测肾功能;⑨监测尿量。

(4)带教老师总结:带教老师针对学员提出的护理问题及护理措施进行分析总结。

(5)护士长总结:提出护理要点。①为患者提供舒适的休养环境,保持病区安静,床单位干净、整洁;②向患者做好术后健康教育,讲解饮食、活动、管路护理等注意事项;③患者现为孤立肾,向患者讲解相关注意事项,保护健侧肾功能。

(6)巩固提高:对此次查房涉及的知识进行归纳总结,巩固相关知识。

(7)课后思考:针对所学知识提出思考问题。例如,结核肾都需要切除吗?什么情况下需切除结核肾?健侧肾会并发结核吗?

第 2 章

泌尿外科专科护士应具备的素质

第一节　泌尿外科专科护士的角色

护士角色是一种与自身职业相适应的社会行为模式,它经历了不同历史阶段的发展时期。在历史上,护士代表母亲的形象,关爱照顾生病的子女;代表宗教的形象,修女付出她们的爱心与仁慈,拯救照顾伤患;代表仆人的形象,这个时期是护理历史上的"混沌黑暗"的时期。现如今,护士已有了专业化正规培训的院校,同时,也加入了新元素的教育理念,赋予了护士多元化的角色。

而在不同科室的临床护理工作中,护士充当的角色仍然有所差别。据数据统计,目前国内泌尿外科手术治疗方式中还是以微创腔道内手术为主,由于术前护理的特殊要求、术中的特殊体位、术后的制动、膀胱冲洗等特殊护理操作,以及泌尿外科疾病群体年龄跨度大,身体功能的差异大、生理储备能力有限等特殊情况,使患者手术耐受力大大降低,直接增加了泌尿外科护理风险的发生概率。

并且,泌尿外科专科疾病的特点,患者以男性居多,护士以女性居多,多数患者因位置隐晦,在进行如手术备皮、导尿术、会阴擦洗等专科强的护理操作时,会出现抵触、不配合等情况;再加上泌尿外科疾病的进展情况及外科手术都会存在很多不确定的因素,无形中增加了泌尿外科专科护士在护理工作中的工作量和工作难度,要求泌尿外科专科护士要比其他科室护士更加专业化。为尽早地帮助患者恢复健康、减轻痛苦,泌尿外科专科护士必须对自己的角色有所定位。根据泌尿外科护理工作性质的专科化,泌尿外科护理人员在临床工作中主要充当的角色概括如下。

1. **计划者**　由于泌尿系统特殊的解剖位置,泌尿外科专科护理操作存在特殊性、隐晦性,如导尿术、更换皮肤造口袋、特殊管道护理等,要求泌尿外科专科护士应具有敏锐的思维判断能力,观察分析能力,果断的决策能力,较好地运用专科护理专业知识,及时评估患者的健康问题,列出护理诊断,为患者制订系统、全面且可行的护理计划,解决患者现存的健康问题,消除其潜在的健康问题。

2. **执行者**　在泌尿外科临床工作中,为避免负面影响,增加患者的信任度,要求泌尿外科专科护士从思想上消除顾虑,摆正自己角色,运用专业知识和技能照料患者,及时推行护理计划,更好地实施专科护理操作,为患者直接或间接地提供各种泌尿外科专科护理服务,满足其生理、心理及社会各方面的需要,是泌尿外科专科护士的首要职责。

3. **教育者**　泌尿外科患者年龄跨度大,上至耄耋老人下至学龄前儿童,其文化程度及接受度参差不齐;而随着社会经济的迅速发展,患者与家属的需求也越来越多。泌尿外科专科护士在对患者进行评估后,要清楚掌握患者基本情况,家庭健康保障等,依据患者的不同特点,进行适宜的健康宣教,讲解泌尿外科疾病的相关治疗护理和预防知识,使患者及家属意识到其健康状况,改善健康态度和健康行为,能够积极主动配合诊断、治疗,以便于最快地找到满足心理、生理、社会需要的整体性泌尿外科专科护理措施,从而获得良好的生活质量。另外,护士之间还要互相学习,并参与临床带教,向下一级护士传授泌尿外科专科理论知识和实践经验。

4. 管理者　每个泌尿外科专科护士都有管理的职责,需对日常的护理工作进行合理的组织与控制,提高专科护理的质量和效率;对患者和病区环境进行管理,与患者进行沟通交流,营造良好的病区环境,使患者得到满意的优质专科护理服务,促进患者早日康复。

5. 疾病康复与预防的咨询者　应用治疗性沟通方式消除患者对于泌尿外科疾病的顾虑,解答患者存在的疑虑;从疾病的发展历程出发,提供泌尿外科疾病日常生活中的预防知识和日常康复保健等相关健康指导,并给予情绪支持,改善患者的健康态度和行为,指导家属观察病情,以及出院后的照顾技巧,达到预防疾病,促进健康的目的。

6. 泌尿外科专科护理研究者　护理科研是护理专业发展历程中不可或缺的过程,每位泌尿外科专科护士既是一名护理人员又是一名科研人员,在临床实践中要不断地进行科学护理研究,开拓护理新技术,验证扩展护理新理论,逐渐完善具有泌尿外科专科护理特色的护理模式,并将研究结果推广应用,改进专科护理工作,提高专科护理质量,使泌尿外科整体护理水平从理论和实践上全面进步。

综上可见,泌尿外科专科护士不仅在患者治疗康复过程中起到至关重要的作用,在临床护理工作中更是充当着多元化的重要角色。其角色的主要核心是以患者为中心的临床整体护理能力,应用自己丰富的专业知识、技术和经验,以其高质量、高水平的工作实践来满足患者对健康的护理需求,起到协助康复、减轻痛苦的作用。

第二节　泌尿外科专科护士应具备的素质

护士素质是指护理从业者在其职业生涯中必须具备的综合职业素养。随着社会经济的提升、网络时代的到来,医疗护理服务已不再是传统意义上的"解除痛苦,拯救生命",其模式也由"以患者为中心"转变为"以健康为中心",这些现代新护理模式的发展赋予了现代护理职能新的内涵,同时也对当代护士应具备的素质提出了更高的要求。

在泌尿外科疾病中,治疗方案是以手术治疗为主,麻醉与手术方式的选择,对患者心理及身体等带来一定的创伤,而在术前及术后需要专业人员完成大量的专科护理操作;而疾病的专科性导致患者病情复杂多变,并且演变迅速。因此,为适应泌尿外科护理工作特点,泌尿外科专科护士只有及时更新护理理念,重新规划新的护理职能,并且必须具有良好的素质修养及更高的综合素质,才能为泌尿外科疾病群体提供更好的健康服务,适应新形势下泌尿外科医疗护理行业的新模式。

一、职业道德素质

1. 具有良好的职业道德　泌尿外科专科护士与患者是社会分工不同的两个平等的个体,所以泌尿外科专科护士首先要尊重患者,以良好的职业修养来对待患者;其次,应树立正确的人生观、价值观、世界观，不怕苦、不怕累，拥有高度的责任心及为人民服务的奉献精神；第三，严格遵守规章制度，执行护理操作规范，杜绝一切差错，养成认真负责的慎独作风；第四，要做到珍爱生命，实行人道主义，急患者之所急，想患者之所想，真正为患者解决恢复健康，保持健康，增进健康的护理问题。

2. 具有崇高的护理热情　俗话说"三分治疗，七分护理"，可见护理工作发挥多么重要的作用；而护士又常常被称为"白衣天使""爱的化身"，可见护理职业是多么的神圣高尚；泌尿外科专科护士要尊重自己的选择，热爱自身高尚的护理岗位，像看待家人那样来对待患者，尽其所能为其提供安全、舒适、整洁、有序的诊疗环境；用心做好自身泌尿外科专科护理工作，珍爱自己的职业荣誉，更好地实现泌尿外科专科护士职业理想。

3. 具有团结协作的能力　随着泌尿外科疾病诊疗方式的快速发展，以及泌尿外科疾病性质的特殊，泌尿外科专科护士的作用及地位在泌尿外科临床工作中越发显现，而和谐的团队又是泌尿外科专科护士开展工作的有力保障；并且，泌尿外科医疗和护理有着治愈疾病的共同目标。所以，泌尿外科医疗和护理工作应相辅相成，建立并列与互补的泌尿外科新型医护关系。只有泌尿外科全体人员共同努力，才能做到泌尿外科全心全意为患者服务的宗旨，从而充分显现良好的整体效应。因此，泌尿外科专科护士具有团结协作的能力尤为重要。

二、专业技术素质

1. 具备广博的专科理论知识　为了更好地完成泌尿外科各项专科护理工作，泌尿外科专科护士要不断学习泌尿外科护理的专业知识，掌握泌尿外科常见病的症状、体征和护理要点，以及并发症的观察要点，能够灵活运用泌尿外科专业知识，融会贯通，来提高病情观察能力、判断能力及急危重症的抢救能力，及时发现患者现存或潜在的健康问题，制订出针对性的护理计划，协助医师进行有效干预，并从中提高自己的专科护理工作能力。同时要加强学习，了解泌尿外科护理新知识，积极开展和参与泌尿外科护理科研。

2. 具备娴熟的专科护理技能　护理操作技能是护士职业素质必须具备的基本条件。泌尿外科专科护理操作专业性强，而且术前及术后的护理更是要求泌尿外科护理人员的护理操作专业化。所以，泌尿外科专科护士除了掌握基本的护理操作技能外，还应精通泌尿外科的专科护理技术。并且，泌尿外科疾病演变迅速，会增加急救性的护理操作，这对泌尿外科专科护士的操作水平有着更高的要求，泌尿外科专科护士必须可以稳、快、准、好地完成各项护理操作。除此之外，娴熟的专科护理技术还能快速减轻患者的病痛，使患者有安全感，获得患者的信任，使患者更好地配合治疗，促进患者早日康复。

三、身心方面素质

1. 具备健康的身体素质　泌尿外科专科护理工作任务重、要求高，专科护理质量又直接影响患者疾病进展及术后恢复情况，一时疏忽，就可能酿成大错，泌尿外科专科护士需要全神贯注、时刻保持高度集中的精力，甚至有时要连续作战，工作时间长且不规律，护理工作负荷相对较大。因此，为胜任这项特殊环境下的护理工作，保证专科护理工作的顺利进行，完成泌尿外科专科护士的神圣使命，这就要求泌尿外科专科护士必须拥有强健的体魄。

2. 具备强大的心理素质　大多数人在面临自身疾病问题时，往往会伴有复杂的心理活动，精神上的压力远远大于肉体上疾病带来的痛苦，担心疾病的发展、恢复情况及手术意外等，经常会发泄自己的不良情绪。因此,泌尿外科专科护士要有较强的自控能力,在临床工作中,时刻保持临危不乱、条理清晰、准确果断,以自己规范的操作给患者及家属充分的安全感。同时,要富有爱心、同情心,乐观开朗,尊重患者人格,随时关注患者的情绪变化,掌握灵活的沟通技巧,向患者及家属做心理疏导,减轻其精神压力,增强战胜疾病的信心。

总之,泌尿外科专科护士只有具备了上述良好的综合素质,才能更好地应对泌尿外科护理工作的突发性事件,以及完成持久性的临床护理任务,更快地适应不断变化的医学模式和对泌尿外科护理工作的新要求,提高专科医疗护理质量,提升泌尿外科疾病病愈率,增进患者健康,促进泌尿外科专科护理事业的发展,成为一名真正的泌尿外科专科护士。

第三节　泌尿外科专科护士培养

为促进泌尿外科专科护理工作和诊疗技术的全面发展,在保证护理质量安全的基础上,强化泌尿外科专业化护理队伍,提高护理质量和专业技术水平,促进泌尿外科专科护理事业与现代医学模式的协调、同步发展,满足泌尿外科疾病群体日益增长的健康服务需求,需要加强泌尿外科专科护士的培养。

一、培养目的

1. 根据泌尿外科专业发展实际需要,有计划、分步骤地培养泌尿外科专科护士,培养一批热爱泌尿外科护理事业,具有较高专业业务水平,能较好地解决泌尿外科实际临床工作中专科护理问题,并指导其他非泌尿外科护士开展相关专科工作。

2. 通过强化泌尿外科专科理论培训和技术训练,探索建立以泌尿外科专业为导向的护理人才培养模式,形成较为完善的泌尿外科在职专科护士培养体系,促进护理专业化发展。

二、培养对象

1. 参加泌尿外科临床工作专业护士必须具有执业护士证书。

2. 通过院内岗前培训并培训考核成绩合格。

3. 经过大于 12 周的试用期,并表现优异。

4. 自愿参加泌尿外科护理工作,并能胜任临床工作。

5. 热爱本专科护理事业,具有高度责任心及良好的心理素质,健康的身体状况。

三、培养目标

1. 系统了解泌尿外科疾病特点及发展趋势,精通泌尿外科基础理论知识并应用于实际临床护理工作中。

2. 掌握医院及科室规章制度。

3. 熟练掌握泌尿外科专科理论知识及护理技术操作。

4. 掌握泌尿外科常见急危重症的病因、临床表现、治疗及护理,能娴熟地配合专科抢救。

5. 熟练做好专科手术前的护理准备工作,并能较好地完成术后专科护理工作。

6. 娴熟准确地配合医师进行专科技术操作。

7. 熟练地应用专科所有的仪器设备并了解其性能。

8. 掌握泌尿外科专科患者的心理需求和护理沟通技巧。

9. 掌握突发事件的应急处理与防范措施。

10. 能主动、及时地学习本专科领域护理新理论、新技术。

四、规范化管理

1. 设立专科护理教学质量小组,教学组长负责按照相应层级护理人员制订泌尿外科本专科护士培训大纲及培训计划,并组织人员实施培训。

2. 护理人员应按照培训计划进行专业的护理培训及考核;凡考核不合格者,组织开展专项复训,直至考核合格为止。

3. 考核合格者应加强对不合格者进行专业指导,实行一对一帮带,指导和帮助其提高对患者的专科护理。

4. 应主动、及时地掌握泌尿外科领域护理新理论、新知识、新技术和新方法,并对专科护理有关工作提出完善和改进建议。

5. 护士长定期对专科培训进行督查。

第四节　泌尿外科专科护士专业化发展

近年来,我国已经步入老龄化社会,随着人民群众对健康要求的不断提高,疾病发生原因也由原来的生物感染为主转为生活方式为主;护理工作的专业范围已拓展到预防疾病、保护生命、减轻痛苦、促进健康等方面,患者不仅需要精准的药物治疗,同时还需要提高患者的依从性、主动性。而专业化的护理服务,高素质的专科护理人才,可以弥补常规工作中的漏洞,缩短平均住院日,促进患者快速的康复。泌尿外科专科护士应充分发挥专科优势,将泌尿外科专科护理工作更加系统化、精细化、专业化。

一、伤口造口专科方面

1. 充分掌握泌尿造口专科知识点,对患者提供更专业的健康教育指导及咨询服务。

2. 对造口患者进行专业指导,使患者熟练掌握更换造口袋技巧,减少并发症的发生。

3. 协助医师处理急、慢性伤口,缩短住院日,增加患者病愈率,提高患者满意度。

4. 收集各种伤口、造口特殊案例,进行案例分享汇报,为撰写论文做铺垫。

二、尿失禁护理专科方面

1. 充分掌握尿失禁相关知识,根据不同原因(手术导致膀胱括约肌损伤、盆底组织的薄弱等),做好疾病分类,对患者提供更专业的健康教育指导及咨询服务。

2. 指导尿失禁患者记录排尿日志,为后续医师选择诊疗方案提供数据支持。

3. 掌握熟练的导尿技术,为需要长期佩戴导尿管者进行导尿及更换尿管。

4. 对患者进行生活指导,提高生活质量,教其盆底肌自我锻炼,选用适当的护理垫,减少尿液对皮肤的侵蚀,预防皮肤感染,皮肤破溃。对留置尿管患者,要遵医嘱进行治疗,定期复查,避免感染。

三、泌尿外科引流管护理方面

1. 掌握泌尿外科常见引流管种类及用途,并能够准确分辨出不同类型的引流管,进行精细的专业护理。

2. 熟练掌握泌尿外科各类引流管护理常规,并能及时解决留置管路患者的突发问题。

3. 对长期留置管路患者提供更专业的健康教育指导及咨询服务。

四、营养支持专科方面

1. 掌握营养支持方面知识,结合专科护理工作对患者灵活地进行营养评估。

2. 与营养师相互沟通,用所学的知识为患者提供营养支持的专业指导,加快患者的康复。

3. 继续关注、及时地掌握营养支持专科领域的护理新理论、新知识、新技术。

4. 关注营养支持对围术期患者的影响,结合患者实际情况开展营养支持项目,收集相关数据,总结经验,开展专业研究。

五、快速康复专科方面

1. 转变人员思想,打破传统护理模式,更新快速康复护理知识。

2. 术前进行个性化宣教及针对性心理辅导,取消常规肠道准备,予以缓解患者术前饥饿、口渴、焦虑等不适,并预防术后胰岛素抵抗现象发生。

3. 加强术后饮食指导(全麻清醒后 6h 内少量饮水,24h 内轻流食,肠功能恢复后给予半流食、普食),监测营养状况。

4. 加强超前镇痛的宣教,中大型手术术后常规予以镇痛泵,让患者在无痛的情况下早日下床活动。

5. 加强静脉血栓栓塞症(VTE)的管理及预防措施的实施,督促患者术后早期活动,并指导其踝泵运动。

六、心理支持专科方面

1. 因自身疾病的影响,泌尿外科患者极易产生各种心理问题,护理人员需密切关注患者的心理状况及日常饮食情况,对患者目前心理状态进行评估。

2. 护理人员需与患者进行经常性沟通交流,给予针对性心理疏导,让患者树立良好的心理状态,提高患者的依从性,增加战胜疾病的信心。

3. 根据泌尿外科不同疾病特点及不同时期患者出现的心理问题,进行分类,采取不同的沟通技巧,总结经验进行临床研究。

总之,随着泌尿外科医学学科的不断细化,以及新诊疗技术的快速发展,护理工作的专科化、社会化转变,已经成为临床护理实践发展的方向。护理人员已不再局限于单一重复的基础护理工作,从单纯的护理患者已延伸到预防疾病、维持健康的更广阔的领域,这既是时代的挑战,也是护理专业本身发展的要求。

第 3 章

泌尿系统疾病概述

第一节　泌尿系统应用解剖

一、肾上腺的解剖

肾上腺是一个具有内分泌功能的器官,质地柔软,呈淡黄色,分别在两侧肾的内上方,是腹膜外器官。在肾上腺周围有富含脂肪的疏松结缔组织。

1. 肾上腺的形态　肾上腺位于腹膜后,左右各一,在肾上极上方的前内侧,相当于第 11 胸椎平面。肾上腺与肾同被包围在肾周筋膜之内,四周有脂肪组织。肾上腺与肾之间有疏松的纤维组织。右侧肾上腺扁平,呈三角形,左侧呈半月形。肾上腺高 40~60mm,宽 20~35mm,厚 3~6mm,重 3~5g。肾上腺的局部解剖关系两侧有所不同,右侧前面与肝右叶及下腔静脉贴近,部分肾上腺组织在腔静脉之后;左侧前面与胰尾及脾血管相接,左右两侧后面与膈紧密相靠。肾上腺外面有一层纤维组织被膜,纤维组织伸入腺体实质。

2. 肾上腺的结构　肾上腺分为内外两层,外层称为皮质,内层称为髓质。黄色较厚的一部分称为皮质,髓质为棕褐色。两者解剖上的不同决定其内分泌功能也不同,肾上腺外周包有一层被膜。

(1)皮质起源于中胚层,占肾上腺重量的 90%。皮质组织致密,细胞排列分 3 层,最外层在被膜之下,称球状带,细胞较小,排列紧密,为 3 层中最薄弱的一层;中层为束状带,细胞呈束状排列,此层最宽;内层为网状带,细胞呈不规则的网状排列。此 3 层的细胞功能各不相同。

(2)髓质起源于外胚层,有两种细胞,即交感神经细胞和嗜铬细胞。嗜铬细胞如用铬酸钾或铬酸固定之细胞质内有棕色颗粒(铬性反应)。实际上,铬酸盐作为氧化剂,在其作用下,儿茶酚胺转为棕色集合体。这种颗粒,就是儿茶酚胺的储藏处,细胞内的儿茶酚胺 80% 是在此颗粒内。

3. 肾上腺的血运

(1)肾上腺的动脉供应是多源性的,肾上腺的血液循环极为丰富。动脉的分支多,变异大。肾上腺动脉最常见有 3 支:肾上腺上动脉,来源于膈下动脉分支,可分出 4~30 支及以上的细小动脉进入肾上腺,是肾上腺血液的重要供应者。肾上腺中动脉,由腹主动脉直接发出,血管细小常缺如。肾上腺下动脉,来自肾动脉分支。这 3 支动脉在肾上腺的上、中、下侧向肾上腺走行,在进入肾上腺之前又分出许多分支,在肾上腺周围构成 1 个血管环。进入肾上腺内的小动脉可分 3 型:①短型,供应肾上腺被膜;②中型,供应肾上腺皮质;③长型,穿过肾上腺皮质,直达髓质。在皮质内循环过的含有高浓度的皮质激素的血液再进入髓质,形成一个类似的门脉系统。因此,肾上腺髓质既要接收少数穿过皮质的长型小动脉的血液供应,又接收来自皮质的静脉血液。这种特殊的血液供应,与嗜铬细胞的功能有关。在儿茶酚胺的合成过程中,促进去甲肾上腺素转变为肾上腺素的苯乙醇胺甲基转移酶的合成,需要有高浓度的氢皮质激素。

(2)肾上腺静脉分两个系统,即周围浅表的和深部中央的,两系统间有丰富的高交通支。汇入肾上腺静脉后,左侧肾上腺静脉进入左肾静脉,左侧肾上腺静脉长 2～4cm,直径 0.5cm。右侧肾上腺左精索内静脉肾上腺静脉进入下腔静脉,右肾上腺静脉仅长 0.4～0.5cm。有时右肾上腺静脉流入肝静脉,有时右肾上腺的静脉有 2～3 支进入下腔静脉或右肾静脉。因此,右侧肾上腺静脉的变异比左侧多,造成手术上的困难(图 3-1)。

(3)肾上腺淋巴管在被膜下与肾周淋巴管相通,在髓质随静脉入肾蒂淋巴结。

(4)肾上腺神经来自内脏神经,与肾和腹膜壁神经相连。

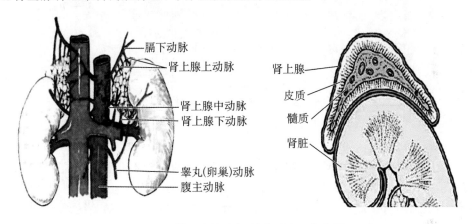

膈下动脉
肾上腺上动脉
肾上腺中动脉
肾上腺下动脉
睾丸(卵巢)动脉
腹主动脉

肾上腺
皮质
髓质
肾脏

图 3-1　肾上腺的形态、结构及血运的位置

二、肾和输尿管的解剖

(一)肾的解剖

肾是实质性器官,主要功能是泌尿,并通过排泄管道将代谢产物排出体外。肾不仅在体内水分、电解质和酸碱平衡方面有非常重要的作用,同时还具有分泌功能,能产生红细胞生成素、肾素,以及调节维生素 D 衍生物代谢的羟胆钙化醇。女性略小,但是肾的大小与整个身体大小有关,身体小的肾也小,身体大的肾也大。左、右肾大小也不一样,右肾宽而短,左肾窄而长,这是由于右侧肝的原因。和肾上腺一样,儿童的肾较大,刚出生时肾轮廓由于胎叶不规则,1岁后这些胎叶消失,成年后肾两侧为光滑凸面并形成上下两极,也有可能有的人一直到成年后肾还是胎叶状,或者任一肾的外侧部上有局部隆起,称单驼峰。这也有可能是脾或肝的原因,通常左肾比右肾明显。

1. 肾的形态　其左右各一,形似蚕豆,呈红褐色,质地柔软,表面光滑,紧贴腹后壁。其血运丰富。内侧缘中部凹陷处称为肾门,有血管、淋巴管和肾盂出入,形成肾蒂。肾蒂内结构的排列由前向后为肾静脉、肾动脉和肾盂。正常成年男性肾约重 150g,女性略轻略小,约重135g。肾长 10～12cm,宽 5～7cm,厚约 3cm。

2. **肾的结构** 从肾的冠状切面看,肾实质分为表层的皮质和深层的髓质,皮质呈红褐色,髓质呈淡红色。髓质内可见许多呈圆锥形、底朝皮质、尖向肾窦的肾锥体,肾锥体尖端突入肾小盏称肾乳头,肾小盏呈漏斗形包绕肾乳头,承接排出的尿液。伸入肾锥体之间的皮质称肾柱。每个肾锥体及其周围的皮质组成一个肾叶。肾实质主要由毛细血管组成的肾小体和许多弯曲的肾小管组成,正常情况下这些小管与尿液形成有关,小管之间为结缔组织(图 3-2)。

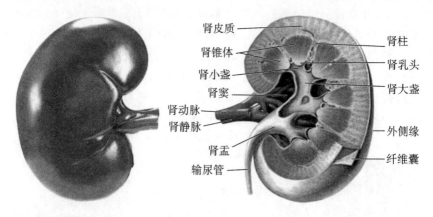

图 3-2 肾的形态及结构

3. **肾位置与毗邻**

(1)位置:肾位于脊柱的两侧,贴附于腹后壁。两肾的纵轴不互相平行,上端多向内侧倾斜,下端则稍向外展开。受肝的影响,右肾稍低于左肾,以椎骨为标志,右肾上端平第 12 胸椎,下端平第 3 腰椎;左肾上端平第 11 胸椎,下端平第 2 腰椎,肾与肋骨的关系,左侧第 12 肋斜过左肾后面的中部,第 11 肋斜过后面的上部;右侧第 12 肋斜过右肾后面的上部。两肾门的体表投影,在腹前壁位于第 9 肋前端,在腹后壁位于第 12 肋下缘和竖脊肌外缘的交角处,此角称肾角或脊肋角。肾有病变时,在此角处常有压痛或叩击痛。肾可随呼吸而上下移动,其下移的范围正常不超过一个椎体,当深吸气时肾的位置下移,此时做腰腹双合诊可触及肾的下端(图 3-3)。

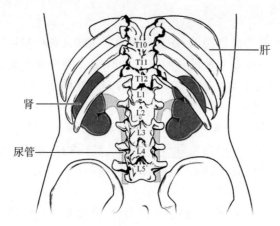

图 3-3 肾的位置

（2）毗邻：肾的上方附有肾上腺，共同由肾筋膜所包绕，邻属关系密切，但在二者之间隔以疏松结缔组织，当肾下垂时，肾上腺并不随其下降。两肾的内下方为肾盂和输尿管腹部的上端，左肾的内侧有腹主动脉，右肾的内侧有下腔静脉，两肾的内后方分别有左、右腰交感干。在肾前方的毗邻，左肾前上部有胃后壁，前下部有结肠左曲，中部有胰腺横过肾门前方；右肾前上部为肝右叶，前下部为结肠右曲，内侧为十二指肠降部（图 3-4）。

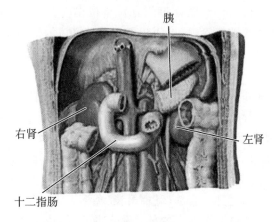

图 3-4　肾的毗邻

4. 被膜　肾皮质表面包被有由平滑肌和结缔组织构成的肌织膜，它与肾实质紧密粘连，不可分离，进入肾窦，被覆于肾乳头以外的窦壁上。除肌织膜外，通常将肾的被膜由内向外分为 3 层，依次为纤维囊、脂肪囊和肾筋膜。

（1）纤维囊：又称纤维膜，为肾的固有膜，由致密结缔组织所构成，薄而坚韧，被覆于肾表面，与肾容易分离，有保护肾的作用。

（2）脂肪囊：又称肾床，为脂肪组织层，成人其厚度可达 2cm，尤其在肾的边缘、后面和下端的脂肪组织更为发达。脂肪囊有支持和保护肾的作用。

（3）肾筋膜

①肾和肾上腺及其周围的脂肪被一层疏松结缔组织覆盖，称肾筋膜。其前、后两层分别位于肾的前、后两面且从肾上方、内、外侧三面固定肾，肾筋膜上方在膈肌下面愈合，在肾的内侧，肾前筋膜被覆肾血管的表面，并与腹主动脉和下腔静脉表面的结缔组织及对侧的肾前筋膜相移行。

②肾筋膜发出许多结缔组织小梁穿过脂肪囊与纤维囊相连，尤其肾下端的结缔组织小梁较为坚韧，对肾有固定作用。

③肾前筋膜的前方有腹膜覆盖，肾后筋膜的后面有大量脂肪组织，称肾旁脂体，为腹膜外脂肪的一部分，在肾下端和外侧较多，对肾有一定的支持和保护作用。

5. 肾门、肾窦及肾蒂

（1）肾门：位于肾内缘中部凹陷处，是肾血管、肾盂、神经和淋巴管出入的部位，肾门多为四边形，它的边缘为肾唇。其中前、后唇有一定的弹性，手术需分离肾门时，牵开前或后唇，可扩大肾门显露肾窦。

（2）肾窦：是肾实质所围成的腔隙，开口为肾门，内有肾动、静脉的分支，肾盂，肾大、小盏，神经,淋巴管和脂肪组织。

(3)肾蒂:由出入肾门的肾血管、肾盂、神经和淋巴管共同组成。肾蒂主要结构的排列关系有一定的规律:由前向后依次为肾静脉、肾动脉和肾盂;由上向下依次为肾动脉、肾静脉和肾盂。

6. 肾的组织结构 肾皮质由肾单位构成,肾单位为肾的基本功能单位,肾单位由肾小体、近端小管、细段和远端小管构成。健康肾每侧有肾单位 100 万～200 万个。肾有较强的代偿能力,即使一侧肾失去功能或被切除,另一侧肾仍能满足机体的生理需要。

(1)肾小体:分布于肾皮质内,由血管球(肾小球)和肾小囊组成。肾小球起滤过作用。

(2)肾小管

①近端小管:分为曲部和直部。近端小管曲部,又称近曲小管,其上皮细胞的形态随管腔内液体压力的变化而变化,管腔压力高时,上皮细胞呈扁平状,管腔内压力低时,上皮细胞呈立方状。近端小管重吸收功能最强,80%的原尿在近端小管被重吸收。

②细段:肾小管髓襻降支的一部分,上皮细胞呈单层扁平状,细段的降部有重吸收水分的功能,但无法重吸收钠离子及尿素,细段的升部可重吸收大量的钠离子及尿素,但无法重吸收水分。

③远端小管:分为曲部和直部。直部(髓襻升支)管径比较粗,上皮细胞呈立方形,细胞间界限不明显,可以将腔内的钠离子泵出。曲部又称远曲小管,位于肾小体附近,弯曲盘旋,上皮细胞呈低柱状,细胞间界限清晰,排列紧密,具有丰富的钠离子泵,受醛固酮激素的调节,有维持血液酸碱平衡的功能。

(3)集合管:多条远曲小管汇合而成的弓状集合管,再汇集成为直行集合管,即通常所说的集合管。集合管自皮质直行进入髓质,至锥体的顶端后形成乳头管,开口于肾乳头。

(4)乳头管:管径较大,上皮细胞呈单层柱状排列,细胞表面分布有短小的微绒毛,具有分泌尿素的功能。

(5)近血管球复合体:又称肾小体旁器,由球旁细胞、致密斑和球外系膜细胞组成。

①球旁细胞:位于肾小体的输入及输出小动脉上的平滑肌细胞,转变为上皮样立方形细胞,称为球旁细胞,具有调节输入小动脉压力的功能。

②致密斑:在肾小体输入小动脉处,有一圆盘样突起,调节球旁细胞分泌肾素。

③球外系膜细胞:位于三角区中央,是一种类似球内系膜细胞的星状细胞。

(二)输尿管的解剖

输尿管起自肾盂输尿管移行处,终于膀胱。成年人输尿管长 22～30cm。输尿管管腔结构分为 3 层,由内向外依次为黏膜、肌层和为细密结缔组织。在输尿管下 1/3 段,肌层为内纵、中斜和外环 3 层平滑肌组成。平滑肌的蠕动,使尿液不断地流入膀胱。外膜为疏松结缔组织,其内有血管丛和淋巴系统穿行。输尿管毗邻输尿管走行于腰肌前面,到骨盆上口时跨越髂总血管分叉的前方进入盆腔(图 3-5)。

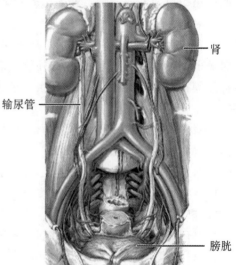

图 3-5 肾、输尿管和膀胱的位置

1. 输尿管分段　为了方便外科学或影像学描述,把输尿管人为地分为几段,输尿管自肾盂到髂血管处称腹段;从髂血管到膀胱称盆段;膀胱内称为壁内段。为了影像学描述,还可以把输尿管分为上、中、下 3 段,上段从肾盂到骶骨上缘;中段从骶骨上缘到骶骨下缘,大致为髂血管水平;下段从骶骨下缘到膀胱。

2. 输尿管三处生理狭窄

(1)肾盂输尿管移行处:肾盂逐渐变细与输尿管相移行,其实由于输尿管平滑肌紧张度增加,二者之间有一缢痕。

(2)与髂血管交叉处:这一狭窄是由于髂血管的压迫和输尿管成一定角度跨过髂血管引起的,并不是真正的狭窄。

(3)壁内段:输尿管自膀胱底的外上角,向内下斜穿膀胱壁,于输尿管口开口于膀胱,此段称壁内段,为真正的狭窄。

三、膀胱和尿道的解剖

(一)膀胱的解剖

1. 膀胱的位置与毗邻

(1)膀胱是一个肌性囊性器官,主要的功能是储存及排泄尿液,正常人膀胱平均容量为 350~500ml。膀胱的位置随年龄及盈虚状态而不同。空虚时呈锥体状,位于盆腔前部,可分尖、体、底、颈四部,但各部间无明显分界。充盈时可升至耻骨联合上缘以上,此时腹膜反折处亦随之上移,膀胱前外侧壁则直接邻贴腹前壁。儿童的膀胱位置较高,位于腹腔内,到 6 岁左右逐渐降至盆腔。

(2)空虚的膀胱,前方与耻骨联合相邻,其间为耻骨后隙;膀胱下外侧面邻肛提肌、闭孔内肌及其筋膜,其间充满疏松结缔组织等,称膀胱旁组织。内有输尿管盆部,男性还有输精管壶腹穿行,膀胱后方借直肠膀胱隔与精囊、输精管壶腹及其后方的直肠相邻;女性还与子宫相邻。膀胱的后下部即膀胱颈,下接尿道。男性邻贴前列腺,女性与尿生殖膈相邻。

2. 膀胱的组织结构　膀胱内面为移行上皮细胞,空虚时形成许多皱襞,唯其底部有一个三角形的平滑区,称膀胱三角;充盈时皱襞消失。膀胱上皮有六层细胞和一层薄基底膜,固有层为一厚层纤维结缔组织,内有血管穿行,使膀胱膨胀。固有层以下为膀胱壁平滑肌,为内纵、中环和外纵。膀胱逼尿肌使充盈的膀胱排空。

(二)尿道的解剖

男性尿道是具有排尿功能和射精功能的管状器官,起自膀胱颈的尿道内口,止于阴茎头顶端的尿道外口,全长 16~22cm,直径 0.5~0.6cm。尿道内腔平时闭合呈裂隙状,排尿和射精时扩张。尿道分为前尿道和后尿道,前尿道包括尿道壁内部、前列腺部尿道和尿道膜部;后尿道即海绵体部尿道,包括尿道球部和尿道阴茎部。

1. 男性尿道的分部、形态和结构

(1)尿道壁内部:起自尿道内口,为尿道穿过膀胱壁的部分,长约 0.5cm。周围有来自膀胱壁平滑肌环绕而成的尿道内口平滑肌。

(2)前列腺部尿道:为尿道贯穿前列腺的部分,周围被前列腺包绕。上接尿道内口,自前列腺底部进入前列腺,由前列腺尖部穿过,移行至尿道膜部。前列腺部尿道长约 2.5m,与前腺的长径一致。

(3)尿道膜部:膜部很短,长约 1.2cm 于膈上、下筋膜之间,是尿道穿过尿生殖膈的部分,被尿道括肌环绕。尿道膜部是尿道最狭窄的部分,但其扩张性很大。

(4)海绵体部:海绵体部尿道是尿道中最长的部分,起始于尿道膜部末端,终于尿道外口,全长 15cm,贯穿整个尿道海绵体。

(5)男性尿道的生理狭窄和弯曲:男性尿道内腔直径粗细不一,有三个生理性狭窄、三个扩大部和两个生理性弯曲。

①生理性狭窄:三个生理性狭窄为尿道内口、尿道膜部和尿道外口。其中尿道膜部最狭窄,其次是尿道外口和尿道内口。尿道外口为矢状位裂口,长约 0.6cm,其两侧隆起呈唇状。

②扩大部:三个扩大不为尿道前列腺部、尿道球部(尿道壶腹部)和舟状窝。

③生理性弯曲:阴茎非勃起状态下尿道有两个的生理性弯曲。一个是耻骨下弯,位于耻骨联合的下方,由尿道内口至耻骨前列腺韧带附着处,该段弯曲包括尿道前列腺部、尿道膜部和尿道海绵体部的起始段,形成凹向前方的弯曲。此弯曲的最低点距离耻骨联合下缘2cm,首先走向前下方,后转向前上方,绕过耻骨联合下缘,至耻骨联合的前面。第二个弯曲是耻骨前弯,由尿道海绵体部构成,位于阴茎固定部和可移动部分的移行处,为凹向后下方的弯曲。将阴茎上提时,该弯曲可变直,故又称阴茎可移动部。临床上利用耻骨前弯的这一特点,将阴茎上提,使整个尿道称为一个大弯曲,便于置入器械。

①膀胱括约肌:又称尿道内括约肌,由膀胱壁的平滑肌纤维延续环绕膀胱颈和尿道前列腺部的端而成。膀胱颈的平滑肌、括约肌受交感神经和副交感神经双重支配,交感神经兴奋时括约肌收缩,副交感神经兴奋时括约肌舒张。

②尿道外括约肌:又称尿道膜部括约肌,在会阴深横肌的前方,由深浅两层肌束环绕尿道膜部面而成。通常处于收缩状态,具有括约尿道膜部和压迫尿道球腺的作用。

2. 女性尿道的解剖 成年女性尿道长 3.5～5cm,直径较男性尿道宽,约为 0.6cm,尿道外口最细,在排尿时尿道内口扩张,尿道呈圆锥形。尿道起自耻骨联合下缘水平的尿道内口,几乎呈直线走行,朝向前下方,穿过尿生殖膈终于阴道前庭的尿道外口。女性尿道可分为上、中、下 3 段,彼此相互延续。在尿生殖膈以上的部分,尿道的前方与耻骨联合相毗邻,期间有阴部静脉丛;尿道的后方借疏松结缔组织与阴道壁紧密接触。尿道与阴道之间的结缔组织称为尿道阴道隔。尿生殖膈以下的部分的前方与两侧阴蒂脚的汇合处相邻。尿道的横断面呈横裂状,扩张时呈圆形。尿道内层为黏膜,尿道外口为复层扁平上皮,其余部分为复层柱状上皮。尿道黏膜及黏膜下层形成多数皱襞及陷窝,后壁上部正中线上有一明显的纵襞,称为尿道嵴,其上方与膀胱垂相连。尿道黏膜下有许多小的尿道腺,相当于男性的前列腺,开口于黏膜表面。尿道远端的黏膜下有一些小的腺体,称为尿道旁腺,开口于尿道外口后方的两侧。尿道肌层主要由平滑肌构成。膀胱颈及尿道内口周围为膀胱平滑肌下延并环绕形成的膀胱括约肌,也称尿道内括约肌,对控制排尿起主要作用;尿道中段有尿道阴道括约肌环绕,对尿道和阴道有括约作用;尿道外口为矢状裂口,周围隆起呈乳头状,位于阴道前庭阴道口的前方和阴蒂的后方(图 3-6)。

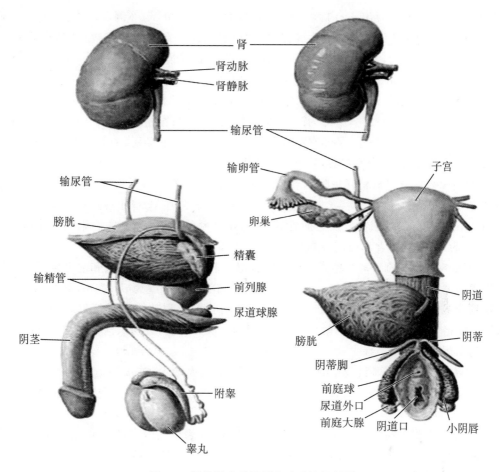

图 3-6　男性及女性泌尿生殖系统解剖图

四、男、女生殖系统的解剖

(一)男性生殖系统解剖

男性生殖系统包括内生殖器和外生殖器。内生殖器由生殖腺(睾丸)、输精管道(附睾、输精管、射精管)、男性尿道和附属腺(精囊、前列腺和尿道球腺)组成。睾丸产生的精子,暂时储存在附睾内,当射精时,精子经输精管、射精管和尿道排出体外。附属腺的分泌物参与精液的组成。外生殖器由阴囊和阴茎组成。

睾丸为男性的生殖腺,是产生精子和分泌雄激素的器官。睾丸位于阴囊内,左、右各一,左侧较右侧稍低,呈微扁的椭圆形,表面光滑,分上、下端,前、后缘和内、外侧面。上端被附睾头遮盖,下端游离;前缘游离,后缘称系膜缘,有血管、神经和淋巴管出入;内侧面较平坦,与阴囊中隔相邻,外侧面较隆凸,与阴囊壁相贴。睾丸的大小随年龄的增长而发生变化,在性成熟以前发育缓慢,随着性成熟而迅速生长。新生儿的睾丸相对较大,老年人的睾丸随着性功能的衰退而慢慢萎缩变小。

1. 睾丸的解剖　睾丸位于阴囊内,左、右各一,左侧较右侧稍低,呈微扁的椭圆形,表面光滑,分上、下端,前、后缘和内、外侧面。上端被附睾头遮盖,下端游离;前缘游离,后缘称系膜缘,有血管、神经和淋巴管出入;内侧面较平坦,与阴囊中隔相邻,外侧面较隆凸,与阴囊壁相贴。睾丸的大小随年龄的增长而发生变化,在性成熟以前发育缓慢,随着性成熟而迅速生长。新生儿的睾丸相对较大,老年人的睾丸随着性功能的衰退而慢慢萎缩变小。

2. 附睾的解剖　附睾位于睾丸的后缘,由睾丸网发出的睾丸输出管,曲折盘绕构成附睾的头部,这些输出管最终汇合成一条附睾管,最后形成附睾的体与尾部,其上端膨大而钝圆的部分为附睾头,下端为附睾尾,中部为附睾体。然后附睾尾与输精管连接。附睾紧挨着睾丸生长,外表呈半月形,头大,尾小,是储存精子与精子进一步成熟的场所;一般睾丸产生的精子,需要进入附睾并继续逗留 21 天左右,精子才能成熟。

3. 输精管的解剖　输精管是附睾管的直接延续,在附睾尾部反折向上随精索走行,经腹股沟管进入盆腔,在膀胱底部后方与精囊开口汇合形成射精管,开口于后尿道。长 40～50cm,直径约 3mm,管壁较厚,肌层较发达而管腔细小,活体触摸时,呈坚实的圆索状。输精管行程较长,可分为睾丸部、精索部、腹股沟管部及盆部 4 部分。

4. 精囊和射精管的解剖　精囊是成对的分泌黏液的器官,位于膀胱和前列腺后面。精囊是输精管的侧方隆起,其容量为 3～4ml,无梗阻的精囊通常长度为 5～7cm,宽度 1.5cm。精囊与输精管汇合后形成射精管。射精管是成对的内脏器官,射精管穿过精阜后开口于前列腺部尿道。射精管分为三个不同的解剖节段,包括前列腺外节段(近端)、前列腺内节段(中段)和连接于精阜侧面的远端节段。

5. 前列腺　正常前列腺呈卵圆形,长 3cm,宽 4cm,厚 2cm,重 18～20g,与女性的斯基恩氏(Skene)腺同源。前列腺由腺体和纤维肌肉基质组成,位于膀胱的正下方。尿道通过前列腺穿行。

6. 阴茎　阴茎体的主要部分由阴茎海绵体组成,双侧阴茎海绵体在耻骨下方(双侧阴茎海绵体汇合处,也称阴茎门)汇合。双侧阴茎海绵体之间有纵隔分隔。

7. 阴囊　阴囊皮肤有毛发,有色素,有丰富的皮脂腺和汗腺,无脂肪。中缝沿中线纵行,从尿道外口至肛门。在中缝的深部,阴囊被纵隔分成两个囊腔,每个囊腔内有一个睾丸。

(二)女性生殖系统解剖

1. 外生殖器

(1)女性外生殖器又称外阴,指生殖器官的外露部分,包括耻骨联合至会阴及两股内侧之间的组织。女性外生殖器包括阴阜、大阴唇、小阴唇、阴蒂、阴道前庭等。

(2)阴阜即耻骨联合前面隆起的脂肪垫。青春期该部皮肤开始生长阴毛,分布呈倒三角形,阴毛是第二性征之一。

(3)大阴唇为两股内侧一对纵行、隆起的皮肤皱襞,起自阴阜,止于会阴。其外侧面有阴毛、汗腺及皮脂腺,内侧面皮肤湿润似黏膜。

(4)小阴唇为位于大阴唇内侧的一对薄皱襞,表面湿润,微红,无毛,富含神经末梢,很敏感。两侧的小阴唇前端相互融合包绕阴蒂;后端与大阴唇的后端会合,在正中线形成一条横皱襞,称为阴唇系带。

(5)阴蒂位于两侧小阴唇之间的顶端,为一突起的海绵组织,有勃起性,为性反应器官。阴蒂分为阴蒂头、阴蒂体、阴蒂脚 3 部分,仅阴蒂头露见,富含神经末梢,极敏感。

(6)阴道前庭为两侧小阴唇之间的菱形区,其前为阴蒂,后为阴唇系带。在此区域内,前方有尿道口,后方有阴道口。

2. 内生殖器 女性内生殖器包括阴道、子宫、输卵管及卵巢。后两者又称为子宫附件。

(1)阴道:阴道是性交器官,也是排出月经血和娩出胎儿的通道。阴道位于真骨盆下部中央,上宽下窄,前壁长 7～9cm,后壁长 10～12cm。介于膀胱、尿道和直肠之间,开口于阴道前庭。阴道环绕子宫颈的部分形成阴道穹隆,按其方向分为前、后、左、右 4 部分。阴道后穹隆最深,其顶端为直肠子宫陷凹底部,为腹腔的最低点,当盆腔内脏器出血或积液时,经此处穿刺,可以明确积液的性质,对某些疾病的诊断和治疗有重要意义。

(2)子宫:子宫是孕育胎儿和产生月经的器官,其形如倒置的扁梨形,位于盆腔中央,呈前倾前屈位,前与膀胱、后与直肠为邻。成年妇女子宫长 7～8cm,宽 4～5cm,厚 2～3cm;子宫重 50～70g;宫腔容积约 5ml。子宫上端较宽,称子宫体;子宫体顶部隆突部分称子宫底;子宫底两端与输卵管相通处称子宫角;子宫的内腔称子宫腔;子宫下 1/3 呈圆柱形,较窄,称子宫颈;成人子宫体与子宫颈的比例为 2:1,婴儿期为 1:2。子宫颈内腔呈梭形,称子宫颈管,其有内外两口,前者与宫腔相通,后者通阴道。

(3)输卵管:输卵管是精子与卵子相遇并结合成受精卵的部位,也是运送受精卵的通道,外端游离于腹腔,内端与子宫角相连通,长 8～14cm,输卵管与子宫相连深入子宫壁内的部位为间质部,长约 1cm;其外侧一段为峡部,是输卵管最窄部位,长 2～3cm;壶腹部在峡部外侧,管腔较宽大,为正常情况下受精部位;末端为伞端,呈漏斗状,长 1～1.5cm 开口于腹腔,有"拾卵"作用。

(4)卵巢:卵巢为一对扁椭圆形的性腺,产生卵子及性激素。成年女子卵巢 4cm×3cm×1cm 大小,重 5～6g,呈灰白色;绝经后卵巢萎缩变小变硬。

第二节 泌尿外科主要症状

临床工作中,通过询问病史,形成主诉与现病史,准确记录主要症状的部位、范围、性质、程度和演变过程,并了解各症状间的相互联系和出现顺序,有助于对病变进行初步定性和定位。

一、排尿异常

排尿/储尿期症状多见于下尿路(膀胱和尿道)疾病,目前临床上应用下尿路症状(LUTS)来概括,并取代以前常用的膀胱梗阻性症状和膀胱刺激症状。LUTS 包括储尿期症状(如尿频、夜尿增多及尿急、急迫性尿失禁等)和排尿期症状(如排尿难、不尽感、尿末滴沥等)。

1. 尿痛 是指排尿时或排尿后耻骨上区或尿道内烧灼样、针刺样痛感,与尿频、尿急合称为膀胱刺激征。病因多为膀胱、尿道炎症或结石。病变刺激膀胱及尿道黏膜或深层组织,引起膀胱、尿道痉挛及神经性反射。排尿初痛多见于尿道炎,而膀胱炎为排尿中痛或排尿后痛。

2. 尿频 是指排尿次数明显增多但尿量减少。正常膀胱容量男性约 400ml、女性约 500ml。正常成人每日排尿 4～6 次,夜尿 0～1 次,每次尿量 300～400ml。尿频者 24h 排尿＞8 次,夜尿＞2 次,每次尿量＜200ml,伴有排尿不尽感。生理情况下,排尿次数与饮水量、温度高低、出汗多少等有关。病理性尿频特点是排尿次数增加,夜尿增加,而每次尿量少。

3. 尿急 是一种突发强烈的排尿欲望,很难被主观抑制而延迟排尿,常伴有急迫性尿失禁。尿急见于下尿路炎症(如急性膀胱炎)、膀胱过度活动症、高敏感低顺应性的神经源性膀胱等病理情况,也可以由焦虑等精神因素引起。

4. **排尿困难** 是指膀胱内尿液排出受阻引起的一系列症状,表现为排尿等待或踌躇、排尿费力、排尿间断或变细、尿线无力、尿线分叉或射程变短、排尿末滴沥等。尿末滴沥是前列腺增生症的早期症状,排尿困难呈渐进性,可伴发急性尿潴留或肾功能受损。排尿困难依据病因分为 3 类。

(1)机械性梗阻:见于尿道狭窄、尿道肿瘤、先天性尿道瓣膜等。

(2)动力性梗阻:见于糖尿病、脑脊髓病变、盆腔手术损伤盆神经或阴部神经等。

(3)混合性梗阻:多见于前列腺增生症、急性前列腺炎等。

排尿困难男性多见于前列腺增生症和尿道狭窄,而女性常由膀胱颈硬化症或心理因素所致;儿童则可能与神经源性膀胱和后尿道瓣膜有关。

5. **尿潴留** 表现为尿液滞留于膀胱内,不能排出,可致下腹部膨隆和(或)胀痛,分为急性与慢性两类。急性尿潴留多见于下尿路机械性梗阻,如尿道狭窄和前列腺增生症突然加重,或药物所致一过性尿潴留。慢性尿潴留是指膀胱内尿液长期不能完全排空,有残余尿存留,多见于神经源性膀胱或渐进性的机械性梗阻。慢性尿潴留患者多以充盈性尿失禁就诊。

6. **尿失禁** 是指尿液不由自主地流出体外。尿失禁分为以下 4 种类型。

(1)真性尿失禁:也称持续性尿失禁,是指在任何时候和任何体位时均有尿液不受意识控制而自尿道口流出。因尿道外括约肌缺陷、严重损伤或尿道支配神经功能障碍,膀胱括约肌丧失了控制尿液的能力,表现为膀胱空虚、持续流尿且没有正常的排尿,多见于神经源性膀胱、女性尿道产伤及前列腺手术引起的尿道外括约肌损伤等。

(2)压力性尿失禁:是指平时能控制排尿,但在腹腔内压突然升高时,发生尿失禁的现象。多见于经产妇或绝经后妇女,也可见于男性前列腺手术后,表现为咳嗽、喷嚏、大笑或增加腹压的运动时有尿液突然自尿道口排出。

(3)充盈性尿失禁:又称假性尿失禁,是由于膀胱内大量残余尿所致。患者不时地滴尿,无成线排尿,多见于慢性下尿路梗阻疾病。

(4)急迫性尿失禁:是指因强烈尿意,出现快速的尿液流出。该类尿失禁分为两类:①运动性急迫性尿失禁,是逼尿肌无抑制性收缩,使膀胱内压超过尿道阻力所致,见于膀胱以下尿路梗阻和神经系统疾病。②感觉急迫性尿失禁,是由膀胱炎性刺激引起的一个症状。精神紧张、焦虑也可引起急迫性尿失禁。急迫性尿失禁和压力性尿失禁常混合存在。

7. **遗尿** 是指在睡眠时发生的无意识排尿。遗尿在 3 岁以内儿童应视为正常现象,大部分可以自愈。6 岁以上仍遗尿时应视为异常。女性儿童的遗尿应排除输尿管异位。遗尿原因由大脑皮质发育迟缓、睡眠过深、神经源性膀胱、感染或后尿道瓣膜等病理因素引起。

8. **尿流中断** 是指在排尿过程中出现不自主的尿线中断。膀胱结石患者易出现尿流中断,改变体位时可以继续排尿,常伴有阴茎头放射性剧痛,或尿道滴血。前列腺增生症患者也会发生尿流中断。

9. **漏尿** 指尿液不经尿道外口,而是绕过尿道括约肌由瘘口流出。常见原因有外伤、产伤、手术、感染、放化疗、肿瘤等,发生的部位常见于膀胱阴道瘘、尿道阴道瘘、尿道直肠瘘,以及少见的输尿管阴道瘘先天性异位输尿管开口。

二、尿液异常

1. 血尿　是指尿中含有过多的红细胞。离心尿液每高倍视野(×400)中红细胞计数＞3个时称为镜下血尿;而每 1000ml 尿中含有 1ml 以上血液时可呈肉眼血尿。血尿程度与潜在的后果无相关性,但是血尿程度越重,发现病变的概率越大。

(1)肉眼血尿和镜下血尿

①肉眼血尿:是指肉眼能见到尿中有血色或血块。1000ml 中含有 1ml 血液即呈肉眼血尿。几乎都存在泌尿系统病变,其中 40％的肉眼血尿来源于膀胱。

②镜下血尿:是指借助显微镜可见尿中含有红细胞。正常人尿液每高倍视野可见 0～2 个红细胞,若离心尿每高倍视野红细胞超过 3 个,即有病理意义。内科血尿一般为肾小球性血尿,由肾前性疾病或肾小球疾病引起,应用相差显微镜可观察尿中有变形红细胞及管型,尿蛋白定性≥(＋＋)。外科血尿为非肾小球性血尿,红细胞形态正常,无管型,尿蛋白定性≤(＋)。

(2)血尿时段:依据排尿过程中血尿出现的时间可对病变进行初步定位,常采用"三杯试验"来帮助区别。初始血尿提示尿道或膀胱颈出血;终末血尿提示病变位于膀胱三角区、膀胱颈或后尿道;全程血尿提示出血来自膀胱或膀胱以上尿路。尿道损伤引起的尿道流血时,血液鲜红,尿中并不含有血液,不能误诊为血尿。血尿发作时,应进行膀胱镜检查,以区分血尿来自膀胱或上尿路,如果发现输尿管口喷血,则上路来源血尿可以基本确定。

(3)血尿伴随症状:血尿伴肾绞痛应考虑上尿路梗阻,如结石或血块;血尿伴有单侧上腹部肿块多为肾肿瘤、肾囊肿或肾下垂;血尿伴双侧上腹部肿块常为多囊肾;血尿伴膀胱刺激征多为下尿路炎症引起,其次肾结核或晚期膀胱肿瘤等;血尿伴有下尿路梗阻症状见于前列腺增生症(BPH)和膀胱结石等。无痛性肉眼血尿,呈全程间歇性或持续性,应高度警惕泌尿系恶性肿瘤的可能,最常见的是膀胱肿瘤。

(4)血块的形状:尿液中含血块说明血尿程度较严重。新鲜血尿伴有大小不等、形态不规则的血块时提示膀胱或前列腺部尿道出血。肾或输尿管出血为暗红色,血块如条状或蚯蚓状,可伴有腰部疼痛不适,无排尿不畅。

(5)血尿的鉴别诊断:肾实质疾病,如各型肾炎、肾病,可以引起血尿,多为镜下血尿,同时伴有高血压、水肿、蛋白尿、管型尿等。肾血管畸形(如动脉瘤、动静脉瘘、血管瘤、肾梗死等)导致的血尿特点为反复发作的镜下或肉眼血尿,多见于青少年患者。如肠系膜上动脉和腹主动脉之间角度过小,压迫左肾静脉,引起肾瘀血,可出现血尿,临床称为胡桃夹综合征。运动性血尿一般原因不明,可能与肾静脉瘀血、肾、膀胱黏膜血管损伤出血有关。全身性疾病,如糖尿病、血友病、白血病等,可以发生血尿,有时为首发症状,应引起重视。后腹腔或盆腔的恶性肿瘤、炎症肿块等压迫、刺激、浸润泌尿系统时也可以出现镜下或肉眼血尿,多伴有患侧肾积水。

原因不明的血尿称为特发性血尿,约占血尿患者的 20％,可能的原因包括肾血管畸形、微结石或结晶、肾乳头坏死等。

2. 血红蛋白尿　正常情况下尿内无可测知的游离血红蛋白,当大量的红细胞在血管内溶解破坏时,血浆游离血红蛋白明显增多,超过结合珠蛋白结合能力及近端肾曲管的重吸收能力,使尿中出现大量游离血红蛋白的现象称为血红蛋白尿。其反映了血管内有超出正常的溶血。血红蛋白尿的外观颜色根据含血红蛋白量的多寡而不同,可呈均匀的浓茶色、葡萄酒色、棕色及酱油色。诊断和鉴别诊断时,取新鲜尿标本离心沉淀,显微镜下检查未见红细胞或只有少数红细胞,而尿液的联苯胺或愈创木酯试验阳性或强阳性,并排除肌红蛋白尿即可诊断为血红蛋白尿。

3. 脓尿　脓尿常为乳白色,浑浊,严重时有脓块,多见于尿路感染。正常人尿液中含有少量白细胞,如果尿沉渣镜检白细胞>5个/HP时,应视为异常。根据排尿过程中脓尿出现的时间及伴发症状可对病变进行初步定位。初始脓尿为尿道炎;脓尿伴膀胱刺激征而无发热多为膀胱炎;全程脓尿伴膀胱刺激征、腰痛和发热提示肾盂肾炎。

4. 乳糜尿　是指尿液中混有乳糜液而使尿液呈乳白色或米汤样,内含有大量脂肪、蛋白质、红细胞及纤维蛋白原。如其中红细胞较多,可呈红色,称为乳糜血尿。乳糜溶于乙醚,故乙醚可使乳糜尿变清,从而确诊乳糜尿。该试验称为乳糜试验,可鉴别乳糜尿与脓尿、结晶尿。乳糜尿的常见病因是丝虫病,其次为腹膜后肿瘤、结核或外伤等。

5. 气尿　排尿时尿中出现气体,称为气尿,多见于尿路与肠道之间有瘘管相通时。这些瘘管除手术、外伤起外,更多见于结核、炎性肠病、放射性肠炎、乙状结肠癌等。气尿也可见于膀胱、肾盂内产气细菌感染,糖尿病患者的发生率较高。尿中的产气菌分解高浓度的尿糖产生二氧化碳,排尿时便有气体出现。

6. 细菌尿　正常尿液是无菌的,如尿中有细菌出现,当菌落数>10^5/ml时,即意味泌尿系存在感染,称为细菌尿。非特异性感染的致病菌70%～80%为革兰阴性杆菌包括大肠埃希菌、变形杆菌、副大肠埃希菌、产气杆菌与铜绿假单胞菌;其余20%致病菌为革兰阳性球菌包括葡萄球菌、链球菌等。

7. 结晶尿　正常尿液中含有许多有机盐和无机盐物质,在饱和状态下,这些物质可因温度、尿酸碱度、代谢紊乱或缺少某些抑制这些物质沉析的因素而发生沉淀和析出,形成结晶即称为结晶尿。尿内结晶常见有草酸盐、磷酸盐、尿酸、尿酸盐等。

三、尿量异常

正常成人每日尿量1000～2000ml,平均1500ml,尿比重波动在1.003～1.030。通常情况下尿量增加,尿比重则相应下降,以维持体液平衡。

1. 多尿　是指每日尿量>2500ml,典型患者每日尿量>3500ml。泌尿外科疾病中,多尿常见于急性肾后性肾功能不全的多尿期,是肾浓缩功能减退或溶质性利尿所致。

2. 少尿　临床上将每日尿量<400ml定义为少尿。突发性少尿是急性肾衰竭的重要标志。肾前性、肾性和肾后性因素都可造成少尿,见于休克、脱水、尿路梗阻、尿毒症等。

3. 无尿　临床上将每日尿量<100ml定义为无尿。持续性无尿见于器质性肾衰竭,表现为氮质血症或尿毒症,称为真性无尿症;结石或肿瘤引起输尿管完全性梗阻所致的无尿称为假性无尿症。急性血管内溶血也可以引起无尿。

四、尿道分泌物

尿道分泌物是指在无排尿动作时经尿道口自然流出黏液性、血性或脓性分泌物。正常尿道口应无分泌物,只是在性冲动时由尿道口流出白色清亮的黏液。

1. 血性尿道分泌物　血性尿道分泌物包括尿道出血和血精。尿道出血多来自尿道外伤或尿道、精阜肿瘤,患者常在无意中发现内裤上有陈旧性血迹。血精是前列腺、精囊疾病的特征性表现,病因以炎症、肿瘤或结核为多见。

2. 脓性尿道分泌物　脓性尿道分泌物多见于淋病奈瑟菌性尿道炎,表现为尿道流脓,并伴有急性尿道炎症状及尿道口红肿,挤压尿道近端后可见淡黄色脓液自尿道外口流出。非特异性尿道炎的分泌物量较少,呈稀薄状或水样黄色。非特异性尿道炎的常见致病微生物为大肠埃希菌、链球菌、葡萄球菌、沙眼衣原体、解脲支原体等。

3. 黏液性尿道分泌物　黏液性尿道分泌物见于性兴奋及慢性前列腺炎。性兴奋时,前列腺充血,腺泡分泌增加及腺管扩张,当腹压增高或会阴部肌肉收缩时,前列腺液便从尿道口流出。

五、疼痛

男性泌尿生殖器官病变引起的疼痛可呈剧烈绞痛,也可以表现为隐痛或钝痛,呈持续性或间歇性。疼痛与男性泌尿生殖系统实质器官包膜张力增加、空腔脏器内压升高或平滑肌痉挛有关,主要见于炎症及尿路梗阻。

1. 肾区疼痛　肾区疼痛一般局限于一侧肋脊角,呈持续性钝痛或阵发性绞痛,运动后疼痛可能加剧。钝痛多见肾或肾周感染、肾积水或巨大占位性病变等,因肾包膜扩张并受牵拉所致。绞痛多见于结石引起上尿路急性梗阻,也见于血块、脱落组织等阻塞肾盂出口处或输尿管,引起输尿管平滑肌痉挛、肾盂内压力高,表现为腰腹部突发性剧痛,呈阵发性。由于腹腔神经节和肾邻近腹腔脏器受刺激,肾区疼痛可合并消化道症状,如反射性恶心、呕吐、腹胀等。

2. 输尿管疼痛　输尿管因剧烈蠕动、管腔急性扩张及平滑肌痉挛均会出现疼痛,表现为突发性、多样性,如输尿管走行区的钝痛或绞痛。输尿管绞痛多为结石或血块堵塞输尿管所致,向患侧腰部、下腹部、股内侧和外生殖器等部位放射。

3. 膀胱区疼痛　排尿疼痛是部分膀胱炎患者典型的症状,呈烧灼样或针刺样,多在排尿初出现,排尿末加重,放射至尿道远端,常伴有脓尿及膀胱刺激征,甚至出现尿闭感。急性尿潴留引起膀胱过度膨胀时,可导致膀胱区胀痛不适,此时下腹部能扪及包块。

4. 前列腺、精囊疼痛　前列腺、精囊疼痛多因炎症导致前列腺水肿和包膜扩张所致。疼痛主要集中于会阴部或耻骨上区向后背部、腹股沟、下腹、阴囊、睾丸及阴茎头等处放射。严重的前列腺肿胀可造成急性尿潴留。

5. 尿道疼痛　尿道疼痛常因尿道口或尿道内梗阻所引起,如包茎、后尿道瓣膜、尿道狭窄或尿道内结石和肿瘤等,或因邻近器官的炎症蔓延到尿道,如精囊炎、阴道炎和宫颈炎等。

6. 阴囊疼痛　阴囊疼痛多由阴囊及其内容物病变所致。急性且剧烈疼痛多见于睾丸或睾丸附件扭转、急性睾丸附睾炎、创伤等;慢性疼痛多发生于精索静脉曲张、睾丸鞘膜积液、睾丸肿瘤等,呈胀痛及坠痛。

7. 阴茎疼痛　疲软状态下感觉阴茎疼痛多见于尿道、膀胱及前列腺的炎症或结石,表现为排尿或排尿后尿道内刺痛或烧灼感。

六、肿块

由于泌尿系器官解剖位置比较隐蔽,当这些器官出现肿块时,往往已存在一定时间。肿块多因肿瘤、畸形、感染、外伤、梗阻性疾病所致。

1. 腹部、腰部肿块　上腹部两侧或腰部发现肿块时,都应与正常肾相鉴别。体形瘦长者,深呼吸时可触及正常肾下极,故肾下极肿块较上极更易扪及。当肾肿块可以触及时,应仔细触摸肿块的大小、质地、活动度、坚硬度,有无结节等。肾肿瘤多为实性,质地坚硬,表面光滑或呈分叶状。肿瘤早期时,有一定的活动度;晚期时肿瘤浸润周围组织而固定,此时多有局部剧痛的症状。

2. 下腹部肿块　下腹部触及肿块时,首先应排除尿潴留,最可靠的方法是超声检查,其次是导尿术,如果导尿后肿块消失,并引流出大量尿液,表明肿块是膨胀的膀胱。膀胱、盆腔内恶性肿瘤及隐睾恶变等患者都可以在下腹部耻骨上触及肿块。

3. 腹股沟区肿块　腹股沟触及肿块时,首先应考虑为疝,肿块多可回纳入腹腔,咳嗽时出现。如果疝内容物为大网膜时,触及为实性,应与淋巴结、精索囊肿或隐睾等相鉴别。

4. 阴囊内肿块　阴囊内容物包括睾丸、附睾和精索等。触诊发现阴囊内肿块时,首先应判断肿块所处的解剖位置,阴囊内肿块以斜疝最常见,其特征为无痛性肿块,可以还纳。

5. 阴茎肿块　阴茎头部肿块常见于阴茎癌、乳头状瘤或尖锐湿疣。阴茎背侧或冠状沟处皮下条索状肿块,无压痛,质软如橡皮样,应考虑为阴茎硬化性淋巴管炎。

6. 前列腺肿块　前列腺部触及肿块应注意区别肿瘤还是非特异性炎性结节、结核或结石。

七、性功能障碍

1. 阴茎勃起功能障碍(ED)　是男性最常见的性功能障碍,指阴茎不能达到和维持足以进行满意性生活的勃起。

2. 阳痿　长期以来人们把男性在性欲冲动和性刺激下阴茎不能勃起,或阴茎勃起但不能保持足够的硬度并置入阴道或虽置入阴道但旋即疲软致性交不能称为阳痿。

3. 性欲障碍　性欲低下、性欲亢进。

4. 射精异常　早泄、不射精、逆向射精、射精痛。

5. 血精　精液带有血称为血精。

八、全身症状

发热是当机体在致热原作用下或各种原因引起体温调节中枢的功能障碍时,体温升高超出正常范围(36.2～37.2℃)。

常见的发热类型有稽留热、弛张热、间歇热、不规则热、癌性发热、波状热、消耗热。泌尿外科疾病常见热型为间歇热和不规则热,前者见于慢性泌尿生殖系统感染,后者主要见于肾癌。在疾病过程中,两种或两种以上热型交互存在,热型可由典型稽留热变为弛张热。根据体温高低,发热可分为 3 种,即低热(37.3～38℃)、中热(38.1～39℃)、高热(39.1～41℃)。

第三节　泌尿外科常用的检查

一、体格检查

泌尿男性生殖系统的体格检查是泌尿系统疾病基本诊断步骤中的重要组成部分,是医师取得最直接的第一手资料的重要步骤,应认真、仔细完成。

1. 肾脏区域检查

(1)视诊:注意观察两侧肾区是否对称,肋脊角、腰部或上腹部有无隆起。

（2）触诊：正常肾脏一般不能触及，有时右肾下极在深呼吸时刚能触及。当肾大、下垂或异位时，则可被触及。

（3）叩诊：肾区叩诊可了解有无叩击痛，以左手掌贴于肋脊角区，右拳叩击左手背，当肾区有叩击痛时表明该侧肾或肾周存有炎症。

（4）听诊：在两侧上腹部和腰部听诊，如有血管杂音，应想到肾动脉狭窄或动脉瘤等病变。

2. 输尿管区检查　输尿管位于腹膜后脊柱两侧，视诊很少有阳性发现，经前腹壁也无法触及。当输尿管有病变时，腹直肌外缘可有深压痛。应着重检查输尿管压痛点：上输尿管压痛点位于腹直肌外缘平脐水平；中输尿管点位于髂前上棘与脐连线中外 1/3 交界内下 1.5cm；下输尿管点直肠指诊时位于直肠前壁、前列腺外上方处；女性行阴道双合诊，位于阴道前壁穹隆部侧上方。输尿管压痛点，提示输尿管可能有病变。

当有结石或其他炎性病变时，沿输尿管径路可能有深压痛，但无反跳痛。输尿管下段较大结石可以通过阴道或直肠触及。

3. 膀胱区检查检查

（1）视诊：当膀胱内尿量达到 500ml 以上时，在下腹部可看到充盈膀胱的轮廓。

（2）触诊：正常膀胱在不充盈时不能触及，在膀胱内尿量达到 150ml 以上时方可触及。

（3）叩诊：比触诊更容易判断膀胱是否充盈。检查者的叩诊应从耻骨联合上缘开始，逐渐向上，直到叩诊音由浊音变为鼓音时，即为膀胱上缘。

（4）双合诊：女性的双合诊是在腹部和阴道之间进行，男性双合诊在腹部和直肠之间进行。双合诊除了了解肿物的大小、浸润范围，还可了解膀胱的活动度，以及判断手术切除病灶的可能性。

4. 男性外生殖器检查和尿道外口检查　男性外生殖器包括阴茎、阴囊及其内容物。检查方法用视诊及触诊。

（1）阴茎检查

①小阴茎：即进入青春期阴茎仍呈儿童型，见于先天性睾丸发育不良、双侧隐睾、垂体功能低下等。

②包茎：指包皮不能上翻至阴茎头冠状沟的近侧。

③阴茎纤维性海绵体炎：又称 Peyronie 病，主要病变在阴茎白膜，形成痛性纤维斑块，阴茎勃起后出现体部弯曲。

④阴茎异常勃起：指在没有进行性活动的情况下，阴茎出现长时间的痛性勃起。

⑤尿道下裂或上裂：是一种先天性畸形，尿道下裂指尿道开口于阴茎体腹侧、阴囊或会阴部，最常见的形式是尿道开口于冠状沟或冠状沟附近；尿道上裂是指尿道开口于阴茎背侧，常并发膀胱外翻畸形。

⑥肿瘤：通常表现为阴茎头或包皮内板的天鹅绒样突起病变，也可为溃疡灶。

（2）阴囊及其内容物检查

①睾丸肿瘤：检查睾丸上是否有无痛性、实性、形态不规则的肿物。一般是患者洗澡或自己检查时发现，超声波和透光试验有助于鉴别诊断。

②睾丸扭转：指睾丸上精索扭转，导致睾丸缺血，甚至坏死。阴囊抬高试验（Prehn 征）阳性，即上提患侧睾丸，局部疼痛加重。

③急性附睾炎：查体时附睾大、触痛，炎症可波及睾丸，有时难以区分睾丸和附睾界限。

④睾丸鞘膜积液:指液体聚集在睾丸和鞘膜之间。患者一般主诉其患侧阴囊逐渐增大,查体阴囊呈不对称大,表面光滑,睾丸触摸不清,透光试验阳性。

⑤精索静脉曲张:指精索的静脉发生迂曲和扩张,多发生在左侧。视诊时阴囊皮肤可见蚯蚓曲张静脉,触诊时可触及蚯蚓状肿物,做 Valsalva 动作时明显,平卧后缩小或消失。

(3)尿道外口检查:尿道下裂的尿道外口位于阴茎腹侧。从阴茎根部开始依次触压阴茎腹侧尿道至尿道外口,如有尿道结石,可触及局部硬物;如有脓性分泌物,应收集送检。

女性检查外阴和阴唇,要特别注意外阴的萎缩性变化、分泌物和溃疡等。尿道口检查是否有囊肿、黏膜脱垂、黏膜增生、肿瘤和肉阜等。双合诊可以用来检查膀胱、子宫和附件。

二、影像学检查

(一)超声检查

1. 肾、输尿管超声　正常肾二维声像图从外向内包括有周边的肾轮廓线、肾实质和中央的肾窦回声。周边的肾包膜光滑、清晰,呈高回声。肾窦回声位于肾中央,它包括肾盂、肾盏、血管、脂肪等组织,呈高回声甚至强回声,当大量饮水或膀胱过度充盈时,可略增宽,中间可出现无回声暗区,但前后径<1.0cm,排尿后此种现象可消失。正常情况下彩色多普勒诊断仪能清晰显示肾主动脉、段动脉、叶间动脉、弓状动脉直至小叶间动脉及各段伴行静脉。正常肾在呼吸时能随呼吸活动,肾活动度>3cm 是诊断肾下垂的依据。

正常输尿管腹部超声较难显示,但当大量饮水或膀胱充盈时,盆段输尿管及输尿管出口可显示且有蠕动,正常输尿管回声分离一般为1~3mm。彩色超声可显示输尿管开口处喷尿的彩色信号。

2. 膀胱超声　超声探测膀胱多采用经腹部探测,膀胱内尿液呈无回声,膀胱壁呈光滑带状回声,厚度 1~3mm,膀胱形态随尿液充盈情况变化,充盈少时呈钝三角形或四方形,充盈多时呈圆形或椭圆形。

3. 肾上腺超声　肾上腺超声多采用经腹部探测,正常肾上腺儿童显示率高于成人,这是因为儿童的肾上腺占肾大小的1/3,而成人的肾上腺只占肾大小的1/13,而且儿童肾周脂肪远少于成人,故易显示。成人肾上腺右侧可以肝为声窗,而左侧由于胃肠积气等原因相对较难显示。成人肾上腺声像图多呈三角形或带状低回声,外周则是较低的皮质回声,中央为较强的髓质回声。

4. 泌尿系统腔内超声

(1)前列腺、精囊经直肠腔内超声:前列腺、精囊位于盆腔深部,且有周围肠道气体的干扰,使经腹超声探测存在明显的不足,高分辨力的直肠探头近距离地探测前列腺可获得较清晰的图像。经直肠超声不但能够用于前列腺疾病的检测分期,还能够用于引导前列腺的穿刺活检、冷热源消融治疗、放射性种子植入和药物的导入,对于精囊疾病的诊断和介入治疗也有很好的效果。

(2)前列腺癌超声表现

①局部结节型:多数在前列腺后叶(或周缘区)出现低回声结节,邻近的前列腺包膜隆起,结节边界可清楚,也可不清楚,可突破前列腺包膜。

②分布型:体积明显增大,形态不规则,包膜不完整。整个前列腺回声杂乱,呈点状或斑片状强回声,也可能为多处片状低回声,分布不均。前列腺旁可出现异常肿块,膀胱颈部、精囊可

能受侵犯。

③无明显异常回声型：前列腺内未发现明显异常回声或仅表现为前列腺增生图像，二维图像较难判断有否肿瘤，有些病例穿刺活检后才能发现癌肿。彩色血流图此时可能提高病灶的检出率，表现为部分血流分布异常。

5. 微探头导管超声　微探头导管超声的探测方法包括导丝引导和直接插入两种。对于尿道膀胱可以采用直接插入法，将导管直接从尿道外口插入，进行探测。而肾盂、输尿管的探测可借助膀胱镜用导丝导引插入或直接插入。探头插入后对尿路进行逐层横断面扫描。

6. 尿道超声

(1)男性：前尿道静止期超声不易显示，但可清楚显示尿道海绵体及其两侧阴茎海绵体。前列腺部尿道常呈线状回声，与直肠前壁基本呈平行走向。膜部尿道位于前列腺尖部与球海绵体之间的低回声结构内。

(2)女性：尿道静止期呈低回声，基本与位于其后的阴道呈平行走向，闭合的尿道腔穿行于其中，多呈线状回声。水平切面时可见尿道呈圆形，边界清楚，其后的阴道呈横置香蕉形贴于尿道后壁。

(二)肾 CT 检查

1. CT 平扫　注意平扫时不要做对比剂试验，以免把肾盂内的对比剂误认为是结石，扫描层厚不宜超过 5mm，非增强期扫描可用于评估尿石症、显示肾实质和血管钙化，能对肾轮廓进行总体观察。

2. 增强扫描　肾增强 CT 扫描对确定肾肿物的位置很有意义，因为肾病变不可能出现在某一特定时相，所以需要多时相扫描。增强扫描是指通过静脉血管内注射碘对比剂后进行的扫描，在肾动脉供血时相内的扫描称为肾动脉期扫描。在肾静脉供血时相内的扫描称为肾静脉期扫描。延迟扫描是指肾盏及肾盂内充盈对比剂后进行的 CT 扫描，常可检出肾盂内小的病灶，并可在此期进行三维重建。非增强期(造影前期)、皮髓质期、肾实质显像期和肾盂显像期的肾脏造影可以充分观察、发现肾脏病变。

3. 三维重建　图像后处理技术包括三维立体图像和仿真内镜显示技术。常用的三维重建方法包括表面遮蔽显示(SSD)、最大密度投影(MIP)和容积演示(VR)。

4. CT 尿路成像　即 CT 泌尿系造影，是对 CT 强化后延迟扫描的轴位图像利用 CT 后处理软件进行三维重建的泌尿系检查方法。能立体直观地显示泌尿系腔道的整体，有利于诊查泌尿系积水的原因，常用于输尿管疾病的诊断。检查时要求在排泄晚期从螺旋扫描仪中截获传统的断层图像，将这些图像重建就可以得到 CT 尿路成像。CT 尿路成像可以通过造影剂增强重建输尿管图像。在评估血尿方面，CTU 可以取代 IVU 和超声。

5. CT 血管造影　是一种显示血管的微创方法，不需要采取直接穿刺大血管的方式，通过快速注入造影剂在动脉期行螺旋 CT 扫描成像。需避免口服造影剂。获得图像后用工作站将软组织和骨骼图像清除，然后进行三维重建。适用范围包括诊断肾动脉狭窄、准备供肾切除前评估肾血管及确定肾盂输尿管连接部狭窄患者有无迷走血管。

(三)普通 X 线检查

1. 腹部平片　腹部平片在发现泌尿系结石方面有帮助，而且是一个经济的随访方法。假阴性结果是有可能的，特别是结石与骶骨和髂骨翼重叠，或者结石是透 X 线的。存在血管钙化和静脉石时可能出现假阳性结果。体外震波碎石前腹部平片检查尤为重要，如果看不到结石,则不应选择用 X 线定位的碎石机行体外震波碎石。

2. **尿路平片**　尿路平片是泌尿系统常用的初查方法。摄片范围包括两侧肾、输尿管、膀胱。

3. **静脉尿路造影**

(1)静脉性肾盂造影:又称排泄性尿路造影,其应用依据是有机碘化物的水溶液(如非离子型造影剂)注入静脉后,几乎全部由肾小球滤过而排入肾盏和肾盂内,如此不但能显示肾盏、肾盂、输尿管及膀胱内腔,且可大致了解两肾的排泄功能。

(2)检查方法:①首先了解有无应用造影剂的禁忌证(严重肝、肾、心血管疾病和甲状腺功能亢进者;造影剂过敏者;妊娠),检查前还需行碘过敏试验并备好急救药物。②清除肠管内气体和粪便,禁食、禁水 6~12h。③取仰卧位,先摄取腹部平片。④下腹部应用压迫带,暂时阻断输尿管后,于静脉内注入 60%泛影葡胺。对比剂 60%泛影葡胺用量,成人 20ml,体重过重者可用 40ml,儿童剂量以 0.5~1ml/kg 体重计算。⑤注入对比剂 5~7min、15min、25~30min 分别摄取双肾至膀胱区影像(一般共 3 张)。肾功能良好者在注射造影剂 5min 后显影。

4. **逆行性尿路造影**　也称逆行肾盂造影,是在行膀胱镜检查时,将导管插入输尿管并经导管注入造影剂使上尿路显影的侵袭性检查方法。插入导管一般用 4~5F 导管。但对下尿路感染者不宜此检查。

(1)禁忌证:尿道狭窄及其他不宜膀胱镜检查者;肾绞痛及严重血尿;泌尿系感染;一般情况差。

(2)造影剂:每侧肾盂常用 10%~30%泛影葡胺 5~10ml。

(3)造影前准备:摄尿路平片。不必做碘过敏试验。

5. **顺行性上尿路造影**　顺行性尿路造影包括经皮穿刺肾盂造影、经肾造瘘管造影等。经皮穿刺肾盂造影系指经皮直接穿刺至肾盂内注入造影剂显示肾集合系统的方法。常用造影剂为泛影葡胺,浓度常用 10%~30%,剂量以满意显示肾盏肾盂而定。经皮肾镜取石术后可经肾造瘘管造影检查有无残留结石。经肾造瘘管造影还可帮助确认输尿管梗阻、输尿管瘘的情况,以决定是否可以拔除肾造瘘管。

6. **血管造影**

(1)腹主动脉造影与选择性肾动脉造影:腹主动脉造影多数在选择性肾动脉造影前进行,有助于大动脉及肾血管病变的诊断。在行肾动脉栓塞或成形等介入性治疗时需行选择性肾动能脉造影。

腹主动脉造影一般采用 Seldinger 技术经皮股动脉穿刺插管的技术,将"猪尾"导管头置于腹腔动脉开口下方,用高压注射器快速注射 40~50ml 的 76%泛影葡胺或其他非离子造影剂并连续摄片。选择性肾动脉造影时,将导管插入肾动脉后,快速注入 10~15ml 的 76%泛影葡胺或其他非离子造影剂并连续摄片。

(2)下腔静脉造影与肾静脉造影:由于 CT 及 MRI 的广泛应用,下腔静脉造影与肾静脉造影已很少应用。

7. **膀胱造影**　经导尿管将 10%~15%有机碘造影剂 150~200ml 注入膀胱,可显示膀胱形态及病变。严重尿道狭窄不能留置尿管者,可采用经耻骨上膀胱穿刺注射造影剂的方法进行排泄性膀胱尿路造影,以判断狭窄程度和长度。

(四)磁共振成像(MRI)

MRI 是一种依赖于成像范围内磁场特性变化的断层成像技术,与 CT 不同,它没有放射性损伤,还可以得到多平面的图像。此外,它不需要使用碘化造影剂,因此这项检查对肾功能不全患者更为安全,并且 MRI 的软组织分辨率也优于 CT。

肾 MRI 的适应证包括任何情况下需要行肾断层扫描检查,以及因肾功能不全而无法行增强 CT 检查时。当患者对碘对比剂过敏时也可以行 MRI 检查。MRI 检查可发现尿路结石所致梗阻上方的肾盏、肾盂及输尿管扩张积水情况。MRI 在确定下腔静脉瘤栓大小、位置时十分准确。

1. 肾 MRI 检查的优势

(1)能清楚地显示肾形态和结构,能够清楚区别肾皮质、肾髓质、肾窦结构,以及肾血管。

(2)能查明肿块的位置、大小、形态、侵犯范围;在鉴别肿块为囊性、实质性、脂肪性等方面,比 CT 敏感,定性较准确,但对钙化性病变与结石不及 CT。

(3)对肾结核的诊断优于 CT,有助于定性诊断,可确定是炎症性病变还是肿瘤性病变;可确定病变的范围和有助于临床分期。

(4)能较好地鉴别肾周脓肿、含脂肪囊肿、淋巴囊肿等。

(5)可判定肾损伤的部位、范围、肾周血肿或尿液外渗,以及术后并发症。

(6)无创性观察肾移植后有无排异反应,MRI 优于肾动脉造影和增强 CT 扫描。

2. MRI 检查前准备

(1)患者戴有心脏起搏器、体内动脉夹和其他金属置入物时均禁止行 MRI 检查,因为磁场可能导致这些置入物发生位置偏移。

(2)检查前应将各种金属物包括假牙、磁卡、手表、发卡、首饰、手机等去除。

(3)检查前 20min 可口服 5% 甘露醇 800～1000ml,提高胃肠道和实质性脏器的对比。

三、实验室检查

(一)尿液检查

1. 尿液常规检查 检查内容包括物理性状、化学定性、显微镜检查。物理性状指尿色、量、比重、透明度等。

(1)标本采集:尿液常规检查标本以新鲜尿液为佳。

(2)结果分析:正常尿色为淡黄色至深黄色、透明、弱酸性、中性或碱性,尿比重 1.010～1.030,每日尿量 1000～2000ml 尿呈红色者,有血尿可能,但要注意利福平、酚红等药物也可使尿呈红色。大量蔬菜饮食或感染时 pH 升高,而大量蛋白质饮食时尿液 pH 降低。正常尿液尿糖阴性,含微量蛋白。

2. 尿三杯试验

(1)标本采集:清洗尿道口后,将最初的 10～20ml 尿留于第 1 杯,中间 30～40ml 尿留于第 2 杯,终末 5～10ml 留在第 3 杯。要求排尿过程是一个连续的过程,每次调换容器时排尿不能中断,依次序将 3 个容器内尿液分别离心后取其沉淀做显微镜检查。

(2)结果分析:若第 1 杯尿异常,并且程度最重,病变部位可能在前尿道;第 3 杯异常且程度最重,病变在膀胱颈、膀胱三角区或后尿道;三杯均异常,病变在上尿路或膀胱。必要时可按摩前列腺留取前列腺液检查。

如三杯尿呈均匀血色,镜检都有大量红细胞,多见于肾结核、肾结石、肾炎等;仅有前段(第1杯)血尿者,见于尿道损伤、肿瘤、前列腺炎及肉阜等;仅有后段(第3杯)血尿者,见于急性膀胱炎、膀胱结石或肿瘤、前列腺病变等。

如三杯尿均呈浑浊的脓尿,镜下全程有大量脓细胞,多见于输尿管炎、肾盂肾炎、肾脓肿、肾积脓、肾肿瘤并发感染、泌尿生殖系邻近器官或组织的脓肿向尿路穿破等;仅有前段(第1杯)脓尿者,见于急性、慢性前尿道炎;仅有终末后段(第3杯)脓尿者,见于前列腺炎、精囊炎、后尿道炎等。

3. **尿沉渣镜检** 尿沉渣就是尿液中的有形成分,是晨尿经过离心后,形成的沉渣。其是尿液有形成分质和量的组合,包括细胞、管型、结晶、细菌、精子等各种病理成分。

(1)标本采集:新鲜尿液需离心分离,取尿沉渣后计数尿中有形成分。

(2)结果分析:正常人12h透明管型5000个以下,白细胞及上皮管型100万个以下,红细胞管型50万个以下。如红细胞管型增多且多为异常细胞形态时,表示可能为肾小球病变,如为正常形态,可能为肾实质或尿集合系统等病变。

4. **尿液细菌检查** 尿液细菌检查用于明确泌尿系感染的病原菌类型及感染部位。

(1)标本采集:以用药前或停药2d后留取尿液送检为佳。留取尿液的容器必须无菌且无化学药物和消毒剂,留取前要消毒并清洗尿道外口或外阴,尿液采集方法主要有中段尿采集法、肾盂导尿法、三次导尿法及膀胱穿刺采集法等。

(2)结果分析:检查方法包括尿液涂片镜检、普通培养法、细菌定量培养法、高渗培养法、特殊培养法等,根据不同检查方法进行结果分析。

5. **尿找抗酸杆菌** 尿中找到抗酸杆菌有助于泌尿系统结核的诊断。留取清晨第1次全部尿液,离心后做涂片找抗酸杆菌,连续查3天;也可留取12h或24h全部尿液,离心做涂片找抗酸杆菌。必要时取新鲜尿液15ml,离心后取沉渣做结核分枝杆菌培养或动物接种,此种方法可靠,但时间长,临床较少使用。

6. **尿脱落细胞学检查** 用于尿路上皮系统肿瘤的早期诊断、疗效观察和防癌普查等。对于高级别尿路上皮肿瘤和原位癌的准确率较高,对于低级别尿路上皮癌的准确率较低。

(1)标本采集:留取清晨第2次新鲜尿液30ml以上,离心沉淀后立即涂片用苏木精-伊红(H-E)染色后找肿瘤细胞。

(2)结果分析:尿脱落细胞的判断标准一般采用巴氏5级分类法。

Ⅰ级:未见非典型或异常细胞;

Ⅱ级:有非典型细胞,但无恶性征象;

Ⅲ级:有可疑恶性细胞;

Ⅳ级:有癌细胞;

Ⅴ级:有癌细胞,形态典型。

7. **尿液生化检查** 测定尿液中的代谢产物和电解质是检查肾功能的一种重要方法。测定成分包括肌酐、尿素氮、肌酸、钾、钠、钙、磷等。

(1)标本采集:留取24h尿液,混匀后送检一部分尿液。

(2)结果分析:尿肌酐正常值为0.7~1.5g/24h,急性肾炎和肾功能不全时,尿肌酐降低。尿素氮正常值为9.5g/24h,增高表示体内组织分解代谢增加,降低见于肾功能不全、肝实质病变。尿肌酸正常值为0.1~0.2g/24h,增高见于痛风。尿钾正常值为2~4g/24h,增高见于肾上腺皮质功能亢进、急性肾衰竭及肾移植术后利尿期;降低见于严重失水、失钠而有肾前性氮质血症及失盐综合征、尿毒症及肾上腺皮质功能减退等。尿钠正常值为 3～6g/24h,增高见于肾上腺皮质功能减退、急性肾衰竭及肾移植术后利尿期;降低见于长期禁食钠盐、肾上腺皮质功能亢进等。尿钙正常值为 0.1～0.3g/24h,尿磷为 1.1～1.7g/24h。尿钙、磷排出量增高主要见于甲状旁腺功能亢进,可引起多发性尿路结石。

8. 尿激素测定

(1)尿游离皮质醇测定:用于肾上腺皮质功能亢进或低下的诊断和鉴别诊断。

①标本采集:留 24h 尿液,用麝香草酚防腐,取部分尿液送检。

②结果分析:尿游离皮质醇的正常值为 12.3～103.5μg/24h,增高见于肾上腺皮质功能亢进(腺瘤、癌及增生)、异位 ACTH 综合征、甲状腺功能亢进、应激状态、肥胖症及心肌梗死等。降低见于 Addison 病、急性肾衰竭、先天性肾上腺皮质增生、腺垂体功能减退、甲状腺功能减退、慢性肝病等。

(2)尿儿茶酚胺测定:儿茶酚胺是肾上腺髓质分泌的肾上腺素的代谢产物,测定其在尿中的含量可作为肾上腺髓质功能的指标。

①标本采集:收集 24h 尿液,用浓盐酸 5～10ml 防腐,取部分尿液送检。也可留取症状发作 4h 的尿液。收集尿液前 2 天,患者应控制饮食,禁食咖啡、巧克力等。测定儿茶酚胺时还应停止给患者任何药物。

②结果分析:肾上腺素正常值为 1.74～6.42μg/24h,去甲肾上腺素正常值为 16.69～40.65μg/24h,多巴胺正常值为 120.93～330.59μg/24h。尿儿茶酚胺明显增高,表示有嗜铬细胞瘤或肾上腺髓质增生。

(二)尿道分泌物检查

尿道脓性分泌物是化脓性尿道炎的主要表现,分泌物的直接涂片检查对确定病原菌具有重要意义。

1. 标本采集　尿道分泌物可用消毒棉签采取,立即做直接涂片镜检及细菌培养。

2. 结果分析　尿道分泌物涂片镜检,观察有无白细胞、脓细胞、红细胞、滴虫、精子、真菌及其有形成分。然后进行革兰染色、观察。

(三)精液检查

精液检查常用于检查不育的原因或观察输精管结扎后的效果。标本采集,要求检查前 1 周停止排精。通常采用手淫法取精或性交时将精液射入干燥清洁的玻璃瓶内,取得标本应立即送检,最好不超过 1h,冷天注意保暖,以免影响精子活力。

(四)前列腺液检查

对慢性前列腺炎患者,可行前列腺液检查。

1. 标本采集　采用前列腺按摩法取得前列腺液。

2. 结果分析　正常前列腺液较稀薄,为淡乳白色,镜检可见较多的卵磷脂体,每高倍视野含白细胞 1～5 个,如每高倍视野中白细胞在 10 个以上或成堆出现,卵磷脂体减少或消失,表示有炎症存在。必要时可染色做细菌检查或做细菌培养,涂片可做特殊染色找抗酸杆菌、滴虫等。

(五)前列腺特异性抗原(PSA)

前列腺特异性抗原是前列腺上皮细胞产生的糖蛋白,相对分子质量为 3.4×10⁵,血清中正常值<4ng/ml(酶免疫法),PSA是目前前列腺癌最敏感的肿瘤标志物,是前列腺癌诊断、疗效观察、追踪复发的最佳指标。但在临床中要注意,前列腺增生患者的PSA与前列腺癌的PSA有部分重叠区。

1. 标本采集　清晨空腹取血3ml送检。

2. 参考值　T-PSA正常值<4ng/ml。当T-PSA 4~10ng/ml时,f/T<0.16前列腺癌可能性大。

(六)前列腺特异酸性磷酸酶(PAP)

酸性磷酸酶广泛存在于前列腺、肝、脾等组织中。在前列腺中酸性磷酸酶的活力是其他组织的1000倍,男性血清中的酸性磷酸酶主要来源于前列腺,PAP是酸性磷酸酶同工酶,器官特异性高于酸性磷酸酶(总酸酶)。PAP可用于前列腺癌的检测。

1. 标本采集　清晨空腹取血3ml送检。

2. 参考值　正常值<4.7U/L(男)。

(七)膀胱肿瘤抗原(BTA)

膀胱肿瘤抗原测定是一种快速诊断膀胱肿瘤的方法,其原理是应用单克隆抗体与膀胱肿瘤抗原结合胶体金技术。结果形象、直接和灵敏度高,可重复性强,操作简单,有助于膀胱肿瘤的早期诊断与治疗。

1. 标本采集　留取上午的新鲜尿液10ml送检。

2. 结果分析　采用BTTest检测盒,在检测窗内加入数滴晨尿或新鲜尿,等待5min,在结果窗中出现两条红色条线指示为阳性。若仅出现一条标准红色条线则为阴性。

(八)核基质蛋白-22(NMP-22)

核基质蛋白-22是一种新的肿瘤标志物,适用于泌尿系统移行上皮肿瘤,具有高敏感性及特异性,常采用酶联免疫定量测定法。

1. 标本采集　留取上午的新鲜尿液10ml送检。

2. 参考值　正常值<10U/ml。

(九)器官移植组织配型

1. 人类白细胞抗原(HLA)配型　人类白细胞抗原(HLA)作为个体组织细胞的遗传标志,在抗原识别、提呈、免疫应答与调控,破坏外来抗原靶细胞等方面起重要作用,是导致移植排斥反应的主要抗原,因此,选择与受者HLA相同或相近的供者,是减少或避免移植术后超急性排斥与急性排斥的基础。

(1)标本采集:抽取10ml抗凝血送检。

(2)结果分析:HLA配型方法主要有血清定型法、细胞定型法及DNA定型法。

2. 群体反应性抗体检测(PRA)　血清中人类白细胞抗原(HLA)抗体对器官移植患者的预后至关重要,如受者体内预存的HLA抗体可以和供者相应的HLA抗结合,发生急性排斥反应。因此,检测受者体内的HLA抗体水平即PRA,可以预防或减少急性排斥反应的发生。PRA的检测有多种方法,其中一种为CDC法,另一种为酶免疫法。

(1)标本采集:清晨空腹取血2ml送检。

(2)参考值:正常值<40%。

3. 补体依赖性淋巴毒试验(CDC)　补体依赖性淋巴细胞毒技术已经成为一项标准的HLA血清学检查手段,它的基本原理为血清中的抗体与供者淋巴细胞膜表面相应抗原结合后激活补体,引起细胞膜破坏,细胞坏死,细胞膜通透性增加,细胞染色,可以通过计算死细胞的数目估计淋巴毒抗体的强度。

(1)标本采集:清晨空腹取血 2ml 送检。

(2)参考值:正常值<10%。

第四节　泌尿外科专科检查与护理

一、尿流率检查

1. 概述　尿流率检查是一项用于检查排尿功能是否正常的辅助检查,其检查结果可以在一定程度上反映出受检者排尿困难程度及膀胱排尿功能状态,尿道狭窄、膀胱逼尿肌收缩乏力、前列腺肥大等均会造成尿流速变慢,在尿道梗阻和尿失禁等相关症状检查中应用广泛。

尿流率检查需要在一个受检者熟悉的环境下进行,可以在检查前先带受检者熟悉检查环境,然后指导其进行憋尿,并且饮水 500～1000ml,在憋尿后产生最大尿意时再放置尿流率测定仪,然后点开始键由受检者自然排尿至集尿器中,在排尿过程中需要尽可能地将尿液排放在集尿器中的同一点上,随着尿液的流入,尿流率测定仪会对受检者的排尿总量、排尿流畅程度及排尿速率等进行详细记录,在检查结束后能够得到受检者的尿流率报告,通常男性最大尿流率在 15ml/s 或以上,女性最大尿流率在 20ml/s 以上。

2. 检查前护理　在尿流率检查前,需要注意做好受检者的心理护理,在检查前及时对其心理特征进行充分分析,了解其心理护理需求,尤其是需要注意做好受检者的隐私保护工作,并且结合受检者对尿流率检查的认知及了解程度,为其详细介绍尿流率检查目的以及注意事项,进一步拉近检查者和受检者的距离,取得受检者的信任,提高受检者的检查配合度,使其在检查过程中可以及时调整自身情绪,克服并且消除心理障碍。检查者需要安排受检者先展开B超检查,以防止其发生过度憋尿情况,在受检者膀胱充盈到 150～400ml 时即可安排其进入熟悉的检查室展开尿流率检查。

3. 检查中护理　在尿流率检查过程,检查者需要维护好检查室内的环境清洁,做好室内消毒通风,确保受检者可以在一个安静舒适清洁的环境下进行尿流率检查,若有条件,在检查时可以屏风进行遮挡以保护患者隐私,对于年龄较大或者年龄较小的受检者,可以安排其家属在旁陪伴完成检查。除此之外,检查者需要指导受检者尽量以正常排尿方式进行排尿,不可故意过度用力排尿,以防止影响尿流率检查结果的可靠性。

4. 检查后护理　检查结束后,检查者可以指导受检者适当多饮水及多排尿来降低尿路的刺激感,同时询问患者有无不适感,对于存在心理担忧者需要再次对其予以相应的心理疏导,使其可以保持正常心理状态等待检查结果。

二、尿动力学检查

1. 概述　尿动力学检查作为常见泌尿外科专科检查项目之一,其主要依据尿流体力学和电生理学的基本原理和方法,检测尿路各部压力、流率及生物电活动,从而了解尿路排送尿液的功能和机制及排尿功能障碍性疾病的病理、生理学变化,检查项目包括尿流率图、尿道压力图、肌电图和注入及排空膀胱的容积压力图。临床上，尿动力学检查主要适用于下尿路梗阻、排尿困难、尿潴留、不能自行排尿、尿失禁和各种神经源性膀胱患者的病因诊断，以及是否有手术治疗的指征，也可用于判断治疗后的效果。

尿动力学检查是将一个测压导管放至尿道，同时将另外一个测压导管放至直肠，然后往膀胱内灌注盐水，使膀胱逐渐充盈。注意观察患者在多长时间内出现憋尿感，憋尿胀满后让患者行排尿动作，由此来检查膀胱内压力变化，同时再减去直肠内压力的变化值，两者的差值就是膀胱本身的收缩压力；尿动力学检查能够了解膀胱本身的收缩性和顺应性，即储存尿的时候膀胱是否能达到充分的休息状态；在需要排尿的时候膀胱是否能达到自主且有力地收缩。

2. 检查前护理　检查前需要做好相应的物品及器械准备工作，包括尿动力学检查仪、专用尿动力学检查管、0.9%氯化钠注射液、无菌手套、尿动力检查包，以及消毒用物等，同时检查者需要确保各个仪器性能良好，能够进行正常运转，确保各个管道连接正常无弯折或者是堵塞等情况，同时做好检查室卫生清洁工作，确保检查室安静、舒适、清洁及宽敞，温度及湿度均控制在合理范围内，有布帘遮挡保护患者隐私。同时在受检者进行尿动力学检查前，检查者需要在其检查前叮嘱其提前将大便排空，对于存在便秘情况者，可以适当通过给予开塞露或者实施灌肠等方式来帮助患者排便，注意不可应用泻药来帮助患者排便，以防止在将直肠测压管进行放置时导致患者产生便意，从而使其肛门发生收缩或者是发生肠痉挛等进而对检查结果造成一定影响。同时尿动力学检查前需要了解受检者是否存在检查禁忌证，如有无合并泌尿系感染、女性受检者是否处于月经期、是否存在尿道狭窄情况、有无存在精神异常或者是剧烈咳嗽等情况。在尿动力学检查前需要了解受检者有无应用会影响膀胱功能的药物，若有需要停止应用，以防止受药物刺激而对膀胱的应激性和逼尿肌反射等造成一定影响。在检查前需要叮嘱受检者尽量多饮水，在尿意明显时再安排其进行排尿检查自由尿流率，为确保检查结果的可靠性，可以在其膀胱尿量在150～400ml范围内进行尿动力学检查。

3. 检查中护理　尿动力学检查过程中，在插入膀胱测压管时，可以将液状石蜡均匀涂抹在测压管表面以作润滑，插管过程中检查者需要引导受检者放松身心，并且为其解释插管时的不适感及疼痛感发生原因，以提高受检者检查配合度。插管时，检查者需要注意保持动作轻柔，确保操作精准性，以在更大程度上防止因多次反复插管而增加患者检查过程中的不适感。向直肠内（直肠切除、近端造口、远端封闭术后患者，直肠测压管可经近端造口插入约10cm，用胶布固定于造口旁）插入直肠测压管后，再向气囊内注水，减少放置时造成患者痛苦。在尿动力学检查过程中的每一个细节及操作均要提前告知受检者，从而使其能够有相应的心理准备，在检查过程中注意随时观察其心理变化，耐心询问其是否存在不适，尤其是对于年龄较大和身体较弱的受检者，需要注意防止其因体力不支而增加各种不必要的意外情况发生。尤其是对于陌生环境，受检者可能会受环境影响而无法正常排尿，因此检查者可以在安抚其情绪后及时协助其更换体位以尽可能地满足其排尿习惯，促进尿液顺利排出。灌注液体为加入16万U庆大霉素的500ml等渗盐水，检查者可以借助热水桶对其进行加热，使其温度上升至35～40℃，以37℃为最佳，以尽可能地防止因为其温度过高或者温度过低而影响膀胱测压结果。

4. 检查后护理　在检查结束后，检查者需要叮嘱受检者及时多饮用温开水，同时对于检查后可能会发生的异常反应告知患者，如尿频、尿痛、轻微肉眼血尿及尿道口灼热感等，其均是检查后常见异常情况，能够自行缓解，使患者提前有心理准备，减少其不必要的惊慌，但是对于检查后发生排尿困难或者是发热等异常情况,则需要及时回院进行诊治。

三、精液检查

1. 概述　精液检查是泌尿外科常见的一种化验室检查方法,能够判断精液质量,鉴定男性生育能力,用于不育症的诊断以及疗效观察。

受检者在泌尿外科临床医师开具精液检查的化验单后即可到医院的检验科登记,然后领取精液收集的容器,精液获取方法可以通过手淫的方法获取,精液检测可以通过伟力彩色精子质量检测仪检测以获取受检者的精子动态参数图像,并对其形态进行分析,生成受检者的精液含量、精液颜色、精液液化具体时间、精子活动率、精液密度与形态等数据。

2. 检查前护理　精液检查前,需要确保受检者能够禁欲 3～7d,禁欲时间不宜过长或者过短,因为过长会对导致精子慢慢老化,对精子活力造成一定影响,而过短则会对受检者的精液量造成一定影响。同时精液收集通常不以避孕套留取,这主要是由于避孕套留取精液会对精子的存活造成不良影响,会降低精子存活率,因此精液需要收集到干净无菌的专门精液收集容器中,同时其保存环境的温度需要控制在 20～37℃ 范围内,有条件的情况下可以置于 37℃ 恒温箱中备检,以防止温度过高或过低而对精子活力造成影响,并且在收集到精液标本后需要在 1h 内尽快安排送检。

3. 检查中护理　精液检查过程中,还需要做好受检者的心理护理,为其提供夫妇沟通机会以及优质就诊环境,确保受检者能够以一个平和心态和医护人员进行交谈,并且一起探讨相关疾病问题。夫妇双方一起沟通就诊可以在一定程度上降低受检者检查期间焦虑及抑郁等不良情绪的产生。同时检查者在和受检者及其配偶沟通过程中可以一起讨论后续治疗期望及治疗方案等,同时在沟通过程中了解受检者和配偶之间的情感状态及治疗动机等,并且以合适的语言方式提前暗示受检者精液检测结局,以方便其能够提前做好相应的心理准备。除此之外,检查者需要做好受检者的心理压力排解工作,指导其在日常生活中要注意做好自身的心理调解工作,以及时降低心理压力,在每次精液检查过程中可以适当为其介绍相关健康知识,并且耐心为受检者解答相关疑问,积极帮助其消除不平心理,鼓励其通过多参与社交活动或与配偶多沟通交流等以帮助其减轻精神压力。

4. 检查后护理　检查后针对个别受检者做好其针对性的心理疏导工作,较多研究均表明,文化程度越高、基础医学知识认知越丰富及自律性越高的群体在罹患不育后,其发生心理障碍的概率要明显低于文化程度较低及缺乏医学知识的群体。因此在展开精液检查后,检查者需要对文化程度低及基础医学知识薄弱等群体进行针对性心理干预工作,通过及时对其进行开导及鼓励等来使其充分感受到检查者的关怀和尊重,并且及时做好受检者家属的开导,尤其是其配偶,以防止因家庭因素而增加各种负性情绪的发生。

四、前列腺液检查

1. 概述　前列腺液检查是前列腺炎、前列腺结核及前列腺肿瘤等疾病的常见检查方法,临床上前列腺液检查方法一般是检查者经受检者肛门摸到前列腺并且进行按摩来获取的。

受检者在检查前需要确保膀胱尿液全部排空,同时在检查前指导其在床上取膝胸卧位,检查者在做好一系列无菌措施后,检查者需要先对受检者展开肛诊,通过肛诊触摸前列腺的大小、位置、硬度及是否存在结节等,触摸后再用手轻柔地挤压前列腺腺体,从外侧向中间挤压,从左侧和右侧分别挤压 3 次,再从前列腺最内部向前列腺尖部,即下方挤压 2～3 次,然后对受检者的尿道进行挤压,此时前列腺液可能会排出,挤压的方法需要遵循从外侧到内侧、从上到下的原则,将前列腺液挤入后尿道,后尿道再通过挤压或收缩肛门,将液体顺着尿道流到尿道外口。这时受检者尿道外口接收集器、玻片或试管,可将前列腺液流取到标本容器内,并借助显微镜展开化验。前列腺液检查通常是对受检者前列腺液中的卵磷脂小体、红细胞、pH 值及白细胞等进行检查,若检查结果存在异常情况可以在医师指导下开展进一步的检查及治疗。

2. 检查前护理 在前列腺液检查前可以指导其多喝水,并且在饮食上注意避开刺激性大的食物,采集前列腺液标本之前若受检者有抗生素应用情况则需要及时停用抗生素,这主要是由于抗生素进入人体后会在较短的时间内到达人体的各个组织与器官,会对前列腺液标本中细菌等微生物在培养基内的生长繁殖造成一定抑制,进而影响检验结果的准确性,增加假阳性发生的可能性,导致某些病原体漏诊。因此在前列腺液检查前,若受检者有抗生素应用情况需要及时告知并且停止应用 3d,在停药 3d 后再安排采集前列腺液标本,并且对病原体进行常规检查及分离培养,但是对于一些特殊情况,如受检者急性前列腺炎发作时或者受其他病因影响而无法等待也可以不必顾及这点进行前列腺液检查。同时在为受检者采集前列腺液标本前,需要安排前先对外生殖器进行仔细清洗,尤其是对于其尿道口及包皮上通常会附着多种细菌和其他微生物等,因此在对其前列腺液标本采集前需要指导其做好外生殖器的清洗,以防止在采集前列腺液过程中被其生殖器表面所存在的细菌及其他微生物等污染,而导致检验结果发生假阳性的情况,使临床医师误以为受检者存在前列腺或生殖系统的其他器官存在感染情况。

3. 检查中护理 检查过程中需保护患者隐私,严格执行无菌操作,以免标本留取时被污染。需要指导受检者充分放松心情,并密切关注受检者表情,对其提出疑问进行详细解答,安慰其情绪,检查动作操作轻柔,同时通过和受检者交谈来转移其注意力。

4. 检查后护理 前列腺液标本采集后需要及时送检,这主要是由于若前列腺液标本采集后长时间放置不进行检验会导致一些细菌及其他微生物等生长繁殖或死亡等情况,进而导致受检者前列腺液标本中的病原体数量发生增多或减少等情况。例如,尿液标本会因为尿液本身为酸性或细菌代谢产酸等影响尿液的 pH 值,进而会使得部分对酸敏感的细菌发生死亡。而对于前列腺液标本,由于其本身具有较为丰富的营养物质,如果在采集后长时间在室温下放置会在一定程度上促进某些细菌或微生物的生长繁殖及代谢等,增加漏诊及误诊等情况的发生。

五、尿细胞脱落学检查

1. 概述 尿液脱落细胞学检查是筛查泌尿系肿瘤的常见检查方法之一,主要用于诊断泌尿系统的肿瘤,对于怀疑泌尿系统的肿瘤,如尿道肿瘤、膀胱肿瘤、输尿管癌、肾盂癌时,也可以做尿脱落细胞学的检查。通过尿脱落细胞学检查可以判断尿液中有无癌细胞,尿脱落细胞学检查因其无创、方便、特异性相对较高、价格低廉,被广泛应用于临床,是泌尿系肿瘤诊断、判断治疗效果、随访的常用检查方法。

尿液脱落细胞学检查的标本采集包括自然排尿法,可用中段晨尿,若怀疑有泌尿系统肿瘤时,可收集初始尿,尿液标本采集需要注意采集标本必须新鲜,泌尿系统脱落的上皮细胞在尿液中易退化变性或自溶,并且注意防止各种污染,除要求盛尿容器清洁以外,防止阴道分泌物、尿液被外源物质(如润滑剂)污染,留取标本的量要充足,一般不少于 50ml。当怀疑肾盂、输尿管肿瘤时,可以通过导尿获取尿液标本。

2. 检查前护理　尿液脱落细胞学检查前,需要做好受检者的心理护理,在检查之前多数受检者容易出现明显的焦虑、抑郁等负面情绪,此时,检查者应该加强与受检者的沟通,准确地评估受检者的心理状态,并最大限度地帮助其缓解负面情绪,同时检查者还应该耐心地为受检者讲解尿液脱落细胞学检查的相关知识,认真回答受检者提出的疑问,主动讲解此种尿液脱落细胞学检查的安全性,让受检者在检查之前做好心理准备,促使尿液脱落细胞学检查顺利完成。其次还要做好受检者的认知干预,多数受检者对尿液脱落细胞学检查了解不足,因此检查者应该加强对尿液脱落细胞学检查的讲解,在检查的前 1 天安排专门人员为其讲解尿液脱落细胞学检查的原理、目的、检查的步骤及配合方法等,重点强调尿液脱落细胞学检查前、检查中及检查后的注意事项,并将可能出现的意外及处理方式交代清楚,为受检者顺利完成尿液脱落细胞学检查奠定基础。

3. 检查中护理　在尿液脱落细胞学检查过程中,需要严格执行无菌操作,检查均使用一次性耗材,以免引起交叉感染的发生。在检查过程中密切关注受检者表情,对其提出疑问进行详细解答,安慰其情绪,检查动作操作轻柔,同时通过和受检者交谈来转移其注意力。

4. 检查后护理　尿液脱落细胞学检查结束后需要告知受检者可能会发生的不适症状及处理方法等,并且做好其随访观察,若发生尿路感染则需要及时指导其口服抗菌药物或静脉输液治疗。

六、静脉肾盂造影检查

1. 概述　静脉肾盂造影检查是一种近年来广泛应用于肾功能检查的影像学方法,其不仅可以显示肾盂、肾盏、输尿管及膀胱内腔的解剖形态,还可以帮助临床了解受检者的两肾排泄功能,对于泌尿系统的肿瘤、结石,以及膀胱、输尿管反流等诊断有明确的临床意义。

静脉肾盂造影检查静脉注射选择的部位为手背浅静脉及肘正中静脉,给予碘海醇注射液过敏试验确保患者无碘海醇注射液过敏情况后再注射碘海醇注射液,碘海醇注射液需要在 5min 内注射完,注射完毕后分别在第 7 分钟、第 15 分钟及第 30 分钟各拍片一张,肾盂肾盏显影满意,再将腹部压迫解除拍一张全泌尿系片子。

2. 检查前护理　静脉肾盂造影检查前 12h 需要禁食、禁水,同时在检查前 1~2h 需要安排受检者进行清洁灌肠,在检查前加强和患者沟通交流,观察其是否存在静脉肾盂造影检查禁忌证,检查者需要以和蔼的态度及通俗易懂的语言为受检者讲解静脉肾盂造影检查相关知识,包括静脉肾盂造影检查原理、注意事项及必要性等,使其能够充分了解静脉肾盂造影检查过程中的各项需要配合的环节,明白静脉肾盂造影检查前禁食、禁水的目的,从而提高其静脉肾盂造影检查配合度,在检查前可以自觉配合将尿液排尽。

3. 检查中护理　在造影时需要对受检者腹部实施捆绑加压,耐心回答受检者提问,对其不良心理加以疏导安抚。在静脉肾盂造影检查过程中,检查者需要积极询问受检者是否存在不适症状,对于发生较为明显应激反应的受检者,检查者需要及时安抚其情绪,及时通过聊天或播放音乐等方式帮助受检者转移注意力,检查期间密切观察其各项生命体征指标变化,一旦发现其发生过敏反应需要及时采取相应的对症处理干预措施。

4. **检查后护理** 在静脉肾盂造影检查结束后,检查者需要及时指导受检者以正确舒适体位休息,并且对其各项生命体征指标,包括血压、呼吸及脉搏等变化进行密切观察,指导其适当增加饮水量,以进一步加快药物代谢,使其在尿中尽快排出,以尽可能地降低或者避免不良反应的发生,对于发生不良反应者,需要及时根据其不良反应情况采取相应的干预措施。

第五节　泌尿外科专科活检与护理

一、肾/移植肾穿刺活检

1. **概述** 肾穿刺活检是指在 B 超的定位下,从肾脏取出少量的肾组织来进行病理学检查,简称肾活检。肾穿刺活检是多种肾疾病患者常见的一种穿刺活检术,其能够帮助临床进一步明确多种肾疾病的疾病病理及具体病种,为临床治疗带来有力的指导依据;移植肾穿刺活检是目前诊断移植肾病情最为重要的方法之一,它能有效地鉴别移植肾排异、药物毒性和病毒感染等,明确具体病因和进行专项诊断都需要借助移植肾活检。

在肾/移植肾穿刺活检过程中,检查者需要指导受检者在排尿以后上检查床,在检查床上通常采取俯卧位(移植肾受检者采取仰卧位),并且在其腹部垫以小枕,对受检者的腰背部穿刺部位进行充分显露(移植肾受检者的髂窝部穿刺部位进行充分显露),再把肾推向背侧固定(移植肾受检者髂窝处固定),头偏向一侧;通常可以选取右肾下极作为穿刺点(移植肾受检者除外),以穿刺点为中心,消毒背部皮肤,铺无菌巾;无菌 B 超穿刺探头成像,可以使用 $1\% \sim 2\%$ 利多卡因局部麻醉;需要取出 10cm 长心内注射针垂直从穿刺点刺入肾囊,注入少量局麻药物;建议把穿刺针垂直刺入达肾囊,观察一下肾上下极随呼吸移动情况,当肾下极移到穿刺最佳的位置时(移植肾受检者除外),令患者屏气,立即快速将穿刺针刺入肾内 $2 \sim 3cm$,拔出穿刺针,嘱患者正常呼吸;需要检查一下是否取到肾组织,并测量其长度,在解剖镜下观察有 5 个以上肾小球后,送光镜、电镜、免疫荧光(如无肾组织可重复以上步骤,一般 $2 \sim 3$ 次为宜)。

2. **穿刺准备** 肾/移植肾穿刺活检的各项穿刺准备工作包括,向受检者解释说明肾穿刺的目的和意义、肾穿刺的方法、肾穿前后的注意事项等。使患者欣然接受,又不盲目乐观,与患者进行良好的交流沟通,根据患者的个性、职业、文化修养不同,有针对性地进行指导,鼓励患者家属给予关心和支持,促进患者间相互交流沟通,解除思想顾虑。为受检者介绍肾穿刺的基本知识,并且积极了解其肾功能,指导其查同位素肾图了解肾功能,做 B 超了解肾大小、位置及右肾活动度(移植肾受检者做肾移植 B 超,了解移植肾的情况),同时对受检者的血型进行检查,了解其是否存在贫血情况,在肾/移植肾穿刺活检前两天指导受检者服用或肌注维生素 K,并且叮嘱其做肾穿刺手术前一周不可以用抗凝药物。对于存在急性肾衰的受检者,在肾/移植肾穿刺活检开展前需要除化验凝血酶原时间外应测定凝血活酶时间,除查血小板数量外,不定期应查血小板功能,若发现异常,均应在术前矫正。血小板数量及功能异常可于穿刺当日术前输注新鲜血小板,出血时间延长可输注富凝血因子的冷沉淀物矫正。

3. **活检护理** 在检查前,在饮食方面需要注意。检查当日以半流质饮食为主,如肉松粥、汤面、馄饨、肉末、菜泥、小汤包子等,以六七分饱为宜,不宜进食过饱或者空腹。检查前指导受检者开展体位训练,包括练习术中所摆体位。同时还需要开展呼吸练习、床上进食训练,以及床上大小便训练等,呼吸练习主要包括练习吸气后屏气动作,进食训练主要准备床上进食的用品,如吸管、勺子等训练床上进食 3～5 次,大小便训练主要指导受检者练习使用便器 3～5 次,同时对于女性群体,在其月经期不可安排进行肾/移植肾穿刺活检,在肾/移植肾穿刺活检开展前可以通过受检者家属一起陪伴受检者,以帮助受检者尽可能地消除不良心理,坚定肾/移植肾穿刺活检自信心。肾/移植肾穿刺活检后,需要做好其术后护理工作,包括对其局部伤口按压数分钟后再用平车推入病房,穿刺后穿刺部位需加压包扎 6h;每半小时对受检者的血压及脉搏等检测 1 次,4h 后待受检者血压平稳后即可停止检测,对于血压依旧存在较大波动者则及时进行对症处理。观察患者穿刺后第 1 次小便颜色,如有异常,遵医嘱及时给予处理。及时在受检者平卧 24h 后,如果其病情平稳、无肉眼血尿,即可安排受检者进行下地活动,如果受检者发生肉眼血尿,则可以将其卧床休息时间进行适当延长,待其肉眼血尿消失或明显减轻时再安排进行下床活动,如有必要可以对其静脉输入止血药或输血。在肾/移植肾穿刺活检结束后叮嘱受检者多饮水,以帮助其在更短时间内促进凝血块排出,同时留取尿标本 3 次常规送检,若受检者没有发生特殊情况即可安排其进行正常进食,进食低盐、低脂、优质蛋白饮食。进食适量水果蔬菜,防止大便干燥,避免增加腹压而诱发出血。在受检者肾/移植肾穿刺活检结束后的卧床期间,需要叮嘱其安静休息,尽可能地减少躯体移动,以防止移动时导致伤口出血,同时对其伤口情况进行仔细观察,了解其是否发生渗血情况。

4. 并发症护理　肾/移植肾穿刺活检并发症包括出血、肾周围血肿、腰痛及腰部不适、腹痛、腹胀、发热等。

(1)血尿:有 60%～80% 的受检者出现不同程度的镜下血尿,部分患者可出现肉眼血尿,为了使少量出血尽快从肾排出,除绝对卧床外,应嘱受检者大量饮水,应观察每次尿颜色的变化以判断血尿是逐渐加重还是减轻。血尿明显者,应延长卧床时间,并及时静脉输入止血药,必要时输血。

(2)肾周围血肿:肾/移植肾穿刺活检后 24h 内应绝对卧床,若受检者不能耐受,应及时向受检者讲解清楚绝对卧床的重要性及剧烈活动可能出现的并发症,以求得受检者的配合,在无肉眼血尿且卧床 24h 后,开始逐渐活动,切不可突然增加活动量,以避免没有完全愈合的伤口再出血,此时应限制受检者的活动,生活上给予适当的照顾,术后 B 超检查发现肾周围血肿的受检者应延长卧床时间。

(3)腰痛及腰部不适:多数受检者有轻微的同侧腰痛或腰部不适,一般持续 1 周左右,大部分受检者服用一般镇痛药可减轻疼痛,但合并有肾周围血肿的患者腰痛剧烈,可给予麻醉性镇痛药止痛。

(4)腹痛、腹胀:个别受检者肾/移植肾穿刺活检后出现腹痛,持续 1～7d,少数可有压痛及反跳痛。由于生活习惯的改变加之腹带的压迫,使受检者大量饮水或可出现腹胀,一般无须特殊处理,对腹胀、腹痛明显者可给予乳酶生及解痉药等以缓解症状。

(5)发热:伴有肾周围血肿的患者,肾/移植肾穿刺活检后会由于血肿的吸收,可有中等度发热,应按发热患者护理,并给予适当的药物处理。

二、前列腺穿刺活检

1. 概述　前列腺穿刺活检是指经直肠或者会阴穿刺,以取得前列腺组织做病理学检查,用以确定前列腺病变的性质、种类及程度,是诊断前列腺癌最准确的检查方法,包括经直肠穿刺和经会阴穿刺两种方式。

经会阴穿刺活检法采用截石位,常规会阴消毒,铺巾,沿会阴正中做皮内浸润麻醉,在B超引导下右手持穿刺针刺入切口,左手示指插入直肠内按住所要切取前列腺组织部位,引导穿刺针穿入到达病变部位,将针芯推入3~4cm,固定后将套管针向前推进直到针芯尖端,即可取得所需的前列腺标本,抽出穿刺针左手示指继续压2~5min止血。经直肠穿刺活检法术在前列腺穿刺活检前1天应用抗生素,术日晨起低位清洁灌肠,受检者取截石位,肛周皮肤及直肠黏膜常规消毒后,直肠黏膜表面麻醉,再行穿刺肠壁,在B超引导下左手持针,针紧贴指针腹侧,针随左手示指轻轻插入直肠达病变部位,右手将针芯推入1.0~1.5cm,将针芯针管一并拔除,退针后用示指按压直肠穿刺部位数分钟,术后用抗生素(如甲硝唑0.2~0.4g,每天3次)预防感染。前列腺组织病理检查时需要固定、切片、染色及显微镜下观察等步骤,一般需要3~5d出结果,对于部分前列腺组织鉴别困难的,则需要加做免疫组化,即利用抗原与抗体结合的方式对组织中的抗原进行定位,可以鉴别肿瘤细胞,通常需1周出结果。

2. 穿刺准备 在前列腺穿刺前,患者有恐惧、担忧等心理。护理人员向患者解释该操作的基本程序、优点及术中可能出现的不适,使患者有心理准备,能很好地配合活检术。还需要抽血查血常规和凝血功能检查,了解是否有凝血功能异常,检查近一周内有无全身感染和尿路感染症状。对高血压、冠心病患者,控制好血压,做心电图检查。糖尿病患者建议餐前、餐后血糖控制在10mmol/L左右,维持超过3d以上。对于还处于发热期、高血压危象、心脏病心功能失代偿期、严重出血倾向疾病、糖尿病患者血糖不稳定者不可进行前列腺穿刺活检。

3. 活检护理 前列腺穿刺活检术前要行肠道准备,一般情况下,手术前一晚流质饮食,当晚12点后禁食水。活检前对于在服用抗凝药物者,穿刺前1周要在专科医师指导下停用。穿刺前要开始应用抗菌药物,以减少或者避免术后感染。穿刺前需要做好受检者肠道准备工作,通过灌肠清洁肠道或用开塞露清除直肠内的粪便直到患者排出的大便为清水样。前列腺穿刺活检后主要护理措施包括观察受检者有无血尿及便血,术后8h内饮水2500~3000ml,保持尿量,冲洗尿道,如有血尿及便血多于6~48h内自行停止,持续性血尿或术后出现尿潴留,可插管导尿并起到压迫前列腺止血目的,持续性大便带血可适量应用止血药,穿刺后多饮水,并持续使用抗生素3~5d。穿刺后,会对穿刺处进行弹力绷带加压包扎2h。患者可在术后2h饮水,4h后流质饮食。穿刺后24h内减少下床活动,宜卧床休息;3周内严禁做剧烈腰部活动;大多患者在穿刺后会有痛感,疼痛较轻,大多在穿刺部位,一般24h后可缓解。

4. 并发症护理 前列腺穿刺活检并发症包括出血、感染、疼痛、血尿、便血、排尿困难、尿潴留、发热、排尿疼痛等。

(1)出血:直肠出血,一般在操作结束术后用棉球或纱布填塞压迫2h,可以充分止血,必要时配合应用止血药物。

(2)感染:主要为大肠埃希菌感染,要重视术前肠道准备,术后要应用抗生素。一旦发生感染,应及时静脉应用广谱抗生素,同时注意观察患者的基本生命体征,包括血压、呼吸、脉搏、心率等。

(3)疼痛:超声引导下经直肠前列腺穿刺活检术操作简单,定位准,时间短,痛苦少,一般无须麻醉,穿刺部位出现局部疼痛是常见并发症之一,一般疼痛较轻,2~3d即可消失,必要时给予镇痛药。注意在经直肠活检的过程中不要碰到肛门括约肌,肛门括约肌有对疼痛敏感的神经纤维。

(4)血尿、便血:通常比较轻微,则需要鼓励受检者多饮水,通常在1~3d逐渐消失,严重时需给予止血药干预治疗。

(5)排尿困难、尿潴留:严重者给予留置导尿或行膀胱造瘘术。

(6)发热、排尿疼痛:少见,由于感染或局部损伤,需应用抗生素。观察体温的变化,穿刺后应给予抗生素治疗 3～5d,若出现高热、畏寒等症状应及时通知医师进行处理。

三、睾丸穿刺活检

1. 概述　睾丸穿刺活检在临床上称为睾丸活组织检查,目的是对疑似阻塞性无精症,或存在射精障碍的患者进行诊断与治疗,常用于男性不育症,是具有诊断和治疗双重功能的临床技术。

睾丸穿刺活检属于一种手术,检查者在对受检者展开睾丸穿刺活检前,需要先检查其双侧睾丸,选择体积较大、质地较硬的一侧睾丸活检,将阴囊分为四个区域。用 0.5％利多卡因行精索封闭,固定好预行活检的一侧睾丸,绷紧阴囊皮肤,将连接注射器的 7 号输液针头迅速垂直刺入睾丸,助手左手持注射器立即加负压抽吸,缓慢轻拉穿刺针退出,见曲细精管随针头吸出阴囊皮肤,右手立即用眼科剪靠近阴囊皮肤处剪断曲细精管,同样的方法依次在四个区域取曲细精管,分别放入不同标识的 Bouin 液送检。

2. 穿刺准备　睾丸穿刺活检前需要先安排受检者签署手术同意书、备皮,测体温、血压是否正常,备好活检包、创可贴、20ml 无菌注射器、7 号头皮针、在装有 Bouin 液的容器盖上写好受检者名字,叮嘱受检者排空小便。

3. 活检护理　睾丸穿刺活检需要做好受检者的心理护理工作,由于睾丸是男性私密而且对疼痛比较敏感的部位,容易导致其背上沉重的心理负担,因此在行睾丸穿刺活检术前要做好其心理护理,检查者在和受检者进行谈话时,要注意说话的场合,维护其隐私权,交谈时语气温和,解释耐心,使受检者从医护人员的言行中感受到自己被尊重和理解。其次告知患者手术的目的、重要性和必要性,且让受检者了解该手术是微创术,并发症少,可以反复进行,使其解除紧张情绪,树立信心,以良好的心态接受手术并在术中积极配合。睾丸穿刺活检过程中需要摆好受检者体位,让其平卧,充分显露外阴,手术部位消毒、铺巾,以 0.1％碘伏消毒皮肤黏膜、阴茎、阴囊及其周围皮肤,为受检者穿上无菌脚套并铺好洞巾,以 0.5％利多卡因行精索局部阻滞麻醉,待生效后再开始穿刺,在睾丸穿刺活检过程中术需要注意注射器的加压时机,取出后立即分别将曲细精管放入不同标识的固定液中,与受检者进行有效的心灵交谈,在操作过程中受检者疼痛时需要指导其深呼吸,与其交谈,以分散受检者的注意力,缓解疼痛,并安慰、鼓励受检者配合完成手术。睾丸穿刺活检结束后,因睾丸血供丰富,穿刺可能会引起出血,术后用无菌纱布局部压迫止血 3～5min,叮嘱受检者在留观室休息 2 小时,由手术医师检查无活动性出血后方可回家。做好术后宣教的同时,做好口服抗生素预防感染工作,并且保持外生殖器清洁,告知受检者术后 3d 内手术部位不能浸水,避免重体力劳动及剧烈运动,勿在高温下长期工作,避免接触有毒物品,勿抽烟酗酒,避免吃辛辣刺激性食物,交代受检者不适需要及时复诊。

4. 并发症护理　睾丸穿刺活检并发症包括出血、感染及血肿等。

(1)出血:睾丸穿刺活检后可能会出现睾丸穿刺部位出血的症状,如果出血量比较多,会引起睾丸血肿,这是因为睾丸的血供较为丰富,就会造成大的出血,因此需要在穿刺后,对其压迫30min 以上。如效果不佳,遵医嘱应用止血药物并观察疗效。

（2）感染及血肿：睾丸穿刺后有一个愈合的过程，在这个过程中，局部会水肿引起睾丸白膜的牵张反射出现急性睾丸炎、胀痛的感觉，部分还可能会导致局部感染，因此穿刺后可以指导受检者服用抗生素，并且做好卫生护理工作，以避免发生局部感染和血肿。

第六节 泌尿外科常用专科用药及护理

一、利尿药

利尿药能抑制肾小管重吸收钠、氯和水，增加尿量，以利尿为其主要药理作用的药物。利尿药主要用于治疗水肿性疾病；在某些经肾排泄的药物、毒物中毒时，本类药物可促使药物、毒物的排泄。

目前临床常用的利尿药有下列几类：①噻嗪类利尿药：如氢氯噻嗪，主要抑制近曲和远曲小管前段钠的重吸收，有较强的利尿作用。②襻利尿药：呋塞米（速尿）、托拉塞米等，主要抑制髓袢升支粗段对钠离子（Na^+）、氯离子（Cl^-）的重吸收，且在利尿的同时扩张肾血管，降低肾血管阻力，增加肾血流量而不降低肾小球滤过率，是目前作用最强的利尿药。③潴钾利尿药：螺内酯（醛固酮的竞争性抑制药），抑制末端远曲小管和集合管的钠钾交换，故钾排泄减少。

（一）噻嗪类利尿药：氢氯噻嗪

【适应证】

1. 适用于水肿性疾病，如肾病综合征、急慢性肾炎水肿、慢性肾功能衰竭早期、肾上腺皮质激素导致的水钠潴留。

2. 中枢性或肾性尿崩症。

3. 含钙盐成分的肾结石。

【禁忌证】

1. 对本药或磺胺类药物过敏者禁用。

2. 无尿者禁用。

【注意事项】

1. 水、电解质紊乱，较为常见，表现为口干、烦渴、肌肉痉挛、恶心、呕吐、极度疲乏无力等。

（1）低钾血症：较易发生，与噻嗪类利尿药有排钾的作用有关，长期缺钾可损伤肾小管，严重失钾可引起肾小管上皮空泡变性，甚至引起严重快速性心律失常等异位心律。

（2）低氯性碱中毒或低氯、低钾性碱中毒：噻嗪类特别是氢氯噻嗪常明显增加氯化物的排泄。

（3）低钠血症：可导致中枢神经系统症状及加重肾损害。

（4）脱水：造成血容量和肾血流量减少，也可引起肾小球滤过率降低。

（5）升高血氨：本药有弱的抑制碳酸酐酶作用，长期应用时，氢离子（H^+）分泌减少，尿液偏碱性。肝功能严重损害者有诱发肝性脑病的风险。

（6）其他：血钙升高，血磷、镁及尿钙降低。

2. 高血糖症，噻嗪类利尿药可使糖耐量降低，血糖升高，有可能与药物抑制胰岛素释放有关。

3. 高尿酸血症,干扰肾小管排泄尿酸,少数可诱发痛风发作。

4. 过敏反应,与磺胺类药物、呋塞米有交叉过敏反应,如皮疹、荨麻疹等。

5. 老年人应用本药易发生低血压、电解质紊乱、肾功能损害。

(二)襻利尿药:呋塞米、托拉塞米

【适应证】　肾炎、肾病及各种原因所致急、慢性肾功能衰竭者。

【禁忌证】

1. 对本药过敏者、无尿者禁用。

2. 严重排尿困难,如前列腺肥大者禁用。

3. 低钾、低钠血症者禁用。

【注意事项】

1. 神经系统,如头痛、眩晕、乏力、疲倦、嗜睡、昏迷等。精神紊乱、视觉障碍、肢体感觉异常。肝硬化腹水患者使用襻利尿药,利尿过快可导致严重的电解质紊乱和肝昏迷。

2. 消化系统,如口干、食欲减退、恶心、呕吐、腹胀、便秘、腹泻、胃及十二指肠溃疡等。

3. 泌尿系统,如尿酸过多症,尿素氮、肌酐异常。

4. 内分泌系统,如血糖增高、急性痛风。

5. 心血管系统,如白细胞减少、血小板减少。体位性低血压,因血液浓缩而引起的血栓性并发症及心或脑缺血,心律失常,心绞痛,急性心肌梗死或昏厥等。与醛固酮拮抗药或与保钾药物一起使用可以防止低钾血症和代谢性碱中毒。

6. 肌肉皮肤,如肌肉痉挛、皮肤过敏(瘙痒、皮疹)、光敏反应。药疹、瘙痒、多形性红斑。

7. 老年人使用襻利尿药,容易发生血容量不足和电解质平衡失调,使用药物前纠正血容量不足和电解质平衡失调。

8. 高血糖、高尿酸血症,治疗初期和年龄较大的患者常发生多尿,低钾饮食、呕吐、腹泻、过多使用泻药和肝功能异常的患者可发生低血钾。其他肌肉痉挛、肌松弛、肌麻痹等。

9. 前列腺肥大的患者排尿困难,使用药物后尿量增多可导致尿潴留和膀胱扩张,使用药物前纠正血容量不足和电解质平衡失调。

(三)保钾利尿药:螺内酯

【适应证】

1. 水肿性疾病,与其他利尿药合用,治疗充血性水肿、肾性水肿等水肿性疾病,其目的在于纠正上述疾病时伴发的继发性醛固酮分泌增多,并对抗其他利尿药的排钾作用。

2. 原发性醛固酮增多症,螺内酯可用于此病的诊断和治疗。

3. 低钾血症的预防,与噻嗪类利尿药合用,增强利尿效应和预防低钾血症。

【禁忌证】

1. 对本药或对其他磺酰脲类药物过敏者禁用。

2. 高钾血症患者禁用。

3. 急性肾功能不全者禁用。

4. 无尿者禁用。

5. 肾排泌功能严重损害者禁用。

【注意事项】

1. 可引发严重的高钾血症,应定期监测血钾浓度。

2. 应避免补钾、食用富含钾的食物或应用钾盐类替代物。

3. 肾功能损害时,药物可使血肌酐和尿素氮、血浆肾素、血镁、血钾测定值升高,尿钙排泄可能增多,而尿钠排泄减少,易发生高钾血症。

4. 严重心衰患者使用本品易引起严重或致死性的高钾血症,开始治疗剂量为每日 25mg。

5. 与噻嗪类利尿药合用可引起低钠血症;与多巴胺、与引起血压下降的药物合用,利尿降压效果均增强。

6. 失代偿性肝硬化患者使用本品,即使肾功能正常,也有可发生可逆转的高氯性代谢性酸中毒或诱发肝性脑病。

7. 严重呕吐或接受输液的患者,易增加水和电解质不平衡的风险。

8. 老年人对本药较为敏感,用药易发生高钾血症和利尿过度,开始剂量宜偏小。

二、治疗良性前列腺增生的药物

目前临床常用治疗良性前列腺增生的药物包括以下几类。①α$_1$ 受体拮抗药,如盐酸特拉唑嗪、甲磺酸多沙唑嗪、盐酸坦索罗辛、赛洛多辛等,尿道和前列腺 α$_1$ 受体分布丰富,由于该药对 α$_1$ 受体呈高选择性,促使膀胱、前列腺平滑肌松弛,能明显改善前列腺增生引起的排尿困难、夜尿频繁、残余尿感等症状。②5α-还原酶抑制药,如非那雄胺、爱普列特,该类药作用是抑制睾酮向双氢睾酮的转变,降低前列腺组织内的双氢睾酮,导致前列腺体积萎缩,达到改善下尿路症状的目的。由于治疗良性前列腺增生药物作用机制不相同,根据患者临床症状及不同的治疗目的,选择一种或几种药物联合应用。当药物治疗效果不佳时,可以考虑手术等其他治疗措施。

(一)α$_1$-受体拮抗药

常用的为盐酸特拉唑嗪、甲磺酸多沙唑嗪、盐酸坦索罗辛、赛洛多辛等。

【适应证】

1. 缓解良性前列腺增生症引起的症状。

2. 良性前列腺增生症的对症治疗。

3. 良性前列腺增生症引起的排尿障碍。

4. 治疗良性前列腺增生症引起的症状与体征。

【禁忌证】

1. 此类药物或此类药品类似物过敏者禁用。

2. 禁用甲磺酸多沙唑嗪:①近期发生心肌梗死者;②食管、胃肠道梗阻者;③任何的胃肠道腔径缩窄病史者。

3. 禁用赛洛多辛:①肾功能不全,内生肌酐清除率(C_{cr})<30ml/min 者;②服用强效细胞色素 P450 3A4 酶(CYP3A4)抑制药(如酮康唑、克拉霉素、伊曲康唑、利托那韦)者。

【注意事项】

1. 泌尿及生殖系统,常见有射精障碍(逆行射精等)、勃起障碍、尿失禁,因此,用药前向患者进行充分解释说明。

2. 消化系统,常见口干、恶心、胃部不适、腹泻、软便、便秘等。

3. 神经系统,常见头晕、起立性眩晕、步态蹒跚、头痛、失眠等。头晕、起立性眩晕患者进行高空作业、汽车驾驶等危险操作时,服药后应充分注意,防止不良事件发生。

4. 呼吸系统,常见鼻塞、鼻出血、鼻咽炎、鼻窦炎、流涕。

5. 心血管系统,常见心动过缓,体位性低血压、失神、意识丧失(发生频率不明,也是最严重的),因此,注意改变体位时的血压变化;同时服用降压药物的患者要注意血压变化,发现血压低时要妥善处理,药物减量或终止给药;用药过程中应充分观察,有可能出现与血压下降相伴随的一过性意识丧失,出现异常情况时,应停药并采取适当的处置措施;告知患者如何防止体位性低血压及其应对措施,故首次治疗宜从晚间临睡前开始吞服。

6. 肝胆,常见总胆红素升高、谷草转氨酶(AST)升高、谷丙转氨酶(ALT)升高、碱性磷酸酯(ALP)升高、乳酸脱氢酶(LDH)增加。

7. 血液和淋巴系统,常见白细胞、红细胞、血红蛋白、红细胞压积减少。

8. 其他,常见甘油三酯升高、C 反应蛋白(CRP)升高、总胆固醇升高、尿糖升高、尿沉渣增多、视物模糊、虹膜松弛综合征等。

9. 服用强效 P-gp 抑制药(如环孢素)的患者,不推荐使用赛洛多辛,可能导致赛洛多辛血药浓度增加。

(二)5α-还原酶抑制药:非那雄胺、爱普列特

【适应证】

1. 治疗和控制良性前列腺增生及预防泌尿系统事件。

2. 适用于治疗良性前列腺增生症,改善前列腺增生的有关症状。

【禁忌证】

1. 此类药物成分过敏者禁用。

2. 儿童、妊娠妇女禁用。

【注意事项】　使用此类药物主要是性功能受影响、乳房不适和皮疹。

1. 生殖系统和乳腺,停止治疗后患者表现性欲降低,继续存在的性功能障碍(勃起功能障碍及射精异常),睾丸疼痛,男性不育和(或)精液质量差。

2. 免疫系统,超敏反应,如瘙痒、皮疹、风疹及血管性水肿(包括唇部,舌头,咽喉及面部肿胀)。

3. 精神表现,头晕、耳鸣、失眠、抑郁。

4. 消化系统,恶心、食欲减退、腹胀、腹泻、口干。

5. 使用此类药治疗前需要明确诊断,注意排除感染、前列腺癌、低张力膀胱及其他尿道梗阻性疾病等。使用爱普列特治疗的患者,易导致前列腺特异性抗原(PSA)下降。

6. 当妇女怀孕或可能受孕时,不应触摸本品的碎片和裂片。存在吸收非那雄胺后,继而对男性胎儿产生危险的可能性。

三、前列腺癌的治疗用药

目前临床前列腺癌的治疗常用药物包括以下几类。①性激素拮抗药(非甾体化合物类),如比卡鲁胺,为雄激素受体拮抗药,其右旋体为有效光学对映体,可以通过拮抗雄激素的作用,有效缩小前列腺肿瘤体积,降低 PSA,控制肿瘤进展。②促黄体生成素释放激素类似物,如醋酸亮丙瑞林、醋酸戈舍瑞林、醋酸曲普瑞林等,作用机制为促性腺激素释放激素(GnRH)激动药作用于垂体,刺激垂体大量分泌促性腺激素,促性腺激素作用于睾丸使其大量分泌雄激素,分泌睾酮,短期内大量的睾酮反过来抑制垂体分泌激素,从而起到负反馈的作用。③雄激素生物合成抑制药,如阿比特龙,作用机制是通过抑制雄激素生物合成所必需的 17α-羟化酶/C17,20-裂解酶(CYP17),来抑制雄激素的生物合成。临床中根据患者的不同临床病期选择应用,并注意药物的不良反应。

(一)性激素拮抗药(非甾体化合物类):比卡鲁胺

【适应证】

1. 每日 50mg,与促黄体生成素释放激素(LHRH)类似物或外科睾丸切除术联合应用于晚期前列腺癌的治疗。

2. 每日 150mg,用于治疗局部晚期、无远处转移的前列腺癌患者,这些患者不适宜或不愿接受外科去势术或其他内科治疗。

【禁忌证】

1. 对本品活性成分或任意一种辅料过敏者禁用。

2. 妇女和儿童禁用。

【注意事项】

1. 常见面色潮红、瘙痒、衰弱、脱发、头发再生、皮肤干燥、恶心、性欲减退、阳痿及体重增加。

2. 生殖系统和乳腺,常见男性乳腺发育和(或)乳房触痛。治疗局部晚期、无远处转移的前列腺癌患者,每日 150mg,部分患者不适宜或不愿接受外科去势术或其他内科治疗,多数接受本品单药治疗的患者曾出现男性乳腺发育和(或)乳房触痛,十分常见,临床研究中这一症状在 5% 的患者中较为严重。男性乳腺发育在终止治疗后可能不会自发恢复,特别是在长期用药之后。

3. 肝,一般在治疗初 6 个月内出现一过性肝功能改变,继续治疗或中止治疗均可逐渐消退或改善。应注意定期检查肝功能。

4. 使用此类药有降低糖耐量的风险,易引发糖尿病或引发糖尿病患者血糖失控,注意监测患者血糖,并向患者讲解糖尿病相关知识。

(二)促黄体生成素释放激素类似物

常用醋酸亮丙瑞林、醋酸戈舍瑞林、醋酸曲普瑞林。

【适应证】

1. 晚期前列腺癌的内分泌治疗。

2. 替代睾丸切除而作为药物去势治疗。

3. 治疗转移性前列腺癌。

【禁忌证】

1. 对此类药物、类似物或其药品中的任何成分过敏者禁用。

2. 药物对胎儿有危害,孕期及哺乳期妇女禁用。

【注意事项】

1. 代谢、内分泌系统,常见潮热、多汗、男性乳房发育、高磷酸盐血症或体重改变。用药初期也可出现一过性的睾酮水平升高,加重前列腺癌症状,由于尿道或膀胱出口梗阻,可能会出现脊髓压迫和肾损害。

2. 中枢神经系统,常见头痛,可见抑郁、眩晕、情绪不稳定等。

3. 消化系统,可见恶心、呕吐、结肠炎。

4. 骨骼肌肉系统,长期使用促性腺激素释放激素(GnRH)类似物可引起骨质流失,有肌痛、关节疼痛、骨质疏松的危险。

5. 泌尿生殖系统,可出现阳痿和睾丸萎缩疼痛、夜尿、尿频、泌尿道障碍、阴道炎、阴道出血。

6. 患者接受促黄体生成素释放激素(LHRH)激动药可观察到糖耐量降低,在预先患有糖尿病患者中,这可能表现为糖尿病或高血糖不能良好控制,因此对血糖应进行监控。

7. 男性患者使用 LHRH 激动药可能引起骨密度下降。男性患者中初步数据显示联合应用双膦酸盐化合物和 LHRH 激动药可改善骨密度的下降,因此对骨密度应进行监测。

8. 此类药为缓释剂,对垂体的刺激作用可导致血清性激素水平升高,引起临床症状一过性加重,因此必须遵守给药时间及方法。如醋酸亮丙瑞林,上臂、腹部或臀皮下注射,每 4 周或每 3 个月 1 次;醋酸戈舍瑞林,腹部皮下注射,每 28 天或 12 周 1 次;醋酸曲普瑞林,皮下或肌内注射,每个月 1 次。

9. 药物注射仔细按照说明卡的要求进行操作,确保皮下注射,切勿穿透血管、肌肉或腹膜。现已有注射部位出现损伤,包括疼痛、血肿、出血和血管损伤事件的报道,因此,需监测患者的体征或腹部出血症状。在极罕见的情况下,因操作失误而导致血管损伤和失血性休克,需要输血和手术治疗。

(三)雄激素生物合成抑制药:阿比特龙

【适应证】

1. 本品与泼尼松或泼尼松龙合用,治疗转移性去势抵抗性前列腺癌。

2. 新诊断的高危转移性内分泌治疗敏感性前列腺癌,包括未接受过内分泌治疗或接受内分泌治疗最长时间不超过 3 个月。

【禁忌证】

1. 对本品活性成分或辅料存在超敏反应者禁用。

2. 妊娠或有妊娠可能的妇女禁用。

3. 严重肝功能损害患者禁用。

【注意事项】

1. 全身表现,疲乏、水肿、发热。

2. 循环系统,由于本品导致盐皮质激素水平升高,因此可能会引起高血压、低钾血症和体液潴留。应监测患者是否出现高血压、低钾血症和液体潴留,在治疗前和治疗期间应控制高血压并纠正低钾血症。

3. 泌尿系统,血尿、肾衰竭,部分患者出现横纹肌溶解伴随肾衰竭。对合并使用已知与肌病(横纹肌溶解)有关的药物治疗的患者,应慎用本品。

4. 肌肉骨骼及结缔组织,关节肿胀不适、腹股沟疼痛。晚期转移性前列腺癌(去势抵抗性前列腺癌)患者可能出现骨密度降低,应定期监测骨密度。

5. 内分泌系统,接受本品联合泼尼松治疗的患者在停用每日的类固醇和(或)伴发感染或应激状态时,易出现肾上腺皮质功能不全,对于停用泼尼松、降低泼尼松剂量或出现异常应激状态的患者,应监测肾上腺皮质功能。定期监测血清氨基转移酶和胆红素水平。

6. 本品含乳糖,有乳糖不耐受症的患者不应服用本品。

7. 本品的推荐剂量为 1000mg,口服,每日 1 次。本品与泼尼松或泼尼松龙 5mg,口服,每日 2 次联用,治疗转移性去势抵抗性前列腺癌。本品与泼尼松或泼尼松龙 5mg,口服,每日 1 次联用,治疗新诊断的高危转移性内分泌治疗敏感性前列腺癌。中度肝功能损害的患者,本品的推荐剂量应降低至 250mg,每日 1 次。

四、勃起功能障碍用药

目前临床适用于勃起功能障碍的药包括枸橼酸西地那非、盐酸伐地那非、他达拉非。此类药主要作用机制是一种分解环磷酸鸟苷的特异性 5 型磷酸二酯酶的选择性抑制药,当性刺激引起局部 NO 释放时,本品可抑制 PDE5 活性,保持海绵体内 cGMP 处于较高水平,保持平滑肌松弛,血液流入海绵体而维持勃起状态。对器质性或心理性勃起功能障碍患者性刺激引起的勃起有改善效应,其作用与剂量有关。因勃起功能障碍具有多种致病机制及潜在因素,应对患者全面检查评估后,确定应用药物治疗,药物治疗仅仅是勃起功能障碍治疗的其中一个环节;另外,存在心血管疾病潜在风险的患者应用此类药物时应慎重,注意药物间的相互作用,避免造成严重的不良反应。

【适应证】 男性勃起功能障碍。

【禁忌证】

1. 对此类药及其处方中的成分过敏的患者禁用。

2. 正在服用任何形式的硝酸盐类药物的患者禁用。

3. 不宜进行性生活的心血管功能障碍的患者,如不稳定型心绞痛或重度心衰的患者禁用。

4. 非动脉炎性前部缺血性视神经病变(NAION)失去视力的患者禁用。

【注意事项】

1. 服药后患者常有面部潮红、背痛、头痛、眩晕、视觉异常、消化不良、恶心、鼻炎、流感样症状、呼吸道感染、鼻塞等症状,但症状短暂而轻微,至多是中度。

2. 性活动伴有一定程度的心脏危险性。由于此类药有扩张血管的作用,心脏病患者使用本药时,有诱发和加重心血管疾病的风险。服药前已有潜在心血管疾病或有心血管疾病者,如 90d 内发生过心肌梗死、不稳定型心绞痛或在性交过程中发生过心绞痛。应用此类药物须十分谨慎。

3. 中度肝功能不全患者及轻至中度肾功能不全患者使用本品,宜调整剂量,严重肝肾损害患者不推荐使用此类药物。

4. 服用 α 受体拮抗药后 6h 内不能服用此类药,此类药物和 α 受体拮抗药可能导致症状性低血压。

5. 如勃起时间延长(超过 4h)和异常勃起(痛性勃起超过 6h),患者应立即就诊。如异常勃起未得到即刻处理,阴茎组织可能受到损害,并可能导致永久性的勃起功能丧失。

6. 青光眼患者慎用,此类药物可导致眼压升高,有可能出现急性青光眼,在一夜之间发生失明,治好后也不能恢复到原来的视力。

7. 可能发生视觉异常,驾驶员和高空作业者应注意。

8. 长期服用会产生药物依赖和心理依赖,容易造成永久性阳痿。

9. 若出现单眼或双眼突然视力丧失、突然发生听力减退或丧失,应停止服用 PDE5 抑制药(包括本品),并尽快就医。

五、调节膀胱舒缩功能的用药

目前临床调节膀胱舒缩功能的用药包括托特罗定、琥珀酸索利那新等。主要作用机制是拮抗胆碱受体及松弛平滑肌。这类药物应用时应注意排除患者下尿路梗阻,防止出现尿潴留。调节膀胱舒缩功能的用药,常用托特罗定、琥珀酸索利那新等。

【适应证】

1. 用于膀胱过度兴奋引起的尿频、尿急或急迫性尿失禁等症状的治疗。

2. 用于膀胱过度活动症患者伴有的尿失禁和尿频、尿急症状的治疗。

【禁忌证】

1. 对此类药物过敏者禁用。

2. 尿潴留患者禁用。

3. 重症肌无力或未经控制的闭角型青光眼的患者禁用。

4. 严重胃肠道疾病(包括中毒性巨结肠)禁用。

5. 严重肝功能障碍的患者禁用。

6. 进行血液透析的患者禁用。

7. 正在使用酮康唑等强力 CYP3A4 抑制药的重度肾功能障碍或中度肝功能障碍患者禁用。

【注意事项】

1. 使用此类药物可引起轻至中度抗胆碱能作用,常见口干、消化不良、便秘、腹痛、胀气、呕吐、头痛、眼干燥症、皮肤干燥、嗜睡、神经质、感觉异常,一般停药后即可消失。

2. 抗毒蕈碱类药物,如托特罗定缓释胶囊,可能产生视物模糊、头晕或困倦。在服用药物前,向患者进行充分告知,提醒从事危险作业者应注意。

3. 肝、肾功能明显低下的患者,宜减量使用。

4. 重症肌无力、已控制的闭角型青光眼、自主神经疾病、裂孔疝、严重的溃疡性结肠炎或中毒性巨结肠患者慎用。膀胱出口梗阻的患者慎用,有尿潴留的风险。

5. 胃肠道梗阻性疾病患者慎用,如幽门狭窄的患者或是胃肠运动迟缓的患者,有胃滞纳的风险。

6. 抗胆碱能药物经常被用于对抗吩噻嗪类引起的锥体外系不良反应,两种药物联合使用是有益的,但是,有时可能会导致抗胆碱能不良反应明显增强,如中暑、严重便秘、麻痹性肠梗阻等症状。

六、抗结核药

结核病是世界范围内常见的感染性疾病。随着中国结核病防治机构的完善和发展及人民生活水平的提高,结核病的发病率和死亡率逐年降低。但自 20 世纪 70 年代末以来,随着流动人口增加、人口老龄化、糖尿病、艾滋病和各种免疫缺陷病逐渐增多,以及不规则的治疗,导致结核菌耐药率增高,全球结核病流行重新蔓延,已成为严重危害健康的公共卫生问题。目前市面上抗结核药物品种较多,常用的有:①对结核分枝杆菌具有抑制作用的药物,如乙胺丁醇、对氨基水杨酸、氨硫脲、乙硫异烟胺、丙硫异烟胺等。②对结核分枝杆菌具有杀菌作用的药物,如异烟肼、利福平、链霉素(只在中性或碱性环境中具有杀菌作用);对于病灶中半休眠状态和隐藏于吞噬细胞内及酸性环境中的结核分枝杆菌,也有杀灭清除作用的药物,如吡嗪酰胺、利福平。临床上一线抗结核药物:异烟肼、利福平、吡嗪酰胺、乙胺丁醇、链霉素,用于初治病例;临床上二线抗结核药物:阿米卡星(或卡那霉素)、卷曲霉素、丙硫异烟胺、对氨基水杨酸、氟喹诺酮类药物、环丝氨酸等,用于复治和耐药病例。抗结核治疗遵循"早期、联合、适量、规律、全程"的原则。

自 20 世纪 90 年代起,我国逐步实施了世界卫生组织推荐的直接督导下短程治疗策略,使用包括异烟肼、利福平、吡嗪酰胺、乙胺丁醇(或链霉素)在内的 6 个月初治短程标准化疗方案和 8 个月的复治方案。

【适应证】

1. 根据抗结核药物抗菌的有效性,减少耐药的产生,可根据痰菌培养和药敏结果,更改或调整治疗方案(异烟肼)。

2. 与其他抗结核药联合治疗结核分枝杆菌所致的各型结核病(盐酸乙胺丁醇)。

3. 与其他抗结核药联合治疗结核病初治和复治(利福平、吡嗪酰胺)。

【禁忌证】

1. 对抗结核药物过敏者禁用。

2. 药源性、急性肝炎、严重肝功能不全者禁用异烟肼。

3. 有肝功能不全、药物热、寒战、关节炎病史者及精神病和癫痫者禁用异烟肼。

4. 有活动性脑膜炎奈瑟菌感染者禁用利福平。

5. 有严重肝功能不全、胆道梗阻者禁用利福平和利福喷汀。

6. 存在不能解释的视力变化者禁用盐酸乙胺丁醇。

7. 妊娠期妇女禁用利福喷汀。

【注意事项】

1. 神经系统 ①常见周围神经系统病变,发生率与剂量有关,多见于酗酒、糖尿病患者,表现为手足感觉异常。②还可导致头痛、发热、嗜睡、疲劳、四肢疼痛等。

2. 视觉 常见视物模糊、眼痛、视神经炎,视野缩小,视力变化可为单侧或双侧,应定期监测视力。

3. 肝 血清氨基转氨酶升高、血清胆红素升高、黄疸,常见症状厌食、恶心、疲劳、乏力。肝损伤的发生率会随着年龄的增加而增加。应监测肝功能变化情况。

4. 肾 可致尿酸、血清尿素氮升高、胶原性蛋白尿,可导致肾功能损害。

5. 消化系统 胃肠道反应发生率较高,表现为食欲不振、恶心、呕吐、上腹疼痛、胰腺炎、黄疸、胃肠胀气、痉挛、腹泻。

6. 血液系统 粒细胞缺乏症、溶血、再障性贫血、血小板减少,应经常观察血象变化。

7. 过敏反应 发热、皮疹(麻疹、斑丘疹、紫癜、剥脱性皮炎)、血管炎和全身症状的药疹。使用利福平出现紫癜停药后可消失,为可逆性,如继续使用会导致脑出血甚至死亡。

8. 代谢和内分泌系统 高血糖、代谢性酸中毒。异烟肼为维生素 B_6 拮抗药,易导致维生素 B_6 缺乏。

9. 全身表现 可出现牙齿变色(可能为永久性)、体液变为红色或橙色。

七、免疫抑制药

免疫抑制药是一类具有免疫抑制作用的药物,通过抑制免疫病理反应,进而用于自身免疫病、超敏反应和器官移植排异的防治。在泌尿外科免疫抑制药主要用于移植排斥反应,移植排斥反应常采用免疫抑制药合用,2～4 种药联合,用于器官和骨髓移植。目前肾移植患者常规治疗为环孢素 A(CsA)＋霉酚酸(MPA)＋泼尼松(Pred)或他克莫司(FK506)＋霉酚酸(MPA)＋泼尼松(Pred)或西罗莫司(Rapa)＋霉酚酸＋泼尼松(Pred),为理想的免疫抑制方案。

根据常用免疫抑制的作用机制,具体分为以下几类。①皮质类固醇类,如甲泼尼龙(MP)、泼尼松(Pred)等,是通过抑制淋巴细胞的活性及抗原递呈细胞的功能来达到其抑制同种异体免疫反应和炎性反应的作用。②霉酚酸(MPA)免疫抑制药,以取代麦考酚钠、吗替麦考酚酯(MMF),霉酚酸类是硫唑嘌呤类首选替代药物,MMF 进入体内后迅速转变为活性成分 MPA,MPA 能非竞争性可逆性地抑制次黄嘌呤单核苷酸脱氢酶(IMPDH),IMPDH 是肌苷(次黄嘌呤核苷)合成鸟嘌呤核苷的限速酶,从而抑制 T 和 B 细胞中嘌呤的从头合成途径,清除一磷酸鸟苷、三磷酸鸟苷和三磷酸脱氧鸟苷,导致 DNA 合成受阻,使细胞停留于 S 期而不能分化、增殖。③咪唑立宾(MZR),是通过竞争性地抑制嘌呤合成系统中的次黄嘌呤核苷酸至鸟苷酸途径而抑制核酸合成,从而发挥免疫抑制作用。④环孢素 A(CsA),抑制抗原和细胞因子(IL-2、IL-4 和 IL-15)激发的 T 淋巴细胞的活化和增殖,亦抑制 B 细胞增殖和抗体的产生。⑤他克莫司(FK506),是大环内酯类强效免疫抑制药。抑制造成移植物排斥反应的细胞毒淋巴细胞的形成。⑥西罗莫司(Rapa)又称雷帕鸣,抑制抗原和细胞因子(IL-2、IL-4 和 IL-15)激发的 T 淋巴细胞的活化和增殖,亦抑制 B 细胞增殖和抗体的产生。⑦生物免疫抑制药,如兔抗人胸腺细胞球蛋白(ALG,即复宁)、兔抗人 T-细胞系淋巴母细胞免疫球蛋白(ATG),以及各种特异性抗体制剂,也成为抗淋巴细胞抗体。

【适应证】

1. 移植排斥反应,常采用免疫抑制药合用,用于器官和骨髓移植。

2. 自身免疫病或结缔组织病(CTD),如类风湿关节炎、系统性红斑狼疮、自身免疫性溶血性贫血、特发性血小板减少性紫癜、皮肌炎等,可延缓和控制自身免疫病的进展。

【禁忌证】

1. 此类药物过敏者禁用。

2. 因其可能突变或致畸,孕妇、哺乳期妇女及未使用高效避孕方法的育龄期妇女禁用。

3. 环孢素不能与他克莫司同时服用。

4. 白细胞 $<3.0\times10^9$/L 禁用。可能加重骨髓功能抑制,出现严重感染、出血倾向等。

【注意事项】

1. 皮质类固醇类　①儿童常引起生长迟滞;②老年患者易发生骨质疏松,甚至病理性骨折、骨坏死等,骨代谢异常在绝经期妇女及同时伴发甲状旁腺功能亢进患者中尤为明显;③皮质类固醇增加对细菌和真菌感染的易感性;④高脂血症、高胆固醇血症与高血压共同作用可加速动脉粥样硬化;⑤皮质类固醇与胃炎和十二指肠溃疡及急性胰腺炎的发生有关。

2. 霉酚酸(MPA)类　主要表现如下。①胃肠道毒性、骨髓抑制及感染的发生率增加。相对来说由于麦考酚钠是肠溶片,胃肠道反应较 MMF 为轻。常见腹痛、腹泻(大剂量或敏感人群)、腹胀、恶心、呕吐和胃肠炎等。持续几周后自行缓解。与食物同时服用或分次服用可能有助于减轻症状,暂时减量可迅速缓解胃肠道症状。部分患者因不能耐受而停药。还有可能发生消化道溃疡、出血或穿孔。②骨髓抑制,主要表现为白细胞减少、血小板减少及贫血,多见于术后 1~6 周。药物及时减量后白细胞减少可较快恢复。③感染,患者发生机会性感染、组织侵袭性巨细胞病毒病和侵袭性真菌感染等,患者做好防护及房间消毒通风。④服药前 6 周、服药期间、停药后 6 周,均应采取有效的避孕方式。

3. **咪唑立宾** 主要表现是高尿酸,高尿酸血症除受药物的影响外还受原发病、饮食习惯等多种因素的影响。协助患者建立健康饮食习惯,嘱其适当饮水。

4. **环孢素类** 多数不良反应与药物剂量相关,减量或停用后,症状往往减轻或消失。①消化道不良反应,如牙龈增生、恶心和呕吐等。②高血压,血压升高一般在轻度或中度范围内。减少剂量,高血压可改善。③肾毒性,1/3 患者可出现,与剂量相关(最突出的不良反应为血清肌酐增高、肾小球滤过率下降等),CsA 治疗 1 年后易发生慢性、进行性肾中毒。④肝毒性,发生率约为 50%,肝对 CsA 较肾更敏感,临床表现为轻度氨基转氨酶升高和高胆红素血症,肝毒性并有自限性,如果有进行性肝损害,通常考虑是病毒性肝炎。⑤内分泌系统反应,可引起血糖增高,糖耐量降低。CsA 可直接抑制胰岛细胞的功能和胰岛素的释放,也可能与抑制肝糖原合成有关。⑥血脂代谢异常,高胆固醇血症、高三酰甘油血症、高尿酸血症和痛风性关节炎。⑦神经毒性,震颤、手掌和足底刺痛、麻木等异常感觉、头痛、失眠;也可出现、面红、抑郁、烦躁、精神错乱、惊厥、抽搐、嗜睡,与大剂量激素联合应用时更易发生,一般减量后症状即可缓解。⑧其他,体毛增多。有些食物如柚子、葡萄汁可增加 CsA 浓度。⑨环孢素日总量分 2 次服用,早晨和晚上,服药时间间隔 12h,治疗的患者行治疗药物血药浓度监测。

5. **他克莫司** ①基本与 CsA 相似的不良表现,神经毒性、肾毒性,可出现高血糖和糖尿病比 CsA 要高。②消化系统影响,偶发性腹泻、恶心和呕吐。少见的症状包括便秘、消化不良、胃肠道出血,以及肝功能检查异常和黄疸等。③增加了对病毒、细菌、真菌和原虫感染的易感性。④他克莫司在空腹或至少饭前 1h 或饭后 2~3h 服药,服药时间间隔 12h,治疗的患者行治疗药物血药浓度监测。

6. **西罗莫司** ①西罗莫司的肾毒性较低,可引起高脂血症,包括高胆固醇血症和高三酰甘油血症,如患者出现轻度的血脂升高,可建议其进行饮食控制和锻炼。高胆固醇血症患者可使用他汀类药物治疗,高三酰甘油患者可使用贝特类药物治疗。②西罗莫司谷浓度超过 15ng/ml 时易发生贫血、白细胞减少或血小板减少,多为轻度,一般均可自行恢复,如果减量,多在两周内完全恢复。血小板降至 75×10^9/L 时应减量,少于 50×10^9/L 时应停药。③发生骨髓抑制时,还可根据具体情况应用粒细胞集落刺激因子、促红细胞生成素和 IL-11 治疗。④有蛋白尿或原有蛋白尿增加。⑤西罗莫司应在环孢素服药后 4h 服用,每日 1 次,患者应行治疗药物血药浓度监测。

7. **生物免疫抑制药** ①细胞因子释放综合征、过敏反应、血小板减少症、机会性感染(包括 CMV 感染)和淋巴细胞增生性疾病。②包括发热、血小板减少、皮疹、寒战、白细胞减少、全身感染常见。

8. **长期用药** 降低机体的抗感染能力,易导致病原微生物感染,有时还可引起机会性感染。可能增加肿瘤的发病率,尤其以器官移植患者为主。

9. **致畸、不孕** 部分免疫抑制药如环磷酰胺,妊娠期用药可致胎儿畸形,还可引起女性卵巢功能降低和闭经等。

八、抗肿瘤药物

肿瘤(tumor)是机体在各种致癌因素作用下,组织细胞在基因水平上失去对生长的正常调控,导致其克隆性异常增生而形成的新生物。一般将肿瘤分为良性和恶性两大类。抗肿瘤药(antitumor drugs)是可抑制肿瘤细胞生长,对抗和治疗恶性肿瘤的药物。

目前,泌尿外科常用化疗药根据抗肿瘤药物的作用机制具体分为以下几类。①细胞毒性类药物;②激素类药物;③生物靶向治疗药物等。前面对前列腺癌的治疗中对激素类抗肿瘤药物进行了描述。在抗肿瘤药物中我们主要了解以下两类。①细胞毒性类药物,作用于脱氧核糖核酸(DNA)分子结构的药物,一是铂类化合物,常用顺铂。二是蒽环类,常用表柔比星、吡柔比星。主要作用机制为抑制或杀伤肿瘤细胞增殖。不言而喻,对正常增殖细胞尤其是增殖活跃的细胞,如消化道上皮、骨髓细胞等具有不同程度的毒性。②生物靶向治疗药物,生物反应调节药,常用人白介素-2。主要作用机制如下。一是促进 T 细胞的增殖与分化;二是诱导及增强自然杀伤细胞(NK)的活力;三是可诱导及增强淋巴因子活化的杀伤细胞;四是诱导及增强杀伤性 T 细胞、单核细胞、巨噬细胞的活力;五是增强 B 淋巴细胞的增殖及抗体分泌;六是诱导产生干扰素,通过以上机制提高患者细胞免疫功能和抗感染能力。

(一)细胞毒性类药物,作用于脱氧核糖核酸(DNA)分子结构的药物:铂类化合物,常用顺铂

【适应证】

1. 适用于多种实体瘤的治疗,可单药应用或与其他化疗药物联合应用,包括睾丸癌、膀胱癌、前列腺癌、肾上腺皮质癌等。

2. 可以作为放疗增敏剂,在适当情况下与放疗联合使用。

【禁忌证】

1. 对顺铂或其他含铂化合物有过敏史者禁用。

2. 孕妇或哺乳期禁用。

3. 严重肾功能不良,骨髓功能减退、失水过多、水痘、带状疱疹、痛风、高尿酸血症、近期感染及因顺铂而引起的外周神经病者禁用。

【注意事项】

1. 肾毒性,主要为剂量限制性毒性。使用本品前采用静脉水化、甘露醇利尿、顺铂滴注 6~8h 的方案可减低肾毒性的发生率与严重程度。在使用本品前及 24h 内应给予充分水化,尤其是给予大剂量顺铂($>50mg/m^2$)。给药前先给予 500~1000ml 0.9％氯化钠或 5％葡萄糖氯化钠溶液。给药后再给予 1000~2000ml 的液体,保证化疗前 3d 每日液体总量达 3000ml。水化前后可以配合使用甘露醇及呋塞米(速尿),保证尿量每日 2000~3000ml。治疗过程中应监测血钾、血镁、肾功能的变化,注意保持水、电解质平衡。

2. 耳毒性,常见高频听力减低和(或)耳鸣,多为可逆性。顺铂的耳毒性是累积性的,在儿童中可能较为严重,重复用药过程中更严重且更常见,避免与可能有耳毒性药物一同使用,治疗期间应行听力测验。

3. 胃肠道反应,几乎所有患者出现严重的恶心、呕吐,为剂量限制性毒性。急性恶心及呕吐一般在使用本品后 1~4h 开始,大多数 3d 内可以恢复,也可持续至治疗后一周。故用本品时需联合使用强效止吐药。

4. 神经系统反应,多见于周围神经损伤,也包括感觉与运动神经,常表现为肌痛、运动失调,上下肢感觉异常、躯干肌力下降等,治疗期间应行神经功能检查。

5. 血液系统,本品可致白细胞及血小板减少,是剂量依赖性的,最低点一般在治疗 3 周左右,4～6 周可逐渐恢复。贫血发生频率类似。治疗期间定期应行血常规检测。

6. 全身表现,过敏反应,主要表现为面部水肿、气喘、喷嚏、皮疹、低血压及心动过速等,可静脉注射皮质激素、肾上腺素及(或)抗组胺药等,会有所控制。

7. 使用本品前需评估患者骨髓状态。

8. 顺铂可与铝相互作用生成黑色沉淀,故在配制或使用时,不得使用含铝的针头、注射器、套管或静脉注射装置。

9. 患者接受顺铂化疗至少 3 个月后,才可以接种病毒疫苗。

10. 顺铂可通过静脉、动脉或腔内给药。通常采用静脉滴注给药。作为单药治疗时,成人常用剂量为 $50～100mg/m^2$,最大剂量不应超过 $120mg/m^2$,每 3～4 周静脉滴注一次。本品与其他抗癌药物联合使用时,剂量根据具体情况作适当调整。

(二)细胞毒性类药物,作用于脱氧核糖核酸(DNA)分子结构的药物:蒽环类,常用表柔比星、吡柔比星等

【适应证】

1. 膀胱内给药有助于浅表性膀胱癌、原位癌的治疗和预防其经尿道切除术后的复发。

2. 治疗泌尿系统恶性肿瘤,如膀胱癌、输尿管癌、肾盂癌。

【禁忌证】

1. 因用化疗或放疗而造成明显骨髓抑制者禁用。

2. 既往有心脏受损、严重心律失常、近期患有心肌梗死病史者禁用。

3. 血尿、膀胱炎症、尿路感染者禁用于膀胱内灌注。

4. 对本品或其他蒽环类或蒽二酮药物过敏的患者禁用。

5. 已用过最大累积剂量其他蒽环类药物者禁用。

6. 妊娠期、哺乳期、育龄期妇女禁用。

【注意事项】

1. 本品的心脏毒性其发生率和严重程度与本品累积量成正比,与其他潜在心脏毒性药物活细胞毒性药物合用时,可出现心脏毒性或骨髓抑制,应密切监测血象、心功能、肝肾功能和继发感染等,发现异常,可酌情减量或停药。

2. 使用本品可能会导致高尿酸血症。具体原因是伴随药物诱导的肿瘤细胞的迅速崩解而产生过度的嘌呤分解代谢,又叫肿瘤溶解综合征,因此在治疗开始后需要评估血尿酸、钾、磷酸钙、肌酐等情况。水化、碱化尿液、预防性使用别嘌醇以预防高尿酸血症的出现。

3. 接受此类药物治疗的患者应避免接种活疫苗,可能导致严重或致命性的感染。

4. 女性应避免妊娠,采取有效的避孕措施;有存在怀孕潜能女性性伴侣的男性应在治疗期间及治疗完成后采取避孕措施。

5. 药液外渗可导致严重的局部组织坏死,故禁止肌内或皮下注射给药。一旦发生渗漏,可能产生血管痛、静脉炎、注射部位硬结坏死,建议迅速回吸药液,局部利多卡因封闭,必要时硫酸镁湿敷合用激素治疗。可静脉注射、动脉注射、膀胱灌注。

6. 表柔比星膀胱内给药。①表柔比星应用导管灌注并应在膀胱内保持 1h 左右。在灌注期间,患者应时常变换体位,以保证膀胱黏膜能最大面积地接触药物。为了避免药物被尿液不适当的稀释,应告知患者灌注前 12h 不要饮用任何液体。医师应指导患者在治疗结束时排空尿液。②浅表性膀胱癌,表柔比星 50mg 溶于 25~50ml 0.9%氯化钠注射液中,每周 1 次,灌注 8 次。对于有局部毒性(化学性膀胱炎)的病例,可将每次剂量减少至 30mg,患者也可接受 50mg 每周 1 次共 4 次,然后每月 1 次共 11 次的同剂量药物膀胱灌注。具体根据患者病情调整给药时间、用量和次数。

7. 吡柔比星膀胱内给药。用于预防浅表性膀胱癌术后复发。按体表面积一次 15~30mg/m²,稀释为 500~1000μg/ml 浓度,注入膀胱腔内保留 0.5h,每周 1 次,连续 4~8 次;然后每月 1 次,共 1 年。具体根据患者病情调整给药时间、用量和次数。

(三)生物靶向治疗药物,生物反应调节剂:人白介素-2

【适应证】

1. 用于肾细胞癌,用于控制癌性胸腹水及其他晚期肿瘤。

2. 用于治疗手术、放疗及化疗后的肿瘤,可增强机体免疫功能。

【禁忌证】

1. 对本品过敏者禁用。

2. 高热、严重心脏病、低血压者、严重心肾功能不全者、肺功能异常或进行过器官移植者禁用。

【注意事项】

1. 妊娠期妇女、哺乳期妇女、小儿慎用。

2. 药瓶口松动,瓶身、瓶体有裂缝,破损者不能使用。溶解后有混浊、沉淀等现象,不宜使用。

3. 药瓶开启后,应一次使用完,余量应废弃。

4. 本品宜从小剂量开始,逐渐增大剂量。应严格掌握安全剂量。本品低剂量、长疗程可降低毒性,并且可维持抗肿瘤活性。

5. 药物过量容易引起毛细血管渗漏综合征,常表现为低血压、末梢水肿、暂时性肾功能损害等,应立即停用,并给予对症处理。

6. 使用本品预防患者发热,给药前可以使用对乙酰氨基酚 0.5g,1h 1 次,或吲哚美辛栓 50mg。

7. 使用方法及剂量,选择皮下注射,按体表面积每次 20 万~40 万 U/m²,用灭菌注射用水 2ml 溶解,每日 1 次,每周连用 4d,4 周为 1 个疗程。

第4章

泌尿外科微创技术与护理

第一节 输尿管镜技术

一、概述

输尿管镜检查是一项用于检查肾盂、输尿管、膀胱及尿道是否正常的方法。通过人体泌尿系统自然腔道逆行进入肾盂、肾盏,可透过管镜视窗观察输尿管构造及病变。输尿管镜检术的主要适应证是尿石症。近些年来出现的输尿管软镜内径更小,灵活度更高,更容易通过输尿管到达肾盂,结合钬激光使得体内碎石取石术更安全、高效。

输尿管软镜与体外冲击波碎石术和经皮肾镜技术在结石治疗上的对比显示,利用输尿管软镜碎石的成功率明显大于体外冲击波碎石术,而与经皮肾镜碎石取石术无明显差异。但术后出血、创伤等风险可以降至最低。

二、适应证

1. 诊断性适应证

(1)血尿,肉眼或镜下血尿、诊断性膀胱镜发现一侧或双侧输尿管开口喷血。

(2)尿脱落细胞学阳性或尿荧光原位杂交检查(FBH)持续阳性。

(3)上尿路上皮癌保肾术后随访。

(4)不明原因的输尿管狭窄和梗阻及不明原因反复发作的肾绞痛。

(5)上尿路活检,确诊肿物性质、范围或评估腔内治疗的可行性。

(6)影像学检查发现上尿路占位病变不能明确性质者。

2. 治疗性适应证

(1)肾及输尿管结石,结石<20mm者、肾下盏结石及输尿管结石,过度肥胖、脊柱畸形、孕妇、可控性的出血疾病,合并马蹄肾,盆腔异位肾等。

(2)肾盂输尿管异物取出。

(3)输尿管狭窄扩张或内切开。

(4)上尿路移行细胞癌组织活检及切除。

(5)重置移位的输尿管导管。

(6)上尿路出血电灼止血。

三、禁忌证

1. 绝对禁忌证

(1)严重、未控制的全身出血性疾病。

(2)严重心肺功能不全,无法耐受麻醉或手术。

(3)未控制的尿路感染。

(4)尿道狭窄或尿流改道、腔道无法通过。

2. 相对禁忌证

(1)严重血尿影响视野。

(2)输尿管窄小、无法通过。

(3)肾结石>30mm。

(4)部分嵌顿性输尿管结石。

(5)重度肾积水。

(6)口服抗凝药物者可有条件选择输尿管镜操作。

四、术前护理措施

1. 术前常规准备

(1)完善相关术前检查,如静脉肾盂造影、腹部 X 线检查、CT 等,尿常规、肾功、凝血功能等。

(2)根据尿常规、尿培养结果,决定术前是否应用抗生素。

(3)术前 1 日行抗生素过敏实验。

(4)术前 8h 禁食,4h 禁饮;排空大便,必要时给予清洁灌肠。

(5)术前常规备皮。

2. 心理护理　向患者讲解输尿管检查的相关知识,包括检查的必要性、检查的方式等,增加患者对输尿管镜检查的理解,减轻对检查的担忧。

3. 病情观察及护理　观察患者临床症状、小便情况,鼓励患者多饮水,以达到内冲洗的目的。

五、术后护理措施

1. 外科护理常规

(1)患者清醒后即可返回病房,观察患者清醒程度、麻醉方式及术中情况、生命体征、疼痛程度、管路畅通及固定在位等。

(2)尿管护理,术后尿管应保持通畅,妥善固定,防止受压、反折及堵塞。留置尿管期间做好尿道口护理,每日消毒尿道口 2 次。一般术后第 2 日可拔除尿管,拔除尿管后鼓励患者自解小便。

(3)饮食护理,术后 4h 无恶心、呕吐症状,患者即可恢复进食。指导患者多饮水,以便于结石排出及冲洗尿道。

2. 应用抗生素　所有患者均应预防性应用抗生素,如果感染高危因素者或术中怀疑感染或感染性结石,同时送检尿培养及结石培养,按照术前培养的结果给予治疗性抗生素。尽管尿路感染革兰阴性菌为主,抗生素使用后仍有发热等感染表现,要考虑细菌或真菌的可能。

3. 影像学评价 恢复活动后给予拍片了解支架位置及残石情况,无特殊异常或并发症表现,次日可以出院。

4. 心理护理 向患者讲解输尿管镜检查术后可能出现的情况,消除患者紧张情绪。

5. 健康教育

(1)饮食:患者病情允许时,指导患者多饮水,每日尿量到达 2000~3000ml,注意观察尿的颜色,若出现血尿,应观察血尿持续时间及程度。指导患者加强营养,摄入足够多的热量,进食易消化饮食,多食水果、蔬菜和薯类,注意补充膳食纤维,保持大便通畅。

(2)活动:指导患者适当进行锻炼,留置输尿管支架管的患者不要做四肢及腰部同时伸展的运动,不要做突然下蹲的动作及用力扭腰动作。

(3)随访及复查:定期复查腹部彩超及肾功能。

六、常见并发症

1. 输尿管狭窄 主要表现为腰痛、小便量少、肾盂积水等。可行球囊扩张、狭窄段内切开、狭窄段切除等治疗。

2. 感染 主要表现为体温升高,血象升高。应观察患者体温的变化,给予物理降温或药物降温,使用抗生素治疗。

3. 出血 表现为引流管中有鲜红色液体流出;术后 2h>100ml,术后 24h>500ml,血压下降,脉搏加快。处理措施:监测患者生命体征,非手术治疗时应用止血药,补充血容量,若非手术治疗无效,应及时再次行手术。

第二节 经皮肾镜技术

一、概述

经皮肾镜检查术是应用穿刺针和扩张鞘经皮肤建立至肾集合系统通道,放置内镜,进入上泌尿道施行检查、诊断和治疗的一种技术,是泌尿外科领域很有价值的诊治措施之一。经皮肾镜术的历史可追溯到 20 世纪 40 年代,Papel 和 Brow 最早利用腔内镜从手术肾造口取出残留石。1955 年 Goodwin 提示经皮肾穿刺造口的方法,开始了经皮肾镜技术的新纪元。1973 年之后,法、美、日等发达国家不断生产和改进各种硬性和可曲性肾镜,促进了这一技术的发展。经皮肾镜术已成为腔道泌尿外科的重要手段,它扩大了泌尿外科腔道手术的临床实用价值,改变了许多有关上尿路疾病诊治的传统概念,提高了诊治水平。

二、适应证

1. 肾结石,在处理感染性鹿角状的结石时或结石直径>2.0cm 者或过度肥胖者首先应采取经皮肾镜取石术。

2. 特发性肾内出血,尿路造影及输尿管镜等检查难以明确诊断者。

3. 诊断、治疗肾盂输尿管连接部狭窄。

4. 肾内异物取出。

5. 上尿路疾病诊断,如逆行性肾盂造影。

6. 下尿路梗阻疾病无法解除,需要肾造口引流尿液者。

7. 脓肾要求保肾引流者。

三、禁忌证

1. 全身出血性倾向、缺血性心脏疾患、呼吸功能严重不全的患者。

2. 腰肾距离>20cm,不便建立经皮肾通道者。

3. 高位肾伴有脾大或肝大者。

4. 肾结核,肾内或肾周急性感染者。

5. 严重脊柱后凸畸形或过度肥胖等患者。

6. 结石上方输尿管严重扭曲、畸形者。

7. 未纠正的糖尿病、高血压。

四、术前护理措施

1. **术前常规准备**

(1)术前完善相关检查,如静脉肾盂造影、腹部 X 线检查、CT 等,尿常规、肾功、凝血功能等。

(2)根据尿常规、尿培养结果,决定术前是否应用抗生素。

(3)术前 1 日行抗生素过敏实验。

(4)术前 8h 禁食,4h 禁饮;排空大便,必要时给予清洁灌肠。

(5)术前常规备皮。

2. **心理护理**　向患者讲解经皮肾镜检查的相关知识,包括检查的必要性、检查的方式等,增加患者对经皮肾镜检查的理解,减轻对检查的担忧。

五、术后护理措施

1. **麻醉术后护理常规**　了解麻醉及手术方式、术中情况、手术切口和引流情况,持续心电监护及吸氧;严密监测生命体征。

2. **伤口观察及护理**　观察伤口渗血、渗液情况,如有异常及时通知医师。

3. **管路观察及护理**

(1)保持各引流管固定在位,保持通畅,避免打折,受压。若引流管不慎脱出,应立即报告医师,由医师或在医师指导下重置引流管。

(2)观察并记录引流液颜色、性质、量及健侧肾功能情况,若出现引流液由暗红变为鲜红,或者量由少变多、血压下降、心率增快等情况时提示有出血现象,应立即通知医师。

4. **疼痛护理**

(1)动态评估患者疼痛的时间、部位、程度等,疼痛时,鼓励患者卧床休息,协助患者取舒适卧位,便于缓解疼痛。

(2)教给患者缓解疼痛的技巧,如分散注意力、肌肉放松、音乐治疗、深呼吸等。

(3)告知患者疼痛无法缓解时,需告知医护人员,可遵医嘱给予镇痛药物,观察患者用药后效果及不良反应,有镇痛泵者,评价镇痛效果是否满意。

5. 饮食护理　患者术后至肛门未排气前均应禁食水,排气后可逐步恢复正常饮食。

六、常见并发症及处理措施

1. 出血　引流管突然有新鲜血液流出(2h>100ml,或术后24h>500ml),伤口敷料持续有新鲜血液渗出,脉搏增快,血压下降等,应及时通知医师,遵医嘱应用止血药物,非手术治疗无效者应及时再次手术。

2. 感染　体温升高,伤口红肿,甚至有脓性分泌物。各操作时遵循无菌原则,合理使用抗生素,对症处理。

3. 脏器损伤　单纯的输尿管损伤少见,后者主要发生在处理输尿管上段结石的过程中,损伤严重时可能导致远期肾盂输尿管连接部和输尿管的狭窄,故术中存在损伤,则常规需要留置输尿管支架管。肺与胸膜损伤总体发生率为2.3%～3.1%,出现胸膜损伤时应停止手术,防止灌注液或空气进一步进入胸腔。如果出现明显的血、气胸,则可以放置胸腔闭式引流。结肠损伤的发生率为0.2%～0.8%。马蹄形肾、高龄、消瘦、腹膜后脂肪缺乏,以及腹部手术史等,是导致结肠损伤的高危因素。一旦发现结肠损伤则需外科手术干预。肝、脾损伤罕见,对怀疑肝、脾损伤者,需行CT下或B超检查,一旦发现多数需要外科手术干预。

第三节　腹腔镜技术

一、概述

腹腔镜技术是20世纪医学发展过程中重要的里程碑,具有创伤小、痛苦少、恢复快、效果好等优点。腹腔镜是用于腹腔内检查和治疗的内窥镜。腹腔镜手术是在传统开放的基础上发展而来,作为微创手术的典范,正处于蓬勃发展阶段。相比较于传统开放手术,腹腔镜能明显减少术中出血,缩短住院时间,减轻术后痛苦,促进患者康复。

二、适应证

肾囊肿切除术、隐睾的睾丸引降术、精索静脉高位结扎术、前列腺癌、肾癌、肾盂癌、肾上腺外科手术、膀胱手术、淋巴结清扫术等。

三、禁忌证

1. 严重的心、肺、肝、肾功能不全。

2. 盆、腹腔巨大肿块,肿块上界超过脐孔水平或妊娠子宫大于16孕周,子宫肌瘤体积超过孕4月时,盆、腹腔可供手术操作空间受限,肿块妨碍视野,建立气腹或穿刺均可能引起肿块破裂。

3. 腹部疝或横膈疝,人工气腹的压力可将腹腔内容物压入疝孔,引起腹部疝的嵌顿。腹腔内容物经膈疝进入胸腔,可影响心肺功能。

4. 弥漫性腹膜炎伴肠梗阻,由于肠段明显扩张,气腹针或套管针穿刺时易造成肠穿孔的危险。

5. 严重的盆腔粘连,多次手术如肠道手术、多发性子宫肌瘤剥除术等造成重要脏器或组织周围致密、广泛粘连,如输尿管、肠曲的粘连,在分离粘连过程中造成重要脏器或组织的损伤。

6. 严重性全身出血性疾病。

7. 无法耐受全麻手术者。

8. 过度肥胖者。

四、术前护理措施

1. 术前护理评估。术前观察患者生命体征,如有病情变化,应及时向医师反馈。完善相关检查,如血常规、血生化、凝血功能、心电图、腹部 B 超、CT 等。

2. 心理护理。主动关心患者,消除焦虑情绪,减轻患者恐惧、紧张情绪,树立战胜疾病信心,告知患者术中可能有转开放的可能性,请患者做好心理准备。

3. 皮肤准备。备皮范围上至剑突水平,下至大腿中下 1/3,包括会阴部。清洁腹部、会阴部皮肤及肚脐污垢。因腹腔镜手术有转为开放性手术的可能性,因此要保证脐内皮肤完整性。

4. 饮食准备。术前禁食 8h,禁水 4h。

5. 遵医嘱进行交叉配型及血型鉴定,备好术中用血。

五、术后护理措施

1. 病情观察

(1)观察患者生命体征、意识状况、麻醉清醒程度。

(2)观察患者呼吸频率及深度。腹腔镜术中为了更好显露视野,便于操作进行,术中使用二氧化碳建立气腹,导致二氧化碳被大量吸收,可使患者呼吸变浅变慢及疲乏,可以给予患者吸氧。

(3)观察患者伤口敷料有无渗血、渗液,有无脱落及潮湿。

(4)观察患者引流管是否妥善固定,引流通畅。观察引流液颜色、性质、量,若有出血征象,应及时报告医师给予处理。

2. 体位与活动　全麻清醒前取去枕平卧位,头偏向一侧,全麻清醒后可在床上轻微活动,以后逐步恢复日常活动。

3. 尿管的观察及护理　保持尿管通畅,妥善固定,避免折叠、扭曲,压迫尿管。留置尿管期间,保持引流管低于耻骨联合,及时倾倒,每日清洁尿道口 2 次。

4. 疼痛的护理　评估患者疼痛耐受程度,应用镇痛泵的患者进行镇痛效果评价。若患者疼痛无法耐受,可遵医嘱合理使用镇痛药,观察用药疗效及不良反应。

5. 饮食护理

(1)对于病灶小、无恶心呕吐者,术后 6h 可进食水,不要饮牛奶及含糖的饮料。

(2)对于病灶较大或有并发症者术后至肛门排气前应禁食水。肛门排气后可进食流食,若无腹胀、腹痛表现,可逐步恢复普食。

(3)鼓励患者多饮水、多食新鲜蔬菜,防止便秘,保持大便通畅。

六、常见并发症及护理措施

1. 皮下气肿　局部有捻发感,多发生于胸部、腹部、阴囊等处。一般无须特殊处理,可自行吸收。若腹胀明显,可顺时针按摩腹部,动作轻柔。

2. 高碳酸血症 患者出现呼吸浅慢、疲乏、烦躁、咳嗽、胸痛及神经系统症状。协助患者取半卧位,给予间断低流量吸氧。

3. 出血 伤口敷料有渗血,引流管内引流量由暗红色转为鲜红色、2h＞100ml,患者血压下降、出冷汗、脉搏细速等。伤口局部加压包扎止血,可以应用止血药物,静脉输液补充血容量,若无效者,应及时行手术治疗。

第四节 膀胱镜技术

一、概述

膀胱镜检查是泌尿外科常用的检查手段,是通过将膀胱镜经尿道插入膀胱以直接观察膀胱和尿道内病变及获取病变部位组织活检的检查方法,尤其对于前列腺增生、膀胱颈部病变者尤为适用。目前主要有硬镜及软镜两种。在临床工作中主要应用硬镜进行检查及治疗。对于检查前严重血尿、乳糜尿患者均采用硬镜检查。

二、适应证

1. 诊断性适应证

(1)膀胱内病变,需要进一步诊断或取标本病理明确。

(2)尿路上皮肿瘤术后,定期复查膀胱内情况。

(3)非肾性血尿患者明确出血原因及部位。

(4)前列腺增生患者观察前列腺形态及膀胱内情况。

(5)膀胱异物、瘘口、外源性压迫等疾病诊断。

(6)上尿路病变,观察输尿管有无喷血,逆行输尿管插管造影检查,或逆行插管收集一侧上尿路尿液进行各类检查。

(7)观察泌尿外科系统疾病对膀胱的影响。

2. 治疗性适应证

(1)经尿道各类膀胱异物及导管取出。

(2)放置各类输尿管导管及支架管。

(3)膀胱微小病灶的激光/电灼等治疗。

(4)间质性膀胱炎膀胱水扩张治疗。

(5)困难导尿或困难尿道扩张术时,直视下进入尿道及膀胱,留置导丝后降低操作风险。

3. 软性膀胱镜检查适应证

(1)需要经常膀胱镜检查的患者,如膀胱肿瘤术后定期复查膀胱镜的患者,往往膀胱镜检存在一定程度的恐惧感,经常使用硬性膀胱镜进行检查,增加了尿道狭窄的机会。软性膀胱镜管径细、可弯曲,对患者的打击小,而且对尿道黏膜损伤小。

(2)尿道狭窄患者。

(3)不能采用截石位的患者。

(4)膀胱颈部或前壁病变患者,一些膀胱颈部或前壁病变由于观察角度的原因,使用硬性膀胱镜检查时容易漏诊,而软性膀胱镜检查范围大,观察上述部位尤其适用,不容易漏诊。

（5）前列腺增生患者，前列腺增生造成后尿道延长，管腔狭小变形，膀胱颈后唇抬高，有时硬性膀胱镜不易插入或引起出血；如果增生的前列腺中叶突入膀胱，遮挡三角区的观察；这时可使用软性膀胱镜检查。

三、禁忌证

1. 泌尿生殖系统急性炎症期，如膀胱炎、尿道炎、睾丸炎、附睾炎、前列腺炎等。
2. 女性月经期。
3. 严重小膀胱（膀胱容量＜50ml）者或严重膀胱挛缩者。
4. 尿道狭窄、结石嵌顿致使膀胱镜无法进入尿道者。
5. 未能控制全身出血性疾病者，严重心脑血管疾病者。
6. 不能采取截石体位者。
7. 无法耐受检查过程者，如体质虚弱者、精神疾病等。
8. 严重的包茎和尿道结石者。
9. 一周内重复检查者，避免第一次检查后炎症反应会加重患者再次检查的痛苦，且检查结果不能反映真实情况。

四、术前护理措施

1. 心理护理　向患者讲解膀胱镜检查的相关知识包括检查的必要性、检查的方式等，增加患者对膀胱镜检查的理解，减轻对检查的担忧。
2. 术前常规准备
（1）进行无痛膀胱镜检查的患者术前禁食 8h、禁饮 4h。
（2）行无痛膀胱镜检查的患者及年老、体弱者检查当日须有家属陪伴。
（3）镜检前嘱患者排尽尿液，用肥皂及清水洗净外生殖器及会阴部。
（4）心脏病、高血压、脑血管疾病及下肢曾经受过外伤甚至不能外展者，应该主动告知医师。

五、术后护理措施

1. 心理护理　向患者解释检查后可能出现的症状，一般轻微症状在 1～3d 内逐渐消失，缓解患者的焦虑情绪。
2. 饮食护理　忌食辛辣刺激食物及烟酒，鼓励多饮水。
3. 活动指导　检查后休息 30min，如无不适即可离开检查室，接受无痛检查治疗的患者，经麻醉医师允许后方可在家属陪同下离开医院。避免剧烈活动。
4. 健康宣教　若发生血尿、排尿困难、尿潴留甚至无尿等症状，应及时就医。

六、常见并发症及护理措施

1. 发热　体温升高；白细胞及中性粒细胞增高。多饮水，给予抗生素治疗，物理或药物降温。
2. 疼痛　腹痛、胀痛。疼痛轻微，可选择应用口服解痉或镇痛药；疼痛剧烈者，查找原因，可选择哌替啶等肌内注射。

3. **血尿** 小便为淡红色或鲜红色。轻度血尿者多饮水后即可自愈,血尿明显时除予以持续膀胱冲洗、给予止血药物外,必要时行手术止血。

4. **尿潴留** 排尿不畅或排尿困难。留置保留尿管。

5. **尿道损伤** 疼痛、尿道出血;排尿困难。一般损伤程度较轻,不需手术治疗;若留置尿管,则 2 周左右可自愈;不能留置尿管,则做耻骨上膀胱造口,引流尿液。

6. **膀胱损伤** 一般发生于膀胱容量明显缩小,而检查前也未考虑到,一般较少发生。及时发现,留置尿管引流即可,未及时发现而发现严重尿外渗时则需要手术治疗。

第五节 达芬奇机器人手术系统

一、概述

进入 21 世纪,基于腹腔镜技术的基础,由美国 Intuitive Surgical 公司研发的达芬奇(DaVinci)机器人手术系统的推出,进一步拓宽了微创手术的范畴,引领着微创手术的高新技术和前沿水平发展,微创外科进入了机器人时代。达芬奇机器人手术系统自 2000 年投入临床应用开始,已经在普外科、泌尿科、心血管外科、胸外科、妇科等众多领域进行应用。我国于 2008 年由解放军总医院率先引入后,在张旭教授的带领下,将达芬奇机器人手术系统与传统腹腔镜手术在泌尿外科领域的应用进行了系统探索和有机结合,形成了我国泌尿外科的微创手术技术特色。

达芬奇机器人手术系统是一种高级机器人平台,其设计的理念是通过使用微创的方法,实施复杂的外科手术。达芬奇机器人由三部分组成,即外科医师控制台、床旁机械臂系统和成像系统。实施手术时主刀医师不与患者直接接触,通过三维视觉系统和动作定标系统控制,由机械手臂及手术器械模拟完成医师的技术动作及手术操作。

与传统手术方式比较,达芬奇机器人手术系统具有以下优点。

1. 手术操作更精确,与腹腔镜(二维视觉)相比,因三维视觉可放大 10～15 倍,使手术精确度大大增加,术后恢复快,愈合好。

2. 曲线较腹腔镜短。

3. 创伤更小使微创手术指征更广;减少术后疼痛;缩短住院时间;减少失血量;减少术中的组织创伤和炎性反应导致的术后粘连;增加美容效果;更快投入工作。

4. 达芬奇手术机器人增加视野角度;减少手部颤动,机器人"内腕"较腹腔镜更为灵活,能以不同角度在靶器官周围操作;较人手小,能够在有限狭窄空间工作;使术者在轻松工作环境中工作,减少疲劳更集中精力。

由此可见,手术机器人系统可以进行几乎全部的外科手术。在男科手术领域,达芬奇手术系统在腹腔镜深部组织和精细化手术中具有明显优势,尤其在腹腔镜前列腺手术和精囊手术中,不但可以模拟完成医师的技术动作和手术操作,还可以到达常规腹腔镜无法深入的部位进行观察和精细解剖,简化了手术操作,减少了手术并发症。目前机器人辅助前列腺癌根治术(robotic-assisted laparoscopic prostatectomy, RALP)已成为治疗局限性前列腺癌的重要手段。

二、适应证

前列腺癌根治、肾切除、肾盂成形、全膀胱切除、输精管吻合、输尿管成形、活体供肾切取等。

三、禁忌证

1. 合并心肺疾病或功能障碍者。
2. 过度肥胖者。
3. 病变范围大侵犯其他邻近组织者。
4. 青光眼、颅脑病变者。
5. 严重的出血倾向或出凝血功能障碍疾病。
6. 完全肾内型肾盂。
7. 手术区域有严重感染史。

四、常见并发症及处理措施

1. 二氧化碳潴留　机器人腹腔镜手术可导致二氧化碳潴留,表现为皮下气肿、高碳酸血症、腹胀等症状,一般皮下气肿容易吸收,可予以吸氧,保持呼吸道通畅,注意观察患者神志、呼吸等情况。指导患者做康复操训练,可增大腹膜吸收二氧化碳的面积,有利残留身体的二氧化碳气体排出,减轻疼痛。

2. 出血　机器人手术操作较为细致,大出血概率较小。一般渗血情况下,术后注意观察手术切口、引流管的量、颜色及性质等。如引流液量多、深红、血压下降、心率上升,需警惕大出血可能,立即告知医师并及时处理。

3. 感染　保持伤口敷料干净,监测体温。

第六节　微创及显微技术在男性生殖系统疾病的应用

一、精索静脉曲张

1. 腹腔镜技术治疗精索静脉曲张　精索静脉曲张是男性不育最常见的原因,尽管男性精索静脉曲张的发生率只有15%,但约1/3的男性不育是由精索静脉曲张引起的。腹腔镜治疗精索静脉曲张,其优点在于类似显微手术的放大,能够清晰地辨别血管、淋巴管甚至精索内动脉;适合既往有腹股沟手术的患者,于腹股沟上方操作,保障高位结扎;对双侧精索静脉曲张的患者无须增加切口。腹腔镜精索静脉曲张高位结扎术操作相对简单,是泌尿外科腹腔镜的入门手术之一。

(1)适应证:阴囊明显触及曲张团块或两侧睾丸大小不一致,持续的或反复发作的阴囊疼痛或坠胀感、生育力降低。

(2)术前准备:同腹腔镜检查技术。

(3)术后护理:同腹腔镜检查技术。

(4)并发症:出血、阴囊水肿、阴囊气肿、鞘膜积液。

2. 精索静脉曲张的显微外科技术 传统经后腹腔精索静脉曲张高位结扎术是早年由Palomo 提出的,它的优点是此处的静脉一般只有一两支,而且动脉未分支,容易分离,它的缺点是位置较深,对淋巴管的保护及对次要回流静脉(如精索外静脉)处理存在困难,因而复发率较高。腹腔镜手术可有效地保护淋巴管,但对处理精索外静脉无能为力,复发率仍较高。

显微镜下精索静脉结扎术,手术创伤小,仅在外环口处开 1 个 2～3cm 切口。在显微镜下可以准确分辨精索动脉、精索静脉、输精管及输精管动脉甚至淋巴管,可以较好地保护动脉和淋巴管不受损伤,不仅可以显著改善妊娠率,还能最大限度地避免术后精索静脉曲张复发和鞘膜积液的发生,是目前手术治疗精索静脉张的金标准。

(1)适应证:同精索静脉曲张的其他手术方式。对既往有腹股沟手术史的病例不宜采用该手术方式。

(2)术前准备

①皮肤准备:术前清洁备皮,备皮范围上至剑突水平,下至大腿中下 1/3,包括会阴部。

②禁食禁水:术前禁食 8h,禁饮 4h。

③心理准备:告知患者术后留置尿管的必要性与不适感,让患者有心理准备。

④心理护理:手术之前向患者及家属介绍精索静脉曲张显微结扎术的优点、方法和注意事项,介绍手术成功的病例,同时告知可能出现复发、鞘膜积液、伤口感染、疼痛等并发症。精索静脉曲张显微结扎术术后恢复快,不影响美观。手术借助显微镜,精准安全,手术中只处理精索内静脉,不涉及阴茎海绵体,不会造成器质性的性功能障碍。与患者及家属交流时,要语言通俗易懂、内容专业严谨,以有效减轻患者及家属的疑虑。

(3)术后护理

①外科手术护理常规:了解患者的麻醉方式及术中情况,去枕平卧,头偏向一侧,心电监护监测生命体征,吸氧,床档保护,预防坠床。

②伤口观察及护理:观察伤口有无渗血、渗液,渗液的颜色及量,敷料渗湿及时更换;用 T字带将阴囊托起,以促进静脉回流;观察阴囊有无血肿。

③管道观察及护理:静脉留置针妥善固定,输液管道保持通畅,注意观察穿刺部位皮肤有无渗血、渗液及剧痛。尿管妥善固定,低于尿道口位置,勿折叠、扭曲等。

④疼痛护理:评估患者的疼痛情况,给予疼痛评分,遵医嘱及时给予镇痛药,观察用药效果及不良反应。

⑤基础护理:提供安静、舒适的环境,观察患者小便自解情况,做好术后口腔护理、皮肤护理,指导并协助患者的床上活动等。

⑥饮食指导:术后 6h 内禁食禁饮,6h 后可抬高床头半卧位,少量多次开始饮水,以温开水为宜,半小时后无恶心、呕吐或腹痛、腹胀等不适,逐渐进食不含糖流食、半流食直至普食。告知患者多饮水,少量多餐。多吃新鲜时令蔬果,多食高纤维、易消化食物,保持大便通畅。

⑦活动指导:术后 6h 指导患者卧床活动,动作宜慢,避免牵扯伤口引起疼痛。

(4)并发症:精索静脉曲张显微镜手术并发症并不多,主要并发症有切口感染、睾丸鞘膜积液、精索静脉曲张复发,极少出现睾丸萎缩。

3. 机器人辅助下精索静脉曲张结扎术

(1)适应证:精索静脉曲张伴有少精子症、不育病程超过 2 年及其他不明原因不育。

(2)禁忌证:曾行腹股沟手术或阴囊手术者为相对禁忌证,术中尽可能保留动脉,以避免睾丸供血不足导致睾丸萎缩。

（3）术前准备

①皮肤准备：术前清洁备皮，备皮范围上至剑突水平，下至大腿中下 1/3，包括会阴部。

②禁食禁水：术前禁食 8h，禁饮 4h。

③术前完善常规检查：精液常规、精浆生化、性激素水平、染色体核型、阴囊 B 超等。

④心理护理：做好患者心理护理，手术之前向患者及家属介绍精索静脉曲张显微结扎术的优点、方法和注意事项，介绍手术成功的病例，减轻对机器手术方式紧张。

（4）术后护理

①生命体征的监测：给予心电监护监测，严密观察并记录生命体征的变化。给予持续低流量吸氧。

②呼吸道护理：密切观察患者的神志、呼吸情况，麻醉清醒程度，呼吸频率及深度。患者麻醉未清醒前，取去枕平卧位，头偏向一侧，防止恶心、呕吐引起的误吸。

③尿管护理：保持引流通畅，妥善固定。观察尿液颜色、性质、量。术后 1 天常规可拔除尿管，留置尿管期间，做好尿道口清洁。

④饮食护理：患者肛门排气后可进食流质饮食，慢慢向半流食、普食过渡。早期一次性进食不宜过饱。

⑤定期复查：术后 3 个月复查精液常规和阴囊 B 超。

（5）并发症：阴囊内血肿、睾丸萎缩。

二、显微镜下输精管-输精管吻合术

早在 1975 年，Silber 就在人体上完成了首例显微输精管吻合术。Silber 当时推荐行双层吻合，尤其是近睾端输精管往往充盈导致近远端输精管直径的差异，双层吻合可保障黏膜的有效对合，防止吻合口的渗漏。Silber 等通过组织学和电镜检测发现采用传统非显微镜下的输精管吻合失败的主要原因是输精管黏膜对合不良或有组织嵌入、吻合口狭窄并导致慢性输精管梗阻引起的生精抑制。事实上，近年的研究发现吻合口渗漏引起的精子肉芽肿是导致吻合失败的重要原因。20 世纪 90 年代末，Goldstein 采用了精确微点定位的多层吻合方式，复通的成功率达到了 99.5％。

1. 适应证　输精管结扎术目前仍然是导致输精管梗阻的最常见原因，其他少见的病因还包括意外损伤和炎症导致的梗阻。与体外受精（IVF）和试管婴儿（ICSI）相比，显微外科输精管吻合术显示了较高的性价比。

2. 术前准备　术前可进行输精管造影以了解远睾端输精管是否存在梗阻，但临床上可能存在如腹股沟区域的高位梗阻或附睾梗阻需要行输精管附睾吻合的情形，因而常常是在术中通过置管注射亚甲蓝的方式了解远睾端是否通畅。术前体检并根据既往手术瘢痕初步判断梗阻部位十分重要。

3. 术后护理　当手术完成后可将阴囊托起并轻微加压包扎。术后 24h 冰敷。阴囊托和紧身内裤推荐使用 2 周。术后 3 周只建议轻微体力活动。一般禁欲 2 周以上。口服镇痛药物镇痛。术后 6 周和每 3 个月复查精液分析直至 1 年。对于术中发现严重少精或弱精的病例可给予短期 30d 的非甾体消炎药或其他促进生精的药物。

4. 并发症　输精管吻合术后的并发症一般较为少见。最常见的并发症为切口感染和阴囊血肿。切口感染需要应用抗生素和引流。阴囊血肿一般可通过解剖分离过程中仔细止血而避免。同时术后可放置橡皮片引流。

三、显微外科输精管附睾吻合术

附睾梗阻主要因附睾局部的炎症导致附睾腔的梗阻,多继发于附睾慢性炎症。此外,长期的输精管梗阻,尤其是附睾压力过大,附睾管破裂,继发精液肉芽肿及纤维化而导致附睾梗阻。国内以前者多见,而国外因男性输精管结扎术广泛开展,以后者多见。

1. 适应证 梗阻性无精症,梗阻部位位于附睾体部以下,但以位于附睾尾部或附睾输精管结合部附近最适合。由于输精管造影可致输精管梗阻,目前已很少采用,故临床上主要采用结合精浆生化来判定。体检可触及双侧质地、粗细基本正常的输精管,附睾尾部质地硬,或可及结节,附睾头部、体部饱满。精浆生化显示 α-葡萄糖苷酶显著降低,而果糖正常。

2. 术前准备 有急性炎症者,先行抗感染治疗 2～4 周。必要时术前联系生殖医学中心,准备术中取精子冻存,以备再通失败后做 ICSI 之用。

3. 术后护理 手术时应当放置阴囊托和软毛纱布敷料。在最初的 24～36h,在阴囊处放置一个冰袋。男性应该连续 3～4 周每天应用阴囊托。2d 之后患者可以洗澡。至少在手术后7d 不要浸浴。患者至少 3～4 周不要进行性生活和射精。标准的麻醉性镇痛药应按规定使用。术后 1 个月应进行精液分析,并在之后的每 2～3 个月都进一次精液检查,直到达到稳定的精子浓度或者女方怀孕。对于有些患者,复通可能会延迟术后 6～12 个月或者更久。

4. 并发症 阴囊血肿、感染。

四、显微睾丸切开取精术

过去认为,非梗阻性无精症是睾丸内不能产生精子所致,因此只能通过供精或领养来获得后代。目前认为,非梗阻性无精症的睾丸生精区域不均匀,可能存在局灶性生精,在显微镜下可以精准找到这些区域的生精小管,这些生精小管在显微镜下往往管径粗大,管腔内容物较浑浊。通过这种方法可以在对睾丸组织损伤较小的情况下获得精子,从而通过试管婴儿技术生育后代。

1. 适应证 非梗阻性无精症,药物治疗后,精液离心后仍不能检出精子,包括先天性异常如克氏综合征、隐睾下降术后;后天性如病毒性腮腺炎并发睾丸炎、放疗或化疗后等。

2. 术前准备 常规术前准备。手术前 1 日嘱患者排精,离心后寻找精子。如找到活动的精子,手术取消,找不到则按期手术。

3. 术后护理 抗感染治疗 3～5d,分别于术后 1、3、6 个月查血睾酮水平,如下降,可口服补充。

4. 并发症 阴囊血肿、感染。

五、显微去神经术

显微去神经术主要用于治疗药物或者其他方法无法控制的慢性睾丸痛。慢性睾丸痛指间断或持续性单侧或双侧睾丸疼痛不适,病程超过 3 个月,显著影响患者的日常生活。疼痛可累及附睾、睾丸旁结构及精索。

1. 适应证 有患侧睾丸疼痛不适症状,而非手术治疗或其他治疗无效者,同时必须满足精索神经阻滞对疼痛有缓解。

2. 术前准备　无特殊准备。

3. 并发症　阴囊血肿、感染。

六、经尿道精囊镜检查术

经尿道精囊镜检查于 1996 年首先在切除的标本中被证实可行,2002 年被应用于临床患者的诊断和治疗。目前,该项技术在国内开展时间短,大部分男科医师对此了解甚少。经尿道精囊镜技术是一项应用 5～7.3F 输尿管硬镜沿正常精道逆行检查精道,并对相应疾病进行诊断和治疗的技术。这项新技术可达到两个目的,一是了解出血部位及出血原因,对出血点可以电灼止血,对可疑的病变还可以夹取少量组织做进一步检查;二是可以同时将精囊内的血块和结石冲洗出来,疏通精液排出的通道,以防止血精的复发。

1. 适应证

(1)顽固性血精,对于顽固性血精目前尚没有统一的定义,考虑到精囊镜是一种侵入性操作,对于尚未生育的血精患者行精囊镜检查和治疗要十分谨慎,因为精囊镜操作本身有导致射精管梗阻的风险。

(2)射精管远端梗阻。

(3)精囊结石、囊肿。

2. 禁忌证

(1)凝血功能障碍,伴有呼吸、循环系统等严重疾病无法耐受手术者。

(2)泌尿道感染急性期者。

(3)不能摆截石位者。

3. 术前准备　术前根据不同的精囊疾病选择相关检查,如尿常规、精液常规、精浆生化、阴囊内容物彩超等。处于泌尿系感染的患者应控制感染。

4. 并发症　前列腺、直肠损伤;附睾、睾丸炎;逆行射精、尿失禁。

第 5 章

泌尿外科手术麻醉与护理

第一节　泌尿外科麻醉方式及手术配合

一、麻醉概述

麻醉是指用药物或其他方法使患者全身或者局部暂时失去感觉,达到有效消除疼痛和不适感,并使局部肌肉松弛,为手术治疗或其他医疗检查提供条件。麻醉可分为全身麻醉、局部麻醉和椎管内麻醉。

二、麻醉前准备和用药

(一)病情评估

了解患者的既往史、用药史及药物过敏史。体检时了解重要脏器功能状态,对患者耐受手术和麻醉的状态进行恰当的评估。ASA(美国麻醉医师协会)分类有助于评估病情。可分为以下 5 类。

第一类(ASAⅠ),患者心、肺、肾和中枢神经系统功能正常,营养发育良好,麻醉和手术耐受良好。

第二类(ASAⅡ),患者心、肺、肝、肾和中枢神经系统虽有轻度病变,但代偿健全,对一般麻醉和手术的耐受仍无大碍。

第三类(ASAⅢ),患者心、肺、肝、肾和中枢神经系统病变严重,功能损减,虽在代偿范围内,但对实施麻醉和手术仍有顾虑,麻醉耐受较差。

第四类(ASAⅣ),患者心、肺、肝、肾和中枢神经系统病变严重,功能代偿不全,威胁生命安全,实施麻醉和手术均有生命危险,麻醉耐受差。

第五类(ASAⅤ),患者的病情危重,随时有死亡的危险,麻醉和手术异常危险。

(二)术前准备

1. 实验室检查及影像检查　行血常规、血生化、感染八项、尿常规、便常规、CT、超声,心电图等。

2. 改善营养状态　纠正水电解质和酸碱失衡,维持生命体征平稳。

3. 胃肠道准备　建议术前禁食 6h,禁饮 2h,如患者无糖尿病病史,推荐口服 12.5% 的糖类饮料,通常术前 10h 饮用 800ml,术前 2h 饮用≤400ml。根据 ERAS 理念,如果无特殊风险,建议术前不行常规肠道准备。

4. **心理准备** 患者在术前容易存在恐惧心理,应耐心向患者解释手术的必要性,介绍医院技术水平和手术成功的例子,增强治疗的信心。帮助患者正确认识病情,指导患者提高认知和应对能力,积极配合治疗和护理。帮助患者了解疾病、手术的相关注意事项,掌握术后配合技巧及康复知识,对手术的风险及可能出现的并发症有足够的认识及心理准备。

5. **手术区皮肤准备** 清除皮肤微生物,预防切口感染。术前 1d 清洁皮肤。通常泌尿外科常用的备皮范围为上自剑突,下至大腿上 1/3 内侧及会阴部,两侧至腋后线,剔除阴毛。

6. **呼吸道准备** 由于术后患者伤口疼痛,不愿配合有效咳嗽和排痰,容易引起肺不张和肺炎。因此做好术前呼吸道准备至关重要。建议术前 2 周戒烟,肺部已有感染者术前 3～5d 起应用抗生素,痰液黏稠者给予氧气雾化吸入。教会患者腹式呼吸、缩唇呼吸等促进有效排痰。

7. **大小便护理** 患者不习惯在床上排尿排便,易导致尿潴留和便秘,故术前锻炼床上排大小便;如果手术时间超过 4h 的患者,应在手术当天早晨留置导尿管,避免术中误伤。

8. **其他准备** 促进休息和睡眠。术前做好血型鉴定和交叉配血试验。术晨测量生命体征,如有发热、血压升高或女性患者月经来潮,及时通知医师。入手术室前取下义齿、发夹、眼镜、手表、首饰等。备好手术需要的物品,随患者带入手术室。体温>38.5℃者应考虑手术延期。

(三)术前用药

根据患者病情使用镇静、镇痛及抗胆碱药。使患者镇静及减少呼吸道分泌物分泌。

三、麻醉方式及手术配合

(一)全身麻醉

是指从呼吸道吸入或静脉注射、肌内注射麻醉药物,出现可逆性意识丧失、痛觉消失的状态。泌尿外科常见的全麻手术有后腹腔镜下肾囊肿去顶减压术、肾上腺切除术、肾切除(肾部分切除术)、活体供肾摘取术、离断肾盂成形术、前列腺根治术、膀胱根治切除术及回肠代膀胱术、精索静脉高位结扎术、经尿道膀胱肿瘤电切术、经尿道前列腺(等离子)电切术。

1. 后腹腔镜下肾囊肿去顶减压术

(1)用物准备

①基础用物准备:基础器械、敷料包、11#手术刀、吸引器、导尿包、丝线(1#、4#、7#)、11×17"O"针、8×24"△"针、10×34"△"针、14F 红色导尿管、8#手套、7#丝线、50ml 注射器、腹腔引流管(24#蘑菇头或乳胶管)、引流袋。

②腔镜仪器准备:腹腔镜 1 套(显示器、视频机、光源机、气腹机、分屏显示器、超声刀主机、高频电刀)。

③腔镜器械准备:10mm 30°镜头 1 个、10mm Trocar 2 个、5mm Trocar 1 个、12mmTrocar 1 个、摄像头、光源线、气腹管、冲吸器、分离钳(直、弯各 1 把)、腔镜剪刀(直、弯各 1 把)、直角分离钳 1 把、无损伤抓钳(大、小各 1 把)、针持 2 把(直、弯各 1 把)、双极钳、超声刀手柄。

④一次性耗材:超声刀刀头、一次性标本袋(可以自制)。

(2)体位:健侧卧位(升高腰桥、健侧下肢屈曲、患侧上肢伸直)。

(3)手术配合

①巡回护士配合手术医师摆放手术体位,摆放完成后巡回护士提醒主刀医师再次确认;摆

放体位时,腋下垫与腋窝为 10～15cm(临床经验约一拳头)距离,避免损伤神经血管。

②使用自制的手套气囊,器械护士预先试充气,确认功能完备后使用;使用完成后完整取出,保证部件齐全无缺失方可继续开展手术(注射器置入体内注气扩充间隙时压力较大,易导致气囊破裂,器械护士口头提醒医师已注气的总量,医师重复口述;如气囊破裂,嘱医师立即取出破裂的手套,器械护士、巡回护士和医师第一助手三方核查,缺一不可)。

③器械护士遵医嘱保留囊壁和囊液,囊壁用盐水湿纱布包裹,囊液用注射器保留。

④巡回护士初次给予低流量吸氧 1～2L/min,观察患者无不良反应可调高流量吸氧,压力设置为 14mmHg。

⑤巡回护士撤收线缆、镜头和腔镜器械时,妥善放置在治疗车上,防止滑落;光纤线应无角度盘旋,镜头等器械不能重叠积压应单独放置。

2. 后腹腔镜下肾上腺切除术

(1)用物准备

①基础用物准备:基础器械、敷料包、11# 手术刀、吸引器、导尿包、丝线(1#、4#、7#)、11×17"O"针、8×24"△"针、10×34"△"针、14F 红色导尿管、8# 手套、7# 丝线、50ml 注射器、腹腔引流管(24# 蘑菇头或乳胶管)、引流袋。

②腔镜仪器准备:腹腔镜 1 套(显示器、视频机、光源机、气腹机、分屏显示器、超声刀主机、高频电刀)。

③腔镜器械准备:10mm 30°镜头 1 个、10mm Trocar 2 个、5mm Trocar 1 个、12mm Trocar 1 个、摄像头、光源线、气腹管、冲吸器、双极线、双极钳、分离钳(直、弯各 1 把)、腔镜剪(直、弯各 1 把)、直角分离钳(大、小各 1 把)、无损伤抓钳 1 把、Hem-o-lok 夹 3 把(大、中、小各 1 把)、持针钳 2 把(直、弯各 1 把)、超声刀手柄等。

④一次性耗材:可吸收夹、超声刀刀头、Hem-o-lok 夹、一次性标本袋。

(2)体位:健侧卧位(升高腰桥、健侧下肢屈曲、患侧上肢伸直)。

(3)手术配合

①巡回护士要关注患者的尿量和生命体征变化,必要时按时间段记录尿量;嗜铬细胞瘤切除手术易引起血压的波动,要提前备好抢救药品,配合抢救。

②在游离右侧肾上腺静脉时,由于右肾上腺静脉较短,应递无损伤钳分离,应尽量贴着右侧肾上腺侧,在结扎肾上腺静脉时,要保护好下腔静脉。

③肿块组织较小,可以通过标本袋从 Trocar 内取出,较大的肿块放入标本袋内,并适当扩大切口取出。

④术中出血时,来自肾上腺动脉等,可用超声刀、双极进行止血或直接用 Hem-o-lok 夹闭处理。处理肾上腺中静脉时,若累及下腔静脉或左肾静脉出血时,要及时处理。

⑤在分离肾上腺时,尽量用无损伤抓钳。

3. 后腹腔镜下肾切除(肾部分切除术)

(1)用物准备

①基础用物准备:基础器械、敷料包、11# 手术刀、吸引器、导尿包、丝线(1#、4#、7#)、11×17"O"针、8×24"△"针、10×34"△"针、14F 红色导尿管、8# 手套、7# 丝线、50ml 注射器、腹腔引流管(24# 蘑菇头或乳胶管)、引流袋。

②腔镜仪器准备:腹腔镜 1 套(显示器、视频机、光源机、气腹机、分屏显示器、超声刀主机、

高频电刀）。

③腔镜器械准备：10mm 30°镜头 1 个、10mm Trocar 1 个、5mm Trocar 2 个、12mm Trocar 1 个、摄像头、光源线、气腹管、双极钳、双极线、冲吸器、分离钳（直、弯各 1 把）、腔镜剪刀（直、弯各 1 把）、直角分离钳（大、小各 1 把）、无损伤抓钳 1 把、Hem-o-lok 施夹钳 3 把（大、中、小各 1 把）、针持 2 把（直、弯各 1 把）、腔镜血管阻断夹（Bulldog）、超声刀手柄和刀头。

④一次性耗材：可吸收夹、Hem-o-lok 夹、可吸收线（倒刺线）、止血纱布、一次性标本袋。

（2）体位：健侧卧位（升高腰桥、健侧下肢屈曲、患侧上肢伸直）。

（3）手术配合

①注意无菌操作。

②在临时阻断肾动脉时，巡回护士计时，同时提醒麻醉医师计时，并记录在麻醉记录上。肾阻断时间控制在 30min 内。

③在阻断时，由巡回护士每 10min，报时一次，肾阻断不超过 30min。

④在阻断时，如阻断不是其主干时，在切除肾肿瘤时容易造成术中出血，如果出血较大在腔镜下无法完成止血时要及时开腹。巡回护士要备好开腹用物。

⑤为缩短阻断时间，巡回护士和器械护士提前备好缝合肾的线和其他器械。不要因器械护士手术步骤不清楚而导致延长阻断时间。

⑥如果是恶性肿瘤，则用 42℃灭菌注射用水浸泡、冲洗。

4. 后腹腔镜下活体供肾摘取术

（1）用物准备

①基础用物准备：基础器械、敷料包、11# 手术刀、吸引器、导尿包、丝线（1#、4#、7#）、11×17"O"针、8×24"△"针、10×34"△"针、14F 红色导尿管、8# 手套、7# 丝线、50ml 注射器、腹腔引流管（24# 蘑菇头或乳胶管）、引流袋、修肾器械、冰（500ml 0.9％氯化钠溶液）、冰桶、灌注液。

②腔镜仪器准备：腹腔镜 1 套（显示器、视频机、光源机、气腹机、分屏显示器、超声刀主机、高频电刀）。

③腔镜器械准备：10mm 30°镜头 1 个、10mm Trocar 2 个、5mmTrocar 2 个、12mm Trocar 1 个、摄像头、光源线、气腹管、冲吸器、双极钳、双极线、分离钳（直、弯各 1 把）、腔镜剪刀（直、弯各 1 把）、直角分离钳 1 把、无损伤抓钳 1 把、Hem-o-lok 施夹钳 3 把（大、中、小各 1 把）、针持 2 把（直、弯各 1 把）、超声刀手柄。

④一次性耗材：超声刀刀头、Hem-o-lok 夹、一次性电刀。

（2）体位：健侧卧位（升高腰桥、健侧下肢屈曲、患侧上肢伸直）。

（3）手术配合

①巡回护士手术前要查对手术同意书等亲属肾移植的相关证明和各项签字。

②巡回护士提前准备冰盒、修肾器械、无菌冰块。

③肾灌注液要冰冻保存，巡回护士将肾灌注液提前融化（根据手术医师使用习惯，要求在融化时，袋内留有部分冰块；禁止使用热水或者微波炉融化灌注液），放置在 4℃冰箱保存。

④巡回护士和手术医师紧密沟通，及时通知受体进行肾移植手术。

⑤巡回护士准备修肾器械时，清点器械和使用用物。

⑥修整好的肾放置在冰桶内小心保存，并进行标识，内容包括供血者姓名、科室、血型、左右侧、修肾者姓名等。

⑦器械护士熟悉各种手术步骤和用物准备,以免因操作原因延长肾的热缺血时间而导致延误。

⑧修整肾时用到血管线,巡回护士要及时清点计数并放入锐器盒,防止误伤工作人员或带上手术无菌台。

⑨缝合时巡回护士遵医嘱放低腰桥,放低程度随时与医师进行沟通,目的是降低切口肌张力。

5. 后腹腔镜下离断肾盂成形术

(1)用物准备

①基础用物准备:基础器械、敷料包、11#手术刀片、吸引器、导尿包、丝线(1#、4#、7#)、11×17"O"针、8×24"△"针、10×34"△"针、14F红色导尿管、手套、7#丝线、注射器、腹腔引流管(24#蘑菇头或乳胶管)、引流袋。

②腔镜仪器准备:腹腔镜1套(显示器、视频机、光源机、气腹机、分屏显示器、超声刀主机、高频电刀)。

③腔镜器械准备:10mm30°镜头1个、10mmTrocar1个、5mmTrocar2个、12mm Trocar 1个、摄像头、光源线、气腹管、冲吸器、双极线、双极钳、分离钳(直、弯各1把)、腔镜剪刀2把(直、弯各1把)、直角分离钳1把、无损伤抓钳1把、Hem-o-lok施夹钳3把(大、中、小各1把)、针持2把(直、弯各1把)、超声刀手柄。

④一次性耗材:Hem-o-lok夹、双"J"管(成人7F,小儿5F)、超滑导丝、4-0可吸收线。

(2)体位:健侧卧位(升高腰桥、健侧下肢屈曲、患侧上肢伸直)。

(3)手术配合

①术前准备好液状石蜡油。

②使用前一定要与主刀医师亲自确认双"J"管的型号。

6. 腹腔镜下前列腺癌根治切除术

(1)用物准备

①基础用物准备:基础器械、敷料包、11#手术刀、吸引器、导尿包、丝线(1#、7#)、11×17"O"针、8×24"△"针、10×34"△"针、14F红色导尿管、8#手套、7#丝线、50ml注射器、腹腔引流管(24#蘑菇头或乳胶管)、引流袋。

②腔镜仪器准备:腹腔镜1套(显示器、视频机、光源机、气腹机、分屏显示器、超声刀主机、高频电刀)。

③腔镜器械准备:10mm30°镜头1个、气腹针、10mm Trocar 1个、5mm Trocar 3个、12mm Trocar 2个、摄像头、光源线、双极线、双极钳、气腹管、冲吸器、分离钳(直、弯各1把)、控镜剪刀(直、弯各1把)、直角分离钳1把、无损伤抓钳1把、Hem-o-lok施夹钳3把(大、中、小各1把)、针持2把(直、弯各1把)、超声刀手柄、可吸收施夹钳、有槽探针。

④一次性耗材:超声刀刀头、Hem-o-lok夹、可吸收夹、直线切割器、吻合器、一次性标本(可用手套自制)。

(2)体位:仰卧位(头低足高15°)。

(3)手术配合

①注意无菌操作。

②巡回护士要注意检查有无出血。

③护士配合检查是否漏液并进行压迫止血。

7. 腹腔镜下膀胱癌根治术及回肠代膀胱术

(1)用物准备

①基础用物准备:基础器械、敷料包、11#手术刀、吸引器、导尿包、丝线(1#、4#、7#)、11×17"O"针、8×24"△"针、10×34"△"针、14F 红色导尿管、8#手套、7#丝线、50ml 注射器、腹腔引流管(24#蘑菇头或乳胶管)、引流袋。

②腔镜仪器准备:腹腔镜 1 套(显示器、视频机、光源机、气腹机、分屏显示器、超声刀主机、高频电刀)。

③腔镜器械准备:10mm 30°镜头 1 个、10mm Trocar 1 个、5mm Trocar 3 个、12mm Trocar 2 个、摄像头、光源线、气腹管、冲吸器、双极钳、双极线、分离钳(直、弯各 1 把)、腔镜剪刀(直、弯各 1 把)、直角分离钳 1 把、无损伤抓钳 1 把、Hem-o-lok 施夹钳 3 把(大、中、小各 1 把)、针持 2 把(直、弯各 1 把)、超声刀手柄。

④一次性耗材:超声刀刀头、Hem-o-lok 夹、可吸收夹、直线切割器、吻合器、一次性标本袋、一次性电刀。

(2)体位:平卧位(双下肢外展,膝关节微屈)。

(3)手术配合

①建立静脉时与手术医师进行沟通,防止阻碍医师操作。

②注意无菌操作。

③造口时选用合适大小的棉球,根据医师习惯做成长条形或圆形,但不宜过大。

④注射器使用后,器械护士及时回收处理并告知巡回护士。

⑤术前冲洗水使用温箱严格加热至 42℃,冲洗前器械护士经医师确认后执行。

⑥清洗液由医师和器械护士共同配制相互监督。

8. 腹腔镜下精索静脉高位结扎术

(1)用物准备

①基础用物准备:基础器械、敷料包、11#手术刀片、吸引器、导尿包、丝线(1#、4#、7#)、腹腔引流管。

②腔镜仪器准备:腹腔镜仪器 1 套(显示器、视频机、光源机、气腹机、分屏显示器、超声刀主机、高频电刀)。

③腔镜器械准备:10mm30°镜头 1 个、10mm Trocar 2 个、5mm Trocar 2 个、12mm Trocar 1 个、摄像头、光源线、气腹管、冲吸器、分离钳(直、弯各 1 把)、腔镜直 1 把、直角分离钳 1 把、无损伤抓钳 1 把、超声刀手柄。

(2)体位:仰卧位,头低足高位。

(3)手术配合:采用滴水试验,即先置入气腹针,抽无菌生理盐水 5ml,用 5ml 注射器与气腹针连接、拔掉针栓、水柱自然流下,无阻碍,再连接针栓,回抽无水或血性物质。试验完成后器械护士和巡回护士核对部件是否完整。

9. 经尿道膀胱肿瘤电切术

(1)用物准备

①基础用物准备:基础器械、敷料包、吸引器、液状石蜡棉球、导尿包、腔镜套、引流袋、温3000ml 甘露醇冲洗液(温度在 37~39℃)。

②腔镜仪器准备:电切腔镜 1 套(显示器、视频机、光源机、等离子主机频电刀)。

(2)体位:改良截石位。

(3)手术配合

①正确连接摄像光源,避免打折扭曲亮度不宜过大。

②巡回护士密切观察患者生命体征、保持皮肤完整性。

③遵医嘱正确使用各种冲洗液,无论是甘露醇还是生理盐水都必须预加温;开放冲洗液时主刀医师再次确认。

④器械护士要防止液状石蜡浸湿无菌台。

⑤器械护士保护好标本,手术结束后与医师助手严格交接。

⑥器械护士保护好艾利克(ELLIK),防止摔碎。

10. 经尿道前列腺(等离子)电切术

(1)用物准备

①基础用物准备:基础器械、敷料包、吸引器、液状石蜡棉球、三腔气囊导尿管、腔镜套、引流袋、3000ml 0.9%氯化钠溶液(温度在 37~39℃)。

②腔镜仪器准备:电切腔镜 1 套(显示器、视频机、光源机等离子主机和高频电刀)。

③腔镜器械准备:等离子电切镜头、电镜鞘、镜芯套件、冲水管(温)、艾利克(ELLIK)、电切环、电凝球。

(2)体位:改良截石位。

(3)手术配合

①正确连接摄像光源,避免打折扭曲,亮度不宜大大。

②巡回护士密切观察患者生命体征。敷料潮湿应即时更换,患者肢体不要与金属物件接触以防灼伤。

③术中摆放体位要动作轻柔,将患者肢体固定好并随时观察血压的变化,手术结束先放平一侧肢体,5min 后血压平稳再放平另一侧肢体。

④巡回护士于手术开始前将机器和脚踏开关置于合适位置,并接好电源,检查各开关。如果是新设备或拼凑的机器和器械,一定要提前试验、操作。

⑤手术结束后按规程关闭仪器,归还仪器间。清洗器械用专用设备。

⑥遵医嘱正确使用冲洗液。

(二)局部麻醉

局部麻醉也称部位麻醉,是指在患者神志清醒状态下,将局麻药应用于身体局部,使机体某一部分的感觉神经传导功能暂时被阻断,运动神经传导保持完好或同时有程度不等的被阻滞状态。这种阻滞应完全可逆,不产生任何组织损害。局部麻醉的优点在于简便易行、安全、患者清醒、并发症少和对患者生理功能影响小。方法包括表面麻醉、局部浸润麻醉、区域阻滞、神经及神经丛阻滞。适用于包皮环切术、经尿道肉阜切除术等手术。

1. 包皮环切术

(1)用物准备:基础器械、敷料包、无菌手套 2 双、生理盐水、油纱条、包皮环切缝合器、钳夹板、Gomco 钳、弹力绷带。

(2)体位:仰卧位。

(3)手术配合

①注意无菌操作。

②器械护士与医师助手仔细清点并观察包皮切口有无漏钉、脱钉。

③保持伤口敷料清洁干燥,避免尿液污染。

2．尿道肉阜切除术

(1)用物准备:基础器械、敷料包、小清创包、组织钳零件、4-0 可吸收缝合线 2 根、18F 双腔导尿管 1 根、尿袋、一次性负极板、电刀。

(2)体位:截石位。

(3)手术配合

①注意无菌操作。

②器械护士用镊子夹起肉阜顶部,用电灼器在肉阜根部烧灼,去除肉阜,烧灼面积不宜过深,同时电灼止血。

③尿道肉阜易出血,组织软、脆,术中注意止血。

3．椎管内麻醉　将麻醉药物注入椎管的蛛网膜下腔或硬膜外腔,脊神经根受到阻滞使该神经根支配的相应区域产生麻醉作用,统称为椎管内麻醉。根据注入位置不同,可分为蛛网膜下隙麻醉(又称脊麻或腰麻)、硬膜外阻滞、腰硬联合麻醉、骶管阻滞麻醉。目前,泌尿外科椎管内麻醉方式主要为腰麻和硬膜外麻醉。常见的腰麻手术有经尿道前列腺等离子电切术、经尿道膀胱肿瘤电切术(同本节全身麻醉)、输尿管镜下碎石术、膀胱镜检术,常见的硬膜外麻醉的手术有输尿管镜检查术、输尿管镜下碎石术等。

4．膀胱镜检术

(1)用物准备

①基础用物准备:基础器械、敷料包、无菌手术衣、导尿包、纱布、腔镜套、引流袋、液状石蜡棉球、双"J"管、恒温的 3000ml 0.9％氯化钠溶液若干袋(接近人体温度)。

②腔镜仪器准备:膀胱镜仪器 1 套(显示器、视频机、光源机)。

③腔镜器械准备:膀胱镜镜头、镜鞘、闭孔器、光源线、冲水管。

(2)体位:截石位。

(3)手术配合

①巡回护士密切观察患者生命体征,受压部位皮肤发现问题立即处理。

②术中摆放体位要轻柔,将患者肢体固定好并同时观察血压的变化,手术结束先放一侧肢待血压循环平稳后再放另一侧肢体。

③巡回护士于手术开始前将机器和脚踏开关置于合适位置,接好电源,检查各开关。

④如果是新进入和拼凑的机器和器械,一定要提前试验、操作。

⑤手术结束后按规程关闭仪器,清洗器械用专用设备以免损坏。

5．输尿管镜下碎石术

(1)物品准备

①基础用物准备:基础器械、敷料包、导尿包、8F 红尿管、腔镜套、液状石蜡棉球、引流袋、恒温 3000ml 0.9％氯化钠溶液若干袋。

②腔镜仪器准备:输尿管镜 1 套(显示器、视频机、光源机、气压弹道碎石机或钬激光系统)。

③腔镜器械准备:输尿管镜、光源线、冲水管、取石钳、碎石针、输尿管异物钳、气压弹道碎石手柄。

④一次性耗材:亲水导丝、6F 或 7F 双"J"管。

(2)体位:截石位。

(3)手术配合

①使用大量冲洗液,术前巡回护士要提高室内温度。

②护士要与主刀医师进行沟通准备的超滑导尿管,术中如果需要及时调整。

③该手术使用的导丝和镜头比较长,要注意无菌操作。

6.输尿管镜检查术

(1)用物准备

①基础用物准备:基础器械、敷料包、导尿包、8F 红尿管、腔镜套、液状石蜡棉球、引流袋、恒温 3000ml 0.9%氯化钠溶液若干袋。

②腔镜仪器准备:输尿管镜 1 套(显示器、视频机、光源机)。

③腔镜器械准备:输尿管镜、光源线、冲水管。

(2)体位:膀胱截石位。

(3)手术配合

①术者术中输尿管镜要灵活操作。灌水袋置于患者右侧近腿旁,调节好灌水袋的悬挂高度,距离患者膀胱平面保持在 1m 左右。

②摄像系统、冷光源放置于左侧,弹道碎石机置于术者右侧,脚踏开关置于术者右脚位置,利于术者更好地操作及观察图像,也便于护士观察病情及麻醉师用药。连接好各种线路,开启摄像系统,摄像导线用无菌保护套隔离;光源连续使用时,不必每次关闭电源,以免缩短灯泡寿命。

第二节　泌尿外科日间手术管理

一、概述

日间手术最早由英国医师 Nicho 提出,2003 年国际日间手术协会(International Association for Ambulatory Surgery,IAAS)将日间手术定义为患者入院、手术和出院在 1 个工作日中完成的诊疗过程,不包括在医师诊所或医院开展的门诊手术。日间手术可以缩短手术等待时间及住院时间,降低住院费用,提高医疗资源利用率。这种模式适应城市医疗需求,是对传统住院模式的完善和补充。日间手术是指患者在入院前在门诊已做完对应术前检查,预约手术时间,当日住院手术,48h 内出院的一种手术模式。目前日间手术是国际上较为流行的手术模式,即缩短部分手术的候台时间,让患者 48h 完成入院、检查、手术、出院的全过程。

二、工作要求和标准

1.日间手术病种术式要求　日间手术项目准入原则是临床诊断明确;门诊手术无法完成的,风险小、已成熟开展的技术;恢复快、安全性高、疗效确切的手术。

2.患者准入标准

(1)意识清醒,无精神疾病史,围术期有成人陪伴。

(2)愿意接受日间手术,对手术方式、麻醉方式理解并认可;患者和家属理解围术期护理内容,愿意并有能力完成出院后照护。

(3)非全麻手术,ASA 分级Ⅰ～Ⅱ级,ASA 分级Ⅲ级但全身状况稳定 3 个月以上;全麻手术,ASA 分级Ⅰ～Ⅱ级,年龄 65 岁以下。

(4)符合各病种手术的相关要求。

(5)有联系电话并保持通畅,建议术后 72h 内居住场所距离医院不超过 1h 车程,便于随访和应急事件的处理。

3. 日间手术项目基本标准

(1)在 2～3h 内完成手术。

(2)手术麻醉风险评估Ⅰ～Ⅱ级。

(3)术后出血风险小。

(4)气道受损风险小。

(5)能快速恢复饮食和饮水,入院 24～48h 可达到离院标准。

(6)术后疼痛可用口服药缓解。

(7)不需要特殊术后护理。

4. 泌尿外科日间手术适应证

(1)精索静脉高位结扎术。

(2)睾丸鞘膜积液反转术。

(3)输尿管镜输尿管支架管置换术/取出术。

(4)包皮环切术。

(5)2cm 内泌尿系结石。

(6)尿道肉阜切除术。

(7)尿道扩张术。

(8)膀胱镜检术。

(9)肾囊肿去顶减压术。

(10)经尿道膀胱肿瘤电切术。

5. 日间手术医师准入标准

(1)日间手术医师准入原则:工作能力强、技术优良、职业素质良好。

(2)日间手术医师基本标准:①临床主刀医师具有丰富临床经验,具备相应级别手术的操作资质;②麻醉医师需主治以上医师并能独立承担全身麻醉;③具有良好的医德医风和较强的医患沟通能力。

6. 日间手术麻醉选择标准

(1)日间手术麻醉选择原则。①术后恢复快,无意识障碍;②无麻醉后并发症;③良好的术后镇痛作用。

(2)各临床专科和麻醉科应根据病种特点,选择合适的麻醉方式,并报医务部门备案。

7. 日间手术患者出院标准　①生命体征平稳至少 1h;②患者意识清楚;③步态平稳,无头晕;④无中重度恶心和呕吐、无剧烈疼痛和出血;⑤有成年人护送并在家中照看;⑥日间手术主管医师判定可以出院,并告知术后注意事项和咨询电话。

8. 日间手术流程变异处置管理　手术或住院期间若出现特殊情况导致诊疗计划变更,或出院后发生严重并发症导致 72h 再次入院即认为出现流程变异;发生重大病情变化或其他问题,应及时向上级医师或主任汇报,积极采取措施处置,并根据病情决定是否继续在临床专科继续治疗。

(1)在院患者出现流程变异需手术医师评估后退出日间手术临床路径,并转普通住院进行治疗,同时医师需做好相应的普通病程记录。因故不能24h内出院,继续在相应专科治疗的患者,病历按普通病历要求书写。

(2)出院后发生重大病情变化或其他问题,手术医师应及时告知患者处置措施,必要时接回相关专科继续治疗,各相关病室应优先安排入院,不得以任何不正当理由推诿或拒绝患者入院。

手术或住院期间出现特殊情况导致诊疗计划变更,或出院后发生严重并发症导致72h内再次入院即认为出现流程变异。

(1)发生重大病情变化或其他问题,应及时向上级医师或主任汇报,采取积极措施,并根据病情判断是否继续在临床专科继续治疗。

(2)在院患者出现流程变异需手术医师评估后退出日间手术临床路径,并转普通住院进行治疗,同时医师需做好相应的普通病程记录。因故不能24h内出院,继续在相应专科治疗的患者,病历按普通病历要求书写。

(3)出院后发生重大病情变化或其他问题,手术医师应及时告知患者处置措施,必要时接回相关专科继续治疗,各相关病室应优先安排入院,不得以任何不正当理由推诿或拒绝患者入院。

三、日间手术实施流程

1. 院前评估流程

(1)患者专科门诊就诊。

(2)专科医师根据日间手术病种进行评估,开具相应检查、检验项目及入院申请单;签署日间手术知情同意书。

(3)患者前往麻醉门诊,由麻醉医师进行麻醉评估,并开具相应检查、检验项目并填写麻醉风险评估单;局麻或不需要麻醉的手术可不经过麻醉门诊评估。

(4)患者至床位预约中心缴纳押金,完成相应检查、检验项目。

(5)专科医师和麻醉医师再次进行评估,符合条件的患者由主管医师申请安排手术及住院时间并通知患者,务必提前1天预约手术室;不符合条件患者由专科进行告知,患者可在下次就诊时缴纳相应的门诊检查、检验项目费用后,并退还押金。

2. 入院流程

(1)患者按预约时间入院,再次请麻醉科评估患者情况,情况符合方可开展手术,未按预约时间入院者需缴纳门诊检查、检验项目费用,并重新门诊评估后再次预约时间进行手术。

(2)入院后进行宣教,内容包括(但不限于)健康教育、心理疏导、饮食指导、用药指导、手术注意事项、术后护理等。

3. 围术期流程

(1)医师再次审核相应的检验、检查。

(2)手术、麻醉医师进行术前谈话并签字。

(3)患者进行术前准备并等待手术。

（4）当日手术医师查房评估患者术后情况，根据一般情况、活动情况、恶心呕吐、出血、疼痛 5 方面对患者进行出院评估，判断患者是否达到日间出院标准。

4. 出院随访流程

（1）医师完成病历书写及出院医嘱；对出院后仍需要治疗的患者，医师应开具相应的治疗方案，以日间手术出院注意事项告知书的形式明确告知患者，患者明确后需签字确认。

（2）护士为患者进行出院指导及宣教。

（3）患者出院后第二天科室需电话随访并做好记录，电话随访第一周不少于 2 次，第二周不少于 1 次。

（4）保证随访电话 24h 开通，并鼓励患者到就近医疗机构随诊。

四、日间手术管理

1. 术前管理　针对门诊患者特点，要求预约处门诊护士术前 1 天与患者取得联系，并确认患者是否如期来院手术；以及手术当日，手术室护士与日间病房护士沟通确认，预约手术患者是否都已安全入住病房；并根据情况及时调整手术排程和人员安排，确保患者手术准时开台及减少人力资源的浪费。

2. 术后管理　为保证患者安全，建立起一套日间手术患者安全出院标准和归入住院手术患者的转化机制及日间手术标准化管理制度。在参照孔庆健等设计的麻醉后出院评分系统（PADS）基础上，参考和借助生命体征、下床活动和精神状态、疼痛感、术后恶心呕吐及手术出血情况 5 个主要标准，作为评判日间手术患者出院的标准。满分为 10 分，术后 24h 内患者达到 9 分以上并有成年家属陪同的情况下即可办理出院。如果日间手术患者术后不能在 24h 内出院，即由日间手术患者转为住院手术患者，并立即从日间病房转至专科病房。患者出院前，告知其回家后相关注意事项、给患者备留咨询电话。这一环节由日间病房指派专人负责，每天以电话形式及时了解患者术后恢复情况，正确指导患者服药、饮食、休息与活动，并注意对并发症（如术后迟发出血、手术切口的感染等）的观察。如果有相关症状或其他不适，可随时与日间病房咨询处联系或与主刀医师联系，为问题的及时发现、及时解决提供保障与服务。

五、出院后应急预案管理

患者出院后发生突发事件后，接报或接诊的工作人员应详细询问相关情况，如患者姓名、联系方式、手术日期、出院日期、主刀医师、既往是否合并高血压、冠心病等基础疾病，初步判断此次突发事件是否和本次手术相关，并对此次突发事件做好充分完善的书面记录，同时报告主刀医师和科主任。需急救的，按急诊绿色通道制度实施救治。

六、病历管理要求

日间手术病历书写基本原则按照《住院病历书写规范》执行，具体内容包括病案首页、24h出入院记录、术前小结与术前讨论、授权委托书、知情同意书、手术安全核查表、手术风险评估与项目管理表、手术记录、麻醉记录单、手术患者转运交接表、出院评估表、检验检查报告单、医嘱单、护理记录单、日间手术出院注意事项告知书、体温单等。为提高工作效率，各科室使用医院日间病历模板记录。

七、监督考核及改进

1. 医务科、医疗质量管理科负责日常的管理、协调及监督检查，各科室应及时上报日间手术开展情况和问题分析，为医院持续改进流程和质量提供依据。

2. 管理办公室将定期组织相关科室对日间手术开展情况进行考评，内容包括（但不限于）日间手术开展情况、流程变异情况、医疗质量、医疗文书质量、医保支付情况等，并根据考评情况定期对日间手术开展科室提出整改意见。

第三节　加速康复外科在泌尿外科的应用

一、加速康复外科概述

加速康复外科（enhanced recovery after surgery，ERAS），也被称为快通道外科（fast track surgery，FTS）或快速康复外科，2001 年由丹麦外科医师 Kehlet 等系统提出并实施。一系列的多中心研究证明，ERAS 可以显著缩短住院时间、降低术后并发症发生率及死亡率，降低患者的医疗费用。

二、术前护理

1. **术前检查**　做好术前常规的检查，如心电图，胸片，CT，造影及血、尿、便常规，生化，凝血功能，感染八项等。

2. **术前心理护理**　泌尿外科疾病种类多，涵盖各个年龄，有些疾病发生的部位较隐私，一般让患者难以启齿，从而心理护理成了重中之重的问题。快速康复理念认为，围术期的心理护理可以对临床治疗起到辅助和促进作用，对于患者的康复非常有利。针对患者不同的心理状况和需求、动态的病情变化，做好耐心且细致的解释安抚工作，使患者的恐惧、焦虑情绪能够得到缓解，减轻其生理应激反应，让患者能够平稳地渡过围术期，同时也降低了手术并发症的发生率。加强术前宣教，知识领域是护理人员最易干预的环节，个体化宣教是 ERAS 成功与否的独立预后因素。

3. **优化身体状况**　合理的营养支持作为促进患者快速康复的方法之一，在 ERAS 理念中的作用也不断被提出和证实。为减少术后并发症、加速康复，术前对患者进行营养评估和治疗至关重要。

4. **术前肠道准备**　研究证明，胃功能正常的情况下进食液体食物 2h 内、固体食物 6h 后即可胃排空，因此，手术麻醉前 2h 进食非常安全，不会增加麻醉期间反流引起的呼吸并发症及对术后的不良影响。手术患者尽量减少禁食禁饮时间，有利于缓解患者术前饥饿、口渴、焦虑等不适感，同时降低术后胰岛素抵抗。专家建议术前禁食 6h，禁饮 2h；如患者无糖尿病史，推荐口服 12.5% 的糖类饮料，通常是术前 10h 饮用 800ml，术前 2h 饮用≤400ml。有文献报道，传统的肠道准备会增加患者不适感，会导致肠道菌群失调，引起脱水及电解质紊乱，延长术后肠麻痹时间。

三、术中护理

减少手术应激是 ERAS 概念的核心原则,也是加速患者术后康复的基础。体温管理是减少应激的一部分。研究表明,术中及术后早期给予保温处理,具有减少术中出血、术后感染、心脏并发症,以及降低分解代谢的作用。麻醉药导致体温中枢调节异常、伤口暴露、大量输液、环境温度过低,以及冷水冲洗腹腔等均可造成热量散失,且肌松药抑制肌肉收缩减少了机体热量的产生,故术中低体温十分常见。低体温同样增加机体的应激反应,并且带来免疫力下降、凝血功能障碍、增加心肺并发症的危险等。术后体温恢复正常耗费机体大量的能量,增加了负氮平衡的概率。因此,ERAS 提倡术中保温。可采用的措施包括提高室温、使用保温毯以防止机体热量散失,静脉输液应加温处理,腹腔冲洗液应采用接近体温的液体。

四、术后护理

1. 指导早期活动　Jakobsen 等研究结果显示,早期活动可以缓解术后疲劳、提高睡眠质量、减少并发症发生,能更早恢复日常活动。像肾移植手术、回肠代膀胱术等手术术后卧床时间长、大量补液,患者容易出现胸腔积液、肺部感染和深静脉血栓等并发症,术后早期活动是增加呼吸肌力、加快血液循环和减少术后并发症的有效方法之一。建议全麻术后 6h 可以采取半卧位,术后 1d 可以指导患者进行翻身和起坐运动,术后 2d 可以指导患者下床运动,活动应根据患者自身情况量力而行,制订个性化活动方案。

2. 合理留置导管　ERAS 理念提倡尽量减少使用或尽早拔除各类留置的导管,有助于减少感染等并发症,减少对术后活动的影响及患者心理障碍。泌尿外科手术常见导管包括尿管、腹膜后引流管、肾造口管、输尿管支架管、中心静脉导管等,在管道留置期间应该妥善固定、保持通畅、定时维护,操作时应注意无菌原则,防止感染。建议术后 2~3d 拔除中心静脉导管,4~5d 拔除尿管,1 个月内拔除输尿管支架管,腹膜后引流量<50ml 且排除积液、感染即可拔除引流管。

3. 术后液体管理　ERAS 理念认为,大量补液会影响患者胃肠道功能恢复。倪平志等的研究也表明,输入过多的液体可能会加重心脏负荷,增加毛细血管的通透性,从而引起组织水肿、脏器功能障碍,尤其是可能加重肠麻痹的发生。肾移植患者不建议常规持续静脉补液,术后 24h 即可逐步减少静脉补液。肾移植手术患者即使进入多尿期,也可按量出入为原则,采用口服补液为主的方式,限制静脉补液量,避免引起肠道水肿,导致消化道功能延迟恢复。

4. 术后营养管理　在上述的 ERAS 原则实施的基础上,患者往往可以耐受早期经口饮食。术后早期全营养肠内进食可最大限度地减轻胰岛素抵抗和氮丢失,并可形成正氮平衡,有利于增强机体免疫力,防止肠道菌群失调和移位,最终加快机体康复。有研究发现,早期经口饮食并不增加吻合口漏的发生率。

5. 有效镇痛管理　ERAS 主张在疼痛出现前采用预防、按时、多模式的镇痛措施控制术后疼痛。良好的镇痛可促进患者早期进食和下床活动,减少并发症的发生,还能降低手术应激反应,减轻患者焦虑情绪,促进快速康复。建议术后常规留置镇痛泵 72h,如果疼痛控制欠佳,可辅以其他镇痛药物加强或维持镇痛效果。术后镇痛效果需要护理人员采用专业疼痛量表对患者疼痛强度进行实时动态评估,同时观察有无恶心、呕吐、肠麻痹等不良反应,并积极对症治疗。

6. 做好随访工作　ERAS大大缩短患者的住院日是建立在统一的出院标准上的,即镇痛药物效果良好;进食半流质饮食;无须静脉输液;可自由活动。出院后短期的随访计划是必需的,特别是如果住院时间降低到3d左右时,再入院率约是10%以上,极少数可能发生吻合口漏,因此出院后48h内应电话随访指导,7~10d应门诊随访。

第6章

泌尿系统专科疾病护理技术

第一节 泌尿系统损伤患者的护理技术

一、肾损伤

【教学重点难点】

1. 肾损伤患者并发症的观察与护理。

2. 肾损伤的处理原则。

【概述】 肾位于肾窝内，较好地受到周围结构的保护：其后上借膈肌和第1、第12肋相邻；下相邻腰大肌、腰方肌；顶端覆盖有肾上腺。右肾前面上贴肝右叶下，下邻结肠肝曲，内部又与十二指肠降部相邻；左肾前上邻胃底及脾脏，中横过胰尾，下接空肠及结肠脾曲。肾正常有1～2cm的活动度，故不易受损。但尤其肾质地脆、包膜薄。肾后面的骨质结构也是引起肾损伤的因素。由于肾损伤多是严重多发性损伤的一部分，且常被忽视；而轻微的肾损伤常因不伴有严重症状而被漏诊，所以肾损伤的发病率实际上要比统计得高。

肾损伤男女患者数之比约4:1，且多见于20—40岁的男性，这与从事剧烈活动劳动有关；婴幼儿的肾损伤比较常见，这与解剖特点有关。

【病因】 肾损伤大多是闭合性损伤，可由直接暴力或间接暴力所致。开放性损伤多见于战时和意外事故，且常伴有其他脏器的损伤，后果较严重。偶然医疗操作如肾穿刺、腔内检查或治疗时也可发生肾损伤。

1. 直接暴力 肾区受到直接打击，躯体跌倒在坚硬的物体上，或被挤压于两个外来暴力的中间。致伤原因以撞击为主，其次为跌落、交通事故等。

2. 间接暴力 高处跌落时，双足或臀部着地，由于剧烈的震动而伤及肾。

3. 穿刺伤 常为贯通，可以损伤全肾或其一边，一般均伴发胸腹腔其他内脏损伤。

4. 自发破裂 肾也可无明显外来暴力而自发破裂，这类"自发性"的肾破裂常由肾已有的病变如肾盂积水、肿瘤、结石及慢性炎症等所引起。

5. 医源性损伤 对肾或比邻组织、器官实施检查、治疗及手术时造成的肾损伤。如行体外震波碎石术、经皮肾镜取石术或行肾盂或经肾窦肾盂切开取石术等手术时造成的损伤。

【临床表现】 不同肾损伤的临床表现不一致，伴其他器官损伤时，可能肾损伤的症状易被覆盖。其主要症状包括：休克、血尿、疼痛、伤侧腹壁强直和腰部肿胀等。

1. 休克 其程度依伤势和失血量而定。

2. 血尿　90％以上肾损伤的患者有血尿,轻者为镜下血尿,但肉眼血尿较多见。

3. 疼痛　与腹壁强直伤侧肾区有痛感、压痛和强直,身体移动时疼痛加重,但轻重程度不一。

4. 腰区肿胀　肾破裂时的血或尿外渗在腰部可形成不规则的弥漫性的肿块。

【辅助检查】

1. 实验室检查　尿常规可见大量红细胞。血常规检查时,血红蛋白持续性走低,表示有活动性出血;血白细胞计数增多,常提示有感染。

2. 影像学检查

(1)腹部 X 线平片:对肾损伤的诊断极为重要,应尽可能及早进行,否则可因腹部气胀而隐蔽肾脏。

(2)B 超:可以用于鉴别肝、脾包膜下血肿及血肿的大小和进展的随访。

(3)CT 检查:不仅安全、迅速,且能准确评估肾损伤的程度、范围等,在肾损伤的诊断及随访中均可作为首选的检查。

(4)放射性核素扫描:对肾损伤的诊断及随诊检查也有一定帮助,可根据情况采用。

【处理原则】

1. 非手术治疗　非手术治疗包括紧急处理和一般治疗。

(1)紧急处理:包括输血、输液、复苏。采取抗休克的治疗,并密切观察血压、脉搏等生命体征及腹部肿块大小变化、尿颜色、性质、量等,休克被纠正后,尽快行必要的检查,来确定肾脏损伤的程度和范围。

(2)一般治疗

①绝对卧床休息:时间根据肾损伤的程度不同而异,肾裂伤者应卧床休息 4～6 周,2～3个月不宜剧烈活动。

②止血:立即应用有效的止血药物,减少继续出血的可能性。

③抗感染及补液:应用广谱抗生素预防感染,防止血肿感染形成脓肿,注意补液,维持血容量及机体在非常态下的代谢需要,防止水、电解质紊乱。

④保持二便通畅:给予导尿,不仅便于观察尿液颜色、性质、量,而且减轻肾损伤。保持大便通畅防止用力排便增加腹压,引起继发性出血。

2. 介入治疗　常采用肾动脉栓塞疗法。肾损伤患者通过选择性动脉造影的检查注入栓塞剂,一般可达到满意的止血效果。

3. 手术治疗　大部分肾损伤患者通过非手术治疗而治愈,但部分肾损伤患者仍应及时给予手术治疗。肾损伤后的处理应尽一切力量保留伤肾,肾损伤的患者早期可应用肾周引流手术达到修复的目的,肾实质裂伤可采用肾修补术或部分肾切除术,但在病情危重时则需行肾切除。行肾切除术时应了解对侧肾功能状况。

【护理评估】

1. 术前评估

(1)健康史

①一般情况:记录患者的性别、年龄、职业及爱好等。

②外伤史:记录受伤的原因、时间、地点、部位,暴力性质、强度和作用部位,受伤至就诊期间的病情变化及就诊前采取的急救措施等。

（2）身体状况

①症状与体征：局部评估有无腰部疼痛、肿块和血尿等，有无腹膜炎的症状与体征；全身评估生命体征及尿量，判断有无休克、感染等征象。

②辅助检查：了解血、尿常规检查结果的动态变化，影像学检查有无异常发现。

（3）心理-社会状况：评估患者是否存在明显的焦虑与恐惧；患者及家属对肾损伤伤情与治疗的了解程度，能否配合肾损伤的治疗。

2. 术后评估

（1）了解术中患者的手术、麻醉方式、出血等情况。

（2）身体状况评估：生命体征是否平稳，患者是否清醒；伤口有无渗液、渗血；引流管是否通畅，引流液颜色、性状与量等；有无出血、感染等并发症的发生。

（3）心理-社会状况：评估患者是否担心手术预后，是否配合术后治疗和护理。

【常见护理诊断】

1. 焦虑与恐惧　与外伤打击、害怕手术及担心预后不良等有关。

2. 组织灌流量改变　与肾损伤引起的大出血有关。

3. 潜在并发症　休克、感染。

4. 知识缺乏　缺乏肾损伤相关知识。

【护理目标】

1. 患者恐惧与焦虑程度减轻，情绪稳定。

2. 患者的有效循环血量得以维持。

3. 患者未发生并发症，或并发症得到及时发现和处理。

4. 患者及家属对肾损伤相关知识有所了解或者掌握。

【护理措施】

1. 非手术治疗的护理/手术护理

（1）患者绝对卧床休息 2～4 周，待病情稳定、血尿消失后方可离床活动。通常肾损伤后需经 4～6 周才趋于愈合，过早过多离床活动有可能致再度出血。

（2）密切观察患者血压、脉搏、呼吸、体温生命体征情况，观察有无休克症状；观察尿液颜色、性质、量；观察腰腹部肿块范围的大小有无变化；监测血红蛋白变化；观察疼痛的部位及程度有无改变。

（3）建立静脉通道，遵医嘱输液、输血，以维持有效循环血量及组织灌注量，维持水、电解质及酸碱平衡。

（4）肾损伤常见的并发症有尿外渗、尿性囊肿、迟发性出血、肾周脓肿等。及时发现并发症并给予相应的护理。

①尿外渗：肾损伤最常见的并发症，可通过静脉尿路造影或 CT 明确诊断。早期给予有效抗生素情况下，大多数会自然消退。

②尿性囊肿：可发生于伤后至数年，但多数为伤后近期发生。CT 可明确诊断。大部分可自行吸收。若尿性囊肿持续存在或巨大，或出现发热、败血症等全身症状则需行经皮囊肿穿刺引流术、肾坏死组织清除术、输尿管支架管引流术等对应处理。

③迟发性出血：通常发生在创伤数 3 周内。需密切观察生命体征，一旦发生出血应绝对卧床、补液、抗休克。目前选择性血管栓塞术是首选治疗手段。

④肾周脓肿:患者常在伤后 5～7d 出现持续性发热,确诊后应用抗生素控制感染,首选经皮穿刺引流术,必要时行脓肿切开引流甚至肾切除。

(5)预防感染

①伤口护理:保持伤口敷料的清洁、干燥,有渗出及时更换。

②及早发现感染:患者体温升高、伤口疼痛且伴有白细胞计数和中性粒细胞比值升高、尿常规示白细胞计数增多时,提示有感染。

③用药护理:遵医嘱应用抗生素,并鼓励患者多饮水,用药后观察疗效及不良反应。

(6)心理护理:向患者及家属解释肾损伤的病情发展情况及主要的治疗护理措施,鼓励患者及家属积极配合并参与各项治疗和护理工作。减轻患者焦虑与恐惧。

①术前准备:在抗休克的同时,有手术指征者做好术前准备。

②配合医师完成术前常规检查,尤其凝血功能是否正常。

③予患者备皮、配血等,必要时行肠道准备。

2. 术后护理

(1)肾部分切除术后患者应适当卧床休息,以防术后继发性出血。

(2)密切观察患者生命体征及伤口情况;准确记录尿液的颜色、性状和量。

(3)量出为入,合理调节输液速度,以免加重健侧肾负担。

(4)妥善固定引流管,标识清楚,保持引流管在位且通畅,观察引流液颜色、性状、量,一般于术后 2～3d、引流量减少至每天 5ml 时拔除。

【护理评价】

1. 患者是否恐惧与焦虑减轻,情绪是否稳定。

2. 患者组织灌流量是否恢复正常,生命体征是否维持平稳。

3. 患者治疗护理过程中并发症是否得以预防,或得到及时发现和处理。

4. 患者或者家属是否了解或者掌握肾损伤相关知识。

【健康教育】

1. 出血的预防　患者出院后 3 个月内不宜从事剧烈活动,防止继发出血。

2. 用药的指导　肾切除术后患者,须预防健侧肾功能减退,慎用对肾功能有损害的药物。

二、膀胱损伤

【教学重点难点】

1. 膀胱造瘘管的护理。

2. 试验性导尿的相关操作。

【概述】　膀胱损伤是指膀胱壁受到外力作用时发生膀胱浆膜层、肌层、黏膜层的破裂,引起膀胱腔完整性破坏、血尿外渗。膀胱为腹膜外器官,空虚时位于骨盆深处,耻骨联合后方,周围有骨盆保护,受到周围筋膜、肌肉、骨盆及其他软组织的保护,所以膀胱损伤在泌尿系损伤中并不常见。但膀胱充盈时其壁紧张而薄,伸展高出耻骨联合至下腹部,易遭受损伤。

【病因】

1. 外伤性　外伤性膀胱损伤最常见的原因首先是各种因素引起的骨盆骨折;其次是膀胱在充盈状态下遭到外来打击;再次还有火器、利刃所致穿通伤等,很少见。

2. 医源性　医源性膀胱损伤最多见于妇产科、下腹部手术,以及某些泌尿外科手术。

3. 自身疾病　自发性破裂比较少见,可由肿瘤、结核等导致。

【临床表现】　膀胱损伤因损伤类型、轻重不同而有所不同的临床表现。轻微损伤仅出现血尿、耻骨上或下腹部疼痛等;损伤重者可出现血尿、无尿、排尿困难、休克、尿瘘等。

1. 血尿　一般表现为肉眼或镜下血尿,其中肉眼血尿有时伴有血凝块最具有提示意义。

2. 疼痛　一般疼痛表现为下腹部或耻骨后,伴有骨盆骨折时,疼痛较剧烈。腹膜外破裂者,疼痛主要位于盆腔及下腹部并伴有放射至会阴部、下肢等痛。膀胱破裂至腹腔者,全腹疼痛、压痛及反跳痛、腹肌紧张、肠鸣音减弱或消失等腹膜炎的症状及体征。

3. 无尿或排尿困难　膀胱发生破裂,尿液外渗,主要表现为无尿或尿少;部分患者表现为排尿困难,是由于疼痛、恐惧及卧床排尿不习惯等原因。

4. 休克　严重膀胱损伤伴腹膜炎或骨盆骨折者由创伤及大出血所致休克。

5. 尿瘘　开放性损伤时,若伤口与膀胱相通而有漏尿,与直肠、阴道相通,则经肛门、阴道漏尿。闭合性损伤时,尿外渗继发感染后可破溃形成尿瘘。

【辅助检查】

1. 导尿检查　怀疑膀胱损伤时,立即给予导尿,如尿液清亮,可初步排除膀胱损伤;如尿液很少或无尿,应予注水试验,即向膀胱内注入 200～300ml 生理盐水,稍待片刻后抽出,出入量相差较大,提示膀胱破裂。但该方法准确性差,易受干扰。

2. 膀胱造影　膀胱造影是诊断膀胱破裂最有价值的方法,尤其是对于骨盆骨折合并肉眼血尿的患者。导尿成功后,经尿管注入稀释后的造影剂,分别行前后位及左右斜位摄片,将造影前后 X 线片比较,观察有无造影剂外溢及其部位。

3. 静脉尿路造影　临床应用价值低于膀胱造影,在考虑合并有肾或输尿管损伤时,应行静脉尿路造影检查,同时观察膀胱区有无造影剂外溢,可辅助膀胱损伤的诊断。

4. X 线检查　腹部平片可判断是否合并骨盆骨折情况。

【处理原则】　应积极处理原发病及危及生命的并发症并根据不同的病理损伤类型,采取相应的措施。

1. 膀胱挫伤　一般只需卧床休息,多饮水,视病情留置导尿数天,应用抗生素预防感染等非手术治疗。

2. 腹膜外膀胱破裂　腹部闭合性损伤患者不伴有并发症,可仅予以大口径尿管充分引流。2 周后拔除尿管前行膀胱造影。同时抗生素应用持续至尿管拔除后 3d。腹膜外破裂并发膀胱瘘时应考虑行膀胱修补术。

3. 腹膜内膀胱破裂　腹膜内膀胱破裂应立即手术探查,同时检查有无其他脏器损伤。

4. 膀胱穿通伤　应立即手术探查,以发现有无腹内脏器损伤、有无泌尿系统损伤。有无三角区、膀胱颈部或输尿管损伤,视损伤情况做对应处理。术后应用抗生素。

【护理评估】

1. 术前评估

(1)健康史

①一般情况:记录患者的性别、年龄、职业及爱好等。

②外伤史:记录受伤的原因、时间、地点、部位,暴力性质、强度和作用部位,受伤至就诊期间的病情变化及就诊前采取的急救措施等。

(2)身体状况:局部,评估有无盆腔及下腹部并伴有放射至会阴部、下肢等疼痛,有无腹膜炎的症状与体征。全身,评估生命体征及尿量,判断有无休克、感染等征象。

(3)辅助检查:了解血、尿常规检查结果的动态变化,影像学检查有无异常发现。

(4)心理-社会状况:评估患者是否存在明显的焦虑与恐惧;患者及家属对膀胱损伤伤情与治疗的了解程度,能否配合膀胱损伤的治疗。

2. 术后评估

(1)术中情况:了解患者的手术、麻醉方式,术中出血情况。

(2)身体状况:评估生命体征是否平稳,患者是否清醒;伤口有无渗液、渗血;引流管是否固定在位、通畅,引流液颜色、性状与量等;有无出血、感染等并发症的发生。

(3)心理-社会状况:评估患者是否担心手术预后,是否配合术后治疗和护理。

【常见护理诊断】

1. 疼痛　与骨盆骨折、腹膜炎有关。

2. 排尿形态改变　与创伤及手术有关。

3. 有引流管引流异常的危险　与引流管脱出、堵塞等因素有关。

4. 焦虑或恐惧　与创伤、血尿及休克等有关。

5. 潜在并发症　休克、感染。

【护理目标】

1. 患者疼痛症状减轻。

2. 患者排尿通畅。

3. 患者未发生引流管引流异常情况,或发生引流异常后及时得到处理。

4. 患者自诉焦虑、恐惧症状减轻,情绪比较稳定。

5. 患者未发生并发症或并发症得到及时发现和控制。

【护理措施】

1. 非手术治疗的护理/术前护理　主动向患者及其家属解释膀胱损伤的病情发展、主要治疗措施,鼓励患者及家属积极配合各项治疗和护理工作,减轻焦虑与恐惧。维持组织有效灌流量、保证体液平衡。密切观察患者的生命体征,尿液颜色、性质及量;遵医嘱输血、输液,观察有无输血、输液反应。预防感染,做好伤口及导尿管护理;遵医嘱应用抗生素,观察疗效及不良反应;及早发现感染征象,通知医师并配合处理。术前准备,有手术指征患者,在抗休克的同时,应做好术前准备。

2. 术后护理

(1)密切观察生命体征、伤口情况及生化指标的变化,及早发现出血、感染等并发症。

(2)膀胱造口管的护理,妥善固定、标识清楚,保持引流通畅,预防逆行感染;记录引流液的颜色、性状、量及气味;保持伤口周围皮肤清洁、干燥,定期换药;膀胱造口管一般留置2周左右拔除;拔管前需确定患者的排尿情况良好。

(3)尿管的护理:妥善固定、标识清楚,保持引流通畅,尿管一般于术后5~10d拔除;若遇复杂性损伤或伴伤口愈合不良患者,拔尿管前需进行膀胱造影确定膀胱伤口是否愈合。

【护理评价】

1. 患者疼痛症状是否较前减轻。

2. 患者排尿是否通畅。

3. 患者有无发生引流管引流异常的情况,或发生引流异常后是否得到及时处理。

4. 患者的焦虑、恐惧症状是否减轻，情绪是否稳定。

5. 患者有无发生并发症，或发生并发症后是否得到及时控制。

【健康教育】

1. 膀胱造瘘管的护理　部分患者需带膀胱造口管出院，应做好管道自我护理教育，引流袋的位置应低于膀胱位置；间断对引流管进行挤压，促进引流管内沉淀物的排出；发现引流管阻塞及膀胱刺激征、尿中有血块、发热等异常，应及时就诊。

2. 用药指导　详细告知患者遵医嘱服药及药物的不良反应、注意事项等。

三、尿道损伤

【教学重点难点】

1. 诊断性导尿相关操作。

2. 尿道损伤患者的健康教育。

【概述】　尿道损伤是泌尿系统较常见的损伤，占比 10%～20%，多见于 15—25 岁青壮年男性。男性尿道损伤因损伤部位的不同分为前尿道（阴茎部及球部尿道）损伤和后尿道（尿道膜部及前列腺部）损伤。女性尿道损伤通常是尿道前壁的部分撕裂，很少发生尿道近端或远端的完全断裂。

【病因】　尿道损伤可根据致伤原因的不同分为以下四类。

1. 医源性损伤大多数为尿道内暴力伤，常由于尿道腔内器械操作粗暴或不当所致。

2. 会阴骑跨伤和骨盆骨折主要导致尿道外暴力闭合性损伤。会阴骑跨伤是由高处坠落或摔倒时会阴部骑跨于硬物上，使球部尿道挤压于硬物与耻骨联合下方之间所致。骨盆骨折则常见于高处坠落伤、交通事故、挤压伤等。

3. 锋利的器械伤或枪击伤多导致尿道外暴力开放性损伤，一般同时伤及海绵体。

4. 化学药物烧伤、热灼伤、放射线损伤等非暴力性尿道损伤，较多见于膀胱肿瘤术后尿道内直接灌注化疗药物导致的尿道损伤。

【临床表现】　根据尿道损伤部位、程度，以及是否并发骨盆骨折或其他损伤均不相同。

1. 休克　休克在严重尿道损伤，特别是并发骨盆骨折及其他内脏损伤患者，常常发生。

2. 出血　出血为前尿道损伤的最常见症状。可表现为尿道口鲜血流出或溢出、血尿，也可为排尿后或排尿时有鲜血滴出。

3. 疼痛　主要表现在损伤部位及骨盆骨折处。

4. 排尿困难和尿潴留　尿道损伤后无论尿道连续性是否存在，均会表现为排尿困难，甚至急性尿潴留。

5. 局部血肿　骑跨伤时在会阴部、阴囊处常出现局部血肿。典型的局部血肿为"蝴蝶样"会阴血肿。后尿道损伤，血肿往往局限于盆腔内，如出血严重，也会蔓延至膀胱或腹壁。

6. 尿外渗　尿道损失后，尿液渗入周围组织内，且因局部解剖不同蔓延的区域、方向、范围也不同。尿外渗如处理不及时，可形成尿瘘。

【辅助检查】

1. 诊断性导尿　虽然存在争议，但因为能判断尿道损伤的程度，且尿道挫裂伤患者若试插成功可免除手术。在严格无菌条件下轻柔地试插导尿管，若成功，则可保留导尿；若插入困难，则不可反复试插；当尿道完全断裂时，一般不宜导尿。

2. X 线检查　骨盆前后位 X 线可显示骨盆情况及是否存在异物。

3. 尿道造影　所有怀疑尿道损伤的患者均有指征行逆行尿道造影。尿道造影可显示尿道损伤部位及程度,尿道断裂可有造影剂外渗,而尿道挫伤则无外渗征象。

4. CT、MRI检查　用于尿道损伤的初期评估,但对了解严重损伤后骨盆变形的解剖情况和合并脏器损伤程度有重要意义。

【处理原则】　首先防治休克,并关注有无并发骨盆骨折及其他脏器的损伤。尿道损伤治疗原则:尽早解除尿潴留;彻底引流尿外渗;恢复尿道连续性;防止发生尿道狭窄。

1. 非手术治疗　尿道挫伤及轻度裂伤患者不需手术治疗,可止血、镇痛、应用抗生素预防感染。排尿困难患者,如诊断性导尿成功,可保留导尿 2 周左右。如失败,可行耻骨上膀胱穿刺或造口术,及时引流出尿液。

2. 手术治疗

(1)前尿道损伤:前尿道裂伤时若导尿失败,立即行经会阴尿道修补术,并继续保留导尿管2～3周;尿道断裂患者会阴、阴茎、阴囊内已形成血肿时,应及时清除血肿,然后行尿道吻合术,并保留导尿。

(2)后尿道损伤:采用早期尿道会师复位术,将断裂的尿道两断端复位对合,术后保留导尿3～4周,并观察有无尿道狭窄的情况。休克严重患者抢救时应延期此手术,只做膀胱高位造口。

(3)并发症

①尿外渗:在尿外渗区域做多处切口引流,彻底引流外渗尿液。

②尿道狭窄:尿道狭窄轻者可定期做尿道扩张术,狭窄严重患者可行狭窄段切除吻合术。

【护理评估】

1. 术前评估

(1)健康史

①一般情况:记录患者的性别、年龄、职业及爱好等。

②外伤史:记录受伤的原因、时间、地点、部位,暴力性质、强度和作用部位,受伤至就诊期间的病情变化及就诊前采取的急救措施等。

(2)身体状况

①局部:评估有无损伤部位及盆腔等疼痛,有无会阴部、阴囊等局部血肿的症状与体征;

②全身:评估生命体征及尿量,判断有无休克、感染等征象。

(3)辅助检查:了解血、尿常规检查结果的动态变化,影像学检查有无异常发现。

(4)心理-社会状况:评估患者是否存在明显的焦虑与恐惧;患者及家属对尿道损伤伤情与治疗的了解程度,能否配合尿道损伤的治疗。

2. 术后评估

(1)术中情况:了解患者的手术、麻醉方式,术中出血情况。

(2)身体状况:评估生命体征是否平稳,患者是否清醒;伤口有无渗液、渗血;尿管及引流管是否固定在位、通畅,引出液颜色、性状与量等;有无出血、感染等并发症的发生。

(3)心理-社会状况:评估患者是否担心手术预后,是否配合术后治疗和护理。

【常见护理诊断】

1. 体液不足　与合并损伤致腹腔内出血、液体渗出、禁食等有关。

2. 疼痛　腹痛与局部损伤及手术有关。

3. 焦虑或恐惧　与疼痛、担心手术及疾病的预后等因素有关。

4. 潜在并发症　休克、尿外渗、尿道狭窄。

【护理目标】

1. 患者生命体征平稳、体液维持平衡。

2. 患者疼痛较前减轻。

3. 患者焦虑或恐惧程度减轻,情绪较稳定。

4. 患者未出现相关并发症,或相关并发症及时得到发现与处理。

【护理措施】

1. 非手术治疗的护理/术前护理

(1)急救护理

①迅速建立静脉通路,遵医嘱输液、输血,应用止血、镇痛药物。

②合并伤处理,若合并骨折,及时做骨折复位固定,勿随意搬动,并预防相关并发症。

(2)心理护理:主动向患者及家属讲解尿道损伤病情发展、相关治疗护理及注意事项,稳定其情绪,减轻焦虑与恐惧,鼓励家属给予患者关心、支持并积极配合治疗。

(3)病情观察

①密切观察患者神志、脉搏、呼吸、血压、体温等生命体征的变化。

②观察患者排尿情况,及时给予导尿或膀胱造口,以免发生尿潴留。

(4)预防感染

①保持伤口敷料清洁、干燥,导尿管或膀胱造口管保持引流通畅。

②嘱患者排尿勿用力,避免尿外渗引起周围组织继发感染。

③遵医嘱应用抗生素,观察用药后疗效及不良反应。

④观察患者血生化指标的变化,及早发现感染并配合医师处理。

(5)尿管、膀胱造口管护理:管路妥善固定,避免拖拽防止脱出;保持引流通畅;视患者病情适当多饮水。

(6)术前准备:在抗休克的同时,给有手术指征患者,紧急做好术前准备。

2. 术后护理

(1)密切观察患者生命体征及伤口情况;准确记录尿液的颜色、性状和量。及早发现出血、感染等并发症。

(2)引流管护理(尿管、膀胱造口管)

①妥善固定:床上翻身活动的避免拖拉、下床活动时保持引流管低于膀胱位置,便于引流。

②保持通畅:避免引流管打折;血块堵塞时及时清除。

③预防感染:定期更换引流袋。留置尿管期间,每日会阴擦洗 2 次,防止逆行感染。

④拔管:尿管根据尿道损伤情况及手术方式一般保留 2～4 周。膀胱造口管需经膀胱尿道造影确定尿道无狭窄及尿外渗后,方可拔除。

(3)尿外渗区切开引流的护理:保持引流通畅;及时更换浸湿的伤口敷料;抬高阴囊,利于肿胀消退。避免便秘及大便污染伤口,以免影响伤口的愈合。

(4)心理护理:由于尿道损伤部位较特殊,患者易出现焦虑、紧张等情绪,及时发现的同时积极针对个体情况教会患者自我放松的方法。

【护理评价】

1. 患者生命体征是否平稳、体液能否维持平衡。

2. 患者疼痛是否较前减轻。

3. 患者焦虑或恐惧程度是否减轻,情绪是否稳定。

4. 患者是否出现相关并发症,或相关并发症有无及时得到发现与处理。

【健康教育】

1. 定期行尿道扩张术　男性尿道损伤患者,极易发生尿道狭窄,教会患者观察排尿不畅、尿线变细等异常情况及时来院就医。向患者解释尿道扩张术的意义,鼓励患者定期行尿道扩张术治疗。

2. 自我护理　部分患者需带膀胱造口管出院,应做好管道自我护理教育:引流袋的位置应低于膀胱位置;间断对引流管进行挤压,促进引流管内沉淀物的排出;发现引流管阻塞及膀胱刺激征、尿中有血块、发热等异常,应及时就诊;嘱患者多饮水,定期更换膀胱造口管。

第二节　泌尿系统感染患者的护理技术

一、上尿路感染

(一)肾盂肾炎

【教学重点难点】

1. 肾盂肾炎的处理原则。

2. 肾盂肾炎预防措施。

【概述】　肾盂肾炎是致病微生物经尿道上行入侵肾脏,或经血液、淋巴回流播散到肾,引起的肾盂和肾实质炎症,常伴有下尿路炎症。根据临床病程及症状,可将其分为急性肾盂肾炎、慢性肾盂肾炎。

【病因】

1. 年龄和性别　肾盂肾炎发病率女性高于男性且随年龄的增长而增加。

2. 导尿及泌尿系统器械检查　医疗操作不仅破坏黏膜的屏障作用,而且将尿道内的细菌带入膀胱,造成逆行感染。

3. 泌尿系统梗阻　泌尿系统梗阻是重要的诱因。

4. 泌尿系统结构异常

(1)膀胱自主神经功能障碍。

(2)膀胱-输尿管反流。

(3)先天性发育异常。

【临床表现】

1. 全身表现　常有寒战、高热,可伴有头痛、全身酸痛、无力、食欲减退。

2. 泌尿系统表现　常有尿频、尿急、尿痛等尿路刺激征,多伴有腰痛及肾区不适。

【辅助检查】

1. 尿液的化验检查　尿液混浊,尿比重降低。存在少量蛋白尿,一般 24h 尿蛋白定量<1~2g。伴血尿,可为镜下血尿也可为肉眼血尿。尿白细胞计数增多,可见白细胞管型。

2. 血常规　白细胞计数增多,中性粒细胞核左移。

【处理原则】

1. 一般治疗　急性期注意多休息,多饮水,勤排尿。膀胱刺激征或血尿明显的患者,可遵医嘱口服碳酸氢钠,碱化尿液、缓解膀胱痉挛、抑制细菌生长。反复感染患者,应积极查找病因,避免诱发因素。

2. 抗菌治疗　轻型根据肾盂肾炎轻重程度选择口服或静脉应用抗菌药,用药 72h 可见效,若无效则应获取尿培养结果后根据药敏试验更改用药,必要时联合用药。用药应持续 2 周。

【护理评估】

1. 健康史

(1)一般情况:记录患者的性别、年龄、职业及爱好等。

(2)用药史:记录就诊前采取的药物治疗等。

2. 身体状况

(1)症状与体征

①局部:评估有无肾区等疼痛。

②全身:评估患者生命体征,判断有无寒战、高热及头痛、全身酸痛、无力、食欲减退等症状。

(2)辅助检查:了解血、尿常规检查结果的动态变化。

3. 心理-社会状况　评估患者是否存在明显的焦虑与恐惧;患者及家属对肾盂肾炎相关治疗的了解程度,能否配合治疗。

【常见护理诊断】

1. 排尿障碍　尿频、尿急、尿痛与泌尿系感染有关。

2. 体温过高　与急性肾盂肾炎有关。

3. 潜在并发症　肾乳头坏死、肾周脓肿。

4. 知识缺乏　缺乏肾盂肾炎相关的知识。

【护理目标】

1. 患者尿频、尿急、尿痛症状得到缓解。

2. 患者体温降至正常、生命体征平稳。

3. 患者未出现相关并发症,或相关并发症及时得到发现与处理。

4. 患者了解或掌握肾盂肾炎相关的知识。

【护理措施】

1. 观察疼痛部位、性质及有无加剧等,观察尿液颜色、性状、尿沉渣镜检及尿细菌培养结果有无变化。

2. 密切观察体温变化,38.5℃以下时可酒精擦浴等物理降温措施,超过 38.5℃时遵医嘱应用药物降温。

3. 用药护理,根据药敏实验选用抗菌药物,注意药物用法、剂量、疗程等相关注意事项。

4. 饮食与休息,指导患者清淡、高热量、易消化食物。多饮水,勤排尿。可增加卧床休息,待体温恢复正常、症状减轻后再适度下床活动。

【护理评价】

1. 患者尿频、尿急、尿痛症状是否得到缓解。

2. 患者体温是否降至正常、生命体征是否平稳。

3. 患者是否出现相关并发症,或相关并发症是否及时得到发现与处理。

4. 患者是否了解或掌握肾盂肾炎相关的知识。

【健康教育】

1. 疾病相关知识及预防指导

(1)保持生活规律,保证休息,适当体育锻炼,增加机体抵抗力。

(2)预防尿路感染最简便而有效的方法是多饮水、勤排尿。

(3)注意个人会阴部卫生,尤其女性,要保持会阴部及肛周皮肤的清洁,特别是月经期、妊娠期、产褥期。

(4)与性生活有关的感染患者,应注意性生活后应立即排尿。

(5)膀胱输尿管反流患者,每次排尿后数分钟再排尿一次,即"二次排尿"。

2. 用药指导　嘱患者遵医嘱按时、按量、按疗程服药,切勿随意停药,并需定期随访。

(二)输尿管炎

【教学重点难点】

1. 输尿管炎的病因与分类。

2. 输尿管炎患者的护理措施。

3. 输尿管炎预防指导。

【概述】　输尿管炎是指由大肠埃希菌、变形杆菌、铜绿假单胞菌和葡萄球菌等非特异性致病菌所引起的输尿管管壁的炎性病变。多继发于其他泌尿系感染,少数患者也可能是因为结石、药物刺激、血行或淋巴传播等引起。输尿管炎分为急性输尿管炎和慢性输尿管炎。而慢性输尿管炎分为原发性和继发性两类。

【病因】　输尿管炎致病菌多为杆菌、偶有厌氧菌。急性输尿管炎多受累于急性下尿路感染或急性肾盂肾炎,病理表现为黏膜下大量酸性粒细胞浸润。原发性输尿管炎的病因目前尚不清楚,可能与下路感染或机体的免疫力有关。继发性输尿管炎多继发于输尿管结石,输尿管肿瘤等梗阻。

【临床表现】　急性输尿管炎因多受累于急性肾盂肾炎和膀胱炎,其表现为尿路感染的症状,可出现两侧腹肋部酸胀、尿频、尿急及发热、乏力等症状。慢性输尿管炎临床无特异性表现。可仅表现为腰肋部疼痛、尿频、血尿等。

【辅助检查】

1. 实验室检查　尿常规可见白细胞,尿培养可见致病菌生长。

2. 影像学检查　B超可发现肾积水;排泄性尿路造影可见输尿管扩张或狭窄。

【处理原则】

1. 患者卧床休息,多饮水,碱化尿液,全身支持疗法,由致病菌决定抗生素种类及应用时间。

2. 针对病因的治疗,如输尿管梗阻则应采取措施及时解除梗阻,输尿管坏死穿孔行手术探查及外科治疗。

【护理评估】

1. 健康史

(1)一般情况:记录患者的性别、年龄、职业及爱好等。

(2)用药史:记录就诊前采取的药物治疗等。

2. 身体状况

(1)症状与体征

①局部:评估有无腰腹部等酸胀。

②全身:评估患者生命体征,判断有无尿频、尿急及发热、乏力等症状。

(2)辅助检查:了解尿标本检查结果的动态变化及影像学检查情况。

3. 心理-社会状况 评估患者是否存在明显的焦虑与恐惧;患者及家属输尿管炎相关治疗的了解程度,能否配合治疗。

【常见护理诊断】

1. 排尿障碍 尿频、尿急、尿痛与泌尿系感染有关。

2. 体温过高 与输尿管炎有关。

3. 焦虑与恐惧 与输尿管炎迁延不愈有关。

4. 知识缺乏 缺乏输尿管炎相关的知识。

【护理目标】

1. 患者尿频、尿急、尿痛症状得到缓解。

2. 患者体温降至正常、生命体征平稳。

3. 患者焦虑或恐惧程度减轻,情绪较稳定。

4. 患者了解或掌握输尿管炎相关的知识。

【护理措施】

1. 观察疼痛部位、性质及有无加剧等,观察尿液颜色、性状、尿沉渣镜检,以及尿细菌培养结果有无变化。

2. 密切观察患者体温变化,38.5℃以下时可乙醇擦浴等物理降温措施,超过 38.5℃时遵医嘱应用药物降温。

3. 用药护理,根据药敏实验选用抗菌药物,注意药物用法、剂量、疗程等相关注意事项。

4. 饮食与休息,指导患者清淡、高热量、易消化食物。多饮水,勤排尿。并卧床休息。

5. 心理护理,向患者讲解输尿管炎相关知识包括治疗及预后等,并教会患者听音乐等放松方式,缓解患者焦虑与恐惧。

【护理评价】

1. 患者尿频、尿急、尿痛症状是否得到缓解。

2. 患者体温是否降至正常、生命体征是否平稳。

3. 患者焦虑或恐惧程度是否减轻,情绪是否稳定。

4. 患者是否了解或掌握输尿管炎相关的知识。

【健康教育】

1. 疾病相关知识及预防指导

(1)保持生活规律,保证休息,适当体育锻炼,增加机体抵抗力。

(2)预防尿路感染最简便而有效的方法是多饮水、勤排尿。

(3)注意个人会阴部卫生,尤其女性,要保持会阴部及肛周皮肤的清洁,特别是月经期、妊娠期、产褥期。

(4)膀胱输尿管反流患者,每次排尿后数分钟再排尿一次,即"二次排尿"。

2. 用药指导　嘱患者遵医嘱按时、按量、按疗程服药,切勿随意停药,并需定期随访。

二、下尿路感染

(一)膀胱炎

【教学重点难点】

1. 膀胱炎的临床表现。

2. 膀胱炎患者的健康教育。

【概述】　膀胱炎是指由于细菌或者非细菌因素如药物、异物、结石等引起的膀胱炎性病变,以细菌性膀胱炎最为多见,主要表现为尿频、尿痛、尿急等。膀胱炎占尿路感染的60％以上,女性比男性患病率更高。根据起病的缓急可分为急性膀胱炎和慢性膀胱炎。

【病因】　细菌性膀胱炎是膀胱黏膜发生的感染,是泌尿外科最常见的疾病之一。膀胱颈以下的尿路梗阻、神经系统引起的排尿困难等,均是引起膀胱炎的因素。感染途径多为上行性,女性发病率高于男性。致病菌以革兰阴性杆菌多见,病理上可分为急性膀胱炎和慢性膀胱炎。慢性细菌性膀胱炎可由上尿路慢性感染的继发而来,也可为急性膀胱炎迁延或某些下尿路病变的并发症,如良性前列腺增生、尿道狭窄等。女性处女膜伞也是本病的重要诱发因素。

【临床表现】

1. 急性细菌性膀胱炎

(1)尿频、尿急、尿痛:症状发生突然,排尿时尿道烧灼感,排尿末疼痛加剧。伴有会阴部、耻骨上区疼痛,膀胱区轻压痛。

(2)脓尿:可伴有肉眼血尿,但无管型。

(3)全身症状:不明显,无发热,白细胞不增多。

2. 慢性细菌性膀胱炎

(1)持续性的或反复发作的膀胱刺激症状,但症状较轻。

(2)膀胱充盈时明显有耻骨上区压痛。

【辅助检查】

1. 尿常规检查见少量或中等量白细胞、红细胞。

2. 中段尿培养＋药敏试验＋菌落计数可确定致病菌。

3. 膀胱镜检查见膀胱黏膜轻度充血水肿,血管纹理不清,黏膜粗糙增厚,偶见假膜样渗出物。

【处理原则】

1. 注意卧床休息,加强营养,避免辛辣刺激食物,多饮水,勤排尿,保证每天尿量＞2000ml。

2. 促进血液循环,通过热水坐浴或下腹部热敷改善症状。

3. 碱化尿液、缓解膀胱痉挛。

4. 适当应用解痉镇痛药物,以解除膀胱刺激症状,必要时可服用镇静、镇痛药。

5. 根据尿细菌培养及药物敏感试验选择有效的抗生素。

【护理评估】

1. 健康史

(1)一般情况:记录患者的性别、年龄、职业及爱好等。

(2)用药史:记录就诊前采取的药物治疗等。

2.身体状况

(1)症状与体征

①局部：评估排尿时有无尿道烧灼感，排尿末疼痛、会阴部、耻骨上区疼痛，膀胱区轻压痛等症状。

②全身：评估患者生命体征，判断有无尿频、尿急及乏力等症状。

(2)辅助检查：了解尿标本检查结果的动态变化。

3.心理-社会状况　评估患者是否存在明显的焦虑与恐惧；患者及家属膀胱炎相关治疗的了解程度，能否配合治疗。

【常见护理诊断】

1.排尿障碍　尿频、尿急、尿痛与泌尿系感染有关。

2.疼痛　与膀胱炎有关。

3.焦虑与恐惧　与膀胱炎导致排尿不适有关。

4.知识缺乏　缺乏膀胱炎相关的知识。

【护理目标】

1.患者尿频、尿急、尿痛症状得到缓解。

2.患者疼痛较前缓解。

3.患者焦虑或恐惧程度减轻，情绪较稳定。

4.患者了解或掌握膀胱炎相关的知识。

【护理措施】

1.观察疼痛部位、性质及有无加剧等，观察尿液颜色、性状、尿常规，以及尿细菌培养结果有无变化。

2.用药护理，根据尿培养及药敏实验选用抗菌药物，注意药物用法、剂量、疗程等相关注意事项。

3.饮食与休息，注意卧床休息，加强营养，避免辛辣刺激食物，多饮水，勤排尿，保证每天尿量＞2000ml。

4.心理护理，向患者讲解膀胱炎相关知识包括治疗及预后等，并教会患者听音乐等放松方式，缓解患者焦虑与恐惧。

【护理评价】

1.患者尿频、尿急、尿痛症状是否得到缓解。

2.患者疼痛是否较前缓解。

3.患者焦虑或恐惧程度是否减轻，情绪是否稳定。

4.患者是否了解或掌握膀胱炎相关的知识。

【健康教育】

1.疾病相关知识及预防指导

(1)保持生活规律，保证休息，适当体育锻炼，增加机体抵抗力。

(2)预防尿路感染最简便而有效的方法是多饮水、勤排尿。

(3)注意个人会阴部卫生，尤其女性，要保持会阴部及肛周皮肤的清洁，特别是月经期、妊娠期、产褥期。

(4)膀胱输尿管反流患者，每次排尿后数分钟再排尿一次，即"二次排尿"。

2. 用药指导　嘱患者遵医嘱按时、按量、按疗程服药,切勿随意停药,并需定期随访。

(二)尿道炎

【教学重点难点】

1. 尿道炎患者的护理措施。

2. 尿道炎患者的健康教育。

【概述】　尿道炎是指各种原因引起的尿道炎症。因为尿道口直接与外界相通且尿道具有微生物生长繁殖适宜的条件,所以容易被微生物或寄生虫感染,但并不是任何微生物都能够引起尿道的显性感染症状。

【病因】　尿道炎好于女性。尿道炎病因为尿道口或尿道内梗阻所引起,如包茎、后尿道瓣膜、尿道狭窄和尿道内结石和肿瘤等;邻近器官的炎症蔓延到尿道,如前列腺精囊炎、阴道炎和子宫颈炎等;机械或化学性刺激引起尿道炎,如器械检查和留置导尿管等。致病菌以大肠埃希菌、葡萄球菌属最为多见。

【临床表现】

1. 急性尿道炎患者可由病原体不同而致临床表现有所不同。多数发病时自觉尿道或尿道口瘙痒或疼痛,尤其在排尿时。随即出现尿道疼痛及尿道口红肿明显,尿痛、尿频、尿急。

2. 慢性尿道炎患者常无明显的临床症状,也可表现为尿道不适、瘙痒或灼热感,尿道口可有轻度红肿或无明显异常,病变波及膀胱者可伴有下腹部或膀胱区的坠胀或疼痛。

【辅助检查】

1. 病原学诊断

(1)涂片镜检,患者尿道的分泌物或拭子标本涂片检查,初步判断病原体的种类与性质。

(2)分离培养病原体判断感染部位及其程度。

(3)药物敏感试验,对于患者标本中分离的病原菌进行药物敏感试验,为临床医师选择抗菌药物提供重要依据。

2. 实验室诊断

(1)尿常规检查:可见大量白细胞伴有红细胞或脓细胞。

(2)血常规检查:白细胞计数增多。

【处理原则】

1. 抗感染治疗　根据病原学诊断及其药物敏感试验的结果合理选择抗菌药物治疗。

2. 外科手术治疗　包皮过长或包茎、尿道狭窄、脓肿或尿道瘘的患者适用于外科手术治疗。

【护理评估】

1. 健康史

(1)一般情况:记录患者的性别、年龄、职业及爱好等。

(2)用药史:记录就诊前采取的药物治疗等。

2. 身体状况

(1)症状与体征

①评估患者有无尿道疼痛及尿道口红肿明显,尿痛、尿频、尿急等不适。

②评估患者有无下腹部或膀胱区的坠胀或疼痛。

(2)辅助检查:了解血、尿常规检查结果的动态变化。

3. 心理-社会状况　评估患者是否存在明显的焦虑与恐惧;患者及家属对尿道炎相关治疗的了解程度,能否配合治疗。

【常见护理诊断】

1. 排尿障碍　尿频、尿急、尿痛与泌尿系感染有关。

2. 疼痛　与尿道炎有关。

3. 焦虑与恐惧　与尿道炎导致排尿不适有关。

4. 知识缺乏　缺乏尿道炎相关的知识。

【护理目标】

1. 患者尿频、尿急、尿痛症状得到缓解。

2. 患者疼痛较前缓解。

3. 患者焦虑或恐惧程度减轻,情绪较稳定。

4. 患者了解或掌握尿道炎相关的知识。

【护理措施】

1. 观察疼痛部位、性质及有无加剧等,观察尿液颜色、性状、尿常规,以及尿细菌培养结果有无变化。

2. 用药护理,根据尿培养及药敏实验选用抗菌药物,注意药物用法、剂量、疗程等相关注意事项。

3. 饮食与休息,注意休息,加强营养,避免辛辣刺激食物,多饮水,勤排尿,保证每天尿量>2000ml。

4. 心理护理,向患者讲解尿道炎相关知识,包括治疗及预后等,并教会患者听音乐等放松方式,缓解患者焦虑与恐惧。

【护理评价】

1. 患者尿频、尿急、尿痛症状是否得到缓解。

2. 患者疼痛是否较前缓解。

3. 患者焦虑或恐惧程度是否减轻,情绪是否稳定。

4. 患者是否了解或掌握尿道炎相关的知识。

【健康教育】

1. 疾病相关知识及预防指导

(1)保持生活规律,保证休息,适当体育锻炼,增加机体抵抗力。

(2)预防尿路感染最简便而有效的方法是多饮水、勤排尿。

(3)注意个人会阴部卫生,尤其女性,要保持会阴部及肛周皮肤的清洁,特别是月经期、妊娠期、产褥期。

(4)膀胱输尿管反流患者,每次排尿后数分钟再排尿一次,即"二次排尿"。

2. 用药指导　嘱患者遵医嘱按时、按量、按疗程服药,切勿随意停药,并需定期随访。

(三)附睾炎

【教学重点难点】

1. 附睾炎的病因与临床表现。

2. 附睾炎患者的护理措施。

【概述】　附睾炎有急、慢性两种。急性附睾炎是男性生殖系统非特异性感染中的常见疾病,好发于 20—40 岁的青壮年。急性附睾炎常常是单侧发病。慢性附睾炎较为常见。多数由急性附睾炎迁延而来却并无急性发作史。

【病因】 附睾炎的传入途径如下。

1. 血运传播途径,感染性病原微生物可通过血运途径传播到附睾。

2. 淋巴传播途径,微生物可循淋巴途径传至附睾。

3. 性传播途径,35 岁以内的青年人中较多见。

4. 逆行性感染传播途径,肾、尿道、前列腺等微生物循精路逆行传播致附睾炎。其中尿路逆行感染是最常见的感染途径。

附睾炎主要常见的致病菌有大肠埃希菌、变形杆菌、葡萄球菌及铜绿假单胞菌等。

【临床表现】

1. 急性附睾炎

(1)阴囊突发剧烈疼痛,沿精索向上放射,可达腰部,附睾痛阈下降,极其敏感。附睾在 3~4h 肿胀至 2 倍正常大小。

(2)体温升高可至 40℃左右。

(3)精索水肿、增粗变硬,尿道内有分泌物,触诊前列腺可有前列腺炎表现。

(4)患者下腹部及精索有压痛,阴囊肿大且表面皮肤变红。当脓肿形成时皮肤干燥、脱屑、变薄,脓肿可自行破溃。

2. 慢性附睾炎 附睾一般增厚增大,伴或者不伴触痛。当附睾炎伴前列腺炎时,前列腺分泌物中可见大量炎性细胞,尿液可成脓性,尿细菌培养阳性。

【辅助检查】

1. 实验室检查 血常规中白细胞计数增高;尿常规中白细胞计数增高。尿道分泌物应做涂片镜检、细菌培养和药敏试验。

2. 影像学检查

(1)B 超检查:可见阴囊解剖影像,确定肿胀及炎症范围。

(2)超声多普勒检查:可见睾丸动脉血流回声增强。

(3)阴囊镜检查:用阴囊镜可用于睾丸、附睾病变组织活检。

【处理原则】

1. 病因治疗 应根据尿道分泌物细菌培养和药敏试验,选用相应抗生素治疗。

2. 一般治疗 在急性发作期应卧床休息,将增大的睾丸托起来缓解疼痛,同时口服解热镇痛药。疾病早期,可运用冰敷预防肿胀,后期运用热敷缓解肿胀、促使炎症吸收。避免性生活。

3. 原发病治疗 积极针对原发病(尿路感染、前列腺炎等)进行治疗。

【护理评估】

1. 健康史

(1)一般情况:记录患者的年龄、职业及爱好等。

(2)用药史:记录就诊前采取的药物治疗等。

2. 身体状况

(1)症状与体征

①局部:评估患者有无阴囊疼痛及肿胀等症状。

②全身:评估患者生命体征,判断有无高热等症状。

(2)辅助检查:了解血、尿标本检查结果的动态变化,了解影像学检查结果。

3. 心理-社会状况　评估患者是否存在明显的焦虑与恐惧;患者及家属附睾炎相关治疗的了解程度,能否配合治疗。

【常见护理诊断】

1. 疼痛　与附睾炎有关。

2. 体温过高　与附睾炎有关。

3. 焦虑与恐惧　与附睾炎导致疼痛不适有关。

4. 知识缺乏　缺乏附睾炎相关的知识。

【护理目标】

1. 患者疼痛较前缓解。

2. 患者体温降至正常、生命体征平稳。

3. 患者焦虑或恐惧程度减轻,情绪较稳定。

4. 患者了解或掌握附睾炎相关的知识。

【护理措施】

1. 密切观察疼痛部位、性质及有无加剧等,适当应用冷敷及热敷方法缓解肿胀疼痛。

2. 密切观察患者体温变化,38.5℃以下时可乙醇擦浴等物理降温措施,超过 38.5℃时遵医嘱应用药物降温。

3. 用药护理,根据尿培养及药敏实验选用抗菌药物,注意药物用法、剂量、疗程等相关注意事项。

4. 饮食与休息,注意卧床休息,加强营养,避免辛辣刺激食物。

5. 心理护理,向患者讲解附睾炎相关知识包括治疗及预后等,并教会患者听音乐等放松方式,缓解患者焦虑与恐惧。

【护理评价】

1. 患者疼痛是否较前缓解。

2. 患者体温是否降至正常、生命体征是否平稳。

3. 患者焦虑或恐惧程度是否减轻,情绪是否稳定。

4. 患者是否了解或掌握附睾炎相关的知识。

【健康教育】

1. 疾病相关知识及预防指导

(1)保持生活规律,保证休息,适当体育锻炼,增加机体抵抗力。

(2)积极预防尿路感染等原发感染,最简便而有效的方法是多饮水、勤排尿。

(3)注意个人会阴部卫生,有节制的性生活。

2. 用药指导　嘱患者遵医嘱按时、按量、按疗程服药,切勿随意停药,并需定期随访。

(四)前列腺炎

【教学重点难点】

1. 前列腺炎的病因与分类。

2. 前列腺炎患者的心理护理。

【概述】　前列腺炎是泌尿外科常见病,不仅病情反复而且治疗效果差强人意,严重影响患者的身心健康及生活质量。可分为急性细菌性前列腺炎和慢性细菌性前列腺炎。

急性细菌性前列腺炎由细菌感染引起,多为大肠埃希菌,起病急,症状重,前列腺液镜检有大量白细胞,细菌培养阳性。常发生于成年男性。随年龄增长发病率增高。

慢性细菌性前列腺炎多见于性欲旺盛的青壮年,致病菌多由逆行感染引起。

【病因】 细菌性前列腺炎是由致病微生物感染性引起的炎症,主要是革兰阴性菌,其中以大肠埃希菌为主,其他病原菌还包括变形杆菌、克雷伯杆菌、葡萄球菌、铜绿假单胞菌等。细菌感染的途径,包括血行感染、淋巴感染、直接蔓延感染。感冒、疲劳过度、饮酒过度、性欲过度、会阴损伤等均能诱发急性细菌性前列腺炎。

【临床表现】

1. 急性细菌性前列腺炎

(1)全身症状:高热、寒战、全身肌肉关节疼痛不适等全身感染中毒症状,并可伴有恶心、呕吐、厌食等。

(2)局部症状:会阴部或耻骨上区域隐痛,排便或久坐时加重,并放射至腰背及下腹部。

①尿路症状:尿频、尿急、尿痛,排尿困难有时伴有终末血尿。

②直肠症状:直肠胀满伴便急和排便痛,排便次数增多,大便时偶有滴血。

③其他:性功能异常等。

2. 慢性细菌性前列腺炎

(1)病史:患者既往有泌尿系感染,但多数患者没有急性细菌性前列腺炎发作期。

(2)尿路刺激症状:尿频、尿急、尿痛,夜尿增多,晨起尿道外口常有分泌物。

(3)疼痛症状:可有耻骨上、会阴、骨盆、下腹、腰骶、腹股沟、大腿内的不适或疼痛,排尿时最为明显。

(4)性功能异常。

【辅助检查】

1. 直肠指检

(1)急性前列腺炎:前列腺肿胀,触痛明显,发热,腺体坚韧不规则。但急性期不应做前列腺按摩,以免引起菌血症或脓毒血症。

(2)慢性前列腺炎:前列腺无特异性改变,但可有局限性压痛,质地变硬、不规则等。

2. 前列腺液常规检查 前列腺液常规检查:前列腺液中白细胞>10 个/HP,卵磷脂小体数量减少即有诊断意义。慢性细菌性前列腺炎患者前列腺液的 pH 值明显变为碱性,且前列腺液中锌减低。

3. 细胞学改变 急性细菌性前列腺炎的前列腺液涂片,在镜下可见大量的中性白细胞、陈旧的红细胞和含脂肪的巨噬细胞。慢性细菌性前列腺炎的前列腺液涂片中,可见较多白细胞和脓细胞。

4. B超检查 显示前列腺可正常或轻度增大,形态尚对称,包膜增厚但无中断,内部回声多呈分布不均的低回声区。彩色多普勒示前列腺血流增多。

【处理原则】

1. 一般治疗 卧床休息,多饮水,通便,退热,止痛等对症处理。急性尿潴留时首选膀胱穿刺造口。患者在治疗期间应适当增加饮水并加强营养,禁忌辛辣刺激食物。避免久坐于硬物上,避免长时间骑车等。急性前列腺炎禁忌前列腺按摩;慢性前列腺炎定期行前列腺按摩挤出前列腺液、热水坐浴等有助于炎症的消退。

2. **药物治疗**　细菌性前列腺炎诊断一旦成立,取血、尿标本做细菌培养及药敏试验后,应立即静脉滴注抗生素。一般静脉用药至体温正常后改用口服抗生素 4 周左右,多需要长期、足量的抗生素治疗。

3. **手术治疗**　并发前列腺脓肿时,应经尿道切开引流或经会阴穿刺引流术。

【护理评估】

1. **健康史**

(1)一般情况:记录患者的年龄、职业及爱好等。

(2)用药史:记录就诊前采取的药物治疗等。

2. **身体状况**

(1)症状与体征

①局部:评估有无会阴部、下腹部等疼痛,有无尿频、尿急、尿痛,排尿困难等症状。

②全身:评估患者生命体征,判断有无高热、寒战、全身肌肉关节疼痛不适等全身感染中毒症状。

(2)辅助检查:了解前列腺液常规检查结果的动态变化,直肠指诊、影像学检查等。

3. **心理-社会状况**　评估患者是否存在明显的焦虑与恐惧;患者及家属对前列腺炎相关治疗的了解程度,能否配合治疗。

【常见护理诊断】

1. **排尿障碍**　尿频、尿急、尿痛与泌尿系感染有关。

2. **疼痛**　与前列腺炎有关。

3. **焦虑与恐惧**　与前列腺炎导致全身不适有关。

4. **知识缺乏**　缺乏前列腺炎相关的知识。

【护理目标】

1. 患者尿频、尿急、尿痛症状得到缓解。

2. 患者疼痛较前缓解。

3. 患者焦虑或恐惧程度减轻,情绪较稳定。

4. 患者了解或掌握前列腺炎相关的知识。

【护理措施】

1. 观察疼痛部位、性质及有无加剧等,动态了解前列腺液常规检查。

2. 用药护理,根据药敏实验选用抗菌药物,注意药物用法、剂量、疗程等相关注意事项。

3. 饮食与休息,注意休息,加强营养,戒酒、避免辛辣刺激食物,多饮水,勤排尿,避免憋尿。

4. 心理护理,向患者讲解前列腺炎相关知识包括治疗及预后等,并教会患者听音乐等放松方式,通过心理和行为辅导缓解患者焦虑与恐惧。

【护理评价】

1. 患者尿频、尿急、尿痛症状是否得到缓解。

2. 患者疼痛是否较前缓解。

3. 患者焦虑或恐惧程度是否减轻,情绪是否稳定。

4. 患者是否了解或掌握前列腺炎相关的知识。

【健康教育】

1. 疾病相关知识及预防指导

(1)保持生活规律,保证休息,注意保暖,避免久坐,戒酒,忌辛辣刺激食物,加强体育锻炼,增加机体抵抗力。

(2)预防尿路感染最简便而有效的方法是多饮水、勤排尿。

(3)家属予以积极心理支持。

2. 用药指导　嘱患者遵医嘱按时、按量、按疗程服药,切勿随意停药,并需定期随访。

第三节　泌尿系统梗阻患者的护理技术

一、肾积水

【教学重点难点】

1. 肾积水的病因处理原则。

2. 肾造口管与双 J 管的护理。

【概述】　肾积水是尿液从肾盂正常排出受阻,尿液蓄积后使肾内压力升高、肾盏肾盂扩张、肾实质萎缩,造成尿液积聚在肾内。成人肾积水超过 1000ml、小儿超过 24h 正常尿量称为巨大肾积水。

【病因】　肾积水不同梗阻原因如下。

1. 肿瘤、结石、瘢痕狭窄等导致的管腔内梗阻。

2. 邻近组织病变侵犯或压迫等管腔外压迫导致的梗阻。

3. 先天性巨输尿管、脊髓外伤等神经功能失调导致的梗阻。

4. 输尿管口、膀胱、尿道梗阻导致的反流性肾积水。

【临床表现】　肾积水患者临床主要表现为原发病的症状、体征。肾积水的一般症状:恶心呕吐、食欲缺乏、便秘和腹胀等,也可表现为腹痛和腰酸及腹部包块。肾积水的并发症常有感染、结石、高血压,外伤后易破裂。

1. 腰部疼痛　积水轻度患者疼痛不明显或仅有隐痛,当间歇性肾积水发作时患侧腹部剧烈绞痛,同时恶心、呕吐,尿少,数小时甚至更长时间后,排出大量尿液后疼痛消失。

2. 原发病症状、体征　肿瘤、结石、炎症等导致肾积水主要表现为原发病变的症状,上尿路梗阻症状包括肾绞痛、恶心、呕吐、血尿等,下尿路梗阻症状包括排尿困难、尿潴留等。

3. 并发症　感染、肾衰竭。

【辅助检查】

1. 实验室检查

(1)尿常规检查:可见红细胞、尿蛋白。

(2)肾功能检查:血肌酐及尿素氮升高。

2. 影像学检查

(1)超声为首选检查方法,可明确肾积水,协助穿刺定位。

(2)X 线检查可见积水增大的轮廓及尿路结石。

(3)CT 能清楚显示肾积水程度和肾实质萎缩情况。

（4）MRI可了解肾积水形态学改变。

（5）静脉尿路造影,可明确诊断、判断肾功能。

3. 内镜检查　输尿管镜及膀胱镜等明确诊断的同时进行相关治疗。

【处理原则】

1. 非手术治疗　当患者积水较轻,进展缓慢时或是可自行解除的生理性梗阻,可定期进行检查了解积水进展情况。

2. 手术治疗

（1）去除病因,解除导致肾积水的原发性疾病,如去除结石、解除压迫、去除前列腺增生等。

（2）评估健侧肾功能良好,可予严重积水、无功能或积脓的患肾切除。

（3）肾造口术或双J管置入术解除积水,保护肾功能同时处理梗阻。

【护理评估】

1. 术前评估

（1）健康史

①一般情况:记录患者的性别、年龄、职业及爱好等。

②用药史:记录就诊前采取的药物治疗等。

（2）身体状况

①症状与体征:评估患者有无腰部疼痛、恶心呕吐,排尿困难以及尿潴留等症状发生;有无结石、肿瘤等原发病。

②辅助检查:了解肾积水程度。

（3）心理-社会状况:评估患者是否存在明显的焦虑与恐惧;患者及家属对肾积水相关治疗的了解程度,能否配合治疗。

2. 术后评估

（1）术中情况:评估了解患者的手术、麻醉方式与效果,术中出血、补液、输血情况。

（2）身体状况:评估患者是否清醒、生命体征是否平稳;尿管是否通畅,观察尿液颜色、性质、量等;有无出血、感染等并发症的发生。

（3）心理-社会状况:评估患者是否担心手术预后,是否配合术后治疗和护理。

【常见护理诊断】

1. 疼痛　腰部疼痛与肾积水发作有关。

2. 排尿异常　尿潴留与尿路梗阻有关。

3. 焦虑　与反复排尿困难等有关。

4. 潜在并发症　感染、肾衰竭。

【护理目标】

1. 患者疼痛较前缓解。

2. 患者排尿情况较前改善。

3. 患者焦虑或恐惧程度减轻,情绪较稳定。

4. 患者未发生相关并发症,或相关并发症被及时发现并处理。

【护理措施】

1. 疼痛的护理　观察疼痛部位、性质和程度,遵医嘱解痉镇痛。

2. 并发症的护理

(1)感染的预防

①密切观察患者体温、血生化指标等及时发现感染。

②保持伤口敷料清洁干燥,有渗出及时给予换药。

③遵医嘱合理使用抗生素,并观察用药后疗效及不良反应。

(2)肾衰竭的预防

①严格记录 24h 出入量,以量出为入的原则限制入量。

②指导患者低盐、低蛋白、高热量饮食。

③减少肾毒性药物使用。

3. 引流管的护理

(1)妥善固定引流管:翻身、活动时切勿牵拉,保持引流管位置低于膀胱位置,防止逆行感染。

(2)保持引流通畅:切勿压迫折叠导管。

(3)密切观察:观察引流液的颜色、性状和量,并记录。

(4)遵医嘱按时拔管:尿管留置 3～5d,双 J 管留置 4～6 周。

4. 心理护理　向患者讲解肾积水相关知识,包括治疗及预后等,并教会患者听音乐等放松方式,通过心理和行为辅导缓解患者焦虑与恐惧。

【护理评价】

1. 患者疼痛是否较前缓解。

2. 患者排尿情况是否较前改善。

3. 患者焦虑或恐惧程度是否减轻,情绪是否较稳定。

4. 患者是否未发生相关并发症,或相关并发症是否被及时发现并处理。

【健康教育】

1. 自我监测　教会患者自我监测尿量,观察颜面、四肢水肿情况。

2. 复诊指导　定期复查肾功能、尿常规、超声;出现疼痛、尿量减少等及时就诊。

二、良性前列腺增生

【教学重点难点】

1. 良性前列腺增生的临床表现。

2. 良性前列腺增生患者术后膀胱冲洗的护理。

3. 良性前列腺增生患者的健康教育。

【概述】　良性前列腺增生是最常见的导致中老年男性排尿障碍一种良性疾病,以近端尿道周围腺体区及移行区平滑肌及腺上皮细胞增生为主要病理特征。良性前列腺增生的发病率随着男性年龄的增长而增加。

【病因】　良性前列腺增生是多病因组合的疾病,良性前列腺增生发生必备条件是年龄的增长及有功能的睾丸。

1. 外在因素　老龄、性激素,其他从环境、饮食中摄入的相关物质。

2. 内在因素　前列腺生产的各种生长因子、间质-上皮细胞,以及细胞的增殖与凋亡。通过内在因素与外在因素相互作用导致良性前列腺增生。

【临床表现】　良性前列腺增生临床表现为:膀胱刺激症状、梗阻症状、梗阻并发症。

1. 膀胱刺激症状　尿频是良性前列腺增生最多见的症状，由最初仅夜尿次数增加，至严重后全天出现尿频。

2. 梗阻症状

(1)排尿困难：随着疾病发展，排尿困难由发展到尿线变细且无力，尿不成线。

(2)残余尿、尿潴留：随着疾病发展，残余尿量逐步增加，良性前列腺增生患者如饮酒、劳累、天气突变、房事及上呼吸道感染时，就有可能诱发急性尿潴留。

3. 梗阻并发症

(1)血尿：可表现为镜下血尿或肉眼血尿，严重时可出现血块。

(2)尿路感染：良性前列腺增生患者下尿路梗阻并发尿路感染，加重尿频、尿急、尿痛的症状。

(3)上尿路扩张、肾功能损害：长期排尿困难患者易导致上尿路扩张，严重时甚至可能肾衰竭。

(4)膀胱结石：残余尿的长期存在时，尿液中的晶体易沉淀成膀胱结石。

【辅助检查】

1. 直肠指检　直肠指检是重要的检查方法。良性前列腺增生患者表现为腺体增大，中央沟变浅或消失。

2. 超声检查　可确定前列腺体积及膀胱残余尿量，增生腺体是否已经突入膀胱。

3. 尿流率检查　通过尿流率检查评估梗阻程度，尿流动力学检查可进一步评估逼尿肌功能。

4. 前列腺特异性抗原测定　前列腺特异性抗原测定可有助于前列腺癌的排除。

【处理原则】

1. 非手术治疗

(1)观察等待：若症状不影响生活与睡眠，一般只观察等待，但应注意门诊随访。如症状加重，应行下一步治疗。

(2)药物治疗：根据患者增生程度，选用合适药物，如坦索罗辛、非那雄胺等。

2. 手术治疗　经尿道前列腺切除术是目前最常用的手术方式。而开放手术仅在巨大的前列腺或合并巨大膀胱结石者选用，多采用耻骨上经膀胱或耻骨后前列腺切除术。

3. 其他疗法　对于不能耐受手术的患者，可选用经尿道球囊扩张术或前列腺尿道支架，以缓解前列腺增生引起的梗阻症状。

【护理评估】

1. 术前评估

(1)健康史

①一般情况：记录患者的年龄、职业及爱好等。了解患者有无饮酒、劳累、情绪激动、上呼吸道感染等诱发因素。

②用药史：记录就诊前采取的药物治疗等。

(2)身体状况

①症状与体征：评估患者有无尿频、尿急、尿痛，排尿困难，以及尿潴留等症状发生；有无血尿、尿路感染等并发症。

②辅助检查：了解前列腺大小、质地及梗阻程度等。

（3）心理-社会状况：评估患者是否存在明显的焦虑与恐惧；患者及家属对前列腺增生相关治疗的了解程度，能否配合治疗。

2. 术后评估

（1）术中情况：评估了解患者的手术、麻醉方式与效果，术中出血、补液、输血情况。

（2）身体状况：评估患者是否清醒、生命体征是否平稳；尿管是否通畅，观察尿液颜色、性质、量等；有无出血、感染等并发症的发生。

（3）心理-社会状况：评估患者是否担心手术预后，是否配合术后治疗和护理。

【常见护理诊断】

1. 焦虑　与反复排尿困难等有关。

2. 排尿异常　尿潴留与尿路梗阻有关。

3. 有感染的危险　与留置导尿管等有关。

4. 潜在并发症　出血、尿失禁、稀释性低钠血症。

【护理目标】

1. 患者焦虑或恐惧程度减轻，情绪较稳定。

2. 患者排尿情况较前改善。

3. 患者未发生与导管相关的感染。

4. 患者未发生相关并发症，或相关并发症被及时发现并处理。

【护理措施】

1. 非手术治疗的护理/术前护理

（1）急性尿潴留的预防与护理

①指导患者规律生活、保证休息，减少受凉、劳累、饮酒等诱发因素；适当饮水，勤排尿，预防尿路感染；保持大便通畅。

②发生急性尿潴留时，采取留置导尿或膀胱造瘘措施。

（2）用药护理：指导患者睡前服药，预防药物不良反应，如头晕、体位性低血压等引起的跌倒、坠床高危风险。

（3）心理护理：向患者讲解前列腺增生相关知识，包括治疗及预后等，并教会患者听音乐等放松方式，通过心理和行为辅导缓解患者焦虑与恐惧。

2. 术后护理

（1）出血的护理

①密切观察患者生命体征的变化，尤其是血压的变化。

②尿液颜色、性质、量的观察。

③遵医嘱合理使用止血药。

④术后持续牵引导尿管，持续冲洗膀胱。

（2）膀胱冲洗的护理

①术后 3d 内应视情况持续冲洗膀胱，防止血凝块堵塞尿管。

②冲洗液温度与体温接近为宜。

③冲洗速度根据冲出液颜色而定，色深加快、色浅减慢。

④保持冲洗通畅。

（3）膀胱冲洗并发症的护理

①密切观察病情,及时发现稀释性低钠血症相关循环系统、呼吸系统、神经系统变化。

②急查电解质,了解钠离子水平,纠正低渗透压、低钠血症,利尿,恢复血容量。

③吸氧,改善肺部及缺氧状态。

(4)尿失禁的护理:加强盆底肌训练,促进排尿恢复正常。

【护理评价】

1. 患者焦虑或恐惧程度是否减轻,情绪是否较稳定。

2. 患者排尿情况是否较前改善。

3. 患者是否发生与导管相关的感染。

4. 患者是否发生相关并发症,或相关并发症是否被及时发现并处理。

【健康教育】

1. 非手术患者健康教育

(1)向患者讲解前列腺增生相关知识,让患者知道观察等待的效果和预后,并向患者拓展前列腺癌的相关内容。

(2)指导患者合理的生活方式

①保持规律生活,减少会导致尿频、尿急等症状的诱发因素,如饮酒、劳累、情绪激动等。

②液体摄入合理,排尿习惯优化:指导患者放松排尿以及二次排尿等方法。

③训练膀胱,适当憋尿来增加膀胱容量。

④保持大便通畅。

(3)指导患者严格遵医嘱用药。

2. 手术患者健康教育

(1)前列腺切除术后为防止继发性出血,1 个月内应避免剧烈活动。

(2)指导患者正确肛提肌训练,加快恢复尿道括约肌功能。

3. 性生活指导　性生活原则上在前列腺经尿道切除术后 1 个月可恢复。但术后可能出现逆行射精、不射精,以及性欲低下等改变。针对性做好心理护理及治疗。

4. 复查指导　遵医嘱定时复查。

三、急性尿潴留

【教学重点难点】

1. 急性尿潴留患者的处理原则。

2. 急性尿潴留患者的护理诊断及措施。

3. 急性尿潴留患者的健康教育。

【概述】　尿潴留是指尿液滞留膀胱内不能自行排出。可分为完全性尿潴留和不完全性尿潴留。而急性尿潴留指突然发生的不能排尿导致的膀胱充盈膨胀,是最常见的泌尿外科急症之一,患者发病急,下腹胀痛,不能自解小便,坐立难安等症状,需要紧急处理。

【病因】

1. 机械性梗阻　各种梗阻性疾病,如前列腺增生、尿道外伤或狭窄、泌尿系结石、前列腺癌、膀胱癌,以及肿瘤、妊娠、粪便等的压迫。

2. 动力性梗阻　各种原因引起的排尿功能障碍,包括麻醉、中枢和周围神经系统损伤、炎症、肿瘤,以及松弛平滑肌药物的应用等。

3. 其他 高热、低血钾或卧床不习惯床上排尿患者均可发生尿潴留。

【临床表现】 患者突然发病,腹部胀痛难忍,膀胱内尿液充盈却不能排出,偶有尿液溢出尿道口,但仍不能缓解下腹疼痛。

【辅助检查】

1. 尿流率检查 前列腺增生患者早期会出现排尿功能的改变,最大尿流率<15ml/s时,提示排尿困难,<10ml/s则提示梗阻严重,须行治疗。

2. 超声检查 超声检查直接测定前列腺增生情况,包括大小、结构及是否突入膀胱并测定膀胱残余尿量。

3. 血清前列腺特异抗原测定 筛查前列腺增生患者患前列腺癌的可能性。

【处理原则】

1. 急性尿潴留的治疗以去除病因、恢复正常排尿为原则。当一时不能明确病因或解除梗阻时,应先行导尿引流出膀胱内尿液,解除胀痛,再进一步检查以明确病因对症治疗。

2. 短时间不能正常排尿患者,应留置导尿1周左右拔除。导尿失败的急性尿潴留患者可采取粗针头耻骨上膀胱穿刺吸出尿液,缓解患者痛苦,还可采取膀胱造口术引流尿液。

【护理评估】

1. 健康史

(1)一般情况:记录患者的年龄、职业及爱好等。

(2)治疗史:记录就诊前采取的治疗措施等。

2. 身体状况

(1)症状与体征:评估患者有无腹部胀痛难忍等尿潴留症状发生。

(2)辅助检查:了解超声检查结果等。

3. 心理-社会状况 评估患者是否存在明显的焦虑与恐惧;患者及家属对尿潴留相关治疗的了解程度,能否配合治疗。

【常见护理诊断】

1. 疼痛 腹痛与尿潴留有关。

2. 焦虑 与排尿异常有关。

3. 有感染的危险 与留置导尿管或膀胱造瘘管等有关。

4. 潜在并发症 血尿。

【护理目标】

1. 患者疼痛较前减轻。

2. 患者焦虑或恐惧程度减轻,情绪较稳定。

3. 患者未发生与导管相关的感染。

4. 患者未发生相关并发症,或相关并发症被及时发现并处理。

【护理措施】

1. 针对病因预防 指导前列腺增生患者规律生活、保证休息,避免受凉、劳累、饮酒及情绪激动等诱发因素,手术患者术前加强卧床排尿训练等。

2. 物理治疗 采取热敷膀胱区及会阴的方法、顺脐至耻骨联合中点处轻轻按摩的方法助于排尿。

3. 导尿及膀胱穿刺的护理 操作过程中注意无菌操作原则,减少医源性感染。

（1）加强管路护理：妥善固定引流管，翻身、活动时切勿牵拉，保持引流管位置低于膀胱位置，防止逆行感染。

（2）保持引流通畅，切勿压迫折叠导管。

（3）观察记录引流液的颜色、性状和量。

（4）遵医嘱按时拔管。

4. 心理护理　向患者讲解尿潴留相关知识，包括治疗及预后等，并教会患者听音乐等放松方式，通过心理和行为辅导缓解患者焦虑与恐惧。

【护理评价】

1. 患者疼痛是否较前减轻。

2. 患者焦虑或恐惧程度是否减轻，情绪是否较稳定。

3. 患者是否发生与导管相关的感染。

4. 患者是否发生相关并发症，或相关并发症是否被及时发现并处理。

【健康教育】

1. 向患者讲解尿潴留相关知识，指导患者针对病因预防尿潴留的发生，如指导前列腺增生患者规律生活、保证休息、避免受凉、劳累、饮酒，以及情绪激动等诱发因素，手术患者术前加强卧床排尿训练等。

2. 指导患者自我观察有无排尿困难等症状，积极治疗原发病。

3. 指导患者发生尿潴留早期可采取热敷法、按摩法促进排尿。

第四节　泌尿系统结石患者的护理技术

【教学重点难点】

1. 泌尿系结石的病因。

2. 泌尿系结石术后并发症的预防与护理。

【概述】　泌尿系结石是泌尿外科最常见的疾病之一，可引起疼痛、血尿、发热等症状，导致反复、严重的尿路感染和急性尿路梗阻，引起急、慢性肾功能不全，甚至肾切除等不良后果。目前，泌尿系结石已成为泌尿外科的常见疾病，由既往南高北低的发病特点，向全国性高发病转变；从下尿路结石、复杂肾结石为主，向上尿路结石、单发小结石为主转变；医疗机构诊疗干预的作用也伴随着疾病谱的转变向筛查、预防、治疗相结合的方向转变。

【病因】

1. 外界因素　包括自然环境和社会环境。地理位置处于热带和亚热带，气候湿热和干旱的地方结石发病率较高。在我国南方尿路结石率发病高于北方，与高温出汗水分丢失较多及日照时间长、人体内尿结晶形成旺盛有关。个人对气候的适应能力也与尿石形成有一定关系。随着我国经济的发展和居民生活水平的提高，饮食中蛋白质和糖类所占比例较高，近年来我国尿路结石发病率有升高趋势。水的硬度高低与肾积水的发生率之间的关系没有定论，但大量饮水可以降低发生肾结石的风险。从事高温作业的人员和户外工作者肾结石的发病率高，与其出汗过多、机体水分丢失有关。

2. 个体因素　包括种族、遗传疾病、代谢性疾病、肥胖、饮食习惯和服用药物等。与尿路结石形成有关的各种代谢因素包括尿 pH 异常、低枸橼酸尿症等。其中常见的代谢异常疾病有甲状旁腺功能亢进、远端肾小管酸中毒、痛风、长期卧床、结节病、皮质醇增多或肾上腺功能不全、甲状腺功能亢进或低下、急性肾小管坏死恢复期、多发性骨髓瘤、既往有肠道手术史、乳-碱综合征等。肥胖患者容易患尿酸结石和草酸钙结石，目前认为胰岛素抵抗是此类人群易患结石的重要机制。这与低尿 pH、尿酸增高和高尿钙等有关。

3. 药物因素　药物引起的肾结石占所有结石的 1% 左右。药物诱发结石形成的原因有两类：一类为能够诱发结石形成的药物，包括钙补充剂、维生素 D、维生素 C（每天超过 4g）、乙酰唑胺（利尿药）等，这些药物在代谢过程中导致了其他成分结石的形成；另一类为溶解度低的药物，在尿液浓缩时析出形成结石，药物本身就是结石的成分，包括磺胺类药物、氨苯蝶啶、茚地那韦（抗病毒药物）等。

4. 泌尿系统因素　尿路梗阻、感染和异物是诱发结石的主要局部因素，而梗阻、感染和结石的形成可以相互促进。各种解剖异常导致的尿路梗阻是结石形成的重要原因，临床上容易引起肾结石的梗阻性疾病包括机械性梗阻和非机械性梗阻两大类。其中，机械性梗阻原因包括肾小管扩张（髓质海绵肾）、肾盏盏颈狭窄（肾盏憩室、肾盏扩张）、肾盂输尿管连接部狭窄、马蹄肾及肾旋转不良、重复肾盂输尿管畸形、输尿管狭窄（包括炎症性、肿瘤、外压性因素）、输尿管口膨出等；非机械性梗阻原因包括神经源性膀胱、膀胱输尿管反流及先天性巨输尿管等。反复发作的泌尿系统感染、肾盂肾炎是导致感染性肾结石的常见原因。

上述因素最终导致尿成分和质量的改变，通过热力学、化学动力和胶体化学的规律形成各种类型的结石。这些成分和质量的变化常为成石的危险因素。尿液是一个非常复杂的物理化学体系，尿路结石的形成自然也是复杂的物理化学过程。不同性质的尿石可能是由相同原因所致；而同一性质的尿石可由不同原因所致；甚至往往具有两种以上的危险因素。除了感染性结石外，尿石多是人体代谢产物构成的。不同成分的尿石可以反映体内相应成分的代谢异常。尿中常见的成石成分包括钙、草酸盐、尿酸、磷酸盐和胱氨酸等。因此，任何生理系统紊乱引起成石成分在尿液高度过饱和或尿中的结晶抑制因子（枸橼酸盐、镁、焦磷酸盐等）降低时，可以启动结石形成和促进结石生长。

【临床表现】　疼痛是泌尿系结石患者就诊最常见的原因，也是其首发症状。泌尿系结石引起的疼痛可为隐痛、钝痛、锐痛、刀割样痛、绞痛、放射痛。肾结石特别是病史较长者一般为钝痛，输尿管结石引起输尿管完全梗阻者也可为钝痛。输尿管结石引起不完全性梗阻可诱发。肾绞痛，多为刀割样绞痛。

1. 输尿管结石　会出现急性且极痛苦的输尿管绞痛，并会辐射至大肠与生殖器。当阵发性疼痛出现时，患者会想排尿，且都是小量血尿。这是结石随尿液流动时，磨损泌尿道黏膜引起的。

2. 膀胱结石　会使膀胱产生刺激性的症状，若结石阻塞膀胱颈，则会产生尿液潴留。

3. 血尿　常常在腰痛后发生，当结石随着尿液沿输尿管下降时划伤管壁，输尿管绞痛之后即引起出血，有时出现肉眼的血尿，但大都是镜下血尿。

4. 排尿形态改变　如结石位于下段输尿管或膀胱内，容易使膀胱受到刺激，会引起尿急、尿频、排尿困难、血尿、尿潴留等症状。另外，若是尿道结石，如果是部分阻塞，会觉得排尿疼痛且尿柱变细、难解，如果完全阻塞，则可能会排尿困难，形成急性膀胱尿潴留。

5. 感染　结石阻塞后降低血流，也降低液体的流动而增加感染的危险。肾盂肾炎常会合并结石而发生；当有感染时，患者会有发热、寒战、全身不适、脓尿现象。

6. 排石　常在肾绞痛发作后出现。患者尿中排出结石时，应进行结石成分分析，以利于预防和治疗。

7. 无尿和急性肾功能不全　结石阻塞引起尿路急性完全性梗阻,可出现水肿、呕吐、恶心等无尿和急性肾功能不全的表现。

8. 肾积水和慢性肾功能不全　长期慢性梗阻可能造成患侧肾积水和肾实质萎缩。

【辅助检查】

1. 尿液检查

(1)尿常规检查:尿常规检查在泌尿系疾病和其他许多疾病中具有极其重要的诊断和鉴别诊断价值。常规检查也包括尿糖、尿酮体、尿蛋白、尿红细胞、尿白细胞等内容。这些成分在正常尿液中不应该检出或含量极微。泌尿系结石患者尿常规检查中最常发现的异常是尿液中红细胞增多,部分患者可能因继发或并发感染而尿中白细胞增多。部分患者可能因细胞破碎而尿蛋白增加,但同时一定会伴有红细胞增加,否则应考虑其他疾病。做尿常规检查的标本应该是新鲜尿液,女性患者留取中段尿,男性患者留尿前用水洗净阴茎头,包皮过长者应显露尿道外口留尿。尿石症常出现血尿和脓尿。

(2)细菌培养及药敏试验

①菌落数在 $1×10/ml$ 以上者为阳性,<1000/ml 为污染,介于上述两者之间者为可疑。

②对细菌培养阳性者应进行药物敏感试验,以便合理选择抗菌药物。尿培养可帮助判断有无继发或并发泌尿系感染,对部分感染性结石诊断和治疗具有一定参考价值;药物敏感试验则对治疗中选择抗生素具有指导意义。

(3)晨空腹新鲜尿 pH 测定:24h 尿测定 pH 常可受饮食、饮食量、尿液久置污染、尿中二氧化碳丢失等多种因素影响,而晨新鲜空腹尿则可消除这些影响因素,能够比较正确地反映体内代谢及肾对 pH 的调控能力。有的结石与 pH 有关,如感染性结石患者的晨空腹新鲜尿的 pH 常可高于 7.0,尿酸结石患者 pH 常<5.5。

(4)24h 尿量:测定 24h 尿量时尿液计量要准确,应包括大便时排出的尿液。尿量少是形成结石的因素之一,保持一定尿量可起到预防各类结石的作用。对结石患者了解尿量多少不仅有助于分析结石形成原因,也是防治结石形成的重要依据,如对胱氨酸结石患者可根据胱氨酸的日排泄量,计算溶解这些胱氨酸的尿量,只要长期保持超过溶解胱氨酸所需的尿量,就能有效地防止胱氨酸结石的形成。

(5)尿肌酐:健康人尿肌酐排出量相当恒定,尿中肌酐减少可见于肾功能不全。蛋白质分解代谢加快时尿肌酐可增加。男性 7.1~17.7mmol/24h,女性 5.3~15.9mmol/24h。

(6)尿酸性黏多糖:酸性黏多糖是结石中的基质成分,酸性黏多糖排泄过多有助于结石形成。

2. 血液检查

(1)血钙:血钙浓度增高常见于甲状旁腺功能亢进、维生素 D 增多症、多发性骨髓瘤、代谢性骨病等。甲状旁腺功能亢进者血清钙常高于正常(可>2.65mmol/L)并常伴有血无机磷降低。血清钙增高常伴尿钙增高,后者是形成含钙尿结石的重要因素。

(2)血磷(无机磷):甲状旁腺功能亢进患者肾小管重吸收磷受抑制而减弱,尿磷排泄增多,血磷常见减低,可低至 0.81mmol/L 以下。

(3)血镁:血清镁减低见于甲状腺功能亢进、晚期肝硬化、严重呕吐。

(4)血尿酸:男性>0.42mmol/L、女性>0.35mmol/L 为高尿酸血症。由于高尿酸血症常伴尿中尿酸排出增加,因而可形成尿酸结石。

(5)血肌酐:主要作为肾功能检查指标,增高常表示有肾功能减退或衰竭。

(6)血甲状旁腺素:甲状旁腺素有溶骨作用,并促进肾远曲小管对钙的重吸收,使血钙升高,并减少磷的重吸收。约55%的甲状旁腺功能亢进者发生肾结石。

3.结晶分析

(1)草酸钙:结晶草酸是植物性食物中的有害成分,其钙盐几乎不溶解,故经常在尿和粪便中见到。草酸钙结晶形态有哑铃形、球形及折光性强的八面体,大小不一,小的哑铃形有时稍呈椭圆形,易与红细胞混淆。但其折光性强,边缘较厚,用蒸馏水处理无变化,可与红细胞区别。

(2)尿酸及其盐类:尿酸是核蛋白中嘌呤代谢的终产物,常以尿酸或尿酸盐(如尿酸铵、尿酸钙或尿酸钠)的形式经尿排出体外,量多时常使尿呈粉红色沉淀。纯的尿酸在酸性尿中溶解度低,常有结晶析出,正常尿液中不多见。

其形态为无色的六边形的薄片状,或略带黄红色的磨刀石状、楔状、大的哑铃状或由许多长块状、楔状结晶重叠起来的花朵样或蝴蝶结样等形状。尿酸的铵盐和钙盐溶解度也不高,在浓度较高的酸性尿中尤其是在气温较低或在冰箱中放置后,会析出非结晶性的沉淀,统称非结晶形尿酸盐。

镜检时呈细碎的无定形的小颗粒,与非结晶形磷酸盐难以区别。非结晶形尿酸盐经加热后可提高溶解度,沉淀消失。尿中加入较强的酸,可析出尿酸结晶。

(3)三联磷酸盐和非结晶形磷酸盐:它们都是人尿中的正常成分。结晶性的磷酸盐通常都是复盐(除磷酸根外,阳离子有两种,如磷酸镁铵),称三联磷酸盐。在碱性尿或含氨较多的中性或弱酸性尿中,常沉淀析出。

三联磷酸盐在显微镜下呈无色的信封状、方柱状或羽毛状,有很强的折光,很易辨认。非结晶形磷酸盐(如磷酸钙等)形态与非晶形尿酸盐相似,加酸后即消失。磷酸钙也可形成球形或哑铃形颗粒或呈片状、长块状、楔状或堆积如花瓣的结晶。

(4)胆固醇结晶:无色、方形,呈缺角的薄片状结晶;较轻,常浮于尿液表面,尿中较少见。

(5)碳酸钙结晶:此结晶常与磷酸盐同时存在,其形态为无色球形或哑铃形,见于碱性尿中,加酸即溶解并产生二氧化碳气泡。

(6)氨基酸结晶:尿中出现氨基酸结晶,多属病态。

①从尿中排泄各种结晶、盐类成分,是健康人尿中常见的正常成分,一般无临床意义。但如是伴有大量红细胞,又有腰痛或膀胱刺激症状,多提示结石存在。

②草酸钙结晶多由吸收食物中草酸而来,一般无意义。但如大量存在,并有肾和膀胱尿中见到少量尿酸结晶多无病理意义,而新鲜尿中如有大量尿酸存在,应警惕尿酸结石。

③尿中出现亮氨酸和酪氨酸结晶,多见于急性重型肝炎和急性磷中毒。但胱氨酸尿是一种遗传性疾病,此病常伴有鸟氨酸、精氨酸和赖氨酸肾小管再吸收缺陷并经尿排出,患者终身排出胱氨酸尿并可形成结石。

④胆固醇结晶在尿中少见,偶尔在肾变性或泌尿、生殖系肿瘤患者的尿中见到。非结晶形尿酸盐和磷酸盐一般无重要意义,但碱性尿中大量三联磷酸盐析出,有时可形成尿道阻塞并可形成结石。

总之,对尿中出现不明结晶物,首先要予以重视,结合患者情况,对结晶形态及溶解特性等进行检查,并进一步做化学检查确认结晶尿的成分。

4. 超声检查

(1)肾积水

①轻度肾积水:可见到肾盂和肾盏回声光点分离,中央无回区液性暗区增宽,肾实质的厚度正常。

②中度肾积水:见到肾集合系统中央液性暗区明显扩大,在横切面呈圆形或椭圆形。在纵切面上形态多样,有呈椭圆形、花瓣形或烟斗形,肾体积增大,肾皮质变薄,肾外形仍呈蚕豆样。

③重度肾积水:肾轮廓显著增大,失去正常形态,肾内呈现巨大无回声液性暗区,肾实质变得菲薄。

(2)X 线阴性结石:尽管 X 线检查可以确定肾和输尿管结石的部位、形态、大小和数目,但对阴性结石常用 B 超进行验证。不管 X 线表现为阳性或阴性结石,B 超均会有同样的声像图改变。

典型的肾结石声像图表现为强回声光团,光团居于肾的集合系统的某一部位,较大的结石会占据整个肾盂腔,肾集合系统内可见一片强回声,由于肾盂有不同程度的积水,因此在肾实质与结石之间可见条状或带状无回声区,使结石更易显示。结石常伴有典型声影。

(3)输尿管结石:B 超诊断输尿管结石方法简便且无损伤,B 超在输尿管结石的检查中不仅能了解结石的位置及大小,还能了解集合系统扩张程度、肾皮质厚度,为选择治疗方法提供有价值的资料。此外,在一些患者如对碘造影剂过敏,可替代静脉尿路造影或有损伤的逆行尿路造影。即可显示膀胱壁段及以上 2cm 以内的输尿管结石。

(4)输尿管囊肿结石:输尿管囊肿结石的声像图是在膀胱三角区探到圆圈形暗淡光环,光环紧贴膀胱三角。在输尿管喷尿时,由于囊内液增多,可见光环慢慢增大。在喷尿间歇期,由于囊内液渐渐流入膀胱,可见光环慢慢缩小。如输尿管囊肿合并结石,则光环内见结石强回声光团及所伴有的声影。

(5)膀胱结石和膀胱憩室内结石:膀胱结石的超声诊断甚为方便,因为尿液和结石的声阻抗相差很大,结石有强回声光团及伴有明显的声影,当体位改变时可见到结石在膀胱内滚动。膀胱憩室结石则可见典型的结石声像图在膀胱憩室内,体位移动时见不到结石的滚动。

5. X 线检查

(1)泌尿系 X 线片:泌尿系 X 线片简称为 KUB。KUB 分别是肾、输尿管、膀胱 3 个泌尿系器官的英文第一个字母的缩写。

因 90％以上的尿路结石皆含钙盐,在 X 线片上可显示致密影,所以泌尿系 X 线检查在诊断泌尿系结石上有特殊重要价值,列为泌尿系结石的常规检查。应该提醒患者注意的是,某些泌尿系结石(如尿酸结石)由于 X 线可以透过而在泌尿系 X 线片上并不能显示,胆囊结石,肾、淋巴结的钙化和盆腔内静脉石影等有时会被误诊为结石,所以泌尿系 X 线片虽然在泌尿系结石诊断中是必不可少的,但必须结合临床症状及静脉尿路造影等检查结果进行综合考虑,某些情况下需摄侧位片或逆行造影加以鉴别。

(2)排泄性尿路造影:排泄性尿路造影也称静脉肾盂造影(IVP)或静脉尿路造影(IVU)。是用以显示包括肾盂肾盏系统、输尿管、膀胱的重要方法,它不仅可给我们提供上述部位的形态、结石在尿路分布关系,而且还可提供分侧肾的分泌功能等方面的信息。

虽然有其他一些影像技术如磁共振尿路成像等在尿路造影成像中也有应用,但是 IVU 目前仍然是尿路结石造影检查的首选方法。但应注意在做此检查前应先拍摄泌尿系 X 线片,因为没有泌尿系 X 线片作为参考的排泄性尿路造影的影片常不能解释造影片上所观察到的现象或常易造成结石的漏诊及误诊。对肾功能轻度不良的病例采用双倍剂量或者大剂量造影及延缓造影,常有助于尿路更好的显影。

(3)逆行性尿路造影:逆行性尿路造影是对排泄性尿路造影的补充,用以显示结石梗阻部位、输尿管、肾盂肾盏系统的异常解剖结构、先天性异常,以及结石与尿路系统的相互关系。逆行性尿路造影不能显示肾功能。逆行尿路造影检查前准备同于尿路X线检查。

(4)肾穿刺尿路造影:肾穿刺造影即顺行尿路造影,指在B超、CT或X线透视引导下,经皮肾穿刺同时向肾集合系统注入造影剂以显示尿路的方法,主要适用于静脉尿路造影显影不理想、逆行肾盂造影失败的情况下。

6. CT检查 近年来,非增强螺旋CT(NCHCT)肾、输尿管结石影像检查是尿石症影像学最重要的进展。

7. 放射性核素检查

(1)肾图:肾图是描述肾放射性活性-时间曲线,可用于肾功能及尿流通畅情况的定量分析。根据检查方法及目的不同分为常规肾图、利尿性肾图及甲硫丙脯酸(CAP)肾图。

(2)肾动态显像:与肾静态显像(肾图)相比,不仅显示泌尿系形态影像,更重要的是可以同时提供肾血流灌注、实质功能和尿液引流等多方面的信息,能较准确地测定总肾功能、分肾功能甚至肾内节段肾功能的变化。

【处理原则】 包括有效祛除结石、解除疼痛、预防复发。

1. 体外震波碎石术(ESWL) 是目前最被广泛应用于尿路结石的治疗方式。但是仍有少数特例需要排除体外震波的治疗。例如,凝血功能异常或服用抗凝血药物而未停药3d以上者、严重尿路感染或高热者、结石颗粒太大者、肾结石超过2.0cm或妊娠妇女。此外X线片上结石不明显者,因为定位的困难度增加,都有必要审慎评估体外震波的适用性。

虽然体外震波碎石术对结石的治疗效果良好,不良反应少,但仍有些手术的注意事项须事先告知患者留意。

(1)术后可能会造成皮下微血管破裂,引起皮肤瘀青,部分肌肉肿胀充血会引起酸痛。通常无须特殊处理,皮肤瘀青约1周内恢复,酸痛也会1～2周消失,必要时可服用适量镇痛药。

(2)实行体外震波碎石术有可能会导致肾或输尿管轻微挫伤引起血尿,因此尿液会变红,无须紧张,血尿会在24～72h消失。

(3)小碎石在排出过程中,可能会刺激输尿管,引起肾绞痛,可用适当镇痛药及大量饮水来控制。

2. 输尿管肾镜碎石手术(URSL) 尿路结石往往会引起肾积水、尿路感染或泌尿道梗阻等现象,这些病变也都可透过输尿管镜检查获得正确的诊断,并接受良好的治疗。例如,肾积水的患者可以在体内放置双J管迅速引流;尿路息肉或怀疑有癌症病变者,可在手术当中同时做切片检查或息肉切除;肾盏、肾盂或输尿管狭窄者,可同时将狭窄处切开以利结石排出、消除肾积水及治疗尿路感染。

逆行性输尿管镜手术的好处是能有效击碎结石、排出结石,并能彻底检查整个泌尿系统,同时予以矫治;而且完全没有伤口,对身体的损伤极少,患者恢复迅速。可以用以诊断不明原因的血尿、尿路上皮细胞癌或其他肿瘤;治疗输尿管狭窄、肾憩室结石、困难的肾盏结石、体外震波治疗无效结石及上尿路肿瘤烧灼或切片等。

3. 经皮肾镜取石术(PCNL) 在处理感染性鹿角状的结石或结石直径≥2.0cm者,首先应采取 PCNL 治疗,术后如有残余结石,可视残余结石大小,再使用体外震波碎石术作为辅助治疗方式。

4. 开放手术或腹腔镜手术取石　近年来,开放性手术取石明显减少,主要用于经 ESWL、PCNL 和 ICRS 治疗失败者;存在尿路狭窄,需在取石同时行尿路成形手术者;结石导致肾功能丧失而行肾切除者。手术方法包括肾盂切开取石术、肾盂肾实质联合切开取石术、肾实质切开取石术、肾部分切除术、肾切除术等。

5. 特殊情况的治疗

(1)鹿角形肾结石:是指充满肾盂和至少 1 个肾盏的结石。大多数情况下,PCNL 为首选的治疗手段。体积小的鹿角形肾结石可考虑单用 ESWL 治疗。

(2)马蹄肾肾结石:可采用 PCNL,也可采用开放手术取石。

(3)孤立肾肾结石:可采用微造口 MPCNL,分两期手术较安全。

(4)移植肾肾结石:推荐采用 ESWL 和 PCNL 治疗。

(5)肾盏憩室结石:可采用 PCNL 或逆行输尿管软镜,也可用后腹腔镜手术。

(6)过度肥胖的患者:皮肤至结石的距离过大,推荐选用 PCNL 或开放手术。

6. 药物治疗　对于肾绞痛的镇痛治疗,有尿路感染的抗感染治疗,尿酸结石、胱氨酸结石等药物治疗。

【护理评估】

1. 评估患者是否有疼痛、血尿、发热等体征。

2. 掌握患者的饮食结构。

3. 了解患者相关实验室检查的结果。

【常见护理诊断】

1. 疼痛　采用物理、药物、心理支持等方法消除疾病。

2. 焦虑　与患者因疼痛而产生恐惧,担心病情的严重性及治疗细节有关。

3. 排尿形态障碍　与结石引起阻塞及手术后留置尿管、肾造口管有关。

4. 潜在并发症　与结石导致阻塞、肾积水、感染有关。

5. 潜在并发症　出血、肾实质损伤、狭窄,周围脏器损伤与疾病、排石过程有关。脏器损伤与手术本身有关。

6. 知识缺乏　与缺乏预防结石及治疗的相关知识。

7. 部分生活自理缺陷　与疾病、手术后管道限制有关。

【护理目标】

1. 患者诉疼痛缓解或减轻,舒适度增加。

2. 患者焦虑缓解。

3. 患者自诉排尿形态改善。

4. 患者无并发症出现,或并发症发生后能得到及时有效的处理。

5. 患者了解疾病相关知识,并有一定的疾病防治知识,能遵从新的饮食计划。

6. 患者生活需求得到满足。

【护理措施】

1. 非手术治疗护理措施

(1)肾绞痛发作期的护理患者应卧床休息,遵医嘱使用解痉、止痛药物,必要时静脉补液,使用抗生素等。

（2）促进排石，鼓励督促患者多饮水，使每日尿量保持在 2000ml 以上，在病情允许的情况下下床活动，适当做些跳跃、改变体位的活动以促进结石的排出。

（3）病情观察监测血常规、尿常规、体温变化、尿液性状，如有尿路感染遵医嘱及时治疗。密切观察尿液中有无结石。

2. 术前护理

（1）心理护理

①解释手术的必要性、手术方式及注意事项。

②针对个体情况进行个性化心理护理。

③鼓励患者的家属和朋友给予患者关心和支持。

（2）病情观察及护理：观察患者的腰部症状、尿液及体温情况，必要时遵医嘱使用抗生素控制感染，鼓励患者多饮水以达到冲洗的目的。

（3）术前常规准备

①协助完善相关术前检查，如 B 超、心电图、肝肾功能检查、出凝血试验等。

②术前 1 天做抗生素皮试，根据皮试结果及时报告医师。

③术前一晚过度紧张或疼痛的患者，可遵医嘱给药。

④术前 8h 禁食，4h 禁饮。

⑤术晨备皮，更换清洁病员服。

⑥术晨与手术室人员进行患者、药物及相关信息核对后，送入手术室。

3. 术后护理措施　外科术后护理常规如下。

（1）麻醉术后护理常规：了解麻醉及手术方式、术中情况、手术切口和引流情况；持续心电监护及吸氧；床挡保护预防坠床；严密监测生命体征。

（2）伤口观察及护理：观察伤口渗血、渗液情况，如有异常及时通知医师；观察腰部体征，有无腰痛、腰胀等。

（3）各管道观察及护理：输液管保持通畅，留置针妥善固定，注意观察穿刺部位皮肤；尿管保持引流通畅，观察排石情况；肾造口管遵医嘱夹闭数小时后开放，妥善固定，保持通畅，密切观察引流液的性状及量，术后 1 日可复查 KUB，如无残余结石，可遵医嘱拔除肾造口管。

（4）疼痛护理：动态评估患者疼痛的时间、部位、程度、性质等；疼痛时，鼓励患者卧床休息，安排适当卧位，并教导深呼吸以缓解疼痛；教导患者缓解疼痛的技巧，如分散注意力、肌肉放松、音乐治疗等；告知患者疼痛无法缓解时，需告知医护人员，强调镇痛药其作用是舒缓疼痛，而因此导致成瘾的机会并不高。

4. 并发症的护理

（1）出血：引流管突然有新鲜血液流出，伤口敷料持续有新鲜血液渗出，引流量由少变多，患者脉搏增快，血压下降，尿量减少等休克症状。护理措施如下。

①非手术治疗，用止血药；用升压药物，加快输液速度。

②非手术治疗无效者应及时再次手术。

（2）感染：体温升高，血象升高，伤口红、肿、热、痛，甚至有脓性分泌物，进展到感染性休克时，可有血压下降、心率加快、意识障碍等表现。护理措施如下。

①严格无菌操作,对症治疗。

②合理应用抗生素,加强伤口管理。

(3)结石复发:再次出现结石的症状。采取以饮食饮水预防为主,复发后按结石再次寻求治疗的护理措施。

【护理评价】

1. 患者疼痛较前明显缓解,舒适度增加。

2. 患者焦虑得到缓解。

3. 患者排尿形态得到改善。

4. 患者无并发症出现。

5. 患者了解并掌握疾病相关知识,有一定的疾病防治知识。

6. 患者生活需求得到满足。

【健康宣教】

1. 饮食　清淡易消化饮食,多饮水,根据结石成分调整饮食种类。

2. 活动　根据手术情况和个体情况适当活动,劳逸结合,生活规律,观察排尿情况,如有尿液异常、腰痛、尿路刺激症状、发热、血压高等异常表现时应及时就诊。

3. 复查　术后 1 个月门诊随访;以后 3 个月至半年复查排泄性尿路造影,以了解肾功能的恢复情况。行尿液、B 超检查,观察有无结石复发、残余结石情况及肾积水恢复情况等。

第五节　泌尿系统肿瘤患者的护理技术

一、肾癌

【教学重点难点】

1. 肾癌的处理原则。

2. 肾癌的护理措施。

3. 肾癌术后患者抗血栓梯度压力袜使用及护理。

【概述】　肾细胞癌(RCC)是起源于肾实质泌尿小管上皮系统的恶性肿瘤,又称肾腺癌,简称为肾癌。包括各种肾细胞癌亚型,但不包括后肾肿瘤、肾母细胞性肿瘤、间叶性肿瘤、神经内分泌肿瘤、淋巴造血组织肿瘤、生殖细胞肿瘤、转移性肿瘤,以及肾盂上皮系统的各种肿瘤。

【病因】　大多数肾癌的病因尚不明确。当某些肾细胞的 DNA 发生变化(突变)时,便会发生肾癌。细胞的 DNA 包含指示细胞该如何做的指令。而 DNA 变化会导致细胞快速生长和分裂。来自肿瘤的异常细胞会积聚,扩散到肾以外部位。一些细胞会脱落并扩散(转移)到身体的较远部位。

【临床表现】

1. 腹部包块　约 20% 的肾癌患者出现腹部包块,瘦长体型者更易出现,位于上腹部肋弓下,可随呼吸运动而上下移动。检查者所触及的可能是肿瘤本身,也可能是被肿瘤推移的肾下极,如果包块固定不动,说明肿瘤已侵犯肾周围的脏器结构,常常肿瘤切除困难,预后不佳。

2. 血尿　由肿瘤侵犯肾盂或肾盏黏膜而引起。通常为间歇性全程无痛肉眼血尿,有时有条状血块,系输尿管管型。血块堵塞输尿管时可引起肾绞痛。

3. 疼痛　由于肿瘤生长牵张肾被膜外，或肿瘤侵犯周围脏器、腰肌所造成疼痛，多发生在腰部，性质为钝痛。

4. 肾外表现　肾也是一个重要的内分泌器官。在正常情况下可以合成并分泌前列腺素 E、$1,25$-二羟维生素 D_2、肾素和红细胞生成素。肾癌发生后可以分泌远高于正常水平的这些激素，同时还可分泌甲状旁腺样因子、高血糖素、人绒毛膜促性腺激素和胰岛素等物质，由此造成了肾癌多种多样的肾全身性症状，出现肾外症状者约占 20%。这些症状除高血钙外，其余很难用常规的治疗方法消除，然而在切除原发灶后，指标多能恢复正常。

(1)红细胞沉降率(血沉)快：肾癌患者出现血沉快的原因尚不清楚，对持续血沉快的患者应做肾 B 超检查以除外肾肿瘤。

(2)发热：在肾癌患者中也较常见，发生率约 20%。可能与肿瘤异位分泌白细胞介素-6 有关。

(3)高血压：约 20% 的肾癌患者有高血压，肾素分泌过多、肿瘤内动-静脉瘘、肿瘤压迫肾血管都可能是造成高血压的原因。但最近的流行病学调查表明，高血压及治疗高血压的药物与肾癌的发生有关。因此，只有当切除肾癌后恢复正常的高血压才可确定是由肾癌所引起。

(4)高血钙：原因不是很清楚，发生率约 10%。可能与肿瘤产生的一种类似于甲状旁腺素相关蛋白的多肽有关。切除肿瘤后恢复正常，肿瘤转移或复发后可重新升高。有时高血钙还可能由肿瘤转移到骨骼引起。

(5)红细胞增多症：具体原因不清，可能与肿瘤直接分泌红细胞生成素或肿瘤压迫造成正常肾组织缺血、刺激分泌红细胞生成素有关。

(6)肝功能异常：病因不清。并非由于肿瘤转移到肝引起，又称为 Stauffer 综合征，患者同时有白细胞减少、发热和肝局部坏死。切除肾肿瘤后肝功能恢复正常，否则很可能有转移灶。少数情况下还可伴有胆汁淤积性黄疸。

(7)其他：贫血、体重下降、血清碱性磷酸酶升高、淀粉样变及神经病变等都可能发生在肾癌患者身上。

5. 精索静脉曲张　特点为平卧位后不消失，由于肾静脉或下腔静脉内瘤栓阻碍精索静脉内血液回流引起。

6. 转移灶　肾癌发生转移较早，转移病灶几乎见于人体的任何部位。除了肺、肝、脑、骨骼等常见肿瘤转移部位外，肾癌还常常转移到其他少见部位，如胆总管腔内、纵隔、拇指甲下、阴道、脉络膜、外耳道和眼眶等。

【辅助检查】

1. 实验室检查　实验室检查项目必须包括尿素氮、肌酐、肝功能、全血细胞计数、血红蛋白、血钙、血糖、红细胞沉降率、碱性磷酸酶和乳酸脱氢酶等。

2. 影像学检查　通过超声、CT、MRI 等影像学检查可以将肾肿块划分为囊性和实性肿块。肿块是否具有强化效应是鉴别囊实性肿块的一个重要标准。

(1)超声彩色多普勒：超声能够提供肿块的血供信息，在检测下腔静脉癌栓方面具有一定优势，敏感度和特异性分别为 75% 和 96%。超声造影(CEUS)在某些 CT/MRI 诊断困难的病例可以提供额外的影像学特征信息，如复杂性肾囊肿、小的肾肿块等。

(2)CT：必须包括平扫和增强 CT。肾肿块的强化效应是指增强后 CT 值较平扫增加 20HU 以上，具有强化效应的肿块考虑为恶性的可能性大。此外 CT 还能够明确对侧肾的形态,评估对侧肾功能,肿瘤浸润程度,静脉是否受累,区域淋巴结是否增大,以及肾上腺和其他实质器官情况。腹部 CT 平扫和增强扫描及胸部平扫 CT 是术前临床分期的主要依据(强烈推荐)。

(3)MRI:对于造影剂过敏、妊娠及年轻患者担心辐射者,可选择增强 MRI 替代增强 CT。MRI 能够对静脉是否受累及其程度进行评价,对下腔静脉癌栓的敏感度为 86%～94%,特异性为 75%～100%。

3. 肾肿瘤穿刺活检　对于准备进行手术治疗的患者无须行肾肿瘤穿刺活检。肾肿瘤穿刺活检主要应用于以下情况。

(1)对于小的肾占位希望进行积极监测的患者。

(2)在进行消融治疗前明确病理诊断。

(3)在进行靶向治疗或放化疗前明确病理诊断。

穿刺可以在超声或 CT 引导下进行。对于较大的肿物穿刺应选择其边缘,以免穿出的组织为坏死组织,建议使用 18G 的穿刺针,最少穿 2 针。肾肿瘤穿刺活检具有极高的特异性和敏感度,但无法准确判断其组织学分级。肾肿瘤穿刺活检发生种植转移的概率极低。常见并发症包括肾包膜下血肿或肾周血肿,无须特殊处理。

【处理原则】

1. 手术治疗

(1)保留肾单位手术(NSS):是保留肾的手术总称,包括肾部分切除术、肾楔形切除术、肾肿瘤剜除术等。随着研究的深入,人们逐渐接受这种手术方式为局限性 RCC 患者提供了有效的治疗手段,并且能够在必要时保留肾功能,有报道表明对于单发、体积较小(<4cm)及明确局限性 RCC 具有等同的治疗效果。保留肾单位手术要求必须完整地切除局部肿瘤组织,并且最大限度地保留有功能的肾实质。有时残留肾实质相对较少,而且由于超滤过损伤肾,远期仍有发展到肾功能不全的风险。目前,已经认同的 NSS 手术适应证如下。

①绝对适应证。肾癌发生于解剖性或功能性的孤立肾,根治性肾切除术将会导致肾功能不全或尿毒症的患者,如先天性孤立肾、对侧肾功能不全或无功能者以及双侧肾癌。

②相对适应证。肾癌对侧肾存在某些良性疾病(如肾结石、慢性肾盂肾炎等)或其他可能导致肾功能恶化的疾病(如高血压、糖尿病、肾动脉狭窄等)的患者。

③可选择适应证。临床分期 T1a 期(肿瘤≤4cm)肿瘤位于肾周边,单发的无症状肾癌;对侧肾功能正常者可选择实施 NSS。

(2)肾癌部分切除

①单纯肾摘除术。要求尽可能简单迅速地将肿瘤组织与正常肾组织分离,通常不阻断血管,最大限度地保留正常肾组织。虽然某些肿瘤被特有的纤维假膜包裹,但是在术前并不能确保整个肿瘤完全被假性包膜包裹,肿瘤复发是肾部分切除术后严重的并发症。

因此,每一个环节都要避免这一并发症的发生,尽可能地将肿瘤连同周围部分正常肾组织一起切除,为肿瘤复发增加一道防线,同时不会增加手术难度。单纯摘除术后肾内癌细胞残留风险较高,当前单纯性肾癌摘除术仅用于 von Hippel-Lindau 病患者,以及双肾多发性、低分期、有包膜的肿瘤。

②肾段、肾极切除术。对于肿瘤局限于肾上极或肾下极的患者,可通过游离并结扎顶部肾段或基底部肾段的动脉分支来实施肾部分切除术,其余部分肾血供不受影响。结扎肾动脉和

伴行的静脉后肾表面出现一条缺血区分界线,如果显示不清,可在顶部肾动脉远端注射几毫升的亚甲蓝,则可较好地显示切除肾段的轮廓。

然后在显示的肾段轮廓线处切开肾实质,应确保切口距离肿瘤边缘至少有几毫米,联合锐性和钝性分离法游离肾实质,然后切除顶部肾段。切除恶性肿瘤时设法在超出肾实质切线之外保留一段肾包膜,以关闭肾。

修复肾集合管系统及脉管系统后,采用3-0铬肠线穿过肾包膜及少量买质,间断缝合肾切除缘,将切缘对合关闭以助止血,在缝合打结前,将肾周脂肪或氧化纤维素填充在肾缺损处,包在缝线结内。

③肾楔形切除术。适用于切除肾表面的周围型肾癌,尤其适用于体积较大或不位于肾两极的肾癌。由于手术切除范围涉及多个肾段且术中会伴有严重的出血,切除时最好采取暂时性肾动脉阻断及肾表面降温。切开肾实质后肾内的大血管可直接结扎,切除肿瘤组织后,修补肾集合系统及脉管系统。

可采用以下两种方式将有组织缺损的肾缝合关闭。其一,在肾缺损部位的基底部放置氧化纤维素后,将肾皮质横切面切缘相互靠近,3-0铬线间断缝合。采用这种缝合方式时,应保证无张力缝合,且肾血管无明显成角或扭结形成。其二,先将一部分肾周脂肪填充肾缺损部位的基底部以止血,然后用4-0铬线缝合。将肾缺损处填充缝合完毕后,即可松开肾动脉恢复肾血流。

④肾横断切除术。肾大部横断切除术主要应用于切除位于肾上极或下极的体积转大的肿瘤,手术时需暂时阻断肾动脉、表面降温后施行。在肾门水平确认肿瘤所在的肾区域的供血动静脉,并将其结扎、游离。

这一操作需要在阻断肾动脉前完成,以减少肾缺血时间。阻断肾动脉后,通过钝性锐性结合的手法分开肾实质,肿瘤周围保留几毫米厚的正常组织,运用前述方法缝扎肾断面的血管断端,仔细检查肾门,确保未结扎保留下来的肾组织血供。肿瘤组织切除后,修补肾集合系统及脉管系统,并缝合肾断面,如果不能在无张力、无血管扭曲的情况下缝合肾断面,可将腹膜或肾周脂肪覆盖,缝合于肾创面。肾上极横断切除术时,避免损伤后侧肾段的肾动脉分支,这些分支偶尔也可供应基底部肾段。

术前行三维CT扫描血管成像有助于术中对后侧肾段动脉的辨识和保护,可避免残余正常的肾主要部分出现血供受损。中部切除时较为复杂,因为其血供来源于前侧及后侧肾动脉分支,另外引流肾上极及肾下极的肾盏通常汇入同一个肾漏斗。

⑤中央型肾癌肾部分切除术。中央型肾癌患者,明确肾动静脉血供情况对于外科手术决策非常重要。当前主要通过三维CT扫描获得肾血管情况,而不再需要介入性血管造影。中央型肾癌暂时性阻断肾动静脉有利于肾部分切除术的实施。肾动脉阻断对于减少术中横断大静脉分支造成的出血十分重要。肾动静脉应该用无创血管钳分别阻断。

手术中应在Gerota筋膜内游离肾,并保持肿瘤周围脂肪组织的完整。突向肾门的中央型肾癌周围的脂肪组织相对较少。尽可能将肿瘤与周围供应其他正常肾组织的血管分离,使应保留的正常肾组织的血供不受影响。所有肾段动脉均为终末动脉,无侧支循环,故供应正常肾组织的动脉必须保留,以免造成有功能的肾组织失活。但肾静脉系统不同,结扎肾静脉分支后,其侧支静脉可以充分引流血液,不会造成相应部位肾组织的梗死。

这点在临床上非常重要,术者可以通过游离结扎肾门附近的小静脉分支,安全到达中央型肾癌肿瘤组织部位,并可充分游离牵引肾静脉大血管,显露肿瘤组织,而不影响正常的肾组织血供。直接供应肿瘤的小动脉也可结扎、切断。如果肾局部或者肿瘤的供应血管未能清楚确认,可以无创性微小血管夹将分支动脉阻断,以便清晰观察缺血肾组织的范围。在游离肾后面时,需注意不要损伤后侧肾段动脉分支,这部分动脉偶尔可能供应肾基底段,损伤这些动脉分支后,有可能导致大部分正常组织缺血。

解剖游离的主要目的是在钳夹肾动静脉之前尽可能多地游离肿瘤并阻断其血供,以便缩短肾热缺血时间。阻断肾动静脉后,将已游离的肿瘤切除。切开肾实质后,可见供应肿瘤组织的小血管应及时缝扎。理论上应将肿瘤边缘正常组织和肿瘤组织一并切除,但肾门区肿瘤通常无法做到这一点,因为此类肾肿瘤常可直接累及肾集合系统。对于这类肿瘤,如果条件允许的话,可将与肿瘤邻近的肾窦脂肪组织,以及肿瘤边缘 3～4mm 正常组织一起切除。

大多数情况下,处理完肾血管和集合系统后,将肾皮质横切缘靠近并间断缝合以至止血。应保持肾实质缝线无张力,供应肾的血管也应无明显成角及扭转。闭合肾后,松开阻断肾动脉血管夹,恢复肾血液循环。

(3)肾根治性切除手术

①手术适应证:根治性肾切除术的适应证为局限性肾细胞癌患者。对于发生转移的患者,有时也可施行根治性肾切除术,以缓解局部症状或作为进一步进行免疫调节治疗的基础,或者同单一转移灶一并切除。肾癌有肾静脉和(或)下腔静脉癌栓不是根治术的禁忌证,只要无淋巴结或远处转移,术后也可获得较长的无瘤生存期,但术前必须了解静脉内癌栓的情况,以便手术切除。

②方法和切除范围:开放性根治性肾切除术的手术入路主要有经腰部、腹部和经胸腹联合切口三大入路。根治性肾切除术手术入路的选择取决于肿瘤大小、位置及患者体型,有时更多的是取决于术者对各种手术入路掌握的熟练程度,同时根据手术中具体情况决定是否能早期结扎肾血管。通常采用经腹膜切口入路,以探查肿瘤腹部转移情况,快速处理肾血管,并最大限度地降低对肿瘤的操作。

我国肾癌手术切口与欧美国家不完全相同,我国更多地采用经腰切口,切除第 11 或 12 肋,或第 11 肋间切口,但是腹膜外腰切口不容易显露肾动静脉,且患者腹壁厚、脂肪多,手术比较困难。对于肾上极巨大肿瘤,可选择胸腹联合切口。

根治性肾癌切除术包括肾动静脉的结扎、Gerota 筋膜外切除肾、同侧肾上腺的切除,以及膈肌脚至腹主动脉分叉处的区域淋巴结切除。肾癌切除术应先结扎肾动、静脉。手术的关键是肾周筋膜外切除肾,因为约 25％ 的患者可摸及肾周脂肪的浸润。事实表明,除非肾上极大的肿瘤或术前已明确肿瘤侵犯肾上极,否则无须常规切除肾上腺。伴肾上腺转移的肾癌,局部进展性肾细胞癌患者行 RN 可考虑切除同侧肾上腺,但绝大多数肾上腺转移的患者伴远处转移,治疗上应以内科治疗为主,单纯外科治疗仅适合于孤立性肾上腺转移的患者。

需注意的是,双侧肾上腺转移引起的肾上腺皮质功能低下就可导致患者死亡,所以慎重考虑对双侧肾上腺转移的患者实施手术治疗。虽然,淋巴结切除可获得更加准确的病理分期,但治疗价值存在争议。尽管部分微小淋巴结转移灶患者能获益,但是术中是否应该常规行淋巴结清除仍存在争议。

经腹膜肋缘下切口行根治性肾切除术时,打开腹腔后应首先探查有无转移灶。左侧向内推移结肠显露大血管。离断脾结肠韧带不仅利于操作,而且也可避免过度牵拉对脾造成损伤。

右侧向内推移结肠及十二指肠显露腔静脉和腹主动脉。术中首先游离肾蒂,由于右肾静脉较短,故应小心操作以免损伤腔静脉。

可向腔静脉外侧游离右肾动脉,如果肿瘤靠近内侧且较大,也可在腔静脉与主动脉间分离右肾动脉。左肾静脉较长,横跨主动脉,应结扎并横断生殖腺、肾上腺、腰静脉等属支,并将左肾静脉完全游离。2-0 丝线结扎并横断肾动脉,同样方法处理肾静脉。在 Gerota 筋膜外,钝性及锐性游离肾,用不可吸收缝线或金属夹处理附属血管,结扎并横断输尿管,完成肾及肾上腺的切除。经典的根治性肾切除应包括区域性淋巴结的清除。

淋巴结可与肾上腺一并切除,或在肾切除后单独处理。可从肠系膜上动脉起始处下方的膈肌脚开始切除淋巴结。腹主动脉周围有一较明显的动脉外膜间隙,可在此间隙内沿腹主动脉及大血管起始处切除腹主动脉及大血管起始处切除腹主动脉周围的淋巴组织。小心操作,以防损伤肠系膜上动脉等。应将交感神经节及神经与淋巴组织一并切除。乳糜池位于右侧膈肌的内侧,小心处理防止发生乳糜性腹腔积液。

对于肾上极巨大肿瘤,可选择胸腹联合切口行肾癌根治术。向上推移肝至胸腔,向内侧牵拉结肠肝曲及十二指肠显露肾前表面和大血管。2-0 丝线结扎并横断肾动脉,同法处理肾静脉。结扎并横断输尿管和右侧生殖腺静脉,将肾游离至 Gerota 筋膜外。向外下侧牵拉肾显露上方供应肿瘤和肾上腺的血管,向内侧牵拉下腔静脉也可得到较好的显露效果。注意保留汇入肿瘤上缘下腔静脉的肝小静脉。通常在肝下表面小心分离并切除肿瘤,完成肾切除术。

③淋巴结清扫范围:区域淋巴结清扫范围,包括右侧从右膈肌脚,沿下腔静脉周围向下达腹主动脉分叉处的淋巴结及右侧肾淋巴引流区域范围内的腹膜后淋巴结;左侧从左膈肌脚,沿腹主动脉周围向下达腹主动脉分叉处的淋巴结及左侧肾淋巴引流区域范围内的腹膜后淋巴结。扩大淋巴结清扫范围在区域淋巴结清扫范围基础上加上腹主动脉和下腔静脉间淋巴结及患肾对侧腹主动脉或下腔静脉前后淋巴结。

目前对所有行根治性肾切除患者是否进行局限淋巴结的彻底清扫仍存在争议,尽管局部淋巴结扩散是生存率降低的重要预后因素,但是一些学者对淋巴结清扫术持否定态度。首先,肿瘤通过血行转移和淋巴转移的概率是相同的;其次,多数伴有淋巴转移的患者尽管做了根治性肾切除,最后还是发现血行转移,并且很多原本没有淋巴受累的肾癌患者发展成为播散的转移病灶;此外,肾的淋巴回流是可变的,即使扩大的淋巴结清扫也不能保证去除所有可能的转移站点。认为只有相对少数的患者(2%~3%)因此获益。局限性 RCC 患者行区域或扩大淋巴结清扫术的意义可能仅仅起到了准确判定肿瘤分期的作用,而对远期疗效无明显提高,价值有限。对局限性 RCC 患者在行 RN 时,不必常规进行区域或扩大淋巴结清扫术。

(4)下腔静脉癌栓取出手术

①累及肝下方腔静脉的肾癌根治术:尽管下腔静脉的受累使肿瘤的彻底切除变得复杂,但是手术切除是多数患者实现彻底治愈的唯一方式。双侧肋下经腹膜切口,可为实施根治性肾切除术及肾周或肝下下腔静脉癌栓切除提供很好的显露,对于肾上极巨大肿瘤可选择胸腹联合切口。进入腹腔后,将结肠向内侧推移,采用环状自行牵开器维持腹膜后间隙的显露。结扎并横断肾动脉及输尿管,将整个肾从 Gerota 筋膜游离出来,仅留肾静脉相连。注意在游离起始阶段,避免对肾静脉及腔静脉不必要的手术操作。将肾静脉上下方的腔静脉从周围组织中完全游离出来,并同时游离对侧肾静脉。显露并控制癌栓水平以上的腔静脉非常重要。如有必要,可将肝尾状叶与腔静脉分离。

该操作可增加腹腔腔静脉的显露。用 Satinsky 静脉钳将肾下方腔静脉于癌栓下方钳夹，并用一小动脉夹夹闭对侧肾静脉。最后，用一把弯形 Satinsky 钳在癌栓上方夹闭肾上方腔静脉，准备行瘤栓切除术。在瘤栓表面切开肾静脉前面，然后用手术剪将切口扩大至瘤栓后方。大多数病例中，于腔静脉中取出癌栓。当癌栓被取出后，麻醉师采用正压通气，肺内压增加，暂时取出肾上方腔静脉的静脉夹，此操作可确保癌栓残余小碎片能从腔静脉中冲出。癌栓取出后，用 5-0 血管线缝合腔静脉切口。

②累及肝内或肝上方腔静脉的肾癌根治性肾切除术：该手术采用双侧肋下切口。确定瘤栓可切除后，行胸骨正中切开术。用动脉导管，多腔的中心静脉测压导管和肺动脉导管进行术中监测。同时监测鼻咽和膀胱的温度。用芬太尼或硫喷妥钠诱导麻醉，并用吸入性麻醉药维持麻醉效果。切断肾动脉和输尿管，将肾从 Gerota 筋膜中完全游离出来，仅保留肾静脉与肾相连。同时保留肾下方腔静脉和对侧肾静脉，但无须广泛解剖、游离肾上方腔静脉。左侧肾癌获得足够显露稍困难。仅靠将左侧结肠向内侧牵拉不可能同时显露位于右侧的腔静脉和左侧的肿瘤。

为解决这一问题，可在左结肠系膜上做一切口，将游离的左肾通过这一切口移至中间，不切断肾静脉与左肾的连接。此操作使腹部的腔静脉与左肾及左肾静脉均得到较好的显露。在行心肺分流术前应仔细处理腹膜后出血，因为全身肝素化会增加出血的风险。

经胸骨正中切开显露心脏和大血管。患者肝素化后，行升主动脉和右心房静脉插管，并开始心肺分流。这时基本可在无血的手术视野下切除癌栓。在受累的肾静脉入口处做一环状切口。当右心房存在癌栓时，应同时打开心房。应尽量完整地切除癌栓和肾。如无法实现时，需从癌栓上方和下方逐步摘除。在低温循环阻滞条件下，可直接探查腔静脉管腔内部，确保所有的癌栓碎片均被摘除。切除所有癌栓后，用 5-0 血管线缝合腔静脉并关闭右心房。

完成腔静脉和右心房修复后，立即开始复温。需行冠状动脉旁路移植，则应在复温期间完成。复温需 20～45min 直到体温升至约 37℃。然后终止心肺分流，拔除插管，并给予鱼精蛋白硫酸盐以逆转肝素作用。疑有凝血功能紊乱时应给予血小板、新鲜血液、醋酸去氨加压素或联合用药。抑肽酶对心肺分流引起的相关凝血功能紊乱有逆转作用，但可能诱发血栓形成。放置纵隔引流管，但腹腔无须常规引流。

(5)转移病灶的手术

①肾细胞癌肺转移的外科治疗：约 50％的 RCC 患者将发生肺转移，由于肺转移多于常规检查中发现，一般无明显的临床症状，手术耐受良好，倾向于对部分患者行手术治疗。多种因素影响肺转移患者的预后，单发病灶较多发病灶预后较好；对于切除彻底、转移灶<4cm，以及无局部淋巴转移是独立的预后因素。

对于治疗无效的残留或复发转移性肾癌患者也可采用所谓的补救性转移灶切除术，取得不错的效果。多数作者认为，最重要的预后因素是肺转移瘤切除的彻底性，有研究肺转移切除不完全是患者生存率降低的最主要的原因。

②肾细胞癌骨转移的外科治疗：在 RCC 所有的转移部位中，骨转移占 20％～25％，而尸检死于 RCC 的患者，其骨转移率为 40％。RCC 的骨转移患者常发生在中轴骨，特别是脊柱，而且多为溶骨性病变，而成骨性或混合性骨转移较少见。骨转移患者主要表现为骨痛、病理性骨折及脊髓压迫等并发症。骨转移患者较其他部位转移预后较差，多采用非手术治疗。

外科治疗主要目的以防止病理性骨折和减轻疼痛为主。骨转移是肾癌晚期表现，肾癌骨转移,主要表现为孤立骨转移和多发骨转移,孤立性骨转移患者,手术切除不仅可以缓解症状,而且可以延长部分患者的生存期。多发性骨转移以改善患者的生存质量为目的,尤其是预防病理性骨折或因病理性骨折而导致的截瘫发生。

(6)腹腔镜手术在肾癌的应用:1990 年 Clayman 等完成首例腹腔镜根治性肾切除术(LRN),开创了腹腔镜切除实体器官的先河。腹腔镜手术已广泛应用于多种泌尿男性生殖系疾病的外科治疗,已常规用于局限性 RCC 外科治疗。腹腔镜手术方式包括腹腔镜根治性肾切除术和腹腔镜肾部分切除术。手术途径分为经腹腔、腹膜后及手助腹腔镜。

①经腹腔入路的腹腔镜切除术:这种手术方式是腹腔镜手术的传统方法。切口小穿刺位点的选择范围大,可提供最佳的操作空间,易于根据解剖标志进行定位。

②经腹膜后根治性肾切除术

一是适应证与禁忌证:腹膜后腹腔镜肾切除术的适应证与开放性手术和腹腔镜手术相同。另外,一些做过腹部大手术的患者,由于腹膜后的组织平面保护较好,采用腹膜后入路可以避开粘连的腹壁,该入路的优点还可更直接地显露肾血管,以便更早地控制肾血管。

二是相对禁忌证:包括既往腹膜后手术史、肿瘤比较大可能侵犯周围器官和存在感染灶。因为腹膜后间隙是一个潜在的腔隙,必须建立一个腹膜后空腔,而有肾病史的患者建立腹膜后腔难度较大。严重的粘连可见于反复感染结核、黄色肉芽肿性肾盂肾炎、有肾盂肾炎病史和体外冲击波碎石史的患者。一般来说,不复杂的经皮肾镜取石手术不会造成广泛的粘连而影响LRPN。术前的探查可显示可能影响手术的粘连组织。该入路的缺点,包括解剖标志不清、脂肪组织干扰容易迷失方向,由于操作空间比较小,可能在放置穿刺套管、移动器械和处理器官方面造成困难。

③腹腔镜保留肾单位手术(LNSS):应用腹腔镜技术治疗肾小病灶,同样遵循开放性手术的基本原则,直视下切除组织,术中评价切缘状态。腹腔镜直视环境和超声技术使腹腔镜操作者能够识别多病灶肿瘤,决定合适的手术切缘,明确集合系统和肾蒂的方向,内镜标本袋能够安全取出肿瘤标本。

该手术适应证和禁忌证:腹腔镜保留肾单位手术首要的问题是病例选择,所有接受 LNSS的患者术前均需评价有无转移。位于外周、边界清楚、术前影像学检查有增强的<4cm 的病灶(符合最后一个条件的不超过 40%),通常适合腹腔镜治疗。对于向肾内生长的中心型肿瘤切除范围更大,同时还需要妥善缝合集合管系统并充分止血。评价 LNSS 应用研究包括的病例有孤立肾、双侧肾肿瘤,严重的肾功能不全,复发或转移者,对侧肾代偿不全,有肾手术史者,肥胖及其并发疾病。易患肾肿瘤的人群,如 von Hippel-Lindau 病患者,结节性硬化病患者,遗传性乳头状肾细胞癌患者,是 LNSS 的最佳适应人群。

2. 免疫治疗

(1)细胞因子治疗:细胞因子及免疫治疗转移性肾癌的作用已经研究了 30 多年,众多研究表明,诸如 IFN-α 和 IL-2 等细胞因子治疗晚期肾癌的抗肿瘤活性。虽然疗效真实可靠,但疗效有限,有效率约为 15%。

(2)肿瘤坏死因子(TNF):是免疫治疗早期应用的细胞因子。局部治疗皮肤恶性肿瘤的有效率可高达 63%,而全身治疗肿瘤的Ⅰ/Ⅱ期临床试验中未见客观疗效,且毒性反应重。目前,TNF 以局部应用为主。

(3)干扰素-α(IFN-α):是一组具有与特定细胞群基因表达相关的多效蛋白家族成员之一,

具有抗肿瘤、免疫调节和抗增生活性功能。IFN-α 是治疗 mRCC 有效的药物之一,也是第一个用于临床的基因重组细胞因子,用于治疗 mRCC 的主要有 IFN-α2a 和 IFN-α2b。

单用 IFN-α 治疗转移性肾癌的一系列 Meta 分析结果表明,IFN-α 有治疗效果。

IFN-α 最佳用药剂量和疗程目前尚无定论。一般文献中将 IFN-α 的用量分为低剂量(≤3MU/d)、中等剂量(5~10MU/d)和高剂量(≥10MU/d)。常用治疗剂量是 9~18MU/d,皮下或肌内注射,每周 3 次。为增加患者对干扰素的耐受能力,可采用阶梯式递增方案,即开始时用 3MU 3 次/周,用 1 周;6MU 3 次/周,用 1 周;以后改为 9MU 3 次/周,用 8~10 周。大多数学者建议 3 个月为 1 个疗程,少数学者主张治疗持续用药时间维持 1 年。

应用 IFN-α 治疗期间,应每周检查血常规 1 次,每月查肝功能 1 次,白细胞计数 $< 3 \times 10^9/L$ 或肝功能异常时应停药,待恢复后再继续进行治疗。如患者不能耐受每次 9MU 剂量,则应减量至每次 6MU,甚至每次 3MU。

(4)白细胞介素-2(IL-2):由激活的 T 细胞产生,IL-2 与 IL-2 受体结合时发挥其生物学作用,随后发生细胞毒 T 淋巴细胞的克隆性增生。IL-2 是唯一被美国 FDA 批准用于转移性肾癌的细胞因子。文献上根据每日应用 IL-2 的剂量分为高剂量方案和中低剂量方案,一般认为用药剂量达到需要住院监护的程度称为高剂量方案,因为大剂量的 IL-2 毒性反应重,甚至有 4% 的患者死于用药综合征。

IL-2 可通过多种途径给药,包括快速静脉推注、持续静脉滴注和皮下注射。不同用法与不同剂量水平,目的是尽量减少不良反应,在保持疗效的同时应特别注意避免发生与高剂量相关的血管渗透综合征。如果没有积极补液治疗和完善的血流动力学监测,发生上述综合征的患者可能会出现低血压、少尿和器官衰竭等症状。在美国,基于每 8 小时给药 1 次,共 5d(15 次给药)的高剂量静脉快速注射用药方案所得数据,IL-2 被批准用于转移性肾癌的治疗。这一方案获得的长时间的完全缓解率为 5%,但是患者的病死率明显升高。

研究结果显示,中低剂量 IL-2 治疗中国人 mRCC 的疗效与国外报道相同,且能延长患者生存期,不良反应以轻、中度为主,患者能够耐受。推荐 IL-2 的用药剂量,18MU/d 皮下注射 5d/周,连用 5~8 周。

(5)细胞因子联合治疗:IL-2 和 IFN-α 联合治疗方案已被用于治疗转移性肾癌,目前现有的资料表明,联合治疗可增加反应率,但是总体生存率无改善,联合治疗方案的毒性、不良反应限制其广泛应用。IL-2 和 IFN-α 也可以与其他药物联合应用,如其他细胞因子(粒单核细胞集落刺激因子、IFN-γ 及 IL-12),化疗药物[氟尿嘧啶、长春碱、卡培他滨和吉西他滨及其他各类药物(顺式维 A 酸和沙利度胺等)],但是这些药物的联合治疗方案与标准的细胞因子治疗相比,并未得到更好的疗效。

(6)细胞过继免疫治疗:由于 T 淋巴细胞对转移性肾癌具有免疫应答反应,因此一系列临床研究探讨了过继性转移自体淋巴细胞对转移性肾癌的治疗作用。这些试验研究应用从外周血得到各种免疫细胞群,这些免疫细胞包括淋巴因子激活的杀伤细胞、T 淋巴细胞、淋巴结细胞和肿瘤浸润性 T 细胞等。在体外经过 IL-2 处理可大量增生。目前,过继免疫治疗仍处于研究的阶段。任何体外扩增的免疫细胞群是否可以提高 IL-2 单一治疗的临床效果仍不清楚。

(7)肿瘤疫苗:已经用于治疗肾癌患者的免疫制品包括自体肿瘤细胞、与同源异体树突状细胞融合的自体肿瘤细胞、自体树突状细胞,以及热休克蛋白等。比较受关注的是树突状细胞

(DC)的应用,这种细胞是功能强大的抗原递呈细胞,可以通过传递含 MHC 分子的抗原,从而激活 T 淋巴细胞。DC 在外周血中少量存在,如果与一些细胞因子如 IL-4、粒单细胞集落刺激因子和肿瘤坏死因子共同培养,该细胞可在体外大量扩增。DC 可负载自体肿瘤细胞溶解产物,肿瘤抗原或肿瘤相关抗原多肽序列,回输体内。目前,使用肿瘤疫苗治疗晚期肾癌的研究仍处于研究阶段。

3. 靶向治疗

(1)舒尼替尼:是一种多靶点受体酪氨酸激酶抑制药,抑制靶点 PDGFR α、PDGFRB、VEGFR1、VEGFR2、VEGFR3、c-KIT,Flt3、CSF-1R 和 RET。临床前资料已显示舒尼替尼抑制血管生成和细胞增生。一项多国多中心的 Ⅱ 期临床试验证实了舒尼替尼一线治疗转移性肾癌的疗效。近年来扩大临床试验的亚组分析显示舒尼替尼治疗脑转移、非透明细胞类型、预后差的肾癌安全有效。

(2)索拉非尼:也是一种小分子的多靶点抑制药,一方面通过抑制 Raf/Mek/Erk 抑制肿瘤生长;另一方面还抑制 VEGFR-1,VEGFR-2,VEGFR-3,PDGFR B,Flt3 和 c-KIT。根据 NC-CN 肾癌委员会将索拉非尼作为一线治疗推荐用于特定透明细胞为主型与非透明细胞为主型转移性肾癌。

(3)帕唑帕尼:为口服多靶点抗血管生成抑制药,于 2009 年 10 月 19 日被 FDA 批准用于转移性肾癌的治疗。一项开放性、国际多中心临床研究(VEG105192)验证了其疗效与安全性。

帕唑帕尼的不良反应(1 级或 2 级)主要为腹泻、高血压、头发颜色改变、恶心、食欲减退、呕吐、乏力、虚弱、腹痛与头痛。最常见的 3 级不良反应为 ALT 或 AST 升高为表现的肝毒性,因此药物治疗前以及治疗期间,需要监测肝功能。另外,帕唑帕尼与心律失常也有关。NCCN 将帕唑帕尼作为 1 类证据推荐用于复发或无法手术的 Ⅳ 期肾癌(透明细胞为主型)的一线治疗。

(4)贝伐单抗:是抗 VEGF-A 的重组型单抗,中和循环的 VEGF-A。2009 年 8 月 3 日 FDA 批准贝伐单抗与干扰素联合用于进展期肾癌的治疗。贝伐单抗联合干扰素推荐用于复发或无法手术的 Ⅳ 期肾癌(透明细胞为主型)的一线治疗。

(5)mTOR 激酶抑制药:磷脂酰肌醇-3-激酶(PI3K)介导的丝氨酸/苏氨酸激酶(Akt)信号传导系统参与肿瘤血管形成以及癌细胞的生长和分化,mTOR 在 PI3K/Akt 信号传导通路中对调节细胞的新陈代谢和决定细胞生长或分化发挥重要作用。

①CCI-779:是 mTOR 激酶抑制药,2007 年 5 月 30 日被 FDA 批准用于治疗晚期肾癌。mTOR 通过下调或上调多种蛋白(包括 HIF-1)调节营养吸收,细胞生长和血管生成。NCCN 推荐 CCI-779 一线治疗复发或无法切除的 Ⅳ 期肾癌(透明细胞为主和非透明细胞为主型)。

②RAD001(依维莫司):为一种口服的 mTOR 抑制药,并且是唯一用于非透明细胞癌治疗中显示有效的药物。一项国际性多中心的随机对照双盲 Ⅲ 期临床试验,主要用于治疗服用舒尼替尼、索拉非尼或两种药物进展的转移性肾透明细胞癌。

几个靶向治疗联合细胞因子临床试验结果初步显示,联合治疗可明显提高转移性肾癌的治疗效果,延长患者的生存期,药物联合治疗可能会成为肾癌生物治疗的发展方向,但尚没有确定各种治疗药物的最佳剂量、疗程及联合治疗方案,这些有待我们在未来的临床实践中进一步研究。

【护理评估】

1. 观察患者有无血尿、腹部包块、疼痛等症状。

2．了解患者相关生化指标和实验室检查结果。

3．了解患者是否伴有膀胱刺激征。

【常见护理诊断】

1．营养失调：低于机体需要量　与肿瘤代谢产物影响中枢神经系统导致食欲差有关。

2．焦虑/恐惧　与病程长、害怕手术、担心预后有关。

3．部分自理能力缺陷　与术后卧床及手术有关。

4．知识缺乏　缺乏疾病相关知识。

5．疼痛　与疾病本身、手术切口有关。

6．潜在并发症　出血、感染、下肢深静脉血栓。

【护理目标】

1．患者了解疾病的相关知识。

2．患者主诉疼痛减轻或消失。

3．患者营养状况得到改善或维持。

4．患者焦虑/恐惧程度减轻，配合治疗及护理。

5．患者在住院期间基本生活需要得到满足。

6．术后未发生相关并发症，或并发症发生后能得到及时治疗与处理。

【护理措施】

1．术前护理措施

（1）心理护理

①与患者及家属沟通交流，耐心仔细讲解其手术的必要性、手术方法及注意事项。鼓励患者表达自身的感受。

②疏导患者，减轻其内在的压力。教会患者自我放松的方法。

③树立和增强其战胜疾病的信心，积极配合手术。介绍成功病例，鼓励患者的家属及朋友给予患者更多的关心及照顾。

（2）营养

①根据情况给予高蛋白、高热量、高维生素、低脂、易消化、少渣食物。

②必要时遵医嘱静脉补充热量及其他营养。

（3）病情观察

①注意观察生命体征变化、尿量、尿色。

②注意观察对侧肾功能、电解质的变化。

③消瘦患者注意观察皮肤状况并加强护理。

④及时准确给予患者药物治疗，并观察用药后的效果及不良反应。

（4）术前常规准备

①戒烟、酒及避免刺激性食物，多饮水，多吃蔬菜及粗纤维食物。

②防止受凉和呼吸道感染。

③保持大小便通畅，进行卧床排便训练。

④查看患者的各项术前检查结果。

⑤术前 1 日行抗生素药敏试验、肠道准备、配血等。

⑥术前 8h 禁食，4h 禁水，必要时留置胃管。

⑦术晨更换清洁病员服,据条件及情况可指导患者穿抗血栓梯度压力袜和给予患者术中易受压处皮肤贴膜保护。

⑧术晨遵医嘱建立静脉通道。

附:抗血栓梯度压力袜使用及护理

①穿着方法:将手伸进压力袜直到脚后跟处;抓住压力袜后跟中间,将压力袜由内向外翻出,小心套在脚上和后跟处,确保脚后跟正好位于后跟处;开始将压力袜拉过脚踝和小腿;对于膝长型压力袜,跟部应位于脚踝以下 2.5～5cm 处;对于腿长型压力袜,织法变化的地方应位于膝盖以下 2.5～5cm 处,防滑袜应位于大腿根部(注意:任何情况下请勿翻转跟部,请勿将压力袜任何其他的部分覆盖在膝盖上)。

②禁忌证:下肢皮炎、静脉结扎、坏疽、最近接受过皮肤移植、严重的动脉供血不足、由充血性心力衰竭引起的下肢大面积水肿或肺水肿、下肢严重畸形、怀疑有深部血栓形成等。

③压力袜的护理:测量患者小腿尺寸选择合适的压力袜;每 4 小时检查一次压力袜是否在合适的位置;每 8 小时脱下压力袜检查皮肤情况后立刻将袜子穿上(30min 以内);当患者出现下肢红热、肿胀、疼痛、浅静脉曲张,以及胸闷、胸痛和体温升高时及时通知医护人员;压力袜可在术前、术中或术后使用,穿着时间最好持续到术后 8 周。

(5)术后护理

①麻醉术后护理常规

· 了解麻醉和手术方式、术中情况、切口位置以及引流管的位置与数量;持续心电监护,持续低流量吸氧,床档保护防坠床。

· 严密监测生命体征,术后每 30 分钟测量血压、脉搏一次,并准确记录。待血压、脉搏平稳后,可适当延长生命体征的监测时间。

· 观察患者有无烦躁、谵妄,注意观察呼吸的频率和深度,监测血氧饱和度及各项生化指标,必要时行血气分析。

②伤口观察及护理

· 观察伤口有无渗血、渗液,若有应及时通知医师并更换敷料。

· 观察腰腹部体征,有无腰痛、腰胀等。

③各管道观察

· 输液管保持通畅,留置针妥善固定,注意观察穿刺部位皮肤,防止药液外渗;注意观察用药效果及不良反应。

· 各引流管予以标签注明类型、位置、更换时间,便于观察,保持引流管通畅。

④疼痛护理

· 评估患者疼痛情况,有镇痛泵患者,注意检查管道是否通畅,评价镇痛效果是否满意。

· 遵医嘱给予镇痛药物。

· 提供安静、舒适的环境。

⑤基础护理

· 做好口腔护理、尿管护理、温水擦洗、雾化、患者清洁等工作。

· 预防感染,鼓励安慰患者,消除其紧张、恐惧情绪。

（6）常见并发症

①出血：引流管有新鲜血液流出；伤口敷料持续有新鲜血液渗出；引流量由少变多，腰腹部丰满或出现其他异常。

护理措施：通知医师，吸氧、心电监护；建立两条静脉通路，加快输液速度，遵医嘱予止血药，并观察用药后反应；必要时输血；安抚患者和家属，非手术治疗无效者应及时行再次手术。

②感染：体温升高，血象升高，伤口红、肿、热、痛，甚至有脓性分泌物，进展到感染性休克时，可有血压下降、心率加快、意识障碍等休克表现。护理措施：严格无菌操作原则，对症治疗，合理应用抗生素；加强伤口管理。

③深静脉血栓：患者出现一侧或双侧肢体肿胀、疼痛、肢体活动障碍、皮肤温度发生变化时可高度怀疑深静脉血栓的形成。

护理措施：术后 6～10h 协助患者交替活动双下肢，次日行踝关节伸屈运动，从足部至大腿部自下向上的挤压运动，并配合深呼吸和咳嗽锻炼；协助患者在病情允许情况下尽快床上或下床适当活动，怀疑发生血栓后应立即嘱患者平卧并制动患肢，报告医师行 B 超或 CT 等检查，及时给予溶栓、抗凝治疗；给予患者穿抗血栓梯度压力袜及每日两次足底泵按摩治疗；患者下肢血栓已经形成，禁止穿抗血栓梯度压力袜和足底泵按摩治疗。

【护理评价】

1. 患者了解并掌握疾病的相关知识。

2. 患者主诉疼痛减轻。

3. 患者营养状况得到改善。

4. 患者焦虑/恐惧程度减轻，可以配合治疗及护理。

5. 患者在住院期间基本生活需要得到满足。

6. 术后未发生相关并发症。

【健康教育】

1. 饮食　清淡易消化的优质动物蛋白、高微量元素、高维生素和高纤维素饮食。避免进食辛辣、高脂肪、高胆固醇的食物，避免烟、酒及浓茶。多食用增强机体抗癌功能的食物如黄豆、蘑菇等。

2. 活动　适当活动，循序渐进，肾部分切除或肾脏肿瘤剜除术的患者需绝对卧床 2 周。避免重体力劳动，生活有规律，保持心情愉快。

3. 并发症的观察　观察体温、伤口及小便情况，告知患者有异常应及时就诊，慎用对肾功有损伤的药物。

4. 复查　术后 1 个月门诊随访，以后每 3 个月复查 1 次，连续 2 年。遵医嘱行后续治疗。

二、肾盂及输尿管癌

【教学重点难点】

1. 肾盂及输尿管癌的处理原则。

2. 肾盂及输尿管癌的护理诊断及措施。

【概述】　肾盂、输尿管癌临床上相对较少见，主要是上尿路上皮细胞来源肿瘤。肾盂、输尿管肿瘤多见于 40—70 岁，极少发生在 40 岁之前。

【病因】　肾盂上皮癌是指由肾盂或肾盏黏膜发展而来，主要为尿路上皮癌，鳞状上皮癌及腺癌少见。

【临床表现】

1. 血尿　血尿是肾盂、输尿管肿瘤最常见的症状,占 70%～90%。早期即可出现间歇性无痛性血尿,无痛性全程肉眼血尿的发生率可达 80%～90%,少数为镜下血尿,有时出现索条状铸型血块或细小碎血块。可为镜下血尿或肉眼血尿。镜下血尿常见于早期或分化较好的肿瘤。可伴有蠕虫状血块。血尿严重程度与病变的恶性程度无关。

2. 疼痛　多为钝痛,主要原因是继发于逐渐加重的尿路梗阻和肾盂积水。当血块通过输尿管部时可发生肾绞痛。偶有腰部钝痛,当血块通过输尿管时可引起肾绞痛。其他症状如腰部肿块、膀胱刺激症状等临床上比较少见。

3. 晚期症状　可出现消瘦、体重下降、贫血、下肢水肿及骨痛等。膀胱刺激症状占 5%～10%,往往提示伴发膀胱肿瘤。精索静脉曲张见于肿瘤扩散形成静脉瘤栓的患者。

4. 其他　约 15% 的患者可无症状,为偶然发现。

【辅助检查】

1. 实验室检查

(1)血常规:血尿严重者,可造成贫血,血常规可表现为小细胞低色素性贫血;血尿不严重者,血常规可无明显异常。

(2)尿常规:可显示尿中红细胞数增加,部分合并有白细胞增高。

(3)尿沉渣镜检:可显示尿中红细胞数增高,且以正常形态红细胞为主,提示为外科性血尿。

(4)尿细胞学检查:常规行连续 3d 共 3 次尿找癌细胞,若在尿中能找到脱落的肿瘤细胞,则提示存在尿路肿瘤的可能性大。但此项检查敏感度低,假阴性的发生率高,因此可通过逆行性输尿管插管收集尿液或盐水冲洗后取样做细胞学检查,可增加准确性。

2. 影像学诊断

(1)B 超:B 超对肾盂、输尿管肿瘤,尤其是输尿管中下段小的肿瘤诊断价值有限,但可以鉴别肾肿瘤、肾积水和阴性结石。

(2)静脉尿路造影(IVU):又称静脉肾盂造影(IVP),是肾盂、输尿管肿瘤诊断的基本方法。IVU 是经静脉注入造影剂、由肾排泄至尿路而使整个泌尿系显影的一种检查方法,其过程有碘过敏试验、静脉注射造影剂、压腹带、摄取不同时段造影片等几个步骤,全过程通常在 30min 内完成。研究显示,IVU 检查使用或不使用腹部加压的肾内集合系统和上段输尿管的造影剂充盈最佳时间为延迟后 8min,输尿管全段的最佳充盈时间为延迟后 10min。

IVU 确诊率相对较低,但可为手术方式提供参考,与逆行尿路造影结合能提高诊断率,一般 50%～70% 的肾盂、输尿管肿瘤可发现充盈缺损、形态不规则。输尿管肿瘤典型病变表现为偏心性或中心性充盈缺损,边缘不规整。但大多数患者在静脉尿路造影片上不出现典型的输尿管充盈缺损,该检查对输尿管恶性肿瘤诊断的特异性低,常难以确诊。充盈缺损常为高脚杯样,由于乳头状瘤多呈外生性生长,充盈缺损偶可表现为乳头状轮廓。肾盂肿瘤有时会出现肾盏不显影;10%～30% 的肾盂、输尿管肿瘤引起梗阻,导致集合系统不显影,提示肿瘤浸润。

逆行肾盂造影由于是在膀胱镜检查的基础上进行的,因而有下尿路感染者严禁行逆行肾盂造影,否则会造成肾的上行性感染。此外,有膀胱挛缩、尿道狭窄,以及儿童也不宜行逆行肾盂造影。逆行肾盂造影仅适用于排泄性尿路造影显影不良或不适于做排泄性尿路造影的患者。

（3）CT：CT 可用于肾盂、输尿管肿瘤的诊断和分期，并且对鉴别诊断有一定的价值。CT可见肾盂、输尿管管壁的不规则增厚、向腔内突出的肿块或以肾窦、输尿管为中心的巨大肿块，常向输尿管蔓延呈长条状为其主要特点，当有尿路种植转移或多中心尿路肿瘤时则可在尿路（肾盂、输尿管、膀胱）上见多个肿块。

与肾癌鉴别时，由于肾盂肿瘤接近于肾实质，而静脉期肾癌 CT 值降低比肾盂肿瘤多，所以可用来鉴别肾盂肿瘤和肾癌；因为尿酸结石的 CT 值可＞100HU，而肾盂、输尿管肿瘤的平均密度为 46HU，所以尿酸结石和肾盂、输尿管肿瘤易于鉴别。另外，CT 的优势在于还有利于判断肝转移和腹膜后增大的淋巴结。但 CT 对 T-T2 期肾盂、输尿管肿瘤的分期价值不大。对于 T 期肾盂、输尿管肿瘤，CT 在评价肾实质或输尿管周围受累情况时，其敏感度和特异性分别是 67％～75％ 和 45％。

随着多层螺旋 CT 技术的不断改进和发展，CT 尿路造影（CTU）已被应用于有血尿患者的泌尿系检查和临床诊断。

（4）MRI：磁共振尿路成像（MRU）作为一种安全、无创的检查方法，是对 IVU 技术的一种补充，特别适用于重度积水 IVU 不显影者。

①非侵袭性，不需要对比剂，无辐射，安全性高。

②对于肾功能受损者，显示尿路扩张明显优于 IVP。

③多方位、多角度成像，联合常规 T_1WI、T_2WI 可获得大量信息，达到明确诊断的目的。

④图像如同 IVU，清晰直观。MRU 对肾盂、输尿管肿瘤导致的尿路梗阻的部位程度的判断具有高度敏感度和准确性。另外，此法为肾功能差和由于梗阻致 IVU 不显影或需延迟很长时间才能确定梗阻平面的患者提供了一种快捷确定尿路梗阻部位、程度的一种方法，故具有较高的临床应用价值。

（5）正电子发射型计算机断层显像/X 线计算机体层扫描（PET-CT）：正电子发射型计算机断层显像（PET）/X 线计算机体层扫描（CT）实现了 PET 与 CT 对人体功能和解剖结构的同机图像融合。PET-CT 实现 PET 和 CT 的图像融合，可以将 CT 和 PET 的优势互补，对病灶进行准确定位、定性，并弥补双方的不足进而减少漏诊的发生。CT 在病变的良、恶性鉴别及分期上有不足之处，PET 显像是一种功能显像，对正常的解剖结构不显影或显影较模糊，研究显示，PET/CT 的作用优于单独 CT、单独 PET 和 CT、PET 的视觉融合。CT 不但给 PET 带来了精确的解剖定位，而且提供丰富的诊断信息。PET-CT 在恶性肿瘤的定性和分期方面有良好的临床应用前景，优于 PET 和 CT。

（6）肾血流图：了解健侧及患侧肾功能，为进一步治疗决策提供依据。

（7）血管造影：肾盂肿瘤与肾实质肿瘤在 CT 等。

3. 内腔镜检查

（1）膀胱镜检查：可见患侧输尿管口喷血，以帮助确定病变部位，并了解是否伴发膀胱肿瘤。

（2）输尿管镜检查：当尿脱落细胞学检查阳性、造影检查阴性、膀胱内未见肿瘤时应行输尿管镜检查；或输尿管病变性质通过以上检查无法明确时，可行输尿管镜检查。

输尿管镜技术是膀胱镜技术在上尿路的延伸，无论是硬镜还是软镜，纤维光束的引入显著缩小镜鞘的口径，从而大大减小输尿管镜本身对上尿路的损伤。输尿管镜检查可直接观察肿瘤的形态和位置,并可对肿瘤进行组织学活检和治疗。随着输尿管镜相关技术的改进,小口径输尿管镜可通过活检钳对整个上尿路进行检查取得活检标本,可直接了解病灶的位置和大小,更能取得活检标本以掌握病理分级、分期。

在输尿管肿瘤的诊断中,输尿管镜检查及术中的活检是手术术式选择的最重要的依据。对不明原因血尿、肾积水患者经多次检查仍不能确诊同时高度怀疑输尿管肿瘤时,均应行输尿管镜检查。软性输尿管镜应用于病因不明的血尿患者的诊断取得了很大的成功,发现很多经临床影像学检查均正常患者的病因,如早期微小肿瘤、小血管瘤等。

4. 脱落细胞学检查 脱落细胞学由于取材方便、特异性高,以及为非侵入性的检查方法,所以一直应用于尿路上皮肿瘤的诊断和术后监测。其是利用肿瘤组织间的黏附力下降、肿瘤组织出血坏死等情况下,肿瘤细胞脱落后随尿排出体外,因而收集尿液中脱落的肿瘤细胞,从而可以达到对尿路上皮肿瘤诊断的目的。

常规的尿液脱落细胞检查虽特异性高,但是受到样品的采集方式、时间、天气及医师诊断水平等影响,同时还受感染、结石、放射治疗、化学治疗及异物等因素的影响,其灵敏度报道不一,对低分级、低分期和复发肿瘤的阳性率更低。肾盂、输尿管肿瘤的脱落细胞学检查阳性率低于膀胱癌。分化良好的肾盂、输尿管肿瘤的脱落细胞学检查常为阴性,而分化较差即高级别的肿瘤细胞容易在尿中检测到。有的输尿管肿瘤患者并没有任何症状,仅能从尿脱落细胞学检查中发现异常。

输尿管导管引流发现肿瘤细胞可有助于诊断肾盂、输尿管肿瘤。为了提高诊断的阳性率,可以用等渗盐水冲洗或用刷取活检。

5. 荧光原位杂交 FISH 是 20 世纪 80 年代末在放射性原位杂交技术的基础上发展起来的一种非放射性分子细胞遗传技术。FISH 的基本原理是将 DNA(或 RNA)探针用特殊的核苷酸分子标记,然后将探针直接杂交到染色体或 DNA 纤维切片上,然后再用与荧光素分子耦联的单克隆抗体与探针分子进行特异性的结合来检测 DNA 序列,从而对染色体中的 DNA 序列进行定性、定位和相对定量分析。作为一种非侵袭性的方法,有学者利用其来诊断和监测上尿路上皮癌。在一项 FISH 分析中,利用染色体 3、7、17 和 p16(9p21)基因特异性探针评价肿瘤染色体的异常,结果发现,FISH 的灵敏度要明显高于脱落细胞学(85.7% vs.23.8%),同时两者的特异性相似。所以,FISH 将可能成为一种有效的诊断和检测上尿路上皮癌的方法。

6. 肿瘤标志物 肾盂、输尿管肿瘤的临床诊断主要依靠症状和影像学检查,必要时行输尿管镜检查,尿脱落细胞学检查是重要的辅助手段。目前,肿瘤标志物的研究多集中在膀胱癌方面,对肾盂、输尿管肿瘤标志物的研究报道相对较少见。

分子标志物包括 p53、肿瘤倍体和杂合性缺失等。利用微卫星不稳定性分析的方法发现 9p21 的杂合性缺失与上尿路移行细胞癌有关。肿瘤倍体也与上尿路肿瘤有关。

其他肿瘤标志物包括端粒酶活性、p27、NMP22、纤维蛋白原-纤维蛋白产物(FDP)、金属硫蛋白和 CA125 等,具体情况请参考相关内容。

【处理原则】

1. 开放根治性肾输尿管全切除术

(1)适应证

①肾盂癌。

②多发性肾盂乳头状瘤,有或无同侧输尿管、膀胱肿瘤者。

③原发性输尿管癌。

④位于输尿管开口部位的膀胱癌。

⑤上尿路多源性肿瘤。

(2)禁忌证

①高龄或身体状况差,不能耐受麻醉或手术者。

②晚期癌症并有远处转移者。

③肿瘤与邻近脏器或大血管浸润无法切除者。

④其他如孤立肾,无条件做血液透析与肾移植手术者。

2.腹腔镜辅助根治性肾输尿管全切除术

(1)适应证:腹腔镜肾、输尿管全长切除手术适应证与开放手术类似,为局限于肾盂、输尿管内的肿瘤。

(2)禁忌证

①凝血功能障碍患者。

②既往有腹膜后手术史或慢性炎症等导致患肾与周围组织粘连严重者。

③肾盂、输尿管肿瘤突破肾或输尿管,侵犯周围器官,考虑无法切除者。

④其他原因不能耐受手术者。

3.经输尿管镜肿瘤切除术

(1)适应证

①双侧输尿管肿瘤、孤立肾或总肾功能不全需保留肾者。

②乳头状瘤或低分级、低分期的移行细胞癌患者。

③身体状况差或高龄、不能耐受根治性手术者。

(2)禁忌证:除凝血功能障碍或不能耐受手术和麻醉者,一般无绝对禁忌证。急性尿路感染者应先控制感染;尿道狭窄者可先做尿道扩张或内切开;前列腺增生明显者可先行经尿道前列腺电切;骨盆和髋关节严重畸形不能取截石位者,则可行输尿管软镜检查。

4.经皮肾镜治疗　经皮肾镜技术是通过经皮肾盂通道对肾盂、肾盏和输尿管上段的疾病进行诊断和治疗的技术,是腔内泌尿外科的重要组成部分。

(1)适应证

①孤立肾患者。

②对侧肾功能不全,估计肾切除后无法代偿者。

③低分级的移行细胞癌,且肿瘤局限,未浸润周围组织者。

④双侧上尿路移行细胞癌患者。

⑤肾盏、肾盂肿瘤患者。

⑥各种原因导致的无法经输尿管途径切除的近端输尿管肿瘤患者。

⑦单个、低级的肿瘤,且不能通过输尿管镜切除者。

(2)禁忌证

①凝血功能障碍患者。

②肾及肾周急性感染者。

5.姑息性输尿管肿瘤切除术

(1)适应证

①孤立肾、对侧肾功能丧失或双侧肾均有肿瘤的患者。

②肾盂、输尿管内肿瘤表现为息肉样充盈缺损,经放射学检查证明肿瘤为局部性的;患侧肾功能良好;术中局部输尿管未见明显硬化,无肿瘤转移灶发现者。

③低分期、低级别无浸润肿瘤,且病变局限者。

(2)禁忌证:除凝血功能障碍或不能耐受手术和麻醉者,一般无绝对禁忌证。

6. 放射治疗

(1)术前放射治疗:对于输尿管肿瘤较大、已侵犯至输尿管外,周围淋巴结较多转移,估计手术切除较困难的患者,可考虑术前放射治疗。放射治疗后可使输尿管肿瘤或周围转移淋巴结缩小到一定程度,有利于手术切除。由于立体适形放射治疗的开展,使定位及照射等各个环节的精确性增加,并且最大限度地减少周围正常组织的损伤及缩小肿瘤体积,使最初无法手术切除的肿瘤转变为可以切除的肿瘤。术前放射治疗的剂量一般为 40～50Gy,间歇 2～4 周后手术。目前,大多数学者不主张术前放射治疗,以免造成粘连增加手术难度。

(2)术后放射治疗:对于选择性的高分期局部晚期肿瘤;肿瘤切除不彻底;区域淋巴结转移,可考虑术后放射治疗。肾盂、输尿管肿瘤的术后放射治疗靶区包括肾床、输尿管全长及同侧膀胱输尿管开口处;区域淋巴结转移患者还应包括腹主动脉和腔静脉旁淋巴结。结合术前 CT 或静脉肾盂造影进行定位,也可术中肿瘤区放置钳夹作为放射治疗定位标记。采取多野、缩野技术和楔形板技术及三维治疗系统。每次放射治疗剂量为 1.8～2.0Gy,一般为 45～50Gy。对于区域淋巴结转移及肿瘤切除不彻底的患者,局部追加 5～10Gy。

(3)姑息放射治疗:对于有手术禁忌证、无法耐受手术者;对侧肾功能不全、孤立肾或双侧肿瘤者;病变晚期,肿瘤较大无法切除者的姑息治疗。最好采用三维适形放射治疗。通过射野视图(BEV)选择入射线的方向,避开小肠、脊髓等结构,以减少并发症。一般选择5～6个多叶光栅(MLC)照射野,每次剂量 1.8～2.0Gy,每周 5 次,放射治疗剂量达 45～50Gy。姑息放射治疗能够有效控制局部或远处转移引起的疼痛及血尿症状。近年来一项随机临床研究表明,总量 3500cGy 分为 10 次给予,与总量 2100cGy 分为 3 次给予相比较,血尿的控制率高,而控制排尿困难、夜尿等症状效果类似。对于上尿路上皮癌患者,积极的姑息放射治疗,其总量约6000cGy,被认为能长期达到局部控制。放射治疗过程中应考虑与化学治疗同步。

7. 化学治疗

(1)新辅助化学治疗

①适应证:肾盂、输尿管肿瘤患者术前。

②禁忌证

· 明显衰竭或恶病质患者。

· 治疗前白细胞总数<3.5×10^9/L,血小板计数<80×10^9/L者。

· 心功能、肝功能、肾功能损害或较差者,禁用大剂量甲氨蝶呤、顺铂,肝功能明显低下者禁用甲氨蝶呤和多柔比星,器质性心脏病患者禁用多柔比星,肺功能明显减退者禁用博来霉素,如果临床上必须使用,则根据剂量做相应调整。

· 严重感染、高热和水、电解质及酸碱平衡失调者。

· 胃肠道梗阻者。

(2)辅助化学治疗

①适应证:肾盂、输尿管肿瘤晚期有转移的患者;肾盂、输尿管肿瘤切除术后。

②禁忌证:同新辅助化学治疗。

8. 生物治疗

(1)肾盂、输尿管肿瘤的免疫治疗

①细胞因子:细胞因子是小分子蛋白和多肽,由体内的免疫活性细胞或某些基质细胞分泌,并能作用于自身细胞或其他细胞。目前,已应用在临床上的细胞因子包括干扰素(IFN)、白细胞介素-2(IL-2)、肿瘤坏死因子(TNF)等。

第一,干扰素。干扰素是最早应用于临床的细胞因子。其作用机制包括,抑制肿瘤细胞的增生;诱导自然杀伤细胞(NK 细胞)、细胞毒性 T 细胞(CTL)等,并协同由细胞介素 2 增强淋巴因子激活的杀伤细胞(LAK)的活性;诱导肿瘤细胞表达组织相容性复合物 I 抗原(MHC-I),增强杀伤细胞对其的敏感度。目前,干扰素在临床应用中已报道的不良反应包括发热、不适、食欲缺乏、呕吐、白细胞和血小板减少、谷丙转氨酶和谷草转氨酶升高等。

第二,白细胞介素-2。IL-2 的生物活性主要包括维持和促进 T 细胞的增生,并诱导淋巴细胞产生 IFN-γ、TNF-α 等细胞因子。Jeri Kim 等通过不同剂量的 IL-2 对尿路上皮癌(包括肾盂癌、输尿管癌)患者进行治疗,发现 IL-2 对患者病情并未缓解,并且出现发热、寒战、高血压、皮疹等不良反应。

第三,肿瘤坏死因子。TNF 分为 TNF-α 和 TNF-β 两种。前者由巨噬细胞分泌,后者由淋巴细胞分泌。生物特性,包括直接杀伤肿瘤细胞;诱导肿瘤细胞凋亡;介导其他细胞的抗肿瘤效应;导致肿瘤微血管损伤,继而引起肿瘤缺血坏死。由于缺乏临床的研究,其临床应用价值尚待进一步评价。

②单克隆抗体:单克隆抗体治疗是利用抗原和抗体特异性结合的特点设计的一种治疗方法,又被称为生物"导弹"技术。肿瘤细胞表面有一些特异性的抗原可作为单克隆抗体攻击的靶点。现在临床上利用利妥昔单克隆抗体(商品名美罗华)治疗 B 细胞恶性淋巴瘤,但目前还未见用于肾盂、输尿管肿瘤的治疗,相信在不久的将来会出现。

(2)肾盂、输尿管肿瘤的基因治疗:基因治疗是将正常基因或有治疗作用的基因通过一定方式导入人体靶细胞以纠正基因的缺陷或发挥其他作用,从而达到治疗疾病的目的的生物医学高新技术。随着遗传学和分子生物学及基因工程技术的进步,基因治疗已成为继手术、化学治疗、放射治疗之后的又一新的肿瘤治疗手段。

①两者具备与特定 MHC 分子(HLA-1、HLA-2 及 HLA-CW1603)结合的肽段。

②肽-MHC 分子复合物可被特定个体的 T 细胞受体识别。

③肽-MHC 分子复合物在细胞表面的量足够激活具有特异性 T 细胞受体的细胞毒性 T 细胞。

④两者在多种肿瘤中均可表达。目前,应用 MAGE 特异性抗原肽对肿瘤患者进行免疫治疗已成为肿瘤治疗的一大热点。

survivin 基因是近年来发现的重要的凋亡抑制基因,具有抑制凋亡和参与细胞周期调控的双重功能。大量的研究报道了在基础和临床试验中基因与放射治疗、化学治疗的敏感度的密切关系。由于 survivin 基因的重要功能,加之其具有基因治疗最理想的条件,即它在肿瘤组织中表达率高,与正常组织中的表达相比,其同时具有高特异性的特点。因而目前研究关注于以 survivin 基因为靶点的基因治疗,抑制 survivin 基因的表达,增加肿瘤的自发性凋亡和放射治疗、化学治疗诱导的凋亡,抑制肿瘤生长,提高肿瘤对放射治疗、化学治疗的敏感度。基因治疗途径包括如下:①改变 survivin 基因功能区的关键位点,使其不能生成正常功能的蛋白。②通过黄素蛋白抑制周期素依赖蛋白激酶(Cdc2)活性,使其不能对 survivin Thr(34)位点磷酸化,从而抑制 survivin 蛋白的正常功能。③从 RNA 水平抑制 survivin 表达的基因沉默技术。由于 survivin 的表达是上尿路上皮癌预后不良的预测因子之一,所以将来我们可以利用 survivin 基因治疗作为上尿路上皮癌的治疗方法。

表皮生长因子受体(EGFR)突变、失调或过表达于许多上皮恶性肿瘤,在肿瘤的生长和分化过程中起重要作用。由于上尿路上皮癌能够抵抗传统的放射治疗和化学治疗,所以 EGFR 靶向治疗将可能成为一种新的上尿路上皮癌的治疗方法。

【护理评估】

1. 观察患者有无血尿、体重下降、贫血、下肢水肿及骨痛等症状。

2. 了解患者相关生化指标和实验室检查结果。

【常见护理诊断】

1. 疼痛 与血凝块、肿瘤引起梗阻或手术创伤有关。

2. 舒适的改变 与疼痛及卧床、各种管道限制有关。

3. 排尿形态改变 与血尿、留置尿管等有关。

4. 焦虑/恐惧 与担心预后、害怕手术有关。

5. 知识缺乏 与缺乏输尿管肿瘤疾病相关知识有关。

6. 生活自理能力缺陷 与术后卧床、疼痛、各种管道限制有关。

7. 潜在并发症 出血、感染、气胸、漏尿等。

8. 睡眠型态紊乱 与疼痛、担心预后等有关。

【护理目标】

1. 患者疼痛减轻或消失。

2. 患者舒适度提高。

3. 患者耐受保留尿管且保持引流通畅。

4. 患者主诉焦虑/恐惧的程度减轻。

5. 患者能了解输尿管肿瘤疾病的相关知识。

6. 患者住院期间基本生活需要得到满足。

7. 患者未发生相关并发症。

8. 患者睡眠型态紊乱得到纠正,睡眠质量提高。

【护理措施】

1. 术前护理

(1)心理护理:多数患者随着疾病症状的出现或不断加重出现紧张、不安、焦虑、悲观、绝望等各种负面情绪,精神、心理压力大,渴望早日解除病痛,但又担心手术安全及预后效果等出现厌食、睡眠不佳等状况,从而影响生活质量。应与患者多沟通交流,取得患者信任,认真倾听其诉说心中的不安与顾虑,根据患者的具体情况,耐心讲解输尿管肿瘤的相关知识及所要接受的治疗措施、手术方式等,做好宣教工作,提高医患信任度,增加患者对治疗的信心。观察患者的言行、表情、睡眠等情况,适时进行心理疏导,取得患者的主动配合,以最佳的身心状态迎接手术。

(2)饮食指导:增加能量摄入,鼓励患者进食易消化、营养丰富的食品,改善全身营养状况,提高免疫能力,增强机体抵抗力。在无禁忌证的情况下,嘱患者多饮水,达到冲洗的目的。

（3）病情观察及护理

①观察患者排尿情况，有无血尿，血尿颜色、量及有无血凝块，有无尿频、尿急等膀胱刺激症状。血尿患者注意观察生命体征，必要时遵医嘱使用止血药物并观察效果。

②观察患者有无疼痛及疼痛的部位、性质和程度。若患者出现肾绞痛，遵医嘱给予药物镇痛并评估效果。

③观察患者重要脏器的功能情况，有无转移灶区及消瘦、乏力、贫血等恶病质表现。

（4）术前常规准备

①完善术前血液常规检查及心、肺、肝、肾功能检查，对其身体功能做出判断、评估患者能否耐受手术。

②术前一周停用抗凝药物、为减少或避免术后并发肺部感染，术前戒烟。增加肺活量，指导患者进行间断深呼吸、有效咳嗽咳痰等训练，防止术后肺部感染和肺不张等。

③术前遵医嘱给予相应的抗生素药敏试验，并记录结果。

④肠道准备：根据手术方式选择相应的肠道准备，术前禁食 8h，禁饮 4h。

⑤术晨更换清洁的病员服，取下金属物品，取下活动性义齿，女性患者可将长发向两边扎起，增加术后平卧位的舒适度，保持头发的整洁。

⑥术晨进行患者术中带入药物等相关信息核对后，将患者送入手术室。

2. 术后护理

（1）麻醉术后护理常规

①了解麻醉和手术方式、术中情况、切口位置以及引流管的位置与数量；持续心电监护，持续低流量吸氧，床档保护防坠床；严密监测生命体征，术后每 30 分钟测量血压、脉搏一次，并准确记录。待血压、脉搏平稳后，可适当延长生命体征的监测时间。

②观察患者有无烦躁、谵妄，注意观察呼吸的频率和深度，监测血氧饱和度及各项生化指标，必要时行血气分析。

（2）伤口观察及护理

①观察伤口有无渗血、渗液，若有，应及时通知医师并更换敷料。

②观察腰腹部体征，有无腰痛、腰胀等。

（3）各管道观察

①输液管保持通畅，留置针妥善固定，注意观察穿刺部位皮肤，防止药液外渗，注意观察用药效果及不良反应。

②各引流管予以标签注明类型、位置、更换时间，便于观察，保持引流管通畅。

（4）疼痛护理

①评估患者疼痛情况，有镇痛泵患者，注意检查管道是否通畅，评价镇痛效果是否满意；遵医嘱给予镇痛药物。

②提供安静、舒适的环境。

（5）基础护理

①做好口腔护理、尿管护理、温水擦洗、雾化、患者清洁等工作，预防感染。

②鼓励安慰患者，消除其紧张、恐惧情绪。

3. 并发症的处理及护理

（1）出血：引流液颜色由暗变红，或量由少变多，伤口敷料持续有新鲜血液渗出，患者脉搏增快、血压下降、面色苍白、出冷汗、尿量减少等。

①密切监测生命体征尤其是脉搏、血压的变化,保持伤口引流管引流通畅,观察引流液的颜色、量及性状。

②如发现异常,及时告知医师,遵医嘱应用止血药并评估效果,必要时遵医嘱给予输血,应用升压药。非手术治疗无效时,手术止血,做好术前准备,监测血常规的变化。

(2)漏尿:创腔引流液量多,术后早期引流出大量淡血性液体,敷料处渗液较多,2～3d 后仍然有较多淡黄色液体流出,且患者主诉腹胀、腹痛或腰部胀痛。应密切观察引流情况,发现漏尿症状,应及时告知医师进行必要的处理。

(3)气胸:呼吸困难、胸痛、胸闷、血氧饱和度低。应注意观察患者有无呼吸困难、胸闷、胸痛等主诉,密切观察患者血氧饱和度,若有气胸的可能时,应及时告知医师并行相应的检查及处理。

【护理评价】

1. 患者疼痛减轻。

2. 患者舒适度得到提高。

3. 患者尿管保持引流通畅。

4. 患者焦虑/恐惧的程度较前减轻。

5. 患者了解并掌握输尿管肿瘤疾病的相关知识。

【健康教育】

1. 饮食

(1)病情许可时,应指导患者多饮水,每日尿量达到 2000～3000ml 注意观察尿色,如出现血尿,不要过分紧张,应注意血尿的持续时间及血尿的程度。

(2)指导患者加强营养,摄入足够多的热量,进易消化饮食。多食水果、蔬菜和薯类,同时注意补充膳食纤维,保持大便通畅,预防便秘,戒烟酒。

2. 活动

(1)指导患者积极乐观地生活和工作,树立战胜疾病的信心。根据身体情况选择适宜的体育锻炼。

(2)留置双 J 管的患者,嘱不做四肢及腰部同时伸展的运动,不做突然下蹲动作及用力扭腰动作,若发生移位,告知医师给予必要的处理。

3. 随访与复查

(1)行肾切除术的患者注意保护健侧肾的功能,定期复查肾功能,尽量避免使用对肾有损害的药物,避免外伤。行膀胱灌注化疗的患者,讲解膀胱灌注的重要性和必要性,告知膀胱灌注的流程安排及必要性,确保患者能够坚持膀胱灌注化疗。

(2)定期复查胸部 X 线片、B 超、肾功能等,必要时复查膀胱镜,以便早期发现肿瘤复发的可能。

(3)留置双 J 管患者的护理:一般情况下,双 J 管在 1 个月后拔除,在此期间,应指导患者进行自我观察及护理。

三、膀胱及尿道肿瘤

【教学重点难点】

1. 膀胱及尿道肿瘤的发病因素。

2. 输尿管皮肤造口的护理。

【概述】　膀胱癌是世界范围内常见恶性肿瘤,在男性全身肿瘤中发病率居第 7 位,是泌尿系统最常见的恶性肿瘤。

全球每年新发病例数多达 39 万,而死亡病例约为 15 万。在我国,膀胱癌是最常见的泌尿生殖系统肿瘤之一,在所有癌症发病率中位居第 9 位,其中男性发病率较女性高出约 3 倍。

在 2019 年我国发布的癌症统计数据显示,膀胱癌发病率位居男性恶性肿瘤的第 6 位,但死亡率却并不排在前 10 位。这意味着尽管膀胱癌发病率比较高,但其整体治疗效果却相对比较理想。

不同的膀胱癌有不同的生长状态,其生物学行为也各不相同。有的膀胱肿瘤长得像水草,漂浮在膀胱中,这通常是一个很早期的膀胱癌,恶性程度也不高。有些膀胱癌长得像菜花状,其恶性程度则较水草样膀胱癌要高。对于菜花状的膀胱癌还要看其根部的情况,即肿瘤的基底状态。例如,有些肿瘤虽然呈菜花状,但其基底像个蘑菇柄,没有浸润到肌层,通常将其称为非肌层浸润性膀胱癌,分期并不会太晚。有些膀胱癌的根部则像树枝一样蔓延浸润性生长,这种膀胱癌则大多已经长到肌层,即肌层浸润性膀胱癌,其恶性程度较高,发生肿瘤细胞脱落的概率也更高。

【病因】　膀胱癌的发生、发展是一个多因素、多步骤的复杂过程,较为明确的两大致病危险因素是吸烟和长期接触工业化学产品。

1. 吸烟导致　吸烟是目前最为肯定的膀胱癌致病危险因素,30％～50％的膀胱癌患者有吸烟史,吸烟者膀胱癌的患病风险增加 2～3 倍,风险率与吸烟强度和时间成正比。

2. 职业暴露　职业暴露也是一明确的危险因素,约 10％的膀胱癌患者是由于职业的原因长期暴露于油漆、染料、金属和石油产品所致,主要致癌物为芳香胺、多环芳烃、氯代烃等化学物质。

3. 遗传因素　膀胱癌的发生发展与遗传及基因异常有关,有家族史者发生膀胱癌的危险性明显增加 2 倍,具体机制尚需进一步研究。

4. 其他因素　其他致病因素包括膀胱内长期慢性炎症刺激(细菌、血吸虫、人乳头状瘤病毒感染等)、长期异物刺激(留置导尿管、结石)与膀胱鳞状细胞癌和腺癌关系密切。

既往接受过环磷酰胺化疗、滥用非那西丁及盆腔放疗病史,治疗糖尿病药物吡格列酮等均能增加患膀胱癌的风险。

大量摄入脂肪、胆固醇、油煎食物和红肉、长期饮用砷含量高的水和氯消毒水、咖啡、人造甜味剂及染发可能增加膀胱癌的患病危险。

【临床表现】

1. 早期症状

(1)膀胱癌最常见的症状是没有任何感觉的、肉眼可以看到的血尿,这是膀胱癌独特的"排尿异常信号",几乎每个膀胱癌患者都会出现,约 85％的膀胱癌患者因此而就诊。

血尿又分两种,一是肉眼血尿,二是显微血尿。肉眼血尿是指眼睛可直视的带血色的尿,显微血尿是指在显微镜下可发现尿中有红细胞。膀胱癌血尿多为无痛性和间歇性,多数是全程血尿,少数是终末血尿,伴尿频、尿急的血尿则较少见。

(2)尿频尿急:如癌瘤长在膀胱三角区,则膀胱刺激征可以稍早出现,如果出现尿痛则已非早期。总而言之,中老年人如忽然出现不明原因的血尿,为膀胱癌的最早信号。

(3)如果肿瘤侵犯广泛,且较深时,可出现疼痛,且在膀胱收缩及排尿时加剧。若肿瘤位于膀胱颈时,可引起尿道梗死,甚至会出现尿潴留。

若肿瘤侵犯尿管口,可发生肾盂积水和上行性感染,严重的患者可能会引起败血症和尿毒症,晚期可出现恶病质。

2. 中期症状 早期膀胱癌患者往往无特殊阳性体征,出现阳性体征往往病至中晚期。如浅表淋巴结转移时表现为淋巴结增大;肺转移时又见肺呼吸音减弱,或合并干湿啰音;肝转移时可见肝界增大、包膜不光或黄疸;骨转移时出现转移部位压痛,当出现全身衰竭而表现为恶病质时,消瘦、贫血等阳性体征就更为明显。

当肿瘤浸润达肌层时,可出现疼痛症状,肿瘤较大影响膀胱容量或肿瘤发生在膀胱颈部或出血严重形成血凝块等影响尿流排出时,可引起排尿困难甚至尿潴留。

3. 晚期症状

(1)血尿,血尿是膀胱癌早期至晚期最典型的症状之一,90%多的患者都有该种症状。血尿又分为肉眼血尿和镜下血尿两种,肉眼血尿即可直视的带血尿液,镜下血尿指的是在显微镜下才能发现的红细胞混杂在尿液中。血尿间歇性出现,也可出现全程血尿和终末血尿。

(2)下腹部出现可触及的肿块。

(3)尿路刺激。尿路刺激合并血尿,会排出腐肉样物质,排出肿块、血块。

(4)尿痛、尿频、尿急。

(5)长期慢性的泌尿道感染症状。

(6)其他,如果肿瘤侵及输尿管口或肿瘤长在输尿管口,都会引起输尿管扩张,进而形成肾积水、肾变大;肿瘤向肺、肝、骨转移时,会出现咳嗽、气促、肝功能异常、肝区痛、骨痛等症状。

(7)膀胱癌晚期症状,除以上描述的几种外,还有一些典型的体征,如消瘦、贫血、淋巴结肿大、呼吸音减弱、黄疸、恶病质等。

【辅助检查】

1. 影像学诊断

(1)超声检查:能在膀胱适度充盈下清晰显示肿瘤的部位、数目、大小、形态及基底宽窄等情况,其能分辨出 0.5cm 以上的膀胱肿瘤,同时还能检测上尿路是否有积水扩张,是目前诊断膀胱癌最为简便、经济、具有较高检出率的一种诊断方法。

超声检查有经腹(TABUS)、经直肠(TRUS)和经尿道(TUUS)三种路径。

超声诊断术前分期主要根据肿瘤侵入膀胱壁的深度以及是否有盆腔转移而定。浸润与肿瘤生长方式或形态及基底部宽窄有一定关系。

彩色多普勒超声检查还可显示肿瘤基底部血流信号,但膀胱肿瘤血流征象对术前肿瘤分期、分级帮助不大。

超声检查漏诊、误诊的原因,多与肿瘤大小和发生部位有关,如小的隆起性病灶及直径<0.5cm 的肿瘤,超声难以发现;位于膀胱顶部及前壁的肿瘤易受肠腔气体或腹壁多重反射等伪差干扰而遗漏,位于颈部的肿瘤不易与前列腺增生和前列腺癌相鉴别,故超声诊断多需与膀胱镜、CT 等其他检查相结合。

(2)X 线检查:KUB X 线检查不能用于膀胱肿瘤的诊断,但可以了解有无伴发的泌尿系结石。静脉肾盂造影(IVU)可以了解有无上尿路同时发生的肿瘤,并了解上尿路有无积水扩张的情况。较大的膀胱肿瘤可见膀胱内的充盈缺损。IVU 对体积较小的膀胱肿瘤检出率不高,故对高度怀疑膀胱肿瘤,而 IVU 检查结果阴性的病例,必须结合其他检查以了解患者有无膀胱肿瘤。

(3)CT 检查:CT 能清晰显示 1cm 以上的膀胱肿瘤,肿块较小时,常为乳头状,密度多均匀,边缘较光整。较大肿块者密度不均,中央可出现液化坏死,边缘多不规则,呈菜花状。CT 薄层扫描能增加肿瘤的检出率。CT 平扫 CT 值 24.6～46.4HU,增强后 CT 值为 33.8～81.5HU,呈轻至中度强化,强化无显著特异性。

CT 扫描可分辨出肌层、膀胱周围的浸润,用于膀胱癌的分期诊断。CT 对壁内浸润程度的区分不够满意,即对癌肿早期分期的准确性受到一定限制,但当肿瘤突破膀胱向外侵犯时,能清晰显示周围脂肪层中的软组织块影,进一步侵犯前列腺及精囊时,可使膀胱精囊角消失,前列腺增大密度不均。输尿管内口受累时可出现输尿管扩张积水,可清晰显示增大的淋巴结,>10mm 者被视为转移可能,但增大的淋巴结不能区分是转移还是炎症,有时需结合临床分析。采用多层螺旋 CT 容积扫描可三维重建,从而可以多方位观察膀胱轮廓及肿块情况,对膀胱上下两极多方位观察膀胱轮廓及肿块情况,对膀胱上下两极的病变的分期具有明显的优越性。

CT 对早期局限于膀胱壁内的<1cm 的肿块不易显示,易漏诊,需结合膀胱镜检查。

另外,CT 平扫有时因尿液充盈不够,也易掩盖病灶的检出,故若临床有血尿病史而平扫未发现问题者,需做增强扫描。在检查前必须让膀胱充盈完全并清洁肠道,若膀胱未完全充盈则很难判断膀胱壁是否有增厚。

(4)MRI 检查:MRI 诊断原则与 CT 相同。凸入膀胱的肿块和膀胱壁的局限性增厚在 T_1WI 上呈等或略高信号,T_2WI 上呈低于尿液的略高信号,但小肿瘤有时被尿液高信号掩盖显示不满意。

MRI 对肿瘤的分期略优于 CT,判断膀胱肌壁受侵程度较 CT 准确。MRI 可区分 T_2 期与 T_1 期,即可较好显示肌层的受累情况,对膀胱壁外受累及邻近器官受累情况也优于 CT。若 T_1WI 表现为肿瘤附着处膀胱壁正常低信号带连续性中断,表示肿瘤侵犯深肌层。若膀胱周围脂肪受侵,则 T_1 或 T_2 像上可见脂肪信号区内有低信号区,并可见膀胱壁低信号带已经断裂。但 MRI 显示淋巴结转移情况并不优于 CT。

应用增强剂行 MRI 检查进行检查,可更好区分非肌层浸润性肿瘤与肌层浸润性肿瘤以及浸润深度,也可发现正常大小淋巴结有无转移征象。例如,应用铁剂作为增强剂可鉴别淋巴结有无转移,良性增大的淋巴结可吞噬铁剂,在 T_2 加权像上信号强度降低,而淋巴结转移则无此征象。最近有人评价增强 MRI 对膀胱癌分期的准确程度,MRI 分期准确率为 62%,32% 出现分期过高,但在区分非肌层浸润性肿瘤与肌层浸润性肿瘤或区分肿瘤局限于膀胱与否方面,MRI 分期准确率则分别提高到 85% 和 82%。

由于膀胱肿瘤可以和肾盂及输尿管肿瘤同时发生,或肿瘤性病变可能累及输尿管开口而导致上尿路积水。因而行 CT 及 MRI 检查时,最好行全泌尿系统的影像学检查、借助增强造影,一方面可以了解上尿路功能,同时了解有无肾集尿系统及输尿管内的病变。

2. 膀胱镜检查

(1)传统膀胱镜检查:又称常规白光膀胱镜检查(WLC),对膀胱肿瘤的诊断具有决定性意义。

①尿路上皮细胞肿瘤:分为以下几种。

· 乳头状瘤:生长于膀胱黏膜上,初期可能仅仅表现为一红色小点,或有轻微隆起。逐渐长大后成为带有长蒂的肿瘤,顶端有数目不等的细长绒毛,像水草一样在膀胱冲洗液中飘动,呈橘黄色外观,可清晰地看到乳头内的血管分布。

· 乳头状癌:表浅乳头状癌呈深红色或灰色,蒂粗而短,限于固有膜或浅肌层,表面的乳头短而粗,充水时活动性差。浸润性乳头状呈团块状或结节状,暗红或褐色,表面无乳头或乳头融合,中间有坏死组织,基底部宽广,不活动,周围黏膜呈充血水肿、增厚等浸润表现。少数肿瘤表面可有钙盐沉着,是恶性程度高的表现。在膀胱镜下分化较好的乳头状癌与乳头状瘤不易鉴别,确诊需靠病理检查。

· 浸润癌:呈褐色或灰白色,可覆盖有灰绿色脓苔或磷酸盐沉淀,表面有坏死、凹陷、溃疡、周边隆起、边缘不清、周围膀胱壁增厚、僵硬或有卫星灶。

· 原位癌:表现为局部黏膜发红,与黏膜充血和增生相似。

②腺癌:腺癌常位于膀胱的顶部,与其起源于脐尿管的残端有关。腺癌一般倾向于向膀胱外生长,故早期较难发现。进展期腺癌穿破膀胱黏膜后,特别是形成溃疡后才可被膀胱镜检发现。癌性溃疡边缘隆起,中心凹陷,周围有肿瘤浸润和炎性水肿,并伴有出血坏死,腺癌含有分泌黏液的细胞,故癌性溃疡底部常有黏液和炎性分泌物覆盖。

③鳞状细胞癌:可呈现团块状、溃疡型、菜花状或广基乳头状肿块,表面不光滑可有出血坏死。周围有充血水肿等炎症表现,伴有结石时可见结石区膀胱壁片状隆起或溃疡。

④非上皮细胞性肿瘤:这些肿瘤在临床上均少见,且表现各异。如畸胎瘤可表现为隆起的膀胱内肿块上长有毛发;血管瘤表现为膀胱壁上深红色或紫蓝色的肿块。

(2)软膀胱镜:随着腔内泌尿外科的发展,软性膀胱镜已被临床证明在泌尿外科疾病诊治中具有广泛用途,尤其适用于不能取截石位者、前列腺增生者、膀胱颈病变者、膀胱肿瘤术后需定期复查者、尿道狭窄的定位诊断等。

传统硬性膀胱尿道检查镜为金属材质,管径较粗且不可弯曲,对尿道周围组织损伤较大。尤其是对于男性患者,插入时还要经过两个生理弯曲及尿道外括约肌,患者十分痛苦。

(3)光动力学诊断(PDD):非肌层浸润性膀胱癌,其占全部膀胱癌的 $75\% \sim 85\%$,具有多源和易复发的生物学特性。其易复发的原因之一是部分潜在的、微小的肿瘤组织,无法在常规的膀胱镜检查下早期发现和处理,在切除肉眼可见的肿瘤之后,这些潜在的肿瘤组织又会发展成为新的肿瘤。因此,如何早期发现和处理这些已经癌变而又未能为肉眼辨认的潜在、微小的肿瘤组织,减少膀胱癌复发,提高其治愈率是泌尿外科医师关心的问题。而近年来在临床上广泛使用的以光敏剂为基础的光动力学诊断可以显著提高已经癌变而又未能为肉眼辨认的潜在、微小的肿瘤组织的检出率。

光动力学诊断是利用光敏剂在特定波长的光照射下能够发出荧光的特点来进行的其原理是,由于肿瘤组织和正常组织的不同生化代谢特点,肿瘤组织能选择性地吸收潴留光敏剂,在特定波长的激光照射下,光敏剂发生一系列光化学反应和光生物学反应发射出特定波长的荧光,在荧光膀胱镜下(FC),将肿瘤和正常组织区分开来。

近年来,一种新的光敏剂 Hexvix(HLA)在欧洲上市,HLA 是 ALA 己基酯类衍生物,优点为药物灌注时间短,1h 就可观察,且灌注液浓度低,光漂白不明显,已显示出较好应用前景。

(4)窄带光成像(NBI):NBI 是一种新兴的内镜技术,利用滤光器过滤掉内镜光源所发出的红蓝绿光波中的宽带光谱,仅留下窄带光谱用于诊断膀胱内疾病。

普通电子内镜以氙气灯为照明光源,发出称为"白光"的宽带光谱,其波长范围为 400～700nm,与肉眼可见光相似。通过红绿蓝滤光器后,照射到黏膜表面,由图像传感器接受黏膜上皮的反射并由计算机重构形成图像。一般情况下,波长越长,光的穿透性越强。由于黏膜内血液的光学特性对蓝、绿光吸收较强,因此使用难以扩散并能被血液吸收的光波,能够增加黏膜上皮和黏膜下血管模式的对比度和清晰,从而提高了内镜诊断的精确性。NBI 通过特殊的滤光器将宽带光谱进行过滤、窄化,形成蓝色(415nm)、绿色(540nm)、红色(600nm)的窄带光波,并强化蓝光。窄带光波穿透膀胱黏膜的深度不同,蓝色波段(415nm)穿透较浅,被黏膜表面的毛细血管反射,红色波段(600nm)可以深达黏膜下层,用于显示黏膜下血管网,绿色波段(540nm)则能较好地显示中间层的血管。因此,NBI 可以增强浅表性肿瘤和正常黏膜间的对比度和清晰,从而提高了诊断的精确性。

NBI 内镜用黑白 CCD,通过增加光源中的"滤光板"选择出特定波长的窄带光(415nm 及540nm)作为照明光,继而通过增加主机对特定影像信号的解谱能力实现 NBI 功能。同时,NBI 内镜还保持了常规电子内镜的全部功能,仅仅通过一个简单的切换按钮便可以完成"NBI内镜"与"常规内镜"的切换。且与 PDD 相比,NBI 系统无须染色即可增强黏膜的对比度,操作过程中只要按个功能键切换就可以,不必担心染色剂的剂量,减少了检查时间,降低了受检者的痛苦,同时降低了操作难度。

NBI 的临床应用首先在消化内科开展,如它可以帮助确认食管内、胃腔内和肠腔内黏膜的改变,以确认组织是否正常,或是否处于癌前病变或确认恶性病变的面积大小等。目前,NBI在泌尿外科中应用的文献报道不多,主要集中在对复发膀胱癌的观察。

(5)诊断性经尿道电切术(TUR):作为诊断膀胱癌的首选方法,已逐渐被采纳。如果影像学检查发现膀胱内有肿瘤病变,并且没有明显的膀胱肌层浸润征象,可以酌情省略膀胱镜检查,在麻醉下直接行诊断性 TUR,这样可以达到两个目的:一是切除肿瘤;二是对肿瘤标本进行组织学检查以明确病理诊断、肿瘤分级和分期,为进一步治疗以及判断预后提供依据。

如果肿瘤较小,可以将肿瘤连带其基底的膀胱壁一起切除送病理检查;如果肿瘤较大,先将肿瘤的表面部分切除,然后切除肿瘤的基底部分,分别送病理检查,基底部分应达到膀胱壁肌层。肿瘤较大时,建议切取肿瘤周边的膀胱黏膜送病理检查,因为该区域有原位癌的可能。为了获得准确的病理结果,建议 TUR 时尽量避免对组织烧灼,以减少对标本组织结构的破坏,也可以使用活检钳对肿瘤基底部以及周围黏膜进行活检,这样能够有效地保护标本组织不受损伤。

【处理原则】

1. 非肌层浸润性膀胱癌的治疗　对于临床诊断的 NMIBC(包括 Ta、T,原位癌),通常依据前述肿瘤复发和进展风险分层来选择手术方式、术后灌注和随访策略。

(1)手术治疗

①经尿道膀胱肿瘤切除术(TURBT):是非肌层浸润性膀胱癌重要的诊断方法和治疗手段。通过手术对内镜可见所有膀胱肿瘤行深达肌层切除,可进行病理诊断、制订灌注治疗方案及随访策略。

对于 1cm 以内的肿瘤,可将其与基底部分膀胱壁同时切除进行病理学诊断;对于较大肿瘤,选择分块切除直至露出正常的膀胱壁肌层;送检标本要求包含膀胱肌层成分,并减少烧灼造成的标本破坏。

②经尿道膀胱肿瘤整块切除手术:运用膀胱肿瘤整块切除能获取较多的逼尿肌组织从而提高病理标本质量,其安全性和肿瘤学预后与 TURBT 术相当,由于激光气化效果好、凝固层薄、能对组织精确切割、无闭孔神经反射、出血和膀胱穿孔并发症发生率低,近年来在膀胱肿瘤整块切除术中得到了广泛的应用。但需要考虑到因肿瘤直径过大需分部切割、位于前壁等特殊位置以及数目过多可能造成手术时间延长、难度增加等不良因素。已有报道用于整块切除的有钛激光、钬激光、绿激光(磷酸钛氧钾晶体激光)、1470nm 半导体激光,近期效果如前述,但均缺乏远期疗效及高级别证据。

③膀胱部分切除术:可选择应用于憩室内膀胱癌患者,降低因电切造成的膀胱穿孔风险。对于高级别 T 期肿瘤,建议同时行淋巴结清扫术以及术后膀胱免疫灌注或全身辅助化疗。

④根治性膀胱切除术:对部分高危 NMIBC 亚组或极高危 NMIBC 亚组患者,推荐行根治性膀胱切除术。诊断为高危 NMIBC 后立即行根治性膀胱切除术的患者,其 5 年无病生存率超过 80%,延期手术降低疾病特异性生存率。对高危患者选择即刻根治性膀胱切除还是TURBT+BCG 膀胱灌注,应将两种方案的益处和弊端告知患者,与患者沟通讨论后决定。

(2)膀胱腔内辅助灌注治疗

①膀胱灌注化疗

· 术后即刻膀胱灌注化疗:TURBT 术后即刻膀胱灌注化疗能显著降低非肌层浸润性膀胱癌的复发率,其原理是术后即刻灌注化疗能够杀灭术中播散的肿瘤细胞和创面残留的肿瘤细胞。为了预防肿瘤细胞种植,应在术后 24h 内尽早完成膀胱灌注化疗。若术后 24h 内未行灌注化疗,术后次日再行灌注化疗也有一定预防复发的效果。术后即刻灌注使患者的 5 年复发率降低 35%,但是不能降低肿瘤进展风险和死亡风险。当存在 TURBT 术中膀胱穿孔或术后严重肉眼血尿时,不建议术后即刻膀胱灌注化疗。低危非肌层浸润性膀胱癌术后即刻灌注化疗后,复发概率很低,不推荐维持膀胱灌注化疗;中危、高危非肌层浸润性膀胱癌则需要后续膀胱灌注化疗或免疫治疗。

· 术后早期和维持膀胱灌注化疗:中危和高危非肌层浸润性膀胱癌在术后即刻膀胱灌注化疗后,均应当接受后续灌注治疗,以降低肿瘤复发率。中危非肌层浸润性膀胱癌推荐术后维持膀胱灌注化疗,也可选择 BCG 灌注免疫治疗;高危非肌层浸润性膀胱癌建议术后 BCG 灌注免疫治疗,也可选择术后维持膀胱灌注化疗。目前,不推荐持续 1 年以上的膀胱灌注化疗。建议灌注方案应包括早期灌注(诱导灌注),术后 4~8 周,每周 1 次膀胱灌注;之后维持灌注,每月 1 次,维持 6~12 个月。

· 灌注药物的选择:常用灌注化疗药物包括吡柔比星(常用剂量为每次 30~50mg)、表柔比星(常用剂量为每次 50~80mg)、多柔比星(常用剂量为每次 30~50mg)、羟喜树碱(常用剂量为每次 10~20mg)、丝裂霉素(常用剂量为每次 20~60mg)、吉西他滨(常用剂量为每次1000mg)。膀胱灌注化疗的效果与尿液 pH、化疗药物作用时间、化疗药物剂量和化疗药物浓度相关,其中化疗药物浓度比化疗药物作用时间更为重要。化疗药物应通过导尿管注入膀胱,并保留 0.5~2h(保留时间请参照具体药物说明书)。膀胱灌注前应避免大量饮水,灌注时根据药物说明选择合适的溶剂。膀胱灌注化疗的不良反应主要是化学性膀胱炎,主要表现为膀胱刺激症状和血尿,症状严重程度与灌注剂量和频率相关,若在灌注期间出现灌注药物引起的严重膀胱刺激症状,应延迟或停止灌注以避免继发性膀胱挛缩,多数不良反应在停止灌注后可自行改善。

②膀胱灌注免疫治疗

• BCG 膀胱灌注治疗的适应证：BCG 膀胱灌注治疗的适应证为中高危非肌层浸润性膀胱癌和膀胱原位癌。对低危患者并不推荐 BCG，由于低级别肿瘤的抗原性较低，BCG 在这类患者中的疗效可能较低。尽管有随机对照研究显示 BCG 灌注也可以降低低危患者复发风险，但其使用必须与不良反应进行权衡。对于膀胱原位癌（CIS），使用 BCG 灌注治疗的完全缓解率达到 72%～93%，明显高于膀胱灌注化疗（48%），并明显降低肿瘤复发率和肿瘤进展率，因此 CIS 术后治疗推荐 BCG 灌注治疗。对于 CIS，没有证据显示 BCG 加化疗灌注效果优于 BCG 单独灌注。

• BCG 膀胱灌注的禁忌证：BCG 膀胱灌注的禁忌证包括，有症状的泌尿系感染；活动性结核患者；膀胱手术后 2 周内；有肉眼血尿；免疫缺陷或损害者（如艾滋病患者正使用免疫抑制药或放射治疗者）；对 BCG 过敏者（有可能引起强烈过敏反应）。

• BCG 膀胱灌注的方案：BCG 膀胱灌注免疫治疗的最佳方案目前尚无定论。

开始灌注时间：由于术后膀胱有开放创面，即刻灌注易引起严重的不良反应，而且非随机研究显示早期给药没有优势，因此与化疗药物不同，禁止术后即刻灌注 BCG，没有 RCT 表明首次给药的最佳时间，所以各指南都建议 BCG 膀胱灌注免疫治疗的开始时间从经尿道膀胱肿瘤切除术或膀胱活检至少两周后开始，以避免全身吸收。

灌注方案：BCG 治疗开始时采用每周 1 次共 6 次的灌注，称为诱导灌注。为了获得最佳疗效，BCG 治疗必须行维持治疗，维持治疗方案很多，但没有证据表明任何一种方案明显优于其他。必赛吉推荐灌注方案为，在 6 周诱导灌注后，行每 2 周 1 次，共 3 次强化灌注，然后开始每月 1 次的维持灌注，共 10 次，1 年共 19 次；使用必赛吉进行的 RCT 表明，第 1 年 19 次 BCG 灌注组的 1 年无复发生存率优于第 1 年 15 次 BCG 灌注组，而两者总不良反应发生率无差异，该研究还在继续观察中。对于高危患者，美国西南肿瘤协作组（SWOG）推荐，在 6 周诱导灌注后，在第 3、第 6、第 12、第 18、第 24、第 30、第 36 个月时，进行维持灌注，每周 1 次，共 3 次（第 1 年 15 次）。在不增加毒性的情况下，全剂量 BCG 维持灌注比 1/3 剂量 BCG 维持灌注更有效，高危患者受益于 3 年的维持灌注方案。在我国，高危患者使用 BCG 持续灌注 3 年的方案还需要更多临床验证。

灌注剂量：BCG 膀胱灌注免疫治疗的最佳剂量目前同样尚无定论，必赛吉推荐全量剂量 120mg，国外常用菌株初始疗程应为 1 瓶 BCG（TICE 为 50mg；Theracy 为 81mg）。

③其他腔内治疗方法

• 电化学灌注疗法（EMDA）：一项小型 RCT 试验证实了连续使用 EMDA 灌注 MMC，并联合 BCG 治疗高危患者，对比单独使用 BCG 可增加无复发生存期，并降低进展率。

• 光动力治疗：光动力治疗是一种使用血卟啉或 5-盐酸氨基酮戊酸（5-ALA）为光敏剂，灌注于膀胱内，以波长 630nm 激光，能量功率约为 $50mW/cm^2$ 进行全膀胱内照射的治疗方法。比较传统化疗灌注可以降低肿瘤的复发率和进展率。BCG 灌注失败的患者行一次光动力治疗，可以使 50% 的患者 1 年内不复发，这尚需更多证据。

• 热灌注疗法：通过热疗设备对膀胱灌注液局部加热，利用热能对肿瘤细胞的杀伤作用及药物协同作用增强肿瘤细胞对药物的敏感性和通透性。具体是将丝裂霉素（MMC）灌注液（20mg MMC＋50ml 注射用水）加热到 42℃，灌注至膀胱内并维持 1h 行热灌注化疗相比传统膀胱灌注化疗，可降低复发风险 59%。一项对中高危 NMIBC 患者的小型 RCT 研究显示，膀胱热灌注化疗与 BCG 灌注比较,在降低复发率上还有优势。

2. 肌层浸润性膀胱癌的治疗

(1)根治性膀胱切除术

新辅助化疗后行根治性膀胱切除(RC)＋盆腔淋巴结清扫术,是肌层浸润性膀胱癌的标准治疗,是提高患者生存率、避免局部复发和远处转移的有效治疗方法。

①根治性膀胱切除术的指征:根治性膀胱切除术的基本手术指征为无远处转移、局部可切除的肌层浸润性膀胱癌(T2-T4,N0,M0);高危的非肌层浸润性膀胱癌,包括如下。

• 复发或多发的 T,G(或高级别)肿瘤。

• 伴发 CIS 的 T,G(或高级别)肿瘤。

• BCG 治疗无效的肿瘤。

• TUR 和膀胱灌注治疗无法控制的广泛乳头状病变。

• 膀胱非尿路上皮癌。

• 尿路上皮癌伴不良组织学变异亚型。挽救性膀胱全切除术的指征包括非手术治疗无效、保留膀胱治疗后肿瘤复发的肌层浸润性膀胱癌。

术前应仔细评估患者的总体状况、特别是对于高龄患者应评估重要生命器官的功能状态和代偿情况,除有严重并发症(心、肺、肝、脑、肾等疾病)不能耐受手术者外,有以上指征者,推荐根治性膀胱切除术。如果不是新辅助化疗的需要,建议在确诊肌层浸润性膀胱癌后尽早(＜3 个月)接受手术治疗。若患者考虑存在多发淋巴结转移,可考虑先行系统性降期治疗,再行手术切除。

②根治性膀胱切除术的手术方式:目前根治性膀胱切除术的方式可以分为开放手术和腹腔镜手术两种,腹腔镜手术包括常规腹腔镜手术和机器人辅助腹腔镜手术。开放手术是经典的手术方式。与开放手术相比,常规腹腔镜手术对术者的操作技巧要求较高。目前,腹腔镜手术的可行性、围术期治疗效果已经得到证实,一些远期的肿瘤控制效果报道也证实了腹腔镜手术的安全性,我国学者的研究显示高龄患者若身体情况允许,也可以接受腹腔镜手术。目前,仅有一项针对开放手术、常规腹腔镜手术及机器人辅助腹腔镜手术三种术式比较的小型随机对照研究,提示常规腹腔镜手术可以降低术后早期并发症发生率,但是由于每组样本量较少,结论的信服力不足。单孔腹腔镜手术器械及技术上还有待于进一步完善。

(2)尿流改道术

①原位新膀胱术:原位新膀胱术由于患者不需要腹壁造口,保持了生活质量和自身形象,已逐渐被各大医疗中心作为根治性膀胱切除术后尿流改道的主要手术方式之一。可用于男性和女性患者。首选末段回肠去管化制作的回肠新膀胱,如 Studer 膀胱、M 形回肠膀胱等。缺点是可能出现尿失禁和排尿困难,部分患者需要长期导尿或间歇性自我导尿。如膀胱内存在多发原位癌或侵犯前列腺尿道则复发率高达 35%。建议术前男性患者行尿道前列腺部可疑组织活检,女性行膀胱颈活检,或者术中行冷冻切片检查,术后应定期行尿道镜检和尿脱落细胞学检查。

②回肠通道术:回肠通道术是一种经典的简单、安全、有效的不可控尿流改道的术式,是不可控尿流改道的首选术式,也是最常用的尿流改道方式之一。其主要缺点是需腹壁造口、终身佩戴集尿袋。术后早期并发症可达 48%,包括尿路感染、肾盂肾炎、输尿管回肠吻合口漏或狭窄。对于无法采用回肠的患者,可采用结肠通道术作为替代术式。横结肠通道术对于进行过

盆腔放疗或输尿管过短的患者可选用。

③输尿管皮肤造口术:输尿管皮肤造口术是一种简单的术式,并发症发生率方面输尿管皮肤造口术要明显低于回、结肠通道术。但是输尿管皮肤造口术后出现造口狭窄和逆行泌尿系感染的风险比回肠通道术高。因此,该术式仅建议用于预期寿命短、有远处转移、姑息性膀胱全切、肠道疾患无法利用肠管进行尿流改道或全身状态不能耐受手术的患者。

(3)保留膀胱的综合治疗:对于身体条件不能耐受根治性膀胱切除术(RC),或不愿接受RC 的 MIBC 患者可以考虑行保留膀胱的综合治疗。

①单纯 TURBT:仅对少部分肿瘤局限于浅肌层、二次电切阴性的患者可采用。但肿瘤基底活检为 pT0/pT1 的患者中有 20% 会进展成 MIBC 而被迫行 RC,肿瘤特异病死率占 47%。此治疗选择仅适用于不适合 RC 的患者,或作为保留膀胱综合治疗中的一部分。不应单独使用 TURBT 作为 MIBC 保留膀胱的治疗手段。

②TURBT 联合外照射放疗:国外学者报道,经过二次电切和腹腔镜盆腔淋巴结清扫术确认的 pTNM。提示 TURBT 联合辅助放化疗应该是更合理的选择。TURBT 联合外照射放疗可以作为不适合 RC 且(或)不能耐受化疗患者的替代治疗选择。

③TURBT 联合化疗:国外学者报道,接受新辅助化疗和 TURBT 的患者,随访 56 个月,有 60% 的患者存活,44% 的患者维持完整膀胱,5 年存活率为 69%。对于选择该方案的患者,在 3 个周期辅助化疗后,应通过膀胱镜和活检进行再次评估,即使未发现残留病灶,也要警惕有残留病灶存在的可能;如病灶仍存在,则应行挽救性全膀胱切除。

对经过严格选择的病例,铂类为基础的新辅助化疗联合 cTURBT 是一种治疗选择。临床上不应为肌层浸润性膀胱癌患者实施单独的化疗。

④TURBT 联合放、化疗:单一的治疗手段难以达到理想的保留膀胱的效果,所以目前保留膀胱的治疗多采取手术、化疗和放疗的三联或多联综合治疗(MMT)。

MMT 的目标是保留膀胱和生活质量,但不降低肿瘤控制效果。结合放疗的目的是取得对膀胱原发肿瘤和局部淋巴结的控制。加用系统化疗和其他放疗增强剂是为了提升放疗效力。以铂类为基础的化疗目标是治疗显微转移。

采用 MMT 的患者分两类:一是适合膀胱切除的患者;二是年龄大、整体状况差的患者。

对于前者,MMT 的目标为在追求治愈效果前提下选择性保留膀胱;而后者是通过TURBT 切除尽可能多的原发肿瘤,然后结合放化疗,目标是获得更长、更高质量的生存。

⑤膀胱部分切除术联合化疗:膀胱部分切除术存在肿瘤种植的风险。

对符合下述适应证的患者可考虑行膀胱部分切除术+盆腔淋巴结清扫,肿瘤位于膀胱憩室内、输尿管开口周围或肿瘤位于 TURBT 手术操作盲区,术前影像学检查提示膀胱肿瘤相关的上尿路积水及盆腔淋巴结增大,有严重尿道狭窄和无法承受截石位的患者。手术应最大限度地切除肿瘤。

MMT 保留膀胱的选择指征必须严格,患者良好的随访依从性是取得较好治疗效果的基础。在经选择的(小的单发肿瘤,无淋巴结转移,无 CIS,无肿瘤相关的肾积水以及治疗前膀胱功能良好),依从性好,特别是不适合膀胱切除术或强烈要求保留膀胱的 MIBC 患者,MMT 保留膀胱可以作为治疗的替代选择之一。

(4)化疗

①新辅助化疗:肌层浸润性膀胱癌患者行膀胱根治性切除术后仍有近 50% 的患者进展为

转移性膀胱癌。显然,单纯手术治疗并不能使大部分肌层浸润性膀胱癌的患者获得理想的疗效。自 20 世纪 80 年代中期开始,多项膀胱癌研究均表明膀胱癌对以顺铂为基础的联合化疗有很好的反应率。

不良反应及是否会影响手术是影响新辅助化疗决策的重要因素。随着化疗方案的不断完善,新辅助化疗的不良反应逐渐减小。根据已有的临床试验数据,新辅助化疗的主要不良反应有消化道反应、贫血及白细胞减少等,但不增加术后 3～4 级并发症发生率。许多临床实验数据均证实了新辅助化疗的疗效。对于对化疗不敏感的患者行新辅助化疗可能会延误膀胱癌的治疗。但迄今为止,尚没有好的方法可以筛选出能够从新辅助化疗中获益的患者,基因标志及个体化治疗或能推进新辅助化疗敏感患者的筛选,使得新辅助化疗更好地让膀胱癌患者获益。

②辅助化疗:在大多数的荟萃研究中,膀胱癌辅助化疗的作用被肯定,但仍需更多临床数据证实。pTs 和(或)伴有淋巴结转移、并且无远处转移的患者应考虑辅助化疗。但缺点是辅助化疗难以评估肿瘤体内的化疗敏感度及可能存在过度治疗的问题,同时术后并发症可能导致化疗的延迟以及耐受性降低。

③保留膀胱的化疗:保留膀胱的综合治疗的目的是保留膀胱和提高生活质量而又不影响肿瘤治疗的效果。但是尚没有比较保留膀胱的综合治疗与膀胱癌根治性切除疗效的 RCT 研究。但是这种方案不推荐常规使用。保留膀胱的综合治疗中采用的化疗方案有很多,其中大量已有的证据均支持使用顺铂、丝裂霉素 C 和氟尿嘧啶的方案。

④转移性膀胱癌的化疗:自 20 世纪 80 年代开始,以顺铂为基础的联合化疗方案就成了转移性尿路上皮癌的标准治疗方案。

相比单一药物化疗,MVAC 及 GC 方案能够分别延长患者的总生存期 14.8 个月和 13.8 个月。紫杉醇、顺铂、吉西他滨的三联方案(PCG)也是转移性尿路上皮癌的一线治疗选择。

(5)免疫治疗及靶向治疗:近年来,免疫检查点抑制药相继研发并获批应用于临床,已在多种肿瘤治疗中展示出强大的抗肿瘤活性,包括黑素瘤、非小细胞肺癌、肾癌、尿路上皮癌等,帮助部分晚期癌症患者实现长期生存,甚至达到了临床治愈的目标。

目前多项新型靶向药物治疗膀胱癌的临床研究正在国内外进行。对于转移性膀胱癌及不适合顺铂化疗的进展期膀胱癌的患者,可在治疗前检测是否存在相应靶标,对于高表达靶标的患者可考虑行靶向治疗。

(6)放疗:放疗是局限于盆腔的肌层浸润性膀胱癌(cT2-4,Nx)的治疗手段之一,单纯放射治疗其肿瘤完全消除率(CR)在 40% 左右,而 5 年总生存率约为 25%,治疗效果低于根治性膀胱切除＋盆腔淋巴结清扫术,因此对于可手术病例单独放疗不作为治疗首选。但对于不能耐受根治性手术或因局部肿瘤晚期无法手术的病例仍是合理选择。

【护理评估】

1. 评估患者是否有消瘦、疼痛、腹部包块、尿路刺激征等。

2. 了解患者相关影像学检查结果。

【常见护理诊断】

1. 焦虑　与患者对手术治疗及预后缺乏信心有关。

2. 舒适改变　与手术、留置尿管及膀胱冲洗等有关。

3. 知识缺乏　与缺乏疾病相关知识有关。

【护理目标】

1. 患者焦虑减轻,能积极配合治疗。

2. 患者不适症状减轻,舒适感增加。

3. 患者了解膀胱肿瘤疾病的相关知识。

【护理措施】

1. 术前护理措施

(1)心理护理:讲解膀胱手术的必要性、手术方式及注意事项,鼓励患者表达自身感受,教会患者自我放松的方法。针对个体情况进行针对性心理护理,鼓励患者家属和朋友给予患者关心和支持。

(2)术前常规准备

①术前行抗生素药敏试验。

②协助完善相关术前检查,如心电图、B超、胸部 X 线检查、出凝血试验等。

③遵医嘱术前 1 天进行肠道准备。

④向患者讲解手术的方法及手术前后注意事项。

⑤术晨更换清洁病员服。

⑥与手术室人员核对患者相关信息,然后送患者入手术室。

2. 术后护理

(1)麻醉术后护理常规

①了解麻醉和手术方式、术中情况、切口位置以及引流管的位置与数量;持续心电监护,持续低流量吸氧,床档保护防坠床;严密监测生命体征,术后每 30 分钟测量血压、脉搏一次,并准确记录。待血压、脉搏平稳后,可适当延长生命体征的监测时间。

②观察患者有无烦躁、谵妄,注意观察呼吸的频率和深度,监测血氧饱和度及各项生化指标,必要时行血气分析。

(2)伤口观察及护理

①观察伤口有无渗血、渗液,若有,应及时通知医师并更换敷料。

②观察腰腹部体征,有无腰痛、腰胀等。

(3)各管道观察

①输液管保持通畅,留置针妥善固定,注意观察穿刺部位皮肤,防止药液外渗,注意观察用药效果及不良反应。

②各引流管予以标签注明类型、位置、更换时间,便于观察,保持引流管通畅。

(4)疼痛护理

①评估患者疼痛情况,有镇痛泵患者,注意检查管道是否通畅,评价镇痛效果是否满意;遵医嘱给予镇痛药物。

②提供安静、舒适的环境。

(5)基础护理

①做好口腔护理、尿管护理、温水擦洗、雾化、患者清洁等工作,预防感染。

②鼓励安慰患者,消除其紧张、恐惧情绪。

3. 造口的护理

(1)造口的活力:肠造口的活力是根据颜色来判断的。正常造口的颜色为粉红色,表面平滑且湿润。如果造口颜色苍白,可能患者的血红蛋白含量低;造口暗红色或淡紫色可能是术后早期缺血的表现;若外观局部或完全变黑,表示造口发生了缺血坏死。水肿是术后常见的现象,一般在术后 2～4 周内逐渐回缩至正常。

(2)造口高度:记录为平坦、回缩、突出或脱垂等。理想的高度为 1～2cm,这样在粘贴造口用品时能较好地将肠造口周围皮肤保护紧密,防止排泄物对肠造口边缘皮肤的不良刺激。

(3)造口的形状:可以为圆形、椭圆形或不规则形,检查造口周围黏膜皮肤连接的缝线,评估是否有皮肤黏膜分离、感染。

(4)造口周围皮肤的评估:正常的造口,周围皮肤是健康和完整的,与相邻的皮肤表面没有区别。若造口周围皮肤损伤,则表现为红斑、损伤、皮疹或水疱。

(5)造口功能恢复的评估:泌尿造口术后即会有尿液流出,最初 2～3d 尿液呈淡红色,之后会恢复正常黄色。造口同时会伴有黏液排出,这是由于肠道黏膜的杯状细胞分泌黏液所致。

(6)其他:泌尿造口者睡觉时最好接床边尿袋,防止尿液过满而反流影响肾功能,也避免影响造口袋粘贴的稳固性;泌尿造口者更换造口袋最好选择在清晨未进食之前,避免换袋过程中尿液流出影响造口袋的粘贴及稳固性;造口袋中的尿液超过 1/3～1/2 时就要排放或更换。

【护理评价】

1. 患者焦虑减轻,能积极配合治疗。

2. 患者不适症状减轻,舒适感增加。

3. 患者了解膀胱肿瘤疾病的相关知识。

【健康教育】

1. 膀胱癌的高危人群主要包括年龄 50 岁以上;长期从事染料、皮革、金属机械制造、有机化学原料等行业的职工及与 α-萘胺、β-萘胺、联苯胺、4-氨基联苯等致癌物长期接触者;有膀胱癌家族史者。

2. 吸烟是目前最为肯定的膀胱癌发病危险因素,研究发现吸烟与膀胱癌有强烈的相关性,与吸烟量和烟龄呈剂量反应关系。

3. 染发剂的使用是暴露于芳香胺类的潜在来源,而长期暴露于芳香胺类化学物质可增加膀胱癌的发生风险。多项研究表明对染发剂有职业暴露的理发师患膀胱癌的风险增加,但是个人使用染发剂与膀胱癌的关系尚有争论。

4. 研究表明,男性膀胱癌的发病率是女性的 2～4 倍。这可能与男性长期吸烟、职业接触某些化学物质(如芳香胺)有关,也可能是女性由于妊娠影响、激素改变降低了膀胱癌发生的危险性。

5. 预防膀胱癌,关键要养成良好的生活习惯。比如,多摄入新鲜的蔬菜、水果和粗粮,戒烟限酒,避免熬夜、久坐等不健康的生活方式,都有益于降低膀胱癌发生的风险。

6. 对于高危人群,建议每年进行 1～2 次的尿细胞学检查,必要时可行盆腔 B 超、膀胱镜及盆腔 CT、MRI 检查。当患者出现尿频、尿急,特别是合并血尿时,即使超声、CT 或 MRI 无异常,也要高度警惕膀胱癌的风险,建议患者进一步进行膀胱镜检查。膀胱镜检查不仅是诊断膀胱癌的金标准,而且是治疗膀胱癌的非常重要的手段。

7. 由于膀胱癌早期症状明显,超过 80% 的膀胱癌在诊断时处于早期,一般通过膀胱镜的电切或激光切除手术就可治疗。但膀胱癌的特点是复发率高,不过对于复发的患者,80%～90% 可通过反复手术及术后灌注治疗达到治愈的效果。

8. 正常膀胱细胞恶变始于细胞的 DNA 改变,化学致癌物质是膀胱癌的主要外在致病因素,包括芳香类化合物如 2-萘胺、4-氨基联苯等,存在于烟草及各种化工制品中,上述致癌物代谢后进入尿液,导致膀胱上皮细胞恶变。因此要在烟草、工业化学致癌物这些源头因素上加强预防,防止畸变,减少膀胱癌的发病率。

四、前列腺癌

【教学重点难点】

1. 前列腺穿刺的指征及相关注意事项。

2. 前列腺癌术后患者并发症的观察与护理。

【概述】　在美国,前列腺癌目前位列男性癌症死亡常见原因的第 2 位。在欧洲,前列腺癌发病率存在较大的区域差异。在我国,特别是沿海发达地区,随着生活方式的改变和前列腺特异性抗原(PSA)筛查的普及,PSA 的发病率正呈快速上升的态势。

【病因】　目前已知 PSA 存在三个较为明确的危险因素,即年龄、种族与遗传倾向。外源性危险因素如饮食、性行为方式、饮酒、接触紫外线和职业暴露等可能在 PSA 发生、发展中起到一定的作用。

【临床表现】　局限性前列腺癌多无症状;部分患者可有与良性前列腺增生相同的排尿症状;晚期前列腺癌可因血尿、梗阻性肾衰竭、骨痛、病理性骨折、贫血,甚至恶病质就诊。

【辅助检查】

1. 直肠指诊(DRE)　是前列腺癌首诊必须做的检查,便于前列腺癌分期和制订治疗方案。DRE 可以了解前列腺癌结节大小、质地、表面是否光滑、活动度、有无压痛,与盆壁、膀胱颈、直肠的浸润状况。还应请患者收缩肛门括约肌,评估其肌力,借其间接判断盆底肌张力及尿道外括约肌肌力。考虑到 DRE 对血清 PSA 的影响,应该在抽血检查后再进行 DRE。

2. 前列腺特异抗原(PSA)　PSA 的引入对于早期局限性前列腺癌的诊治具有里程碑式的意义,但局限性前列腺癌的筛查与诊治仍需要综合考虑患者的年龄、生活质量、社会功能、健康状况及预期寿命,从而为患者提供个体化的诊疗策略,延长患者生命,改善患者生活质量。

3. 经直肠前列腺超声检查　该检查在诊断早期前列腺癌方面特异性较低,与良性前列腺增生结节难鉴别。经直肠前列腺超声检查发现的前列腺外周带低回声结节可能有 30% 的概率为前列腺恶性肿瘤。

4. 盆腔 CT 检查　前列腺组织癌变与前列腺增生相似,故对前列腺癌的诊断价值有限。但对前列腺癌的分期和鉴别前列腺癌局部浸润有临床价值,例如,膀胱精囊角如变钝或模糊,提示肿瘤累及精囊;前列腺癌侵及膀胱时,可见膀胱壁局部增厚而不规则;侵及膀胱、膀胱三角区及输尿管开口时,可见上尿路积水;盆腔检查 CT 可提示肿瘤侵及闭孔内肌及肛提肌。CT 可以发现 1.5～2.0cm 转移性增大的淋巴结。另外,盆腔 CT 检查还可发现骨盆转移灶。

5. 盆腔 MRI　MRI 可以显示前列腺包膜的完整性,肿瘤是否侵犯前列腺周围组织或器官、盆腔淋巴结受侵犯的情况及骨转移的情况,在诊断和临床分期上有较重要的作用。正常的前列腺可显示三部分,即前肌纤维基质部、中央带(包括移行带)和外周带。前列腺癌的 MRI 检查主要选用 T_2 加权序列,在 T_2 加权序列上,前列腺癌表现为低信号,如高信号的前列腺外周带内出现低信号的缺损区,如前列腺带状结构破坏,外周带与中央带界限消失时应考虑前列腺癌的可能。

但该 T2 加权表现缺乏特异性,且 T2WI 对前列腺移行带及中央带癌的检出比较困难。而 T1 加权像上肿瘤信号均匀,与正常前列腺部分的信号难以区别。

弥散加权技术(DWI)是一种反映水分子扩散特性的磁共振功能成像技术,可以对活体组织中水分子的布朗运动情况进行成像和测量。在 DWI 序列上,正常的前列腺组织信号减低,而在前列腺肿瘤组织中,肿瘤细胞排列紧密、核浆比高,其间少有空隙,导致癌组织内水分子扩散明显受限,在 DWI 图像上表现为相对于正常组织的高信号。但由于组织的水扩散率并非影响 DWI 信号强度的唯一因素,因此引入了表观扩散系数(apparent diffusion coefficient,ADC)这一参数,更客观地反映水分子扩散受限情况,ADC 值越低,则说明水分子扩散越受限,前列腺癌的可能性越大。

6. 同位素骨扫描(ECT)　前列腺癌骨转移灶多为血行播散而来,容易转移到富含血管的承重骨上,病灶常为多发且随机分布,转移瘤破坏骨质,多伴有局部修复成骨过程,故表现为放射性浓集。ECT 是检查前列腺癌骨转移敏感最常用的检查方式,可反映骨的代谢活性,一般可比 X 线早 3～6 个月发现骨转移病灶。骨扫描也是发现脊柱转移灶的最敏感的辅助方法。

然而,ECT 的特异性不足,显示单个浓聚灶的患者,也有可能是骨的良性病变。中老年患者因骨质疏松而引起的病理骨折,在骨扫描中的表现,往往和转移癌的表现相似。最新研究认为,ECT 诊断骨转移假阳性率可能高达 30%。MRI 可较早确诊前列腺癌骨转移,可用于排除骨扫描的假阳性,有助于确定骨瘤转移癌的累及范围,并用于评估可疑的骨转移灶,帮助诊断骨扫描和 X 线均无阳性发现,但有持续症状的患者。

7. PET-CT 检查　^{18}F-FDG 标记的常规 PET-CT,在前列腺癌淋巴结转移、骨转移和全身其他脏器是否转移的评估上,具有很好的优势。前列腺特异性膜抗原(PSMA)在前列腺癌细胞表面特异性高表达,使其在分子影像学及靶向治疗领域具有极为重要的研究价值。Ga-PSMA-PET-CT 使用 Ga 和 PSMA 组成的整合物作为示踪剂,用以发现前列腺癌的原发病灶及远处转移灶。Ga-PSMA 在肿瘤分期和复发灶检测方面优于常规显像剂,如"^{18}F-FDG"、C-胆碱,且 Ga-PSMA-PET-CT 可以明显提高淋巴结转移的检测准确率,其敏感度为 80%,特异性为 97%,远高于传统影像学检查,包括 MRI、CT,相比 ECT 也有明显优势。特别是对于前列腺癌接受局部根治性治疗的患者,PSMA PET-CT 具有明显的优势,在极低的 PSA 水平下(0.5ng/ml)即可发现复发病灶,为临床治疗策略的制订提供了重要的参考依据。

8. 膀胱镜检查　膀胱镜检查首先用以判断前列腺大小、突入膀胱程度等,对于根治性前列腺切除术中需注意的膀胱颈部处理有重要的提示作用。其次,在膀胱镜检查过程中,需要关注尿道外括约肌张力,以预判患者术后尿控恢复情况。此外,前列腺癌如果伴有肉眼血尿需做膀胱镜检查排除合并膀胱癌;如果有尿道外伤病史,膀胱镜检查用以排除尿道狭窄。

膀胱镜下正常尿道球膜部呈星状且存在随意收缩表示尿道外括约肌功能正常,如果失去该形状或尿道黏膜色苍白,表示尿道外括约肌功能不正常,前列腺癌根治术后尿失禁发生率高。由于晚期前列腺癌侵犯膀胱三角区、输尿管口后,常导致输尿管嵴解剖结构消失。需要注意的是,膀胱镜检查在前列腺癌中并非常规应用。

9. 前列腺穿刺

(1)穿刺指征

①直肠指诊发现前列腺可疑结节,任何 PSA 值。

②经直肠前列腺超声或 MRI 发现可疑病灶,任何 PSA 值。

③PSA>10ng/ml;PSA 在 4~10ng/ml,fPSA/tPSA 可疑或 PSAD 值可疑。

尽管 PSA 和 DRE 作为筛查手段时 PSA 的诊断效能更高,但两者应互为补充,联合应用 PSA 和 DRE 最敏感。部分患者存在 PSA 升高而 DRE 阴性的情况,据研究报道,在 PSA 为 4~10ng/ml 的该类患者中,确诊前列腺癌的比例约为 15%,而在 PSA 为 10~20ng/ml 的患者中,确诊前列腺癌比例约为 26%。前列腺健康指数(prostate health index,PHI),前列腺特异性抗原同源异构体 2(p2PSA)等指标有助于该类患者的检出。

(2)注意事项

①前列腺多参数 MRI 在重复穿刺中具有较大价值,可以提高病灶的检出率。

②对于既往穿刺阴性,磁共振图像上的可疑病灶出现改变且 PSA 未明显下降时,可以进行重复穿刺。

③当患者 PSA 水平较高且 2 次穿刺阴性,并存在前列腺增生导致的严重排尿症状,可行经尿道前列腺切除术,将标本送病理检查。

④前列腺癌局部浸润膀胱颈 PSA 可明显升高。当患者 PSA 水平偏高且穿刺阴性,需要考虑病灶是否可能累及膀胱颈部。

在前列腺癌系统穿刺的基础上,靶向融合穿刺可提高前列腺癌的检出。前列腺靶向穿刺利用多参数 MRI 可避免系统性穿刺活检盲穿及穿点过多,精确定位可疑病灶区。MRI 引导前列腺穿刺活检可提高重复穿刺时高级别前列腺癌的检出率。

【处理原则】　前列腺癌治疗方案的确定取决于患者的年龄、全身情况、前列腺癌所处状态(去势敏感/去势抵抗)、肿瘤病理分型、TNM 分期,以及患者对治疗方案的主观选择意愿。

1. 对于生存预期大于 10 年的局限性去势敏感性前列腺癌患者　局部根治性治疗是首选方案,包括根治性前列腺切除术、外放疗、近距离放疗等;对于高危患者,应考虑联合术后辅助内分泌治疗。对于肿瘤恶性程度较低、病灶局限的年轻患者,可以选择局部消融治疗(射频消融、冷冻消融、HIFU 等),术后严密监测疾病变化。预期寿命大于 10 年的极低危或低危患者亦可选择主动监测。

2. 对于生存预期大于 10 年的局部进展期去势敏感性前列腺癌患者　局部根治性治疗(外放疗/根治性前列腺切除术)联合术后辅助治疗可使患者获得生存获益。新辅助内分泌治疗仅能增加该类患者的手术切除率、降低切缘阳性率,但对肿瘤特异生存率及总生存率没有改善。

3. 新辅助化疗联合新辅助内分泌治疗　可能使局部进展期肿瘤患者取得无生化复发获益,但患者是否可能取得生存获益仍不明确。

4. 对于高危或高负荷去势敏感性前列腺癌患者　早期联合使用基于多西他赛的化疗和去势治疗,或联合使用新型内分泌治疗和去势治疗可显著延长患者的生存期。

5. 对于非转移性 CRPC　在去势治疗的基础上联合阿帕他胺可显著延长患者无转移生存期。

6. 对于转移性 CRPC　联合使用基于多西他赛的化疗和去势治疗或联合使用新型内分泌治疗和去势治疗均是标准的治疗方案,较传统二线内分泌治疗显著延长患者总生存期。免疫检测点抑制药对于大多数 mCRPC 患者无效,如 PD-L1 表达>1%,患者可能从中获益。

【护理评估】

1. 评估患者是否有血尿、梗阻性肾衰竭、骨痛、病理性骨折、贫血等体征。

2. 了解患者相关影像学检查。

【常见护理诊断】

1. 自卑/焦虑/恐惧　与患者对癌症的恐惧、担心预后有关。

2. 营养失调:低于机体需要量　与恶性肿瘤所致的机体消耗增加及摄入不足有关。

3. 舒适的改变　与疼痛、活动受限等有关。

4. 睡眠形态紊乱　与尿频、疼痛、尿失禁、尿路刺激症状有关。

5. 自我形象紊乱　与手术去势治疗、尿失禁等有关。

6. 排尿型态改变　与安置保留尿管、尿失禁有关。

7. 清理呼吸道低效　与全麻术后痰液黏稠、无力咳嗽等有关。

8. 知识缺乏　与缺乏前列腺癌相关知识有关。

9. 潜在并发症　出血、感染、直肠损伤、尿失禁、阴茎勃起功能障碍、膀胱尿道吻合口狭窄、深部静脉血栓、尿瘘、尿道狭窄等。

【护理目标】

1. 患者焦虑/恐惧程度减轻,配合治疗及护理。

2. 患者营养状况得到改善或维持。

3. 患者主诉不适感减轻,舒适度增加。

4. 患者对自我形象有健康、现实的认识。

5. 患者排尿形态改变的危险性降低。

6. 患者能正确有效地咳嗽、咳痰,保持呼吸道通畅。

7. 患者了解前列腺癌相关信息及康复知识,能积极配合治疗和护理。

8. 术后未发生相关并发症,或并发症发生后及时得到治疗与处理。

【护理措施】

1. 术前护理措施

(1)心理护理

①讲解前列腺癌相关知识、手术的必要性、手术方式、注意事项等,向患者介绍康复良好的病例以增强患者康复的信心。

②鼓励患者表达自身感受。

③教会患者自我放松的方法。

④针对个体情况进行个性化心理护理。

⑤鼓励患者家属和朋友给予患者关心和支持。

(2)营养支持

①根据情况给予高蛋白、高维生素、适当热量、低脂、易消化的少渣食物。

②不能进食者遵医嘱静脉补充营养。

③严重贫血者遵医嘱输血。

(3)病情观察及护理

①观察并记录患者排尿情况。

②消瘦、尿失禁患者注意观察皮肤状况并加强护理。

③有骨转移患者注意安全护理,防止骨折的发生。

④观察患者的情绪、心理状态及对待疾病的态度。

2．特殊检查注意事项

（1）PSA 检测

①无须抽取空腹血检查。

②在直肠指检之前。

③前列腺直肠指诊后一周。

④膀胱镜检查、导尿等操作 48h 后。

⑤射精 24h 后。

⑥前列腺穿刺 1 个月后。

⑦无急性前列腺炎、尿潴留等疾病。

（2）前列腺穿刺活检：在 MRI 之后进行，以免影响 MRI 的结果。

3．术前常规准备

（1）协助完善相关检查，如心电图、B 超、出凝血试验、输血全套、PSA、前列腺穿刺活检等。

（2）指导患者正确的咳嗽、咳痰方法。教会患者提肛运动的方法。

（3）术前行抗生素药敏试验，术前备好术中用药。

（4）术前遵医嘱抽取合血，以备术中用血。

（5）遵医嘱行肠道准备。

（6）更换清洁病员服。

（7）与手术室人员进行患者相关信息核对后，送入手术室。

【护理措施】

1．术前护理措施

（1）心理护理

①解释手术的必要性、手术方式和注意事项。

②鼓励患者表达自身感受。

③介绍相同病例，使患者恢复自信心，面对现实，积极配合治疗。

④加强患者的心理护理，鼓励患者家属以正确的态度对待患者，让患者感到亲人的关心和照顾。

⑤提供隐蔽的环境，保护患者的自尊心，消除自卑心理。

⑥多与患者沟通交流，安慰疏导患者，使使者对医护人员产生信任感。

（2）病情的观察及护理

①注意观察患者情绪、心理状况。

②观察阴茎病变处有无溃烂、恶臭等。

③局部每天用聚维酮碘溶液加生理盐水浸泡 2～3 次，每次 5～10min，浸泡后换清洁衣裤，如渗湿也应及时更换，保持会阴部清洁干爽。

（3）术前常规准备

①协助完善相关术前检查，如心电图、B 超、胸部 X 线片、出凝血时间、生化检查等。

②做好会阴部局部的准备。

③严重者术前静脉应用抗生素控制局部炎症，减少术后感染的机会。

④术前一天按手术方式，遵医嘱行肠道准备。术前禁食 8h，禁饮 4h。

⑤给患者提供安静的病室环境，保证睡眠，以保障能顺利手术。

⑥术晨更换清洁病员服,测量生命体征,遵医嘱准备带入手术室的抗生素,取下义齿、眼镜、手表等。

⑦与手术室人员核对患者信息、药物等后送入手术室。

⑧手术前备皮,范围上至脐,下至大腿上 1/3,左右到腋后线。

2. 术后护理措施

(1)全麻术后护理

①常规了解麻醉和手术方式、术中情况、切口和引流情况。

②持续低流量吸氧。

③根据患者情况安置心电监护,严密监测生命体征,用床档保护防坠床。

(2)伤口观察及护理:观察伤口有无渗血、渗液,若有应及时更换敷料。

(3)管路护理

①保持管路引流通畅。

②腹股沟低压引流管的妥善固定,准确记录引流量。

(4)疼痛护理

①评估患者疼痛情况。

②有镇痛泵(PCA)患者,注意检查管道是否通畅,评价镇痛效果是否满意;遵医嘱给予镇痛药物。

③提供安静、舒适的环境。

(5)基础护理:做好晨晚间护理、皮肤护理等,满足患者生活需要。

(6)心理护理

①解释各种治疗和护理操作的目的及意义。

②多和患者接触,了解并安慰患者,消除其内心的羞愧和恐惧,保护患者的自尊心。

③及时恰当地向患者讲解术后可能出现的不适及心理反应。

④做好家属的思想工作,争取家庭与社会的支持。

(7)饮食护理:术后 6h 可进食少量容易消化的食物,无腹胀可进食普通饮食。腹腔镜腹股沟淋巴结清扫术后至肠道通气后方可开始进食,先进食水,无不适后可进食流食,逐步过渡到普食。注意指导患者进食富含纤维素饮食,多饮水,保持大便通畅,避免用力排便时导致伤口渗血。会阴尿道造口者术后宜进少渣半流质饮食,术后 3 日避免大便。

3. 并发症的处理及护理

(1)出血:创腔引流管持续有新鲜血液流出,2h 内引出鲜红色血液＞100ml 或 24h＞500ml;伤口敷料持续有新鲜血液渗出。

①严密监测生命体征。

②非手术应用止血药物;床旁牵拉固定尿管,压迫止血;静脉补充液体或输血治疗;非手术治疗无效者再次手术。

(2)感染:伤口局部胀痛、丰满;体温升高;血象升高

①观察体温变化。

②抗感染治疗。

(3)直肠损伤:急性腹膜炎的症状;伤口局部红肿、疼痛;伤口渗液增加伴臭味;伤口有肠液渗出。

①及时更换伤口敷料。

②加强营养支持。

③充分引流。

④抗感染。

⑤再次手术修补。

(4)膀胱尿道吻合口漏及尿道狭窄:尿流变细射程变短尿流中断。

①观察排尿情况。

②定期尿道扩张。

③必要时再次手术。

④避免持续用力牵拉引尿管。

(5)尿失禁:尿液不自主地流出。

①坚持盆底肌的康复锻炼。

②保持会阴的清洁干燥。

③生物反馈和电刺激治疗等。

(6)深部静脉血栓和肺栓塞:下肢肿胀、疼痛;皮温下降;感觉降低;呼吸困难和气促、胸痛、晕厥、烦躁不安、惊恐、甚至濒死感等。

①术中、术后避免使用止血药,术后早期活动四肢,预防性使用气压式血液驱动仪按摩四肢。

②发生栓塞后患肢制动、抬高,使患者安静,予保暖、吸氧、镇静、镇痛等;必要时使用抗凝药。

(7)尿瘘:疼痛、下腹部丰满;尿管流尿量少。

①半卧位促进引流。

②如有膀胱冲洗应低压、慢速冲洗,如有异常应停止膀胱冲洗。

③保持局部有效引流。

(8)皮下气肿和高碳酸血症:肩背酸痛、胸腹胀痛;疲乏、烦躁、呼吸浅快。

①被动运动,促进血液循环。

②持续低流量吸氧。

(9)性功能障碍:阴茎勃起障碍。

①术中保护神经血管束。

②术后应用药物磷酸二酯酶 5 抑制药(PDE5)预防或治疗。

【护理评价】

1. 患者焦虑/恐惧程度减轻,配合治疗及护理。

2. 患者营养状况得到改善或维持。

3. 患者主诉不适感减轻,舒适度增加。

4. 患者对自我形象有健康、现实的认识。

5. 患者排尿形态改变的危险性降低。

6. 患者能正确有效地咳嗽、咳痰,保持呼吸道通畅。

7. 患者了解前列腺癌相关信息及康复知识,能积极配合治疗和护理。

8. 术后未发生相关并发症,或并发症发生后及时得到治疗与处理。

【健康教育】

1. **饮食** 避免高脂饮食,尤其是动物脂肪、红色肉类。坚持低脂肪饮食,多食豆类、谷物、蔬菜、水果、绿茶等。适当补充钙和维生素 D、维生素 E、胡萝卜素。控制食物摄入总热量和脂肪量。

2. **活动** 根据体力,适当锻炼。保持情绪稳定,心情愉快。做提肛运动,每个动作持续 3～10s,每次 10～20min,每天 3～6 次。以增强盆底肌肉张力,促进尿道括约肌功能的恢复。

3. **复查与随访** PSA、DRE 等检测,2 年内每 1～3 个月 1 次,2 年后每 3～6 个月 1 次,5 年后每年 1 次。

4. **后续治疗** 遵医嘱完成放疗、化疗、内分泌治疗等后续治疗。

五、阴茎癌

【教学重点难点】

1. 阴茎癌的病因及 TNM 分期。

2. 阴茎癌患者的健康教育。

【概述】 阴茎癌多见于 40－60 岁有包茎或包皮过长者。阴茎癌可发生于阴茎的任何部位,但常见于阴茎头(48%)、包皮(21%)或两者均侵犯(9%)、冠状沟(6%)、阴茎体(<2%)。

阴茎癌多从阴茎头、冠状沟和包皮内板发生,从肿瘤形态上可分为原位癌、乳头状癌和浸润癌 3 种。①原位癌常位于阴茎头和冠状沟,罕见发生于阴茎体,病变呈边界清楚的红色斑块状突起,有脱屑糜烂,生长缓慢或数年不变。②乳头状癌好发于包皮内板、冠状沟和阴茎头,呈乳头状或菜花状突起,伴有脓性分泌物和恶臭,质脆易出血,一般较局限,淋巴结转移较少。③浸润癌以冠状沟多见,呈湿疹样,有硬块状基底,中央有溃疡,伴脓性或血性渗出液。

阴茎癌的准确分期与治疗决策和判断预后有直接关系。目前存在多种分期系统,广泛采用美国癌症联合会(AJCC)和国际抗癌联盟(UICC)的 TNM 分期标准,2009 年发布的第 7 版 TNM 分期系统的改变总结。

1. 根据是否有脉管侵犯或是否为低分化肿瘤将 T1 期分为 T1a 和 T1b 两个亚期。

2. T3 期仅限于侵犯尿道的病变,累及前列腺现在认为是 T4 期。

3. 淋巴结分期分为临床和病理两个类别。

4. 不再区分表浅和深部腹股沟淋巴结。

【病因】 目前尚不明确,多数发生于包茎或包皮过长的患者,新生儿行包皮环切术能有效防止此病。人乳头瘤病毒(HPV)感染与阴茎癌发病密切相关。除此之外,吸烟、外生殖器疣、阴茎皮疹、阴茎裂伤与阴茎癌的发病可能也有一定的关系。

阴茎癌多数为鳞状细胞癌,占 95%,其他如基底细胞癌、腺癌、恶性黑色素瘤、肉瘤等相对少见。阴茎鳞状细胞癌包括 Broders 和 Maiche 两种分级系统,Broders 分级简单常用,Maiche 分级更为准确。

淋巴道转移是阴茎鳞癌的主要播散途径,淋巴结有无转移及转移的程度是阴茎鳞癌的重要预后指标,淋巴结转移的诊断和治疗是否恰当决定了疾病的总体疗效。阴茎鳞癌的淋巴结转移具有以下几个特点。

1. 渐进式的淋巴结转移,肿瘤细胞先转移至腹股沟区淋巴结,其后经由位于股管的淋巴管道累及盆腔淋巴结。

2. 阴茎的淋巴引流至双侧腹股沟区淋巴结,并且腹股沟区的淋巴管间存在着丰富的交通支。

3. 有限的淋巴结转移并不意味着全身性疾病,只有进展为局部晚期病变才容易出现血行播散。

【临床表现】　多为阴茎头部丘疹、溃疡、疣状物或菜花样肿块。继而糜烂、出血、有恶臭分泌物等。包茎的存在经常掩盖阴茎癌的发生、发展。隔包皮触诊时,可有肿块及结节感。

晚期患者原发灶及腹股沟淋巴结转移灶可出现溃疡、化脓、出血等,出现远处转移时可出现相应部位的症状及消瘦、贫血、恶病质等全身表现。

【辅助检查】　临床上大部分阴茎癌局限在阴茎。

1. 查体　应记录肿瘤大小、位置、活动度、是否侵犯海绵体,同时应注意阴茎根部及阴囊有无肿瘤侵犯。直肠指诊和双合诊能帮助提供会阴体侵犯和盆腔肿块的信息。双侧腹股沟淋巴结触诊十分重要。

2. 活体组织检查　在采取初始治疗之前,需要对原发肿瘤及可触及的淋巴结进行活检,除获取病理诊断外,尚可明确肿瘤浸润深度、有无侵犯血管、组织学分级等信息。活检可单独进行,目前没有由活检引起肿瘤播散的报道。

3. 影像学检查

(1)超声:在评估原发肿瘤方面有一定价值,能够判断有无阴茎海绵体侵犯,但常低估肿瘤的浸润深度,对阴茎头部肿瘤侵犯皮下结缔组织或尿道海绵体难以鉴别。阴茎超声检查有时对显微浸润难以判定。

(2)MRI:超声检查不能明确时,可选用 MRI 检查。特别是在肿瘤侵犯阴茎海绵体时,可以判别浸润深度,有助于肿瘤分期。对临床 T1 期肿瘤,MRI 价值不大。应用增强剂或人工勃起后行 MRI 检查可能更有利于肿瘤的局部分期。对于阴茎头部较小的肿瘤,影像学检查在评估原发肿瘤方面意义不大,但疑有海绵体侵犯时,超声或 MRI 有相当价值,特别是考虑行保留阴茎手术时。

(3)CT:由于其软组织分辨率低,在评估原发肿瘤方面价值不大。主要应用于扫描腹股沟区、盆腔及鉴别有无远处器官转移。

【处理原则】

1. 保留阴茎的治疗　原发灶为局限于包皮早期小肿瘤,深部没有浸润,无淋巴结转移的 T1 期以前的肿瘤,可选择保留阴茎的手术治疗。分化良好且无淋巴血管侵犯的 T1 期肿瘤、患者能够做到密切随访的 T1G3 期肿瘤,也可选择保留阴茎的手术治疗。治疗的方法包括包皮环切术、局部病变切除、激光治疗、放疗等。复发的肿瘤如果没有侵犯海绵体,可以再次选择保留阴茎的治疗;如果侵犯海绵体,则需行阴茎部分切除或全切除治疗。

2. 阴茎部分切除术　分化差的 T1 期肿瘤、T2 期肿瘤,推荐阴茎部分切除术。病灶局限于龟头时可切除部分和全部龟头。切缘距肿瘤 1cm 以上(G1、G2 肿瘤切缘距肿瘤 1cm,G3 级肿瘤切缘距肿瘤 1.5cm)。阴茎癌局部切除术后肿瘤局部复发率为 0～8%,5 年生存率在 90% 以上。

3. 阴茎全切除术和会阴尿道造口术　治疗策略选择 T2 期以上的阴茎癌推荐阴茎全切除术和会阴尿道造口术。T2 期阴茎癌行部分切除术后不能保留有功能的残端时,也应行阴茎全切除和会阴尿道重建。当病灶未侵犯阴囊时,不建议切除阴囊和睾丸,保留阴囊和睾丸对维持男性化的特征和以后行阴茎重建有帮助。

当阴囊受累及时（T4 期），阴茎全切术和阴囊、睾丸切除术同时进行。

【护理评估】

1. 评估患者阴茎头部是否有丘疹、溃疡、疣状物或菜花样肿块。

2. 评估患者是否有包茎的存在。

3. 了解患者相关影像学检查结果。

【常见护理诊断】

1. 疼痛　与疾病、手术有关。

2. 舒适的改变　与疼痛、术后管道留置等有关。

3. 部分自理能力缺陷　与留置管道及伤口疼痛有关。

4. 预感性悲哀　与担心疾病预后及手术后生活质量有关。

5. 有皮肤完整性受损的危险　与卧床活动受限及疾病本身有关。

6. 排尿形态的改变　与留置尿管有关。

7. 知识缺乏　与缺乏阴茎癌相关疾病知识有关。

8. 焦虑/恐惧　与担心手术及效果有关。

9. 潜在并发症　出血、感染、尿道外口狭窄、皮下气肿、皮瓣坏死、淋巴漏、下肢深静脉血栓等。

【护理目标】

1. 患者逐渐适应，疼痛感减轻。

2. 患者不适感减轻或消失。

3. 患者的日常生活需求得到满足。

4. 患者心理压力减轻，得到家属及社会支持，能积极配合治疗及护理。

5. 患者在住院期间皮肤除疾病本身外未发生破损。

6. 患者逐渐适应尿管的安置。

7. 患者及家属掌握疾病的相关知识。

8. 患者焦虑、恐惧感减轻或消失。

9. 术后未发生相关并发症，或并发症发生后能得到及时治疗与处理。

【护理措施】

1. 术前护理措施

（1）心理护理

①解释手术的必要性、手术方式和注意事项。

②鼓励患者表达自身感受。

③介绍相同病例，使患者恢复自信心，面对现实，积极配合治疗。

④加强患者的心理护理，鼓励患者家属以正确的态度对待患者，让患者感到亲人的关心和照顾。

⑤提供隐蔽的环境，保护患者的自尊心，消除自卑心理。

⑥多与患者沟通交流，安慰疏导患者，使患者对医护人员产生信任感。

（2）病情的观察及护理

①注意观察患者情绪、心理状况。

②观察阴茎病变处有无溃烂、恶臭等。

③局部每天用聚维酮碘溶液加生理盐水浸泡 2～3 次以上,每次 5～10min,浸泡后换清洁衣裤,如渗湿也应及时更换,保持会阴部清洁干爽。

(3)术前常规准备

①协助完善相关术前检查,如心电图、B 超、胸部 X 线片、出凝血时间、生化检查等。

②做好会阴部局部的准备。

③严重者术前静脉应用抗生素控制局部炎症,减少术后感染的机会。

④术前一天按手术方式,遵医嘱行肠道准备。术前禁食 8h,禁饮 4h。

⑤给患者提供安静的病室环境,保证睡眠,以保障能顺利手术。

⑥术晨更换清洁病员服,测量生命体征,遵医嘱准备带入手术室的抗生素,取下义齿、眼镜、手表等。

⑦与手术室人员核对患者信息、药物等后送入手术室。

⑧手术前备皮,范围上至脐,下至大腿上 1/3,左右到腋后线。

2. 术后护理措施

(1)外科术后护理

①全麻术后护理:常规了解麻醉和手术方式、术中情况、切口和引流情况;持续低流量吸氧;根据患者情况安置心电监护,严密监测生命体征,予床档保护防坠床。

②伤口观察及护理:观察伤口有无渗血、渗液,若有,应及时更换敷料阴囊、阴茎切口局部有无血肿、皮下气肿发生;腹腔镜腹股沟淋巴结清扫手术患者卧床休息,术后 2d 下肢制动;术野区用 0.5kg 盐袋压迫 2d,期间每 4 小时取下盐袋 20min。

③管路护理:保持管路引流通畅;腹股沟低压引流管的妥善固定,准确记录引流量。

④疼痛护理:评估患者疼痛情况;有镇痛泵(PCA)患者,注意检查管道是否通畅,评价镇痛效果是否满意,遵医嘱给予镇痛药物;提供安静、舒适的环境。

⑤基础护理:做好晨晚间护理、皮肤护理等,满足患者生活需要。

(2)心理护理

①解释各种治疗和护理操作的目的及意义。

②多和患者接触,了解并安慰患者,消除其内心的羞愧和恐惧,保护患者的自尊心。

③及时恰当地向患者讲解术后可能出现的不适及心理反应。

④做好家属的思想工作,争取家庭与社会的支持。

(3)阴茎血液循环的观察及护理

①告诉患者及家属切忌过度活动及触摸伤口。

②采用轻换药、轻包扎、轻翻身,避免一切物品碰撞伤口。

③使用床上支被架,防止盖被压迫阴茎引起疼痛及影响血液循环。

④术后应用镇静药,以防止阴茎勃起,避免术后出血和张力过大,影响伤口愈合。

(4)饮食护理:术后 6h 可进食少量容易消化的食物,无腹胀可进食普通饮食。腹腔镜腹股沟淋巴结清扫术后至肠道通气后方可开始进食,先进食水,无不适后可进食流食,逐步过渡到普食。注意指导患者进食富含纤维素饮食,多饮水,保持大便通畅,避免用力排便时导致伤口渗血。会阴尿道造口者术后宜进少渣半流质饮食,术后 3d 避免大便。

(5)体位与活动:术后早期下床活动,以减少并发症的发生。行腹腔镜腹股沟淋巴结清扫手术需卧床 1 周,双下肢制动体位,保持屈曲状态,减轻伤口张力,注意保持有效吸引,观察记录引流液的量、性状、颜色,防止皮下积液;注意观察皮瓣血运情况,防止皮瓣坏死。

【护理评价】

1. 患者疼痛及不适感较前减轻。

2. 患者的日常生活需求得到满足。

3. 患者心理压力减轻,能积极配合治疗及护理。

4. 患者在住院期间皮肤外未发生除疾病本身的破损。

5. 患者适应尿管的安置。

6. 患者及家属掌握疾病的相关知识。

7. 患者焦虑、恐惧感较前减轻。

8. 患者术后未发生相关并发症。

【健康教育】

1. 饮食　饮食规律,少食多餐,以营养丰富、易消化饮食为主。忌刺激性食物和烟酒,忌食霉变食品,保持大便通畅。

2. 活动　术后 1 个月恢复工作,3 个月内避免重体力劳动及剧烈活动,可适当参加体育活动,做到劳逸结合;避免阅读、观看不健康的书籍及影视。

3. 复查　为防止阴茎勃起造成出血(阴茎部分切除患者),可口服镇静药物。定期复查,并确定后续治疗方案。

(1)非手术治疗患者:前 2 年每 2 个月随访 1 次,第 3 年每 3 个月 1 次,推荐长程随访每 6 个月 1 次。随访方法应当采用身体检查/自我检查。

(2)阴茎部分/全部切除患者:前 2 年每 4 个月随访 1 次,第 3 年随访 2 次,继而每年 1 次。

(3)区域淋巴结及远处转移

①腹股沟检查:前 2 年每 2 个月 1 次,第 3 年每 3 个月 1 次,第 4~5 年每 6 个月 1 次。

②腹股沟淋巴结清扫术(pN0):推荐治疗后前 2 年每 4 个月 1 次,第 3 年每 6 个月 1 次,此后,视具体情况而定。

③腹股沟淋巴结清扫术(pN+):推荐治疗后前 2 年每 2 个月 1 次,第 3 年每 4 个月 1 次,3 年后每 6~12 个月 1 次。

第六节　泌尿系统结核患者的护理技术

【教学重点难点】

1. 泌尿系结核的处理原则。

2. 泌尿系结核的预防与康复指导。

【概述】　泌尿系结核大多继发于肺结核。结核病变主要侵犯肾引起肾结核(tuberculosis of kidney),但往往蔓延至膀胱时才出现典型的临床症状,如尿频、尿急、血尿或脓尿,可伴有低热、体重减轻、乏力和贫血等。

【病因】　所有的结核感染均是由于吸入了空气中的带菌飞沫,个体是否会感染取决于吸入的细菌数量、细菌的致病性。原发病灶的结核杆菌经过血行抵达肾,肾通常是首先被感染的泌尿器官,而泌尿系其他部位(输尿管、膀胱及尿道)的结核感染往往继发于肾结核。

如果患者出现没有明确原因的泌尿系统感染症状,并症状进行性加重,且抗生素使用无效,泌尿科医师就要考虑到泌尿系结核感染的可能。

【临床表现】

1. 早期表现　肾结核早期病变局限于肾皮质,此时结核菌可在肉芽肿组织中休眠,当出现身体虚弱、免疫抑制治疗、糖尿病或者 AIDS 等免疫力下降的情况时便有可能发展为结核病。临床型肾结核主要的病理表现为干酪样坏死,随着病程的进展,肾出现修复反应,表现为纤维化和钙盐沉着。

早期的肾结核无任何临床表现,发展到临床型肾结核时的最突出的表现通常是无痛性尿频,症状呈进行性加重,一般的抗生素治疗无效。几乎所有的患者都有脓尿,镜下血尿的发生率在 50%～60%,长期脓尿且多次细菌培养均为阴性需要考虑泌尿系统结核的可能。

2. 晚期表现　肾结核晚期典型表现为一侧肾结核、失功、对侧肾积水、挛缩性小膀胱。

【辅助检查】　泌尿系统结核的诊断比较困难,结核菌素试验是通过人体对结核菌素纯蛋白衍生物(PPD)产生的变态反应程度来判断有无结核菌感染,但由于我国城市居民基本接种过卡介苗,一般阳性意义不大。

对于接种过卡介苗的人群,美国 CDC 推荐 T-SPOT 作为结核感染检查的首选。它通过检测结核分枝杆菌的特异效应 T 淋巴细胞来明确机体是否正处于结核感染,无论是否有临床症状。

1. 尿液检查　是泌尿系统结核常规诊断手段之一,需要观察尿液中是否有红细胞和白细胞,也要注意尿液的 pH,由于抗酸杆菌涂片往往为阴性,因此尿结核杆菌培养更应受到重视,由于结核菌生长缓慢,培养需要 6～8 周,而且由于结核菌是间断性排出,因此需要连续 3～5d 留取晨尿进行培养。分子方法(核酸分子杂交和 PCR)作为一种补充手段也在临床工作中得到应用。

2. 影像学检查

(1)X 线平片:可以通过肾广泛钙化来诊断肾结核,也可以通过诊断肺结核来提示肾结核的存在。传统上诊断和评估泌尿系结核的影像学金标准是大剂量静脉尿路造影(IVU),静脉肾盂造影在肾实质有明显破坏时才出现改变。肾盏边缘不整、扩大、变形甚至消失是重要的诊断依据。病变严重时,可出现肾盏颈部或者 UPJ 狭窄,并可能因为肾广泛钙化导致肾实质的破坏,最终发展成“自截肾”。

(2)CT:尿路造影(CTU)创伤小,检查时间短,能同时显示肾实质及输尿管、膀胱病变,较 X 线平片及 IVU 更佳。CT 平扫能显示肾实质内多发低密度灶或点状、结节状钙化灶,因此能早期发现肾皮质内结核性病灶。CTU 除了可以显示尿路情况,还可以发现泌尿生殖道外的结合病变,如肾上腺、前列腺及精囊坏死或干酪样改变。[18]F-FDG PET/CT 对于监测结核的治疗效果很有帮助,并可以区分活动性与潜伏性结核感染。

(3)B 超、膀胱镜检查:超声可以用来监测治疗期间肾损害的程度或挛缩膀胱的容量变化,膀胱镜检查可以在评价病变范围或者疗效方面有所助益。

(4)T-SPOT:T-SPOT 检测的特异性约为 95%,不受卡介苗和环境分枝杆菌影响,敏感度达到 95%,不受机体免疫功能低下影响。且检查中斑点数越多越倾向活动性结核(不能仅仅通过斑点数多少来确诊患者是活动性结核还是潜伏感染),此外,在结核治疗中可以通过 T-SPOT 检测反映治疗效果。

【处理原则】

1. 抗结核治疗　结核诊断一经确定,应及早给予抗结核药物治疗。目前抗结核治疗一般采用多种药物联合治疗,一般采用2～3个月的强化治疗期,可采用如异烟肼、利福平、吡嗪酰胺,以及乙胺丁醇标准联合强化治疗2～3个月,再以异烟肼与利福平联合乙胺丁醇治疗6～9个月。对于多药耐药结核(MDR)的治疗必须根据病菌药物敏感性来制订,使用二线抗结核药物,不使用已经耐药的利福平、异烟肼等药物,强化期至少选用5种药物联合,巩固期也至少有3种药物联合治疗并且持续用药18～24个月。化疗结束后至少随访1年,期间应定期做药敏试验,并根据试验结果予以联合治疗。轻者5年不复发可认为已治愈,倘若已有明显的膀胱结核,或合并肺结核、骨关节结核,随诊时间则需长达10～20年,甚至更长。药物治疗可使肾结核病灶纤维化加重,部分病例可因纤维化而加重梗阻,从而加速肾的损害,应注意随诊。

2. 全肾切除术　适用于一侧肾病变严重,而对侧肾功能无明显损害者;一侧肾病变严重,并发膀胱挛缩及对侧肾盂积水,若肾功能正常,仍可先行肾切除,待膀胱结核愈合后再处理对侧肾积水;若对侧肾积水伴肾功能不全或继发感染时,可先行尿液引流,待肾功能有所恢复后再行肾切除术。

3. 抗癌治疗　泌尿系统结核呈活动性或双肾病变严重应暂缓手术,待抗结核治疗至病情稳定或一侧肾功能显著好转后再进行手术。手术前须进行抗结核治疗,一般先使用强抗结核治疗法,异烟肼与利福平联合乙胺丁醇,每天1次,使用1～2个月。术后继续以上述方案治疗2个月,然后用间歇抗结核治疗法,异烟肼、利福平及吡嗪酰胺联合乙胺丁醇治疗,每周3次,抗结核治疗至切除术后4个月、重建术后7个月。

4. 外科治疗　一般作为药物治疗的辅助手段,以前的观点是将所有病变组织全部切除,目前治疗的焦点在于器官功能的保留和重建,反对盲目切除。输尿管狭窄最常见于膀胱输尿管连接部,也可发生在肾盂输尿管连接部,但很少发生在输尿管中1/3;发病早期可以通过DJ管内引流或者PCN造口外引流,这可以充分保护患者的肾功能。输尿管狭窄修复的手术方式要根据狭窄部位和狭窄程度决定。内镜下狭窄段的扩张、内切开等手术只适用于狭窄段比较短的患者。与开放手术相比,手术成功率比较低。手术治疗输尿管膀胱连接部狭窄时,应切除全部狭窄段,运用抗反流技术进行输尿管与膀胱再植。

UPJ和输尿管中段狭窄比较少见,必要时可以进行相应的整形,所有狭窄修复手术患者均需定期影像学检查以了解有无狭窄复发。

5. 膀胱扩大术和尿流改道术　对于膀胱挛缩患者,根据患者的情况可以选择膀胱扩大术或者尿流改道,一般在病肾切除及抗结核治疗3～6个月后进行。对侧肾正常无积水、无结核性尿道狭窄的患者可以进行膀胱扩大术,膀胱扩大术的目标是增加膀胱容量,尽可能地改善患者尿路刺激症状。手术中应尽量多地保留膀胱,同时使用回肠、结肠等组织进行膀胱扩大手术,通常两层缝合并常规使用大网膜包裹吻合口以减少并发症。对于结核性尿流狭窄或者对侧肾积水的患者,为了保护对侧肾功能不宜行膀胱扩大术,此时尿流改道术更合适患者。一般可以选择行PCN引流、输尿管皮肤造口或者回肠膀胱术这类尿流改道手术。

【护理评估】

1. 健康史　有无营养不良、免疫力低下、居住环境恶劣等与结核病发病有关的因素;有无肺结核等病史。

2. **身体状况**　了解有无尿频、尿急、尿痛、血尿、脓尿、腰痛等症状,其严重程度怎样;有无低热、贫血、乏力、消瘦等全身中毒症状。检查有无肾区肿块,有无附睾结节、脓肿、溃疡或窦道,有无输精管结节等。

3. **辅助检查**　了解尿液细菌学检查、影像学检查及膀胱镜检查等结果。

4. **心理、社会状况**　了解患者和家属对该病的治疗方法及其预后的认知程度,家庭经济状况及社会支持系统等。

【常见护理诊断】

1. **恐惧、焦虑**　与病程长等有关。

2. **排尿形态异常**　与肾结核、结核性膀胱炎、膀胱挛缩等有关。

3. **有感染的危险**　与机体抵抗力降低、置管引流等有关。

4. **潜在并发症**　肾功能障碍。

【护理目标】

1. 患者焦虑程度减轻,配合治疗及护理。

2. 患者睡眠状况得到改善。

3. 患者知晓与疾病相关、预防术后复发及康复保健的知识。

4. 未发生相关并发症,或并发症发生后能得到及时治疗与处理。

【护理措施】

1. **非手术治疗**

(1)休息与营养:指导患者保证充足的睡眠与休息,摄取高蛋白、高维生素、高热量、易消化饮食,以改善全身营养状况。此外,还应多饮水,以减轻结核性脓尿对膀胱的刺激。

(2)合理用药:遵医嘱给予抗结核药物,定期进行尿常规、尿结核杆菌、泌尿系造影等检查,以判断治疗效果。还应密切观察药物的不良反应,一旦发现及时通知医师,并协助处理。

(3)心理护理:多关心和体贴患者,采用安慰、鼓励、解释等语言,帮助患者减轻焦虑,使其在平静的心态下接受治疗。

2. **手术治疗**

(1)手术前

①全面身体检查,注意其他部位结核病灶。

②抗结核治疗必须 2 周以上。

③做好皮肤、交叉配血、药物过敏试验、麻醉前用药等准备。

(2)手术后

①观察健侧肾功能——最重要:肾切除手术后,血压平稳后可取半卧位,可早期活动,以减轻腹胀,促进引流,增强体质。肾切除患者血压平稳后可取半卧位。鼓励其早期活动,以减轻腹胀、利于引流和机体恢复。若术后 6h 仍无排尿或 24h 尿量较少,提示健肾功能可能有障碍,应及时通知医师。保留肾组织者卧床 7～14d,减少活动,以避免继发性出血或肾下垂。

②观察病情:生命体征、意识、面色、尿量和尿色、引流液的量和颜色等。若出现大量血尿或引流管引出血液＞100ml/h,持续 3h 以上,应警惕术后出血。

术后 1～2 周,在咳嗽或用力排便时,突然出现虚脱、血压下降、脉搏加快等症状,也提示有内出血可能。术后 3d 内,应观察和记录 24h 尿量,若术后 6h 仍无排尿或 24h 尿量明显减少,表明可能有健肾功能障碍。

③饮食与营养:术后有腹胀,一般禁饮食 2～3d。禁饮食期间行静脉补液,维持水、电解质平衡,必要时行肠外营养支持。

④预防感染:使用对肾无损害的抗菌药物,预防感染。观察体温及血白细胞计数变化。

【护理评价】

1. 患者焦虑程度减轻,可以配合治疗及护理。

2. 患者睡眠状况得到改善。

3. 患者知晓与疾病相关、预防术后复发及康复保健的知识。

4. 患者未发生相关并发症。

【健康教育】 泌尿系结核的根本措施是预防肺结核。重视肺结核和其他结核病患者的尿液检查,可早期发现泌尿系结核。

1. 康复指导 加强营养,规律作息,适当锻炼,避免劳累。勿用对肾有损害的药物如氨基糖苷类、磺胺类抗菌药物等,尤其双侧肾结核、孤立肾结核、肾结核对侧肾积水者,更应多加小心。

2. 用药指导

(1)术后继续抗结核治疗 6 个月以上,以防复发。

(2)坚持联合、规律、全程,不可随意间断或减量、减药。

(3)用药期间须定期复查肝肾功能、测听力、视力等,若出现恶心、呕吐、耳鸣、听力下降等症状,及时就诊。

3. 定期复查

(1)单纯药物治疗者尿液检查和泌尿系造影。

(2)手术后每月检查尿常规和尿结核杆菌。

(3)5 年不复发可认为治愈。

4. 预后 若并发膀胱挛缩症,须正规抗结核治疗,待膀胱病变愈合后才能再次手术治疗。

第七节 泌尿系统肾上腺疾病患者的护理技术

一、皮质醇增多症

【教学重点难点】

1. 皮质醇增多症的临床表现。

2. 皮质醇增多症患者术后并发症尤其肾上腺危象的观察与护理。

【概述】 皮质醇增多症又称库欣综合征,过去曾译为库欣综合征。是由于多种原因引起的肾上腺皮质长期分泌过多糖皮质激素所产生的临床症候群,也称为内源性库欣综合征。高发年龄在 20－40 岁,男女发病率之比约为 1:3。

按其病因可分为促肾上腺皮质激素(ACTH)依赖型和非依赖型两种。主要表现为满月脸、多血质外貌、向心性肥胖、痤疮、紫纹、高血压、继发性糖尿病和骨质疏松等。此外,长期应用大剂量糖皮质激素或长期酗酒也可引起类似库欣综合征的临床表现,称为外源性、药源性或类库欣综合征。

【病因】

1. 垂体分泌 ACTH 过多 垂体瘤或下丘脑-垂体功能紊乱导致的 ACTH 分泌过多,刺激双侧肾上腺皮质增生,至皮质醇分泌增多,产生相应的临床症状,是库欣综合征最常见的原因,占 60%～70%,又称为库欣病。

2. 原发性肾上腺皮质肿瘤　大多为良性的肾上腺皮质腺瘤,少数为恶性的腺癌。肿瘤的生长和分泌肾上腺皮质激素是自主性的,不受 ACTH 的控制。由于肿瘤分泌了大量的皮质激素,反馈抑制了垂体的分泌功能,使血浆 ACTH 浓度降低,非肿瘤部分的正常肾上腺皮质明显萎缩。

3. 垂体外肿瘤分泌过多 ACTH　部分垂体-肾上腺外的肿瘤,可分泌类似 ACTH 活性的物质,进而引起本病。常见的有燕麦细胞或小细胞肺癌、胸腺癌、胰腺或胰岛细胞癌、嗜铬细胞瘤、神经母细胞瘤、甲状腺髓样癌、神经节及副神经节瘤、支气管腺癌及类癌、卵巢癌、前列腺癌等。

4. 其他　原发性色素结节性肾上腺病、ACTH 非依赖性大结节增生、异位 CRH 综合征等也是较为罕见的引起库欣综合征的疾病。

【临床表现】　典型的临床表现主要是由于皮质醇分泌的长期过多引起蛋白质、脂肪、糖、电解质代谢的严重紊乱及干扰了多种其他激素的分泌。此外,ACTH 分泌过多及其他肾上腺皮质激素的过量分泌也会引起相应的临床表现。

1. 向心性肥胖　多数为轻至中度肥胖,极少有重度肥胖。有些脸部及躯干偏胖,但体重在正常范围。典型的向心性肥胖指脸部及躯干部胖,但四肢包括臀部不胖。满月脸、水牛背、悬垂腹和锁骨上窝脂肪垫是库欣综合征的特征性临床表现。少数患者尤其是儿童可表现为均匀性肥胖。

2. 糖尿病和糖耐量低减　约半数患者有糖耐量低减,约 20% 有显性糖尿病。高皮质醇血症使糖原异生作用加强,还可对抗胰岛素的作用,使细胞对葡萄糖的利用减少。于是血糖上升,糖耐量低减,以致糖尿病。如果患者有潜在的糖尿病倾向,则糖尿病更易表现出来。很少会出现酮症酸中毒。

3. 负氮平衡引起的临床表现　蛋白质分解加速,合成减少,因而机体长期处于负氮平衡状态,临床上表现为蛋白质过度消耗状态。全身肌肉萎缩,以四肢肌肉萎缩更为明显。儿童患者生长发育停滞。因胶原蛋白减少而出现皮肤菲薄,呈透明样。在下腹部、臀外侧、大腿内侧、腋窝周围和乳房等处,可出现典型的对称性皮肤紫纹。皮肤毛细血管脆性增加而易有瘀斑,以上臂、手背、大腿内侧多见。皮肤伤口不易愈合。

4. 高血压　约 3/4 以上的库欣综合征患者会出现高血压。血压一般为轻至中度升高,病程长者,血压升高严重程度也增加。长期高血压还可引起心、肾、视网膜的病变,严重者可出现心力衰竭和脑血管意外。

5. 骨质疏松　约 50% 的患者可出现骨质疏松,表现为腰背痛,易有病理性骨折,骨折的好发部位是肋骨和胸腰椎。

6. 性腺功能紊乱　高皮质醇血症不仅直接影响性腺,还可对下丘脑-腺垂体的促性腺激素分泌有抑制,因而库欣综合征患者性腺功能均明显低下。女性表现为月经紊乱,继发闭经,极少有正常排卵。男性表现为性功能低下,阳痿。

除肾上腺皮质腺瘤外,其他原因的库欣综合征均有不同程度的肾上腺弱雄激素,如去氢表雄酮及雄烯二酮的分泌增加。这些激素本身雄性素作用不强,但可在外周组织转化为睾酮。其结果是库欣综合征患者常有痤疮、多毛,一般为细茸毛,分布于面部、颌下、腹部和腰背部。

肾上腺皮质腺癌的女性约20％出现女子男性化的表现。脱发、头皮多油很常见。这些弱雄激素还可抑制下丘脑-垂体-性腺轴，是性腺功能低下的另一原因。

7. 精神症状　多数患者有精神症状，但一般较轻，表现为欣快感、失眠、注意力不集中、情绪不稳定、烦躁易怒、焦虑、抑郁、记忆力减退。少数患者会出现类似躁狂、抑郁或精神分裂症样的表现。

8. 易感染　库欣综合征患者免疫功能受到抑制，易有各种感染，如皮肤毛囊炎、牙周炎、泌尿系感染、甲癣及体癣等。原有的已经稳定的结核病灶有可能活动。同时感染不易控制，可发展为败血症和毒血症。

9. 高尿钙和肾结石　高皮质醇血症时小肠对钙的吸收受影响，但骨钙被动员，大量钙离子进入血液后从尿中排出。因而，血钙虽在正常低限或低于正常，但尿钙排量增加，易出现泌尿系结石。

10. 其他　库欣综合征患者常有结合膜水肿，有的还可能有轻度突眼。皮肤颜色加深，有色素沉着；皮质醇刺激骨髓，使红细胞生成增多，患者可表现为多血质、脸红、唇紫和舌质瘀紫等。肾上腺皮质腺癌或重症增生型或异源性ACTH综合征患者，可出现明显的低钾低氯性碱中毒。极少数患者可因钠潴留而有轻度水肿。

【辅助检查】

1. 筛查　推荐对以下人群进行库欣综合征的筛查。

(1)年轻患者出现骨质疏松、高血压等与年龄不相称的临床表现。

(2)具有库欣综合征的临床表现，且进行性加重，特别是有典型症状如肌病、多血质、紫纹、瘀斑和皮肤变薄的患者。

(3)体重增加而身高百分位下降，生长停滞的肥胖儿童。

(4)肾上腺意外瘤患者。

2. 定性诊断检查

(1)血浆皮质醇水平和昼夜节律测定：正常人皮质醇呈脉冲式分泌，有明显的昼夜节律。库欣综合征患者血浆皮质醇水平增高且昼夜节律消失。

(2)24h尿游离皮质醇(UFC)测定：测定24h UFC可避免血皮质醇的瞬时变化，也可避免受血中皮质类固醇结合球蛋白浓度的影响，对库欣综合征的诊断有较大的价值，诊断符合率约为98％，但一定要准确留取24h尿量，并且避免服用影响尿皮质醇测定的药物。

(3)地塞米松抑制试验：这是确诊库欣综合征的必需实验。不论是经典的小剂量地塞米松抑制试验(LDDST)，还是简化的过夜法，其诊断符合率都在90％以上。

(4)午夜唾液皮质醇测定：因唾液中只存在游离状态的皮质醇，并与血中游离皮质醇浓度平行，且不受唾液流率的影响，故唾液皮质醇水平的昼夜节律改变和午夜皮质醇低谷消失是库欣综合征患者较稳定的生化改变。其敏感度和特异性均可达95％～98％。

3. 病因诊断检查

(1)大剂量地塞米松抑制试验：是目前用于确定过量ACTH来源的主要方法，服药后UFC或血皮质醇水平被抑制50％以上为阳性。库欣病患者在服药第二日UFC(尿自由皮质醇)或17-羟皮质类固醇水平可以被抑制到对照日的50％以下，其诊断符合率约为80％；而肾上腺腺瘤或腺癌患者一般不能被抑制到50％以下；异位ACTH综合征患者大多不被抑制，但某些支气管类癌患者例外。过夜大剂量地塞米松抑制试验的结果与经典法相似，且有快速、简便的优点。

(2)血浆 ACTH 水平测定：肾上腺皮质肿瘤不论良性还是恶性，其血浆 ACTH 水平均低于正常值低限，而 ACTH 依赖性的库欣病及异位 ACTH 综合征患者，其血浆 ACTH 水平均有不同程度的升高。因此，血浆 ACTH 水平测定对鉴别 ACTH 依赖性和非依赖性有肯定的诊断意义，但对鉴别是来源于垂体性还是异位的 ACTH 分泌增多却仅能作为参考。

(3)去氨加压素(DDAVP)兴奋试验：去氨加压素是 V2 和 V3 血管加压素受体激动药，可用于鉴别库欣病和异位 ACTH 综合征。该试验是 CRH 兴奋试验的替代试验，敏感度及特异性均低于 CRH 兴奋试验，用于无法获得 CRH 试剂时。

(4)促肾上腺皮质激素释放激素(CRH)兴奋试验：给垂体性库欣病患者静脉注射合成的羊或人 CRH 后，血 ACTH 及皮质醇水平均显著上升，其增高幅度较正常人明显；而大多数异位 ACTH 综合征患者却无反应。所以，本试验对这两种 ACTH 依赖性的库欣综合征的鉴别诊断有重要价值。

(5)双侧岩下窦插管测 ACTH 或 ACTH 相关肽的水平：对鉴别异位 ACTH 综合征与垂体性库欣病，以及对异位 ACTH 分泌瘤的定位有诊断意义。并对垂体 ACTH 瘤是在垂体左侧还是右侧的定位有重要意义。是创伤性介入检查，建议只在经验丰富的医疗中心由有经验的放射科医师进行。

(6)影像学检查

①蝶鞍区影像学检查：蝶鞍区 MRI 或 CT 扫描对垂体大小及是否有腺瘤颇有帮助。MRI 对于垂体病变的诊断优于 CT，推荐对所有 ACTH 依赖性库欣综合征患者进行垂体增强 MRI 或垂体动态增强 MRI 检查。

②肾上腺影像学检查：包括 B 超、CT、MRI 及放射性碘化胆固醇扫描等，首选双侧肾上腺 CT 薄层(2~3mm)增强扫描。

③异位 ACTH 综合征病灶影像学检查：由于大部分引起异位 ACTH 综合征的肿瘤位于肺或纵隔内，因此胸部 X 线、CT 扫描等检查十分必要。生长抑素受体显像也可用于异位 ACTH 综合征的肿瘤定位。

【处理原则】

1. 库欣病

(1)手术治疗

①选择性经蝶或经颅垂体腺瘤摘除术，为首选治疗方法，术后缓解率为 65%~90%。对于术后未缓解或复发者，可再次行垂体手术或肾上腺切除术。

②双侧肾上腺切除或次全切除，是快速控制高皮质醇血症的有效方法，但手术会造成永久性肾上腺皮质功能减退，终身需用肾上腺皮质激素替代治疗。由于术后有发生 Nelson 综合征的风险，应继以垂体放射治疗。

(2)垂体放射治疗：有 20% 病例可获持久疗效。但大多数病例疗效差且易复发，故一般不作首选，可作为手术治疗后的辅助治疗方法，以减少术后复发或避免发生 Nelson 综合征。

(3)药物治疗

①类固醇合成抑制药：可抑制皮质醇合成，但对肿瘤无直接治疗作用，也不能恢复 HPA 轴的正常功能。常用药物米托坦(双氯苯二氯乙烷)、氨鲁米特、米替拉酮(甲吡酮)、酮康唑、依托咪酯。用药期间需严密监测。

②糖皮质激素受体拮抗药：米非司酮，可缓解临床症状，但对垂体和肾上腺病变几乎无作用，适用于无法手术的患者。

2. 异位 ACTH 综合征　治疗方法及效果取决于原发肿瘤的类型、分期及定位。胸腺瘤、嗜铬细胞瘤等良性肿瘤通过手术可以治愈。但引起异位 ACTH 综合征的肿瘤多数为恶性，治疗十分困难。

3. 肾上腺皮质腺瘤　首选腹腔镜下手术切除患侧腺瘤，由于高皮质醇血症，使下丘脑-垂体轴及对侧肾上腺受到长期抑制，术中和术后会出现明显的肾上腺皮质功能减退症状，需用糖皮质激素短期替代补充治疗。

4. 肾上腺皮质腺癌　包括手术治疗、化疗和局部放疗，根据肿瘤的不同分期选择适当的治疗方法。术后同样需进行糖皮质激素替代治疗。

5. 原发性色素结节性肾上腺病　手术切除双侧肾上腺是主要治疗方法，术后需终身使用肾上腺皮质激素替代治疗。

6. ACTH 非依赖性大结节增生　可先切除一侧肾上腺进行病理诊断，术后密切观察，决定是否择期切除另一侧肾上腺。

【护理评估】　评估患者是否具有满月脸，多血质外貌，向心性肥胖，痤疮，紫纹，高血压，继发性糖尿病，骨质疏松等症状。

【常见护理诊断】

1. 焦虑/恐惧　与担心治疗及效果有关。

2. 自我形象紊乱　与糖皮质激素分泌过多引起患者形象改变有关。

3. 有受伤的危险　与患者肥胖、骨质疏松、高血压等有关。

4. 体液过多　与皮质醇增多引起的水钠潴留有关。

5. 有感染的危险　与皮质醇增多导致机体免疫力下降有关。

6. 活动无耐力　与能量代谢改变出现负氮平衡、向心性肥胖、骨质疏松、肌肉无力等因素有关。

7. 有皮肤完整性受损的危险　与皮质醇增多引起的皮肤改变及术后卧床有关。

8. 知识缺乏　缺乏用药反应、疾病相关知识。

9. 潜在并发症　出血、肾上腺危象等。

【护理目标】

1. 患者焦虑、恐惧消除或减轻。

2. 患者形象紊乱情况得到改善，认可自我形象改变。

3. 患者未发生意外损伤。

4. 患者无水钠潴留。

5. 患者未发生感染，或者感染后能及时得到治疗与处理。

6. 患者根据自己的个体情况适度活动。

7. 患者皮肤未受损。

8. 患者及家属能了解与本病相关的病因、临床特征、治疗方法及效果，掌握康复相关知识。

9. 患者未发生相关并发症，或并发症发生后能得到及时治疗与处理。

【护理措施】

1. 术前护理措施

(1)心理护理

①耐心解释手术的必要性、手术方式、注意事项等,消除其紧张焦虑的情绪,树立战胜疾病的信心。

②鼓励患者表达自身感受,指导患者积极改善个体形象,帮助患者调整审美观,肥胖者穿合体的衣服,恰当地修饰打扮以增加心理舒适度和美感。鼓励家属主动与患者沟通,给予患者支持,消除自卑的心理。

③向患者讲解疾病相关的知识,介绍该疾病手术治疗成功的病例,向患者说明身体外形的改变是疾病发生、发展过程中的表现,只要积极配合检查和治疗,部分形象改变可恢复正常。

④教会患者自我放松的方法,评估患者对其身体形象改变的感觉及认知,多与患者接触和交流,交谈时语言要温和,态度要亲切。鼓励患者培养兴趣爱好,如读书或听音乐,舒缓焦虑紧张的心情。

⑤给予患者精神及心理支持,增强自信心,尊重患者。

⑥促进患者社会交往活动,鼓励其参加社区各种社交活动,教育周围的人群不要歧视患者,应尊重患者,共同促进其康复。

(2)饮食护理

①给予高蛋白、高维生素、高钾、低盐低钠(每日食盐 $3\sim5g$)、低糖、低胆固醇、低热量、易消化的食物,减少水的摄入,预防和控制水肿。鼓励患者多进食富含维生素 D 及钙的食物,预防和治疗骨质疏松。多食碱性食物,如蛋清、海带、豆类、蔬菜等。定时定量、少食多餐。忌烟酒。

②根据血糖调整进食种类与量,控制含糖量较高食物的摄入。

③术前禁食 8h,禁饮 4h。

(3)病情观察

①密切监测血压及血糖:及时调整用药,注意观察药物的不良反应,做好护理记录。告知患者在情绪过度激动及活动量较大的情况下都有可能会造成血压骤升、头晕甚至猝倒等危险发生。血压骤升亦会引发脑出血及心力衰竭等心脑血管意外。故应向患者强调遵医嘱服用降压药物以控制血压、减少活动量、避免情绪过度激动的重要性。

②观察皮肤状况并加强护理:保持皮肤、黏膜的清洁,出汗较多者,及时更换被褥和衣服,穿宽松吸水性较好的纯棉衣物,不穿紧身衣裤。将衣物放在易取处,防止皮肤的擦伤。勤沐浴更衣,注意更换体位,保持床单位整洁。勤翻身,避免局部组织长期受压,避免皮肤破溃。

③观察电解质及出入量:准确记录 24h 液体出入量,并保持出入量平衡。定期监测患者血 Na^+ 及血 K^+ 的浓度,如出现异常(心律失常、恶心、呕吐、腹胀等低血钾的症状),及时通知医师处理,并遵医嘱静脉补液,维持水、电解质平衡。

④注意观察活动情况:避免碰撞、跌倒、剧烈活动,防止意外损伤。轻度水肿患者应限制其活动,重度水肿患者应严格卧床休息。改善病房环境,移除病房里不必要的摆设,卫生间设有扶手和防滑垫。避免剧烈的活动,变换体位动作时应轻柔,防止因跌倒或碰撞引起骨折。必要时使用助行器辅助行动。

⑤观察精神症状并加强护理：定时巡视病房，多与患者接触和交流，鼓励患者从事力所能及的事情以转移注意力，增强自信心和自我价值。指导家属多与患者交流，注意说话方式和语气，如发现患者有任何精神异常及时报告护士。

（4）术前常规准备

①术前行抗生素过敏试验，术晨遵医嘱带入术中用。

②协助完善相关术前检查，如心电图、胸部 X 线片、B 超、CT 或 MRI。

③完成各项血液及体液检查，血常规、血生化、出凝血试验、尿常规、血浆皮质醇、24h 尿游离皮质醇及血浆 ACTH 等。

④术晨更换清洁病员服，取下发饰、首饰、活动义齿，贵重物品交由家属保管。

⑤测量生命体征，注意病情变化，如有异常或女性患者月经来潮等及时通知手术医师决定是否需要延期手术。

⑥术晨与手术室人员进行患者、药物及其他相关信息核对后送入手术室。

（5）术后护理措施

①麻醉术后护理常规：了解麻醉和手术方式、术中情况、切口位置以及引流管的位置与数量；持续心电监护，持续低流量吸氧，以床档保护防坠床；严密监测生命体征，术后每 30 分钟测量血压、脉搏 1 次，并准确记录。待血压、脉搏平稳后，可适当延长生命体征的监测时间；观察患者有无烦躁、谵妄，注意观察呼吸的频率和深度，监测血氧饱和度及各项生化指标，必要时行血气分析。

②伤口观察及护理：观察伤口有无渗血、渗液，若有，应及时通知医师并更换敷料；观察腰腹部体征，有无腰痛、腰胀等。

③各管道观察：输液管保持通畅，留置针妥善固定，注意观察穿刺部位皮肤，防止药液外渗，注意观察用药效果及不良反应；各引流管予以标签注明类型、位置、更换时间，便于观察，保持引流管通畅。

④疼痛护理：评估患者疼痛情况，有镇痛泵患者，注意检查管道是否通畅；评价镇痛效果是否满意，遵医嘱给予镇痛药物；提供安静、舒适的环境。

⑤基础护理：由于患者肥胖、皮肤薄，术后因疼痛活动受限，易出现压疮，应保持皮肤清洁、干燥，定时皮肤护理及翻身；做好口腔护理、尿管护理、温水擦洗、雾化、患者清洁等工作，预防感染；鼓励安慰患者，消除其紧张、恐惧情绪。

⑥拔管：一般于术后 8～24h 拔管，拔管时嘱患者深呼吸，在患者深呼气时拔管，到咽喉处时迅速拔出。

⑦创腔引流管护理：保持通畅，定时挤捏管道，保持通畅；勿折叠、扭曲、压迫管道。无菌操作，每周无菌操作下更换引流瓶 1 次。妥善固定，每班检查引流管安置的长度；妥善固定引流管，确保牢固；告知患者引流管的重要性，切勿自行拔出。观察记录，观察创腔引流液性状、颜色及量；正常情况下，早期引流液为暗红色，后期为血清样淡红色。若短时间内引流出大量鲜红色引流液，伴血压下降、心率增快，甚至出现休克症状，应通知医师，给予止血、补液药物治疗，必要时手术止血；观察引流管处敷料是否清洁干燥，如有渗血，应及时更换观察患者腰腹部体征，有无腰腹部胀痛；观察患者酸碱、电解质变化。拔管，创腔引流管一般于术后 3～5d 拔除。

⑧饮食护理：手术患者清醒后，可嘱患者咀嚼口香糖，促进肠蠕动，以利于肛门早期排气。

手术当天至肛门排气前禁食、禁饮。肛门排气后,可进流食,若无腹胀、腹痛等不适,可逐步过渡至正常饮食,宜进低热量、低糖、高蛋白、高钾、低钠、营养丰富、易消化食物,忌生冷、产气、刺激性食物。

⑨用药护理:术前,给予糖皮质激素治疗,一般于术前 12h 及 2h 分别给予肌内注射醋酸可的松 100mg 控制血压,给予盐酸酚苄明片 10mg,每日 2 次;给予心血管扩张药,纠正心功能不全;扩容治疗,术前 2~3 天给予静脉补液;服用降糖药或胰岛素治疗,控制血糖在正常水平。术中,氢化可的松 100~200mg,加入 5% 葡萄糖或生理盐水 500~1000ml 中缓慢静脉滴注。术后,术后第 1 天给予氢化可的松静脉滴注 200~300mg,休克患者加至 300~500mg。肌内注射醋酸可的松 50mg,每 6 小时 1 次。或地塞米松 1.5mg,每 6 小时 1 次;术后第 2 天和第 3 天,每天给予氢化可的松 100~200mg 静脉滴注,或地塞米松 1.5mg 肌内注射,每 8 小时 1 次;或醋酸可的松 50mg 肌内注射,每 12 小时 1 次。术后第 4 天和第 5 天:氢化可的松每天 50~100mg 静脉滴注,或地塞米松 1.5mg 肌内注射,每 12 小时 1 次;或醋酸可的松 50mg 肌内注射,每 12 小时 1 次。术后第 6 天及以后,糖皮质激素改维持量,泼尼松 5mg 每天 3 次,以后逐渐减至维持量。

值得注意的是肾上腺切除术的患者需要终身服药以维持机体功能,因此应告知患者遵医嘱服药,不可擅自减药或停药,并定期随访。

(6)并发症的处理及护理

①出血:腹膜后引流管持续有新鲜血非手术治疗,给予静脉滴注止血药物,2h 内引出新鲜血>100ml 或 24h>500ml;伤口敷料持续有新鲜血液渗出。静脉滴注止血药物治疗无效者应及时行再次手术。

②肾上腺危象:乏力、食欲缺乏、心率快、呼吸急促、发绀、恶心、呕吐、腹痛、腹泻、高热、休克、昏迷甚至死亡。

预防:术前、术中和术后均应补充皮质激素。

治疗:快速静脉滴注皮质激素;纠正水电解质紊乱;对症处理。

③感染:伤口红肿且有异常分泌物,延迟愈合,发热等。

预防:伤口有渗血、渗液时,及时更换敷料,严格遵循无菌操作原则。

治疗:遵医嘱予抗生素治疗。

【护理评价】

1. 患者焦虑、恐惧症状减轻。

2. 患者形象紊乱情况得到改善。

3. 患者在院期间未发生意外损伤。

4. 患者无水钠潴留发生。

5. 患者未发生感染。

6. 患者可以适度活动。

7. 患者皮肤未发生受损。

8. 患者及家属了解并掌握与本病相关的病因、临床特征、治疗方法及效果,掌握康复相关知识。

9. 患者未发生相关并发症。

【健康教育】

1. 饮食　饮食规律,宜进低热量、低糖、高蛋白、高钾、低钠、营养丰富、易消化食物,防止水、电解质失调。

2. 活动　根据体力,适当活动,避免碰撞硬物,预防跌倒。

3. 服药　坚持规范应用糖皮质激素,应遵循按病情需要逐渐减量的原则,不得擅自减药或停药。

4. 复查　术后定期门诊随访,检查肝功能、血常规等;术后每 3 个月复查 1 次,半年后每 6 个月复查 1 次,至少复查 5 年。

二、醛固酮增多症

【教学重点难点】

1. 原发性醛固酮增多症的临床表现。

2. 原发性醛固酮增多症的围术期护理。

【概述】　醛固酮增多症分为原发性醛固酮增多症和继发性醛固酮增多症两种。肾上腺皮质球状带发生病变,分泌过量醛固酮,导致人体内分泌代谢产生一系列紊乱现象,临床上表现为特征性高血压和低血钾的综合症候群,称之为原发性醛固酮增多症(PA)。由于肾上腺以外因素导致肾上腺素分泌过多,通过肾素-血管紧张素-醛固酮轴的作用而导致人体内醛固酮分泌过量,此称之为继发性醛固酮增多症。

原发性醛固酮增多症简称原醛症,又称为 Conn 综合征,是由于肾上腺皮质球状带分泌过量的醛固酮而导致肾素-血管紧张素系统受抑制,临床上以高血压伴(或不伴)低血钾、高醛固酮血症和低肾素血症为主要表现的临床综合征。醛固酮是肾上腺产生的最有效的盐皮质激素,其作用为保钠排钾,可导致钠潴留及钾丢失。研究发现,醛固酮过多是导致心肌肥厚、心力衰竭和肾功能受损的重要危险因素。与原发性高血压患者相比,原醛症患者心脏、肾等高血压靶器官损害更为严重。因此,早期诊断、早期治疗就显得至关重要。

【病因】

1. 产生醛固酮的肾上腺皮质腺瘤(APA)　是发生在肾上腺皮质球状带并有合成和分泌醛固酮功能的良性肿瘤,最多见,占原醛症 60%～80%,以单一腺瘤多见。肿瘤直径平均1.8cm,常有完整的包膜。

2. 特发性肾上腺皮质增多(IHA)　表现为双侧肾上腺皮质球状带弥漫性或局灶性增生,约占原醛症 20%～30%。对于其病因至今不明,大多数学者相信病因不在肾上腺本身。

3. 产生醛固酮的肾上腺皮质腺癌(APC)　少见,仅占 1%。该癌除分泌大量醛固酮外,往往同时分泌糖皮质激素和性激素,并引起相应的生化改变和临床表现。该肿瘤早期即可发生血行转移,手术切除后易复发,预后差。

4. 原发性肾上腺皮质增多(PAH)　罕见。在病理形态上同 IHA,生化指标和临床症状上类似 APA。怀疑病因在肾上腺本身,但确切病因仍不明了。

5. 糖皮质激素可抑制的醛固酮增多症(GRA)　属常染色体显性遗传病。其血浆醛固酮浓度与 ACTH 的昼夜节律平行,用生理量的糖皮质激素治疗数天后可使醛固酮分泌量减少。

6. 肾上腺外分泌醛固酮的肿瘤　罕见。曾有报道卵巢肿瘤和肾肿瘤引起的原醛症。认为是胚胎发育过程中残留在某些器官的肾上腺皮质组织发生的恶性肿瘤,肿瘤具有分泌醛固酮的功能。

【临床表现】

1. 高血压　为最早出现症状。多数患者血压大幅升高,但恶性高血压罕见。原发性醛固酮增多症(PA)可能伴随顽固性高血压,其定义为即使坚持使用适当的含利尿药在内的 3 种药物治疗方案后血压仍不达标。但极少数患者可不伴高血压。许多病例仅有轻、中度高血压。水肿不常见。

2. 神经肌肉功能障碍

(1)肌无力及周期性瘫痪:甚为常见。一般说来血钾越低,肌肉受累越重,常见诱因表现为劳累或服用氢氯噻嗪、呋塞米等促进排钾的利尿药。

(2)肢端麻木,手足搐搦:在低钾严重时,由于神经肌肉应激性降低,手足搐搦可较轻或不出现,而在补钾后,手足搐搦往往变得明显。

(3)肾脏表现:因大量失钾,肾小管上皮细胞呈空泡变形,浓缩功能减退,伴多尿,尤其夜尿多,继发口渴、多饮,常易并发尿路感染。尿蛋白增多,少数可发生肾功能减退。舒张期高血压和低钾性肾病伴多尿多饮常见。

(4)心脏表现:心电图呈低血钾图形。心律失常较常见者为阵发性室上性心动过速,最严重时可发生心室颤动。

(5)其他:儿童患者有生长发育障碍,与长期缺钾等代谢紊乱有关,缺钾时胰岛素的释放减少,作用减弱,可出现糖耐量减低。

【辅助检查】

1. 实验室检查

(1)血钠、血钾检测:血钠往往在正常值范围或略高于正常,一般高于 140 mmol/L。多数患者呈持续性低血钾,血钾常低于 3.0 mmol/L;也有部分患者出现间歇性低血钾,少数患者血钾可正常或在正常的低限。

(2)尿钾检测:24h 尿钾如果超过 25～35 mmol/L ,有临床意义。

(3)血醛固酮检测:醛固酮分泌呈间歇性节律,需多次测定,常检测清晨 8 时或下午 4 时为准。正常值卧位 9.4～253 pmol/L ;立位 110～923 pmol/L。原发性醛固酮增多症表现为血浆醛固酮明显增高。继发性醛固酮增多症与原发性醛固酮增多症的鉴别有赖于血浆肾素活性和血管紧张素 Ⅱ 的测定。

(4)血浆肾素检测:正常值卧位 0.07～1.47 nmol/(L·h),立位 1.5～5.0 nmol/(L·h)。原发性醛固酮增多症血浆肾素降低,立位无分泌增加反应;继发性醛固酮增多症血浆肾素水平升高。

(5)肾素活性检测:正常人在限盐的情况下,站立 4h 后测定肾素多应超过 2.46 nmol/L,如果低于此值,考虑肾素活性较低。但约有 30% 原发性高血压其肾素活性低于正常。因此,血浆肾素活性降低并非原发性醛固酮增多症所独有。

(6)血浆血管紧张素 Ⅱ 检测:其临床意义同 PRA。正常值卧位 11.8～95 ng/ L,立位 92.5～150 ng/L。

(7)尿醛固酮检测:正常值为 5.5～33.3 nmol/24h(2.0～13.3 μg/24h)。其临床意义同血醛固酮,但血醛固酮只反映该时刻的激素水平,尿醛固酮反映 24h 分泌代谢的综合水平,故其是反映体内醛固酮更加敏感的指标。

(8)肾素活性刺激试验(醛固酮刺激试验)：对于原醛症患者,刺激试验不如抑制试验敏感和具有特异性,只有当严重高血压不宜行抑制试验时方采用刺激试验。

(9)螺内酯试验：螺内酯对抗醛固酮对肾远端小管的保钠排钾的作用,每日 400 mg,分 4 次口服,时间 1～2 周,可使本症患者的电解质紊乱症状得到纠正,血压往往有不同程度的下降,若低血钾、高血压是由肾疾病所引起者,螺内酯往往不起作用,此试验有助于证实高血压、低血钾是由于醛固酮过多所致,但不能因此鉴别原发性或继发性。

对可疑原醛症的患者,如证实血和尿醛固酮水平增高且不受高钠抑制,有自发性低血钾伴尿钾排出增多,血浆肾素活性水平降低且不易兴奋,糖皮质激素分泌正常,则原发性醛固酮增多症的诊断基本确立。

2. 影像学检查

(1)超声检查：可作为初始检查手段,对于直径＞1.3 cm 的醛固酮瘤可显示,对于小腺瘤和特发性肾上腺皮质增生的结节则在超声下难以区分。

(2)CT 和 MRI 检查：诊断准确率可达 90％以上,已成为诊断肾上腺疾病的首选方法。CT 检查无组织损伤,放射性少,诊断所需要时间短,可检出小至直径 7～8 mm 的肿瘤;但需注意肾上腺增生伴大结节者也可被误诊为肿瘤。当发现肾上腺内实性肿物,肾上腺腺瘤诊断基本确定;如果＞3 cm,边缘不光滑,形态呈浸润状,结合病史需考虑皮质腺癌。MRI 效果不如CT,但可用于孕妇肾上腺可疑病变的诊断。

(3)^{131}I 胆固醇肾上腺扫描：如一侧肾上腺有放射性碘浓集,提示该侧有醛固酮瘤的可能;如双侧肾上腺放射性碘浓集,提示为双侧增生或双侧腺瘤可能;如一侧放射性碘浓集一侧淡,则需行地塞米松抑制实验;醛固酮瘤,瘤体侧放射性碘浓集;IHA,双侧肾上腺均有轻度放射性碘浓集。

(4)肾上腺静脉导管术：如上述皆不能确定病因可行肾上腺静脉导管术。如果一侧是对侧的两倍,或者两者浓度相差 5.0 mol/L 以上,数值高的一侧为醛固酮瘤。如果两侧均升高但浓度相差 20％～50％,可诊断为特发性醛固酮增多症(IHA)。该方法诊断率可达 100％,但由于为有创性,且技术要求高,一般不作为常规检查。

【处理原则】 原醛症诊断明确后,需做病因方面的鉴别,特别应区别 APA 和 IHA,因为前者手术治疗疗效佳,后者可采用药物治疗。

1. 手术治疗 肾上腺皮质腺瘤应首选手术切除;原发性肾上腺皮质增生可做一侧(一般为右侧)肾上腺全切除和对侧肾上腺次全切除;对于肾上腺皮质腺癌需通过腹腔镜手术行肿瘤根治性切除,必要时行周围淋巴结清扫术。切除腺瘤后,术后所有患者的血钾恢复正常,血压下降,50％～70％的患者在不需要降压治疗的情况下,血压完全正常化。

2. 药物治疗 适用于术前准备和 IHA 的治疗。常用螺内酯(安体舒通)与醛固酮拮抗起到排钠、保钾和降压的作用;常用剂量为 120～480 mg/d。IHA 手术疗效欠佳,一般以药物治疗为主。

【护理评估】

1. 评估患者是否有肌肉发作性无力、血压增高和低血钾等症状。

2. 了解患者相关实验室及影像学检查结果。

【常见护理诊断】

1. 体液过多 与肾上腺皮质球状带分泌的盐皮质激素醛固酮过量引起的水钠潴留有关。

2. 体液不足　与手术后激素撤退引起的血管扩张、水电解质平衡紊乱有关。

3. 疼痛　与手术创伤及二氧化碳气体残留积聚膈下刺激膈神经反射有关。

4. 焦虑　与长期高血压和担心疾病预后等有关。

5. 知识缺乏　与不了解疾病的相关知识有关。

6. 有受伤的危险　与醛固酮潴钠排钾、低钾性肌麻痹引起松弛性瘫痪有关。

7. 潜在并发症　有感染的危险,与手术、留置各种管道等有关。

【护理目标】

1. 患者未出现水肿或水肿程度有所减轻。

2. 患者未出现体液不足的现象。

3. 患者主诉疼痛有所减轻或缓解。

4. 患者主诉焦虑程度减轻或缓解。

5. 患者能复述有关疾病的相关知识。

6. 住院期间患者未发生跌倒/坠床等意外伤害。

7. 患者在住院期间未发生切口、呼吸系统、泌尿系统、皮肤等感染。

【护理措施】

1. 非手术治疗

(1)心理护理:观察患者情绪及心理变化,加强与患者的沟通交流,给予心理支持,减轻患者紧张恐惧的心理,避免因过度激动而诱发或加重病情。

(2)饮食护理:指导患者进食高蛋白、高维生素、低钠、高钾的饮食,限制每日钠摄入量不超过 1.5 g,必要时可口服钾。

(3)活动与休息:限制患者活动范围,切忌剧烈运动,居住环境内避免过多的杂物,防止跌倒。

(4)病情观察:监测血压、血钾、肾功能,遵医嘱按时给予抗高血压药,并观察用药效果及不良反应;患者低血钾时易出现心动过速、期前收缩,甚至发生心搏骤停,应随时观察患者的心率、心律的变化,避免意外发生。

(5)用药护理

①遵医嘱补钾,静脉补钾时应注意钾的浓度及补液滴速,且避免外渗,并随时监测患者血钾的变化。

②给予排钠保钾的醛固酮拮抗药,如螺内酯(安体舒通)等需观察血钠、血钾情况,并适当补充钙剂。观察有无胃肠道不适,记录 24 h 尿量,以便了解病情变化和治疗效果。

2. 术前护理措施

(1)心理护理

①解释手术的必要性、手术方式和注意事项。

②与患者多沟通,鼓励患者表达自身感受。

③介绍同类疾病治疗后的成功案例,增强患者信心。

④教会患者自我放松的方法。

⑤给予患者精神及心理支持。

(2)饮食

①给予高蛋白、高维生素、高钾、低钠、易消化食物。

②术前 8h 禁食,4h 禁饮。

(3)病情观察

①注意出入量及电解质的监测。

②观察血压及给予降压药后的疗效及不良反应,并做好记录。

③注意活动情况,防止意外伤害发生。

④观察患者情绪、了解患者心理状况,给予及时干预。

(4)术前常规准备

①完善术前相关检查,如胸部 X 线片、心电图、彩超、MRI 或 CT 。

②完善各项体液、血液检查,如尿常规、血常规、血生化、凝血功能、输血全套、血醛固酮、肾素、血管紧张素等(注意肾素、血管紧张素抽血前的体位指导)。

③术前遵医嘱行抗生素过敏试验,术晨遵医嘱带入术中用药。

④术前一日注意患者清洁及对手术切口部位的预处理,脐部是重点处理部位,术晨更换清洁病员服。

⑤遵医嘱安置胃管。

⑥术晨与手术室人员核对病员身份、药物及其他相关信息,无误后送入手术室。

3. 术后护理措施

(1)外科术后护理

①麻醉术后护理常规

· 了解麻醉和手术方式、术中情况、切口位置以及引流管的位置与数量。

· 持续心电监护,持续低流量吸氧,床挡保护防坠床,严密监测生命体征,术后每 30 分钟测量血压、脉搏一次,并准确记录。待血压、脉搏平稳后,可适当延长生命体征的监测时间。

· 观察患者有无烦躁、谵妄,注意观察呼吸的频率和深度,监测血氧饱和度及各项生化指标,必要时行血气分析。

②伤口观察及护理

· 观察伤口有无渗血、渗液,若有,应及时通知医师并更换敷料。

· 观察腰腹部体征,有无腰痛、腰胀等。

③各管道观察

· 输液管道保持通畅,留置针妥善固定,注意观察穿刺部位皮肤,防止药液外渗,注意观察用药效果及不良反应。

· 各引流管予以标签注明类型、位置、更换时间,便于观察,保持引流管通畅。

④疼痛护理

· 评估患者疼痛情况。

· 有镇痛泵患者,注意检查管道是否通畅,评价镇痛效果是否满意,遵医嘱给予镇痛药物。

· 提供安静、舒适的环境。

⑤基础护理:做好口腔护理、尿管护理、温水擦洗、雾化吸入、患者清洁等工作,预防感染。

(2)预防感染:患者免疫力低下,术后易发生感染。定时为患者翻身、叩背,协助排痰,行雾化吸入,预防压疮的发生,做好尿管护理,保持会阴部清洁,嘱患者多饮水达到内冲洗的目的,预防泌尿系统感染;密切观察伤口情况,保持伤口引流管通畅,敷料浸湿及时更换等,预防伤口感染的发生。

4. 并发症的处理及护理

(1)出血:引流管持续有新鲜血液流出,2h 内引流鲜红色血液>100 ml 或 24h>500 ml;伤口敷料持续有血液渗出;患者脉搏加快、血压下降、尿液减少等失血表现。

治疗措施:静脉滴注止血药物,加快补液速度,输血,使用升压药、吸氧等。非手术治疗无效时及时再次手术。

(2)感染:畏寒或寒战,体温升高,引流液浑浊呈脓性,伤口难愈合。

治疗措施:高热时予物理降温或药物退热治疗。

(3)高碳酸血症:疲乏、烦躁、面色发绀、呼吸深慢、心律不齐。

治疗措施:予低流量吸氧,提高氧分压,利于二氧化碳排出。

(4)高血压:头痛、疲乏、恶心、呕吐、视物模糊。

治疗措施:密切监测血压及症状、体征,遵医嘱给予降压药物等。

(5)低血钾:肌无力、呼吸困难、多尿、腹胀。

治疗措施:监测血钾及 24h 出入量、谨慎补钾。

(6)皮下气肿:组织散在皮下气肿,表现为握雪感。

治疗措施:低流量、间断吸氧。

【护理评价】

1. 患者未出现水肿程度有所减轻。

2. 患者未出现体液不足的现象。

3. 患者疼痛症状缓解。

4. 患者焦虑程度缓解。

5. 患者能复述有关疾病的相关知识。

6. 住院期间患者未发生跌倒/坠床等意外伤害。

7. 患者在住院期间未发生切口、呼吸系统、泌尿系统、皮肤等感染。

【健康教育】

1. 发病年龄,高峰为 30—50 岁,女性较男性多见。

2. 休息与活动,出院后 3 个月内多休息,避免重体力劳动或剧烈运动,应根据自身情况,选择合适的锻炼。术后鼓励患者早活动,一般在术后第 2 天可试行下地活动,但不宜久坐和站立。卧床时鼓励踝关节自主活动,以防深静脉血栓形成。术后 10 天左右拆线。

3. 饮食,进食低盐、低脂、高维生素、富含粗纤维、易消化食物,戒烟、戒酒。指导患者加强自我管理,鼓励患者自理生活、监测血压等。

4. 少数患者手术后血压仍高,主要因为高血压继发小动脉玻璃样变所引起;遵医嘱用药,不擅自减药或停药,必要时到医院就诊。定期随访复查血压、血生化检查、内分泌学检查、泌尿系统超声检查等,必要时行 CT 检查。

三、儿茶酚胺增多症

【教学重点难点】

1. 儿茶酚胺增多症的临床表现及处理原则。

2. 儿茶酚胺增多症患者的护理措施。

【概述】　儿茶酚胺增多症主要指身体里面产生过多儿茶酚胺,导致血液中的浓度增高。

儿茶酚胺主要包括肾上腺素、去甲肾上腺素及多巴胺。临床上主要指患者体内肾上腺素和去甲肾上腺素分泌过多,在生理状态下,由于肾上腺髓质细胞产生,能够促进血管收缩、升高血压。

当儿茶酚胺增多时,患者出现血压增高的情况,临床上所对应的疾病叫作嗜铬细胞瘤,肿瘤能够产生大量儿茶酚胺类物质,如果大量释放入血,会导致在短时间内血管收缩,血压会突然增高。患者临床表现除了有血压高以外,一般还会有交感神经兴奋,出现大汗淋漓、面色苍白,而且心悸、心搏快,再加上儿茶酚胺促进身体分解代谢,因此患者时间长了以后,还会出现体重下降,并且儿茶酚胺能够促进糖代谢,可能会导致血糖增高,甚至导致糖尿病。

【病因】 嗜铬细胞瘤主要发生在肾上腺体质,但交感神经系统及其他部位亦可发生,如颈动脉体、主动脉旁的交感神经节和嗜铬体,嗜铬细胞瘤也可发生在膀胱等处。嗜铬细胞瘤多为良性肿瘤,恶性肿瘤发生率为 5%～10%。

1. 肾上腺体质增生,表现为肾上腺体积增大、增厚,有时可见肾上腺结节样改变。髓质体积增加 2 倍以上是诊断肾上腺质增生的病理依据。肾上腺髓质腺瘤病变位于肾上腺髓质。肾上腺髓质增生呈弥漫性。

2. 交感神经节肿瘤,位于脊柱两侧的交感神经节,以及位于肠系膜、膀胱、睾丸等处的嗜铬组织。

【临床表现】 典型表现为高血压且伴心悸、头痛和出汗三联征,其相关系统表现如下。

1. 循环系统 肾内型因分泌去甲肾上腺素与肾上腺素,故表现为高血压和心动过速。肾外型仅分泌去甲肾上腺素,呈高血压而不伴心动过速。大量儿茶酚胺使周围血管收缩,增加心脏后负荷且直接损害心肌,从而引起心肌缺血缺氧,并出现退行性变、坏死、心肌水肿及纤维变性(称儿茶酚胺心肌病),严重者可发生心律失常、心脏肥大、左心衰竭或肺水肿。

(1)血压升高:儿茶酚胺增多症主要是由于肾上腺髓质单侧或双侧性增生引起。当患有儿茶酚胺增多症时,体内会产生大量的儿茶酚胺类物质,可能会刺激血管收缩,从而导致血压升高。

(2)心率加快:儿茶酚胺类物质还会刺激交感神经,使其交感神经过度兴奋,并且会释放大量的血液从而促使心率加快,可能会出现情绪急躁易怒、心悸等情况。

(3)代谢异常:儿茶酚胺增多症中的儿茶酚胺还可能会影响人体正常的新陈代谢,使产热过程过度增加,影响糖原代谢及机体代谢,导致机体的代谢发生异常紊乱。

除了上述症状之外,还可能会出现面色苍白及出汗增多等症状。

2. 神经系统 常有头痛、视物模糊、腱反射亢进、肌肉震颤,有的患者出现意识障碍或癫痫样大发作,重症者可有脑血管破裂而致颅内出血。

3. 消化系统 食欲缺乏、恶心、呕吐、腹痛,胃肠道出血或腹内肿块(肾外型)等。

4. 泌尿系统 尿中常有蛋白、红细胞、白细胞、管型及 BUN 升高,若为膀胱内嗜铬细胞瘤可有无痛性血尿。

5. 其他 常伴高血糖、高血钾、高血钙、高脂类、高酶类、高体温与高代谢等。

6. 特殊类型的表现

(1)儿童嗜铬细胞瘤:以持续性高血压多见,肿瘤多为双侧多发性,易并发高血压脑病和心血管系统损害。

(2)肾上腺外嗜铬细胞瘤:如膀胱嗜铬细胞瘤,常在排尿时和排尿后出现阵发性高血压,有心悸、头晕、头痛等症状。

【辅助检查】

1. 一般性检查　体温、血压、心电图、血常规、尿常规等。

2. 血浆电解质　血 K^+、Ca^{2+}、Cl^- 等。

3. 血糖　查血糖。

4. 血脂　查血脂。

5. 儿茶酚胺测定　正常人血浆儿茶酚胺浓度为 $150\sim500pg/ml$,尿中含儿茶酚胺 $25\sim125\mu g/24h$。多数病例$>300\mu g/24h$,甚至达 $1000\mu g/24h$。

6. VMA 测定　正常人 24h 尿中排出 $4\sim10mg$。发作期大多数介于 $10\sim25mg/24h$,最高达 $100\sim195mg/24h$,非发作期可正常。

7. 尿 3-甲氧肾上腺素测定　为形成 VMA 前的儿茶酚胺的代谢产物,其诊断价值高于VMA。尿内正常值为 $125\mu g/24h$,嗜铬细胞瘤可高达 $1300\mu g/24h$。

8. B 超、CT、MRI　对可疑部位进行检查,利于病变定位。

9. 药物试验　鉴于激发试验可诱发高血压危象,故已不推荐使用。当血浆儿茶酚胺浓度增加($1000\sim2000pg/ml$)时,可做药物抑制试验。口服可乐定可抑制原发性高血压患者分泌儿茶酚胺,但不抑制嗜铬细胞瘤分泌儿茶酚胺。此外,酚妥拉明试验也可用于嗜铬细胞瘤的鉴别诊断。

10. ^{131}I-间位碘肌造影　对诊断和定位均有帮助,尤其适于肾上腺外或转移肿瘤的诊断。

【处理原则】

1. 病因治疗　手术切除增生的嗜铬细胞或腺瘤,恢复儿茶酚胺的正常分泌。

2. 对症处理

(1)肾上腺素能阻滞药

①酚苄胺:又名苯苄胺(Dibenzyline),是 α 受体阻滞药,作用持续时间长达 24h 以上。用其控制高血压,每次用量 $10\sim30mg$,3/d。多数患者每日需 $80\sim200mg$,将血压控制在正常或接近正常水平。用其做术前准备,需用药 $2\sim4$ 周。

②酚妥拉明:又名胺唑啉(商品名瑞吉亭),也是 α 受体阻滞药,起效快且持续时间短($5\sim10min$),用于术中控制高血压及高血压危象的治疗。始用剂量为 $50\sim300\mu g/min$,根据血压调节其滴速。

③哌唑嗪:为短效作用的 α 受体阻滞药,因易致直立性低血压而只在卧床时应用,剂量为$2\sim4mg/d$。

④普萘洛尔:此为 β 受体阻滞药,用于治疗心动过速、心律失常、心绞痛和高血压,口服$10\sim20mg$,3/d。因其对 β_1 受体与 β_2 受体有同等强度的阻滞作用,故有哮喘史者禁用。

⑤阿替洛尔:此为特异性的 β_1 受体阻滞药,减慢心率十分明显,$50\sim100mg/d$,口服。

⑥艾司洛尔:此药选择性阻断 β_1 受体而减慢心率,对心功能影响极小,用于治疗心动过速、心绞痛与高血压。用量为 $50\sim300\mu g/(kg\cdot min)$,静脉连续滴注或泵注。

⑦拉贝洛尔:又名柳氨苄心定,为 α 受体与 β 受体双重阻滞药,而以 β 受体阻滞为强(强于α 受体阻滞 7 倍)。术前 $300\sim400mg/d$,分次口服,连用 $1\sim2$ 周。静脉注射用量为 $5\sim25mg$,从小剂量开始逐渐增加,有哮喘史者禁用。

(2)儿茶酚胺合成阻滞药:2-甲基对位酪氨酸与酪氨酸有竞争作用,从而抑制儿茶酚胺合成。600～1200mg/d,分次服用。

【护理评估】

1. 观察患者是否有高血压且伴心悸、头痛和出汗三联征的出现。

2. 了解患者相关实验室及影像学检查结果。

【常见护理诊断】

1. 有外伤的危险　与视物模糊有关。

2. 焦虑/恐惧　与担心高血压症状及疾病预后有关。

3. 组织灌注不足　与手术后激素突然减少引起的血管扩张、水电解质紊乱有关。

4. 疼痛　与手术创伤有关。

5. 部分生活自理缺陷　与疾病、手术有关。

6. 清理呼吸道低效或无效　与全麻手术气管插管、伤口疼痛、痰液黏稠有关。

7. 知识缺乏　与患者及家属缺乏儿茶酚胺增多症的相关知识有关。

8. 潜在并发症　出血、腹胀、感染。

【护理目标】

1. 患者在住院期间未发生外伤。

2. 患者主诉焦虑、紧张程度缓解或减轻。

3. 患者基本循环功能得以保障。

4. 患者主诉疼痛减轻或消失。

5. 患者基本生活需要得到满足。

6. 患者痰液易咳出,肺部呼吸音清晰。

7. 患者及家属了解本病的治疗方法及效果,掌握康复相关知识。

8. 未发生相关并发症,或并发症发生后能得到及时治疗与处理。

【护理措施】

1. 术前护理

(1)药物治疗:应用肾上腺素能受体阻滞药,有效控制血压。通过扩容使缩小的血容量得到纠正,减少因术中触摸和挤压肿瘤引起的高血压危象和心血管严重的并发症。常用药物为酚苄明。

(2)扩充血容量:儿茶酚胺增多症患者的周围血管长期处于收缩状态,血容量低,切除肿瘤或增生腺体后可引起血压急剧下降,围术期不稳定,术中术后出现难以纠正的低血容量休克,升血压药物的应用时间将明显延长,甚至危及生命。为此,在使用肾上腺素受体阻滞药的同时,应考虑扩容如输血、补液。

(3)完善的三大指标:血压控制在正常范围,心率<90/min,血细胞比容<45/96。

2. 术后护理

(1)饮食护理:肛门排气后可进流食,半流食逐步过渡到普食。

(2)体位与活动:术后6h生命体征平稳,患者适当翻身及活动。术后2～3日协助患者下地活动。

(3)严密观察:肿瘤切除后,由于血浆儿茶酚胺相对不足,血管张力减低而容积增大,血容量相对不足,易出现低血压、心动过速等休克症状。故术后应密切观测血压、脉搏和心率的变化,每15～30分钟测1次,出现异常及时处理。

（4）保持尿管通畅：保持尿管引流通畅充分引流尿液，保持尿路通畅，减轻膀胱张力，及时消除血块阻塞。

3. 常见并发症的护理

（1）出血：表现为腹胀，腹部叩诊呈移动性浊音；血压进行性下降，心率快，出冷汗，眼睑苍白等贫血貌，血红蛋白进行性下降，引流管持续有新鲜血液流出，1h 内引出鲜红色血液＞100ml 或 24h＞500ml。应给予静脉快速补液，输血，静脉滴注止血药物，非手术治疗无效者应及时行手术治疗。

（2）腹胀：腹膜后和腹腔手术，常引起肠麻痹产生腹胀；术后禁食，又易发生低钾引起腹胀，术后 8h 可协助患者翻身或半卧位，鼓励患者在床上活动，术后 2～3d 协助患者下床活动，促进排气、排便，减轻腹胀。

（3）肺部感染：应鼓励患者咳嗽、翻身、叩背。必要时给予雾化吸入帮助痰液排出。

【护理评价】

1. 患者在住院期间未发生外伤。

2. 患者焦虑、紧张程度得到缓解。

3. 患者基本循环功能得到保障。

4. 患者主诉疼痛减轻。

5. 患者基本生活需要得到满足。

6. 患者痰液易咳出，肺部呼吸音清晰。

7. 患者及家属了解并掌握本病的治疗方法，掌握康复相关知识。

8. 未发生相关并发症。

【健康教育】

1. 避免引起儿茶酚胺突然释放增多导致阵发性高血压发作的诱因，如突然的体位变化、取重物、咳嗽、情绪激动、按压腹部等，学会自我保护，保持情绪稳定。

2. 讲解皮脂腺功能不全的症状，早期发现，早期处理。

3. 术后少数患者血压仍高，主要是高血压继发血管病变所致。向患者讲解其原因及服用降压药物的必要性。

第八节　肾移植患者的护理技术

【教学重点难点】

1. 肾移植术后排斥反应及感染的观察与护理。

2. 肾移植术后患者的健康宣教。

【概述】

1. 肾移植术（renal transplantation）　指将某一个体的肾用外科手术移植到自己体内或另一个体体内的方法。

2. 供者（donor）　移植中献出器官的个体称作供者，在肾移植中又称为供肾者。

3. 移植（又叫作换肾）　是将健康者的肾移植给有肾病变，并丧失肾功能的患者。人体有左右两个肾，通常一个肾就可以支持正常的代谢需求，当双侧肾功能均丧失时，肾移植是最理想的治疗方法。简单来说是一种用健康肾取代问题肾的手术治疗，俗称"换肾"。当个体肾功能出现不可逆的衰竭问题时,通过植入合适的活体肾或尸体肾,可以恢复一定的肾功能,改善日常生活质量,延长生存期。

当慢性肾功能不全发展至终末期,可用肾移植方法治疗。肾移植因其供肾来源不同,分为自体肾移植、同种异体肾移植和异种肾移植。习惯把同种异体肾移植简称为肾移植,其他两种肾移植则冠以自体或异种肾移植以资区别。肾移植后患者的生活质量明显改善,肾移植无疑是治疗慢性肾衰竭的最好方法。

同种异体肾移植是最早开始临床实践的大器官移植,也是迄今为止临床实践最多的器官移植类型,与其他肾替代疗法(如血液透析等)相比,肾移植能带给患者的益处,包括更高的生存率、更优的生活质量及更低的长期医疗费用。但肾移植也存在一定的难点和问题,主要是合适肾源难寻、术后排斥反应、感染、出血等,往往需要根据具体情况进行一一克服。是终末期肾病的最佳替代治疗方法。

【病因】

肾移植主要适用于以下各种疾病引起的终末期肾病。

1. 肾小球肾炎,是最常见的肾移植适应证,包括局灶性肾小球硬化、IgA 肾病、膜增殖性肾小球肾炎等,通常在病情稳定的非活动期考虑肾移植。

2. 间质性肾炎和肾盂肾炎。

3. 遗传性肾病,包括多囊肾、Alport 综合征等。

4. 代谢性疾病,包括糖尿病肾病、原发性高草酸尿症、胱氨酸肾病、痛风性肾病等。

5. 系统性疾病,包括系统性红斑狼疮性肾炎、溶血性尿毒症综合征、血管炎性肾炎等。

6. 梗阻性肾病,包括尿路梗阻、泌尿系畸形等。

7. 其他,如中毒性肾损害、肾肿瘤、肾严重外伤等。

【临床表现】

1. 肾灌注不良 血容量不足,肾血管栓塞,肾动脉吻合口狭窄,肾周围血肿,淋巴囊肿压迫肾血管时,肾灌注受限,肾缺血可致肾移植术后少尿,但有其相应表现,一般不难鉴别。

2. 尿路梗阻 膀胱输尿管吻合口狭窄或血块堵塞,导尿管堵塞等,可在术后 24～48h 内尿量突然减少或无尿,通过冲洗导尿管,膀胱镜检查或插入输尿管导管等,可以鉴别。

3. 感染 体内有感染灶时,虽不严重,但因机体抵抗力低,亦可引起发冷发热,尿量减少,血肌酐、尿素氮升高等改变,并可诱发急性排斥反应,常发生于术后 3 个月之内,多为肺部感染,泌尿系感染,亦可为全身感染,应做肺部 X 线检查、尿培养、血培养等,仔细寻找可能存在的感染灶,以免贻误治疗。

4. 药物毒性反应 某些药物,如庆大霉素、卡那霉素、先锋霉素等,有一定肾毒性,肾功能尚未稳定时,如应用不当,可致肾功能损害,出现尿少、尿闭、血肌酐、尿素氮升高,有用药剂量较大、时间较长的病史,尿改变明显,蛋白、管型较多,不难鉴别。

5. 排异反应 移植肾对患者来说属于异物入侵,所以部分患者做完肾移植手术后会出现排异反应,伴随低热、尿量减少、体重增加、移植肾增大、血肌酐上升、蛋白尿、血压上升、下肢水肿的表现。急性排异反应大多会发生在手术 7～60d 内,慢性排异反应可能在手术半年以后出现。

【辅助检查】

1. 肾移植前配型相关检查

(1)应抽血检测 HLA 位点。

（2）肾移植配型同时需检查较多项目，牵涉整个移植患者全身状况评估，如能否耐受移植手术、有无合并感染状态、有无合并肿瘤等状况。因此，肾移植患者进行配型，应查全套血液检查，包括血常规、尿常规、生化，以及是否合并传染病，如甲肝、乙肝、丙肝、艾滋病、梅毒，以及其他传染性疾病。

（3）需检查病毒感染状态，如影响到移植肾功能恢复的巨细胞病毒、BK 病毒、JC 病毒及寄生虫检查。

（4）从胸部到腹部，甚至到头颅应进行恶性肿瘤筛查。其他关键检查包括心脏功能评估、肺功能评估。

2. **肾移植术后相关检查**

（1）X 线胸片，是 CMV 肺炎最基本的检查方法，早期胸片表现相对较轻，仅见肺纹理增粗或表现正常，但肺部表现进展迅速，在 1 周左右即可发展为弥散性炎症，呈现症状和体征分离。X 线征象如下。

①胸片早期表现基本正常。

②表现两肺纹理增多模糊。

③磨玻璃影和大片状实变影。

④多发性小结节样影。

据本组病例观察，上述征象主要出现于中下肺野，可能和正常肺部血流分布的不均衡性有一定关系，因下肺野的血流灌注较上肺野多。

以上影像表现较少以单个征象独立存在，通常在同一患者可表现为多征象并存。如弥散性小结节可同时合并肺实变或结节晕圈征等。肾移植术后巨细胞病毒性肺炎常见的 CT 表现为磨玻璃影、实变影、多发性小结节样影。我们认为，在肾移植术后 2～4 个月出现发热时，当 CT 上的磨玻璃影、实变影、多发性小结节等多种影像共同出现时，结合患者的特定临床资料，对诊断肾移植术后巨细胞病毒性肺炎非常有帮助的。

（2）术后半年内每个月查一次 BK 和 CMV 病毒。

（3）每半年左右查一次群体反应性抗体（PRA），这些抗体中针对你的肾脏的抗体阳性就会导致慢排，是远期移植肾失功最主要的原因之一。不推荐大家频繁复查的主要原因，是这个检查价格比较贵。如果术前是 PRA 阳性，建议每 3 个月左右查 1 次。

（4）自己既往的伴发疾病要经常主动复查，如结核、肝炎、糖尿病等。

（5）60 岁以上老年病友每 6 个月至 1 年查 1 次肿瘤标志物。

（6）接受儿童肾的病友注意术后早期血压要严格控制在 140/90mmHg 以下，建议服用阿魏酸哌嗪和阿司匹林改善肾微循环。

（7）定期做 MPA 浓度监测，对控制抗体介导的排斥反应（慢性排斥）而言，起主要作用的就是 MPA 类药物，这类药物浓度长期不足，就可能导致慢性排斥反应。而 MPA 类药物的吸收代谢也存在着较大的个体差异。过去对于慢性移植肾功能损害，大家比较重视的是长期使用免疫抑制药引发的肾毒性，但是近年来随着新的引发抗体排斥的 HLA 点位的不断发现和人们对抗体排斥认识的不断深入，国际移植界最新的报道都强调免疫抑制药，特别是 MPA 类药物的足量使用。

【处理原则】

1. **透析-并非肾移植受者术前必经的治疗阶段**　只要患者一般状况较好，并且有合适的供肾能够进行移植时,完全可以不需要经过透析治疗直接行肾移植。相反,透析时间超过 2 年的受者在长期存活率低于透析时间少于 2 年的患者,因此主张肾移植前透析时间不应过长。但对于出现过重的容量负荷、心功能不全、代谢性酸中毒、电解质紊乱及严重贫血的尿毒症患者,应经过一段时间的血液净化治疗,维持患者内环境相对稳定,为肾移植创造理想条件。

2. **移植前透析达到的理想状况**　包括没有水潴留,没有酸中毒和电解质紊乱,血红蛋白维持在 80g/L 以上,血浆总蛋白基本正常,血压控制在 150/90mmHg 以下,没有进行性心脏扩大、心包积液或肺瘀血。

3. **肾移植前高致敏患者**　处理移植受者体内存在同种异体人类白细胞抗原(HLA),是导致超急排斥反应的主要诱发因素。在术前给予大剂量静脉免疫球蛋白、血浆置换联合低剂量静脉免疫球蛋白、免疫吸附、联合应用针对 B 细胞的新型药物如利妥昔单抗(美罗华)等,可使一些致敏受者能够安全地接受移植。另外,根据受者的 PRA 结果选择 HLA 位点错开的供肾也是避免超急性排斥或抗体介导排斥的有效方法。

4. **肾移植术后免疫抑制治疗**　肾移植后免疫抑制治疗的目标是预防和治疗排斥反应,最大限度维持人、肾长期存活。免疫抑制药治疗分为预防治疗和抗排斥治疗,其中预防治疗又分诱导治疗及维持治疗。

(1)诱导治疗:诱导治疗在器官植入、免疫反应最为强烈的阶段提供强效免疫抑制。最常用的诱导药分多克隆抗体及单克隆抗体。多克隆抗体可提高高危患者的移植物存活率,缩短移植物功能延迟恢复的时间,避免早期应用钙调磷酸酶抑制药等。其缺点包括可能会出现首剂反应、费用增加、感染风险增加等。单克隆抗体诱导治疗不良反应较少,在一定程度上能够降低急性排斥反应发生率或推迟急排发生时间、减轻急排的程度,但花费相对较高。

(2)维持治疗:维持免疫抑制治疗通常始于肾移植术后早期,大多数受者于术后第 2～3 天根据肾功能恢复情况采用钙调素抑制药(CsA 或 FK506)、霉酚酸类药物(MMF/EC-MPA)及糖皮质激素三联免疫抑制治疗。联合使用时,因其剂量减小,单个药物的毒性减小。

(3)抗排斥治疗:肾移植术后免疫抑制不足的情况下可能出现急性排斥反应,一旦明确诊断,即应给予积极的抗排斥治疗。抗排斥治疗常采用激素冲击治疗及多克隆抗体治疗。

5. **水、电解质及酸碱平衡的维持**　大多数患者在肾移植术后会进入多尿期,水电解质和酸碱紊乱常见,如不能及时有效得到纠正,不但会加重病情和增加治疗难度,也是导致死亡的常见原因。一般采用"肾移植术后多尿期循环输液表",通过采用包括林格液、平衡盐液、葡萄糖溶液及碳酸氢钠溶液等在内的一组液体序贯输入,可维持电解质在正常范围,避免水电解质失衡。

【护理评估】

1. *术前评估*

(1)健康史:了解患者肾病的发生、发展、诊治情况及有无其他慢性疾病史。

(2)身体情况

①全身情况:生命体征、营养状况、有无水肿、高血压、贫血或皮肤溃疡;是否还有排尿及尿量;有无其他并发症或伴随症状。

②局部:肾区有无疼痛、压痛、叩击痛,以及疼痛的性质、范围、程度。

③辅助检查:实验室检查、影像学检查、特殊检查、咽拭子细菌培养及尿培养。

(3)心理和社会状况

①了解患者的心理特征,对肾移植相关知识的了解程度及是否愿意接受亲属肾或尸体肾,对手术的期望值。

②了解家属对肾移植的风险、术后并发症的认知程度及心理承受能力。

③家庭及社会支持系统对肾移植所需的昂贵费用的承受能力。

2. 术后评估

(1)了解肾排泄情况和体液代谢变化,以及肾移植术后患者生命体征、消化道功能、营养及全身情况。

(2)了解患者及家属对有关肾移植术后健康指导内容的掌握程度和出院前的心理状态。

(3)根据患者的临床表现、实验室检查结果,评估肾移植的效果及并发症发生情况。

【常见护理诊断】

1. 焦虑　与陌生的医院环境、医疗费用昂贵、担心肾移植效果及恐惧术后疼痛等因素有关。

2. 营养失调:低于机体需要量　与长期低蛋白饮食、胃肠道吸收不良和食欲减退致营养素摄入不足等因素有关。

3. 有口腔黏膜受损的危险　与应用免疫抑制药及感染易感因素增加有关。

4. 潜在并发症　排斥反应、移植肾衰竭、感染、出血、尿瘘及尿路梗阻等。

【护理目标】

1. 患者焦虑、恐惧消除或减轻。

2. 患者未发生意外损伤。

3. 患者水钠潴留减轻或消失。

4. 患者未发生感染,或感染后能及时得到治疗与处理。

5. 患者根据自己的个体情况适度活动。

6. 患者皮肤未受损。

7. 患者及家属能了解与本病相关的治疗方法及康复相关知识。

8. 患者未发生相关并发症,或并发症发生后能得到及时治疗与处理。

【护理措施】

1. 术前护理

(1)一般护理:在保证热量供给的前提下,给予低钠、低蛋白饮食。行血液透析者,根据其血尿素氮水平,补充蛋白质和必需氨基酸。

(2)心理护理:肾移植患者在术前普遍存在复杂的心理反应,归纳为 3 类。

①迫切型:长期忍受疾病折磨,迫切希望早日手术,对手术的期望值过高,对手术可能出现问题考虑少。

②迟疑型:担心手术安全性及效果、术后治疗及终身服药等,患者常表现犹豫不决、精神萎靡、不安和失眠。

③恐惧型:恐惧、担心手术失败和术后并发症及移植后性格、意志和思维与供体是否有相关性等。

护理措施:介绍手术方案和将采取的治疗措施,使之了解有关肾移植的基本知识,以减少或消除患者对手术的焦虑和恐惧,术前能保持良好的情绪,对术后可能出现的不同情况或并发症有充分的思想准备。

（3）皮肤准备：保持皮肤清洁卫生，预防皮肤感染；皮肤准备范围为上起肋弓，下至大腿上1/3，两侧至腋后线；术前淋浴或手术日前晚用消毒液擦身。

2. 术后护理

（1）严格消毒隔离：肾移植患者术后因大量应用激素和免疫抑制药，导致机体抵抗力下降，容易感染，应采取严格的消毒隔离措施预防感染。

①禁止非工作人员进入病室，有感染灶的工作人员不宜参与移植患者的治疗护理工作。入病室前应换隔离鞋，用消毒液洗手，戴口罩、帽子，穿隔离衣。接触患者前，须用消毒液洗手。

②每日用消毒液擦拭病室门、窗、桌椅、一切用物及地板，每日紫外线消毒病室3次，每次30分钟。

③患者的衣物、床单等均需灭菌后使用；餐具煮沸消毒；血压计、听诊器、便器等物品不得交叉使用。

④患者不得随意外出，如需外出检查、治疗等，必须戴口罩及帽子。

⑤严禁家属随意带物品进入病室，食品须经护士检查认可后食用；对于非单人病室，须做好床旁隔离，防止交叉感染；若患者发生感染，尽量安排单间病室。

（2）一般护理

①体位：术后平卧位。肾移植侧下肢髋、膝关节水平屈曲15°～25°，禁止突然变化体位，以减少切口疼痛和血管吻合处的张力，利于愈合。待手术切口拆线后可起床适当活动，活动量应从室内逐渐扩展至室外。

②饮食

· 术后半年内低盐饮食为主。若无高血压、水肿等现象，可适当增加食盐量，每日6～8g；若患者出现腹泻、多尿，则给予正常食盐量的饮食，防止低钠血症。

· 蛋白质的摄入量不宜过高，以免增加肾的负担。

· 宜清淡饮食，忌油腻，不食油煎食物，限制摄入胆固醇含量高的食物，多食维生素含量高的新鲜水果和有利尿功能的食品，如冬瓜、米仁、鲫鱼、墨鱼等，鼓励患者多饮水。

③输液护理：原则上不经手术侧的下肢及血液透析的动静脉造口的上肢选择穿刺点。

④口腔护理：因免疫抑制药导致机体抵抗力较差，易发生口腔溃疡和真菌感染。每日口腔护理2次，根据患者口腔pH选择适宜漱口液，过高易发生细菌感染，过低易发生真菌感染。

⑤保持大便通畅：若患者术后2～3d未解大便，给予少量缓泻药，防止因便秘而屏气排便，增高腹压，导致血管吻合处的张力增加、不利于吻合口愈合。

（3）病情观察

①监测生命体征：术后3d内每小时监测并记录1次，以后根据病情每4小时1次；对血压、体温异常者，高度重视。

②多尿的护理：约60%的患者在移植肾的血液循环建立后出现多尿现象，每小时尿量可达800～1000ml以上，一般发生在术后24h内。钾、钠离子排出增多，若处理不当，将引起电解质紊乱和严重脱水等并发症，甚至危及患者生命，因此，应加强对患者出入水量的管理，维持水、电解质平衡。

③少尿、无尿的护理：术后有些患者由于术前透析过度致脱水，术中渗血较多又未及时补足，术后常表现为少尿甚至无尿。如每小时尿量＜30ml，首先考虑血容量问题。如在短时间内增加输液量后，尿量随之增加，表示液体不足，遵医嘱调整输液速度、补足血容量后再用呋塞

米等利尿药,尿量即可明显增加。如经上述处理后尿量仍不增加,而血压有上升趋势,则应减慢输液速度,甚至停止输液,及时报告医师,协助处理。

④排斥反应的护理:最常见的是急性排斥反应,可发生在术后任何时候,故应加强对肾移植术后患者观察,以及时发现和处理。主要症状如下。

- 发热,体温多在 38～39℃,体温常突然升高或清晨低热,以后逐渐升高。
- 尿量减少,患者尿量突然减至原来(移植术后)尿量的 1/2 时,应报告医师并协助处理。
- 血压增高,根据原有基础血压加以判断。
- 发生排斥反应时,由于水、钠潴留,体重往往增加。
- 移植肾区闷胀感、肾肿胀、变硬、压痛。
- 无明显诱因的头痛、乏力、食欲减退或情绪变化。
- 血肌酐、尿素氮上升及内生肌酐清除率下降等。

相关护理措施:
- 做好患者的心理护理,解释发生移植肾排斥的原因、药物治疗的效果,消除其紧张、恐惧的心理。
- 密切观察生命体征、尿量、肾功能及移植肾区局部情况。
- 加强消毒隔离工作和基础护理。
- 遵医嘱准确、及时执行抗排斥的冲击治疗,观察药效。MP 冲击治疗期间注意观察腹部及大便色泽。

排斥逆转的判断:体温下降至正常,尿量增多,体重稳定,移植肾肿胀消退、质变软、无压痛,全身症状缓解或消失,血肌酐、尿素氮下降。

(4)并发症的护理

①感染:是导致移植患者死亡的主要原因之一,可发生在移植术后全过程,以后期多见,好发部位为伤口、肺部、尿路、皮肤、口腔等,以并发肺部感染和败血症的病死率较高。

护理措施:
- 加强消毒隔离措施。
- 严密监测感染的征兆,及时发现体温和分泌物的变化,及时治疗。
- 预防肺部感染,协助患者翻身、叩背;雾化吸入;鼓励患者咳嗽;观察痰液的变化。每周做 1～2 次痰、咽拭子细菌培养。
- 定时口腔护理,注意观察咽峡、上颌及舌根部有无白膜黏附,发现异常及时涂片寻找真菌,阳性者应用制霉菌素或克霉唑等处理;若有口腔溃疡,可涂以碘甘油或服用维生素 B。
- 对呼吸急促患者及时做肺部 X 线。

②消化道出血:多发生在急性排斥反应、用大量激素"冲击"治疗后。为防止消化道应激性溃疡出血,移植术后必须遵医嘱应用保护胃黏膜及抗酸类药物,如氢氧化铝凝胶、复方氧化铝片、西咪替丁等。出血时遵医嘱用云南白药、西咪替丁治疗,必要时输血,严重者手术治疗。

③尿瘘和尿路梗阻
- 尿瘘:负压吸引,保持伤口敷料干燥。留置导尿,保持尿管通畅,若不能愈合,则经手术处理。
- 尿路梗阻:移植肾排尿自正常转为尿闭,应疑有尿路梗阻,需立即报告医师及时处理。

④移植肾血管吻合处血肿:术后血管吻合处渗血量多时,可形成血肿,出现血压下降、心率

增快等低血容量症状,局部有压痛,若血肿压迫输尿管可出现尿闭,如出现以上情况,报告医师及时处理。预防措施为患者术后平卧1周,以减少血管吻合处张力。

⑤蛋白尿:肾移植术后患者可因肾小管缺血损害而出现不同程度的蛋白尿。故应每天观察和做尿蛋白测定。一般在术后2周,尿蛋白下降至10mg以下。如出现纤维蛋白尿,一般维持2～3周后渐渐消失;如为排斥反应引起,可再度出现,此系移植肾毛细血管内纤维蛋白原溶解作用增强所致。

⑥高血压:多数尿毒症患者伴有高血压,移植后部分患者可降至正常,但由于大量使用类固醇药物,对血压有一定影响。当移植肾存在下列因素时血压不易下降,即肾供血不足,尤其是动脉吻合口狭窄;肾缺血时间过长;肾功能未立即恢复或功能不佳。

⑦精神方面:术后患者因应用大量抗排斥药物等因素,可出现精神症状,表现为兴奋、情绪波动、烦躁、多疑、敏感、迫害妄想或拒绝治疗等。应耐心做好心理疏导和护理,严密观察,加强看护,防止意外。

(5)心理护理:术后注意了解患者的心理状态,理解、关心、体贴患者,向患者讲解移植术后的康复知识,取得患者的积极配合。

【护理评价】

1. 患者焦虑、恐惧较前明显减轻。

2. 患者在院期间未发生意外损伤。

3. 患者水钠潴留症状较前减轻。

4. 患者未发生感染。

5. 患者可以根据自己的个体情况适度活动。

6. 患者皮肤未发生破损。

7. 患者及家属能了解并掌握与本病相关的治疗方法及康复相关知识。

8. 患者未发生相关并发症。

【健康教育】

1. 自我监测

(1)每日晨起和午睡后测量体温并记录。

(2)每日准确测量体重1次,最好在早饭前,大小便后。

(3)每日记录日尿量、夜尿量及24h总尿量,以便判断移植肾的浓缩功能。

(4)指导患者掌握检查移植肾的方法,包括检查移植肾的大小、软硬度及触痛等。

2. 预防感染

(1)外出戴口罩,尽量不到公共场所或人多嘈杂的环境。

(2)防止着凉、感冒,气温下降时,及时添加衣服。

(3)饭前、便后洗手,饭后漱口,早晚刷牙。

(4)注意饮食卫生,生吃水果要洗净,饭菜要烧热,不吃变质食物。

(5)勤换内衣裤,注意外阴清洁,保持被褥清洁干爽。

3. 饮食指导 应少量多餐,予以高糖、高蛋白、丰富维生素、低脂、易消化及少渣饮食;禁食酸性、高糖水果早期禁食;避免生冷及刺激性食物、禁烟酒;进食前食物需经煮沸消毒或微波消毒。禁止服用增强免疫功能的滋补品,如人参或人参制品。

4. 用药指导 根据医嘱,指导患者掌握服用药物的方法和剂量、注意事项及不良反应的观察;告知患者不能自行增减或替换药物;不宜服用对免疫抑制药有拮抗或增强作用的药品和食品;出现不良反应及时就医。

5. **注意保护移植肾**　移植肾一般置于髂窝内,距体表较近。因此,患者在外出活动乘车时,注意选择位置,不靠近座位扶手站立,以防在车辆急转弯或急刹车时铁扶手碰到腹部而挫伤移植肾。

6. **心理指导**　引导患者准确认识疾病,告知患者肾移植术后如肾功能恢复正常,一般半年后可全部或部分恢复原来的工作(强体力劳动除外)。告知患者要注意合理安排作息时间,保持良好情绪,可适当进行户外活动,避免劳累过度。告知患者家属因患者服用激素,易激动,平时应理解、关心和体贴患者。

7. **定期复查**　出院后第 1 个月每周复查 2 次,第 2 个月每周复查 1 次,第 3 个月每 2 周复查 1 次,术后半年每月复查 1 次。术后 1～2 年每 1～3 个月复查 1 次,术后 3 年以上,每 3～4 个月复查 1 次。

第九节　压力性尿失禁患者的护理技术

【教学重点难点】

1. 尿失禁患者临床表现及专科检查。

2. 尿失禁患者的膀胱及盆底肌训练指导。

【概述】　尿失禁是一种影响患者乃至其家庭成员身心健康和社会交际的常见疾病。根据 ICS 的定义,尿失禁是指膀胱内压力超过尿道阻力而造成尿液从尿道口溢出的现象。

压力性尿失禁(SUI)指打喷嚏、咳嗽、大笑或运动等腹压增高时出现尿液不自主自尿道外口漏出。通过详细地询问病史确定患者病程长短,漏尿症状的频率,漏尿的多少、诱因、加重及减轻因素,漏尿时有无感觉,夜尿情况,是否存在持续尿失禁及有无排尿困难,有无伴发症状及并发症,既往手术史、手术效果、用药史,以及对生活质量的影响。

【病因】　SUI 由于尿道括约肌或盆底及尿道周围肌肉、筋膜松弛和尿道阻力下降,平时尚能控制排尿,但在腹压增高时立即流出少量尿液,常见于经产妇和绝经后妇女。

【临床表现】　SUI 的症状是咳嗽、打喷嚏、大笑或运动等腹压增加时不自主漏尿。SUI 的体征是打喷嚏、咳嗽、大笑或运动等腹压增高时观测到尿液不自主地同步从尿道漏出。尿流动力学检查表现为充盈膀胱测压时,在逼尿肌无收缩的情况下伴随着腹压增高出现不自主的漏尿。

【辅助检查】

1. **全身检查**　所有进行盆底功能障碍评估的妇女均应该先参加适合年龄的常规全身检查和肿瘤筛查。这一点非常重要。详细的病史及检查可以发现对尿失禁有直接影响的全身疾病,如糖尿病、血管功能障碍、慢性肺疾病及神经病变。如询问病史中出现以下情况,根据症状及初步评估无法确定诊断、伴随膀胱过度活动症状、下尿道手术史(包括抗尿失禁手术失败、神经性膀胱功能障碍、压力试验阴性、尿常规异常如无法解释的血尿或脓尿、大量残余尿、排尿障碍等),则需进一步检查,明确诊断,指导下一步治疗。

(1)肺、心脑血管及血糖方面的检查:评估患者是否患有慢性咳嗽、心脑血管的功能能否耐受手术,糖尿病病史长的人要注意有无神经病变,有无神经源性膀胱的存在。

（2）腰背部检查：可以发现是否有腰椎间盘脱出或椎管狭窄，脊柱或其侧面的触痛或发现脊柱两侧肌肉的痉挛。

（3）腹部的视诊：能够发现腹部手术瘢痕或腹部扩张。触诊能够发现肝脾大、肿块、扩张的器官和触痛，Valsalva 动作和咳嗽能发现疝气的存在。肿块、腹腔积液和器官扩大，均会影响腹内压力和尿道功能。腹股沟的触痛能够提示淋巴结病变。

2. 专科检查

（1）压力试验：在患者自觉膀胱充盈时检查。患者取截石位，嘱患者连续用力咳嗽数次，观察尿道口有无漏尿现象。如有漏尿则为压力试验阳性，说明存在 SUI；但压力试验阴性不能排除 SUI。

（2）指压试验：即膀胱颈抬高试验。试验前，嘱患者咳嗽并可见漏尿，勿将两指压在尿道上。试验时，以中指及示指伸入阴道，分开两指置于后尿道两侧，观察患者咳嗽是否漏尿，漏尿为（－），否则为（＋），阳性则说明为 SUI。

（3）棉签试验：测定尿道轴向及活动度。取膀胱截石位，将一消毒棉签插入尿道，使棉签前端处于膀胱与尿道交界处测量患者在 Valsalva 动作前后棉棒与水平面夹角的变化。<15°，解剖支持良好；>30°，支持结构薄弱；15°～30°，不能确定解剖支持程度。

（4）尿垫试验：有助于证明漏尿的存在和漏尿量。嘱患者在一定时间内做一系列规定动作，测量患者活动前后佩戴卫生巾的重量。1h 尿垫试验步骤如下。

①试验时膀胱要充盈，持续 1h，从试验开始患者不再排尿。

②预先放置称重的尿垫。

③开始 15min 内，患者喝 500ml 白开水，卧床休息。

④之后 30min，行走，上下 1 层楼台阶。

⑤最后 15min，坐立 10 次，用力咳 10 次，跑 1min，抬起地面物体 5 个，自来水洗手 1min。

⑥结束，尿垫称重。

⑦结果判定，尿垫增重>1g 为阳性；尿垫增重>2g 时，注意有无称重误差、出汗和阴道分泌物；尿垫增重<1g 提示基本干燥或实验误差。轻度尿失禁，漏尿≤1g/h；中度尿失禁，漏尿1～10g/h；重度尿失禁，漏尿 10～50g/h；极重度尿失禁，漏尿≥50g/h。

（5）尿常规：目的是排除感染、血尿和代谢异常。需观察尿失禁症状是否因尿路感染的治愈而得以改善。

（6）残余尿测定：应用专用膀胱容量测量仪可以直接测量，方便、无创而且准确，每次测量仅需 3s，误差<15％。应在排尿 10min 内进行检查。结果判定，<30ml 为正常；>100ml 不正常；30～100ml 意义不确切。其他测量方法还包括直接插导尿管或超声测定。插导尿管法准确可靠，但给患者造成不适感，不易被患者接受，并且反复插管也易导致病情加重。故目前在临床上已少有应用。

（7）排尿日记：是一种相对可靠的研究尿失禁方法，简便易行。其最大意义在于对复杂性尿失禁的临床诊断及评估意义较大。但如记录时间超过 3d 则存在患者依从性不强的问题，并存在记录不准确从而产生误差，甚至误导。具体做法为：嘱记录 1～7d 摄入和排出液体的量和频率，包括 24h 尿量、每天排尿总次数、夜尿次数、平均排尿量及膀胱功能容量。尿失禁及其相关症状和事件也都需要记录，如咳嗽、急迫和使用尿垫。

（8）神经检查：尿失禁有可能是神经系统疾病所表现的症状。神经检查应评价精神状态、双下肢的感觉和运动功能、腰骶神经功能及支配膀胱的神经功能测定。

腰骶检查评估应包括盆底肌力、肛门括约肌静息张力、肛门主动收缩及会阴感觉。这种检查简单、快速,可作为妇科检查的一部分。

当发现异常或怀疑存在神经障碍,就应进行全面的神经检查,尤其是对腰骶神经根的检查。

3. 特殊检查

(1) X 线检查:膀胱尿道造影可了解尿道角度变化、膀胱位置及膀胱颈的改变。

(2)MRI 成像:在软组织的区别上可产生清晰图像。

(3)排空膀胱尿道图:用于测定膀胱颈、膀胱基底部的位置及尿失禁程度。

(4)膀胱镜检查:内镜的一种,由电镜鞘、检查窥镜、输尿管插管窥镜及镜芯组成。检查时嘱患者缓慢用力,若膀胱颈呈漏斗状开放并向后下方移动,则证明解剖性压力性尿失禁。操作时可用棉签蘸取 1% 利多卡因留置尿道内 10min 麻醉即可,必要时低管阻滞麻醉。操作的禁忌证包括急性炎症、膀胱容量小于 60ml、经期及妊娠 3 个月以上。

(5)超声检查:包括腹部超声、会阴超声、阴道口超声、阴道超声、直肠超声、尿道内超声。经会阴超声检查可观测并证实用力时膀胱颈的开放或过度下降情况,有助于压力性尿失禁的诊断。检用的超声探头(3.5MHz)与产前诊断所使用的超声探头相同,很容易得到。

(6)尿流动力学检查:在膀胱充盈和排空过程中测定表示膀胱和尿道功能的各种生理指标。腹压漏尿点压<$60cmH_2O$,或尿道关闭压<$20cmH_2O$ 可用于尿道内括约肌缺陷的诊断。

【处理原则】

1. 压力性尿失禁非手术治疗

(1)盆底电磁刺激:盆底肌肉群的收缩包括主动运动(盆底肌肉锻炼)及被动运动,盆底电磁刺激后引起的肌肉收缩属于后者。对于无法正确、有效进行 PFMT 的患者,电磁刺激可以提供帮助。有资料表明,盆底电磁刺激后盆底最大收缩压的改变程度高于 PFMT。此外,生物反馈+电刺激治疗方法强调患者主动进行盆底肌肉收缩训练的同时接受不同频率电流刺激,进行肌肉的被动训练。

(2)药物治疗

①度洛西汀:对压力性尿失禁患者的系统回顾发现,度洛西汀治疗与改善生活质量有关,可减少 50% 的尿失禁发作,但无法确定疗效是否可持续,并且 1/3 的患者报道了不良事件。本药口服每次 40mg,每日 2 次,需维持治疗至少 3 个月。多在 4 周内起效,可改善压力性尿失禁症状,结合盆底肌训练可获得更好的疗效。

②雌激素:本药有口服雌激素和阴道局部使用雌激素两种。口服雌激素不能减少尿失禁,且有诱发和加重尿失禁的风险。对绝经后患者应选择阴道局部使用雌激素,用药的剂量和时间仍有待进一步研究。阴道局部使用雌激素可改善压力性尿失禁症状,配合盆底肌训练、选择性 α 肾上腺素受体激动药可提高疗效。

③选择性 $α_1$ 肾上腺素受体激动药:常用药为盐酸米多君,口服每次 2.5mg,每日 3 次。因不良反应较大,不建议长期使用。可改善压力性尿失禁症状,结合使用雌激素或盆底肌训练可获得更好的疗效。

(3)抗尿失禁子宫托:子宫托仍是子宫脱垂的非手术治疗的一线治疗方法,其优点是并发症少,患者经过学习后能够自己操作。近年,出现了一些新型子宫托,其设计有在为尿道和膀胱颈提供不同程度的支撑,以改善压力性尿失禁的症状。

对于配合 PFMT 依从性较差的患者或治疗无效的患者,尤其是不适合手术治疗者,可考虑使用抗尿失禁子宫托。新型的治疗压力性尿失禁的子宫托在设计上有一个位于中线的把手或尿道旁有一叉状物,在耻骨后支撑尿道。

(4)射频治疗及其他:近年还有利用射频治疗压力性尿失禁获得满意疗效的报道利用射频电磁能的振荡发热使膀胱颈和尿道周围局部结缔组织变性,导致胶原沉积、支撑尿道和膀胱颈的结缔组织挛缩,结果抬高了尿道周围阴道旁结缔组织,恢复并稳定尿道和膀胱颈的正常解剖位置,从而达到控尿目的。该方法可靠,微创无明显不良反应。

2. 压力性尿失禁的手术治疗 当非手术治疗或药物治疗压力性尿失禁效果不满意时,应考虑手术治疗。常见的手术类型主要是经阴道入路术式包括尿道中段吊带术、膀胱颈吊带术、尿道填充剂注射术等。既往曾经广泛使用的经腹部入路术式(其代表为 Burch 手术)虽然手术疗效稳定,并发症不多,但因创伤较大,目前运用越来越少。对于那些希望得到更快速和明确的治疗、愿意接受手术风险的女性来说,尿道中段吊带术比非手术疗法成功率更高。

压力性尿失禁手术治疗的主要适应证如下。

(1)非手术治疗效果不佳或不能坚持,不能耐受,预期效果不佳的患者。

(2)中重度压力性尿失禁,严重影响生活质量的患者。

(3)生活质量要求较高的患者。

(4)伴有盆腔脏器脱垂等盆底功能病变需行盆底重建者,同时存在压力性尿失禁时。

【护理评估】 详细了解病史,患者年龄,手术史,用药史,神经系统疾病史,脊髓损伤史等。

【护理诊断】

1. 焦虑 与患者对手术的惧怕、担心预后有关。

2. 自我形象紊乱 与长期尿液不自主排出有关。

3. 皮肤完整性受损的危险 与尿液长期刺激皮肤、黏膜有关。

4. 知识缺乏 缺乏尿失禁相关知识。

5. 潜在并发症 感染、排尿困难。

【护理目标】

1. 患者焦虑程度减轻,配合治疗及护理。

2. 患者自信心增加,生活质量提高。

3. 患者皮肤完好无破损。

4. 患者了解尿失禁相关知识。

5. 患者术后未发生相关并发症,或并发症发生后能得到及时治疗与处理。

【护理措施】

1. 心理护理

(1)解释尿失禁相关手术的必要性、手术方式、注意事项及治疗效果。

(2)鼓励患者表达自身感受,多与患者沟通,安慰疏导患者。

(3)教会患者自我放松的方法。

(4)根据个体情况进行针对性心理护理。

(5)鼓励患者家属和朋友给予患者关心和支持。

2．术前护理

(1)告知患者压力性尿失禁本身只影响患者的生活质量,并无生命危险。

(2)征询患者及其家属的意愿,告诉患者决定是否手术的关键因素是症状引起的困扰程度。在充分沟通的基础上做出是否手术的选择。

(3)注意评估膀胱尿道功能,必要时行尿动力学检查。

(4)根据患者的具体情况选择术式,要考虑手术的疗效、并发症及手术费用,并尽量选择创伤小的术式。

(5)尽量考虑到尿失禁的分类及分型,并做针对性治疗。

(6)应嘱咐患者术后坚持盆底训练和保持体形的重要性。

3．术后常规护理

(1)麻醉术后护理:全麻术后常规护理,严格监测生命体征,持续低流量吸氧。

(2)管道护理

①输液管保持通畅,留置针妥善固定,注意观察穿刺部位皮肤。

②保持尿管引流通畅,勿打折,尿管拔除后注意关注患者排尿情况,保持会阴部清洁干燥。

(3)盆底肌训练:教会并督促患者在手术前后都需进行盆底肌训练。

(4)基础护理:做好口腔护理、定时翻身、患者清洁等工作。

(5)并发症的处理及护理

①出血:阴道内填塞纱条上渗血、出血,会阴血肿。

遵医嘱应用止血药,局部纱条压迫止血,延长纱条取出的时间。

②排尿功能障碍:排尿困难和尿潴留。

留置导尿或间歇性自我导尿或膀胱造瘘。

③感染:尿路刺激征,发热。

· 行尿培养和药敏实验,使用有效抗生素。

· 出现盆腔脓肿,应切开引流。

【护理评价】

1.患者焦虑程度减轻,可以配合治疗及护理。

2.患者自信心增加,生活质量提高。

3.患者皮肤完好,未发生破损。

4.患者了解并掌握尿失禁相关知识。

5.患者术后未发生相关并发症。

【健康教育】

1．生活方式干预及膀胱训练　主要包括减轻体重、戒烟、禁止饮用含咖啡因饮料、生活起居规律、避免强体力劳动(包括提拎和搬动重物)、避免参加增加腹压的体育活动等。

2．膀胱训练　是通过改变排尿习惯调节膀胱功能,通过指导患者记录每日的饮水和排尿情况、填写膀胱功能训练表,有意延长排尿间隔,使患者学会通过抑制尿急而延迟排尿。膀胱训练的关键部分是制订排尿计划。回顾患者的排尿日记后,初步选择适当的最长排尿间隔;然后指导患者醒来后排空膀胱,白天时每当排尿时间来临(如每 30～60 分钟)排尿;逐渐(通常每周 1 次)延长排尿间隔直到每 2～3 小时排尿 1 次。患者记录每次排尿时间并且每周与医护人员电话或当面沟通。在一项膀胱训练与药物的对照研究中,膀胱训练组临床治愈率为 73%。

此方法要求患者无精神障碍。对有压力性尿失禁和逼尿肌不稳定的混合性尿失禁有一定疗效。

3. 盆底肌锻炼　通过自主地、反复地盆底肌肉群的收缩和舒张，来改善盆底功能，提高尿道稳定性，达到预防和治疗尿失禁的目的。盆底肌训练可用于预防尿失禁，如在分娩前育龄妇女中，或作为分娩和手术后康复的一部分。大多数情况下，PFMT 用于治疗现有的尿失禁，并可能通过生物反馈（使用视觉、触觉或听觉刺激）、电刺激治疗增强疗效。PFMT 对女性压力性尿失禁的预防和治疗作用已为众多的荟萃（Meta）分析和随机对照研究（RCTs）所证实，PFMT 对治疗或改善尿失禁及改善生活质量均有效。此法简便易行、有效，适用于各种类型的压力性尿失禁，停止训练后疗效的持续时间尚不明确。

目前尚无统一的训练方法，多数学者认为，必须使盆底肌达到相当的训练量才可能有效。可参照以下方法实施：持续收缩盆底肌（提肛运动）2～6s 松弛休息 2～6s，如此反复 10～15 次。每天训练 3～8 次，持续 8 周或更长时间。

第十节　男性生殖系统疾病患者的护理技术

一、精索静脉曲张

【教学重点难点】
1. 精索静脉曲张患者的手术指征与手术方式。
2. 精索静脉曲张患者的日常健康教育。

【概述】　精索静脉曲张（varicocele，VC）是指精索内蔓状静脉丛的异常伸长、扩张和迂曲，其发病率在男性人群中约为 15%，常引起睾丸发育不良及精液质量异常，是男性不育的主要原因之一，在男性原发不育患者中的发病率为 30%～40%，也是男科最常见的疾病之一及男科病房收治的主要病种之一。但目前人们对该病的认识还相对比较片面，相关资料比较零散，有待归纳和总结。

在漫长的医学发展史中，精索静脉曲张的处理主要以手术及非手术治疗为主。事实上，在 20 世纪之前，即有很多手术方法及器械被运用于精索静脉曲张的治疗。非手术治疗最常见的方法是将阴囊悬吊或托起，以促进血液的回流。手术方法则一般是在阴囊局部切开、切除、烧灼局部曲张的静脉或排空其中的血液。例如，在 10 世纪，Cordoba 记载了一种详细的治疗精索静脉曲张的手术方法，即让患者坐在高脚椅上，在静脉曲张局部沿血管方向做一个斜切口，使曲张的静脉裸露并将其切除。如果所有的血管静脉曲张，则切除睾丸。

真正具有现代意义的手术方法开始于 20 世纪。Ivanissevich 首先于 1918 年描述了经腹股沟路径的精索静脉结扎术。Palomo 于 1949 年首次报道了经腹膜后高位结扎精索内动静脉术式。Bernardi 于 1958 年对 Palomo 的手术方式进行了改良，在高位结扎精索静脉时保留了动脉。其后，Silber 于 1979 年报道了显微镜下精索静脉结扎术，康奈尔大学医学中心的 Goldstein 等于 1992 年对精索静脉曲张的显微外科手术进行了改进。Aaberg 于 1991 年报道了经腹腔镜下精索静脉结扎术，进入 21 世纪后机器人辅助精索静脉结扎术已在临床有所开展。

【病因】　精索静脉曲张的病因复杂，目前认为先天解剖因素、精索静脉瓣膜缺陷及左侧精索静脉内压增高是其最主要原因。临床上精索静脉曲张左侧更为常见,与以下综合因素相关。

1. **胚胎学因素**　一些研究者认为,精索静脉曲张是因为人类保持直立姿势导致的,毕竟其他物种很少有精索静脉曲张发生。也可能与个体发育过程中左侧精索静脉有更多的可塑性脉管系统有关。左侧肾上腺、精索静脉血流呈直角汇入左肾静脉,由于左肾静脉压力高,人体的直立体位使得这种回流更加困难。还有人认为,左侧精索内静脉血液进入肾静脉后,压力变化引起涡流,更增加了回流阻力。相反,右侧肾上腺、肾、精索的静脉血流以斜行角度进入下腔静脉,血流较通畅,而且下腔静脉压比左肾静脉压低。因此,左侧精索内静脉发生反流而导致精索静脉曲张比右侧多。

另外,左侧精索静脉比右侧长 8～10cm,则更增加了回流阻力,这也是一个可能原因。同时,左肾静脉要横过脊柱流入下腔静脉,行程较长,而且位于肠系膜上动脉和腹主动脉之间,动脉的搏动不断产生冲击力,也会在一定程度上对左肾静脉血液回流产生影响。

2. **精索内静脉瓣膜异常或缺乏**　精索内静脉有多个静脉瓣,虽然肾静脉压力高于精索内静脉压力,但正常情况下精索内静脉瓣膜起着阻止静脉血液反流的作用,如果静脉瓣膜缺乏或功能不全,则导致血液反流。尸检也发现男性左侧精索内静脉近肾静脉处瓣膜缺乏约占40%,瓣膜功能不全约占 10%。这种解剖特点容易发生左肾静脉血液向左侧精索内静脉逆流,一旦发生逆流,可造成精索内静脉扩张,影响静脉瓣的关闭功能,久而久之加重这种逆流而成为恶性循环。

3. **腹压增高**　当屏气或增加腹压时,下腔静脉、肾静脉压的增高可使精索静脉腔内阻力增大,特别是人体处于直立状态的体位,与动物有根本区别。有研究者在精索静脉曲张患者手术时测量大隐静脉压力平均为 1kPa 或 $10.3cmH_2O(5～14cmH_2O)$,精索内静脉远端压力平均为 1.26kPa 或 $12.9cmH_2O(10.5～15cmH_2O)$,因此将精索内静脉高位结扎,远端与大隐静脉近心端吻合,术后可取得较好效果。由于大隐静脉有完整瓣膜,不致反流。当直立位时,尤其在咳嗽或屏气使腹内压增高时,阴囊蔓状静脉丛压力可高达 3.92～$4.9kPa(40～50cmH_2O)$。若采用单纯高位精索内静脉结扎,只要有小的侧支被遗漏,术后即可复发。

4. **精索肌筋膜缺乏或松弛**　有研究者认为,精索包膜的肌纤维鞘具有促进静脉血回流的泵压作用,同时具有防止静脉过度扩张的功能,犹如弹力绷带的作用。病理检查证实,精索静脉曲张患者提睾肌萎缩,这或将导致泵压作用减弱,不利于血液回流。但也有研究者认为,这可能是继发于精索静脉曲张出现的萎缩,而不是病因。

5. **胡桃夹现象**　是由于先天或后天形体变化等原因,左肾静脉汇入下腔静脉的行程中,因走行于腹主动脉和肠系膜上动脉之间形成的夹角内,受到挤压而引起血流变化和相应的临床症状。正常时,肠系膜上动脉与腹主动脉之间的夹角被肠系膜、脂肪、淋巴结和腹膜等所充塞,使左肾静脉不致受到压挤。在青春期发育较快、身高迅速增长、脊柱过度伸展、体形急剧变化或肾下垂等情况下,左肾静脉会受到挤压,引起血流变化和相应的临床症状。

胡桃夹现象的直接后果是左肾静脉高压,导致流入左肾静脉的左侧精索静脉血液回流受阻,左侧精索静脉瘀血扩张,这类患者一般会出现比较严重的精索静脉曲张,属于继发性精索静脉曲张。

6. **可能的遗传学特征**　目前,国内外多个研究报道了精索静脉曲张有一定的遗传倾向性,精索静脉曲张患者的一级亲属患精索静脉曲张的概率较正常人高3～8倍。但精索静脉曲张的遗传学特征相关研究相对较少,仅有数篇文章报道基因单核苷酸多态性(SNP)与精索静脉曲张发病有关。

研究精索静脉曲张的遗传学特征对疾病的早期预防及精准诊疗具有重要意义,精索静脉曲张与下肢静脉曲张之间的关联可为精索静脉曲张的遗传学相关研究提供线索。

【临床表现】 精索静脉曲张的临床表现依据严重程度分为三度。

1度(轻度) 站立时看不到阴囊皮肤有曲张静脉突出,但可摸到阴囊内曲张的静脉,平卧时曲张的静脉很快消失。

2度(中度) 站立时可看到阴囊上有扩张的静脉突出,可摸到阴囊内有较明显的曲张的静脉,平卧时包块逐渐消失。

3度(重度) 阴囊表面有明显的粗大血管,阴囊内有明显的蚯蚓状扩张的静脉,静脉壁肥厚变硬,平卧时消失缓慢。

【辅助检查】 在精索静脉曲张患者中,曲张静脉血液、精液、精子、睾丸及附睾中的相关参数发生改变,如各种酶、活性氧等。

1. 精索静脉曲张对精子、精液中酶的影响 精索静脉曲张患者的5'-核苷酸酶活性降低。5'-核苷酸酶通过cAMP-腺苷途径参与精子获能,并通过腺苷一磷酸(AMP)直接产生的腺苷参与精子活动。Corrales等报道,精索静脉曲张患者精液和精子中酸性糖苷酶异常过表达。左卡尼汀和甘油磷酸胆碱作为附睾功能的指标,果糖作为精囊功能的指标,而柠檬酸和酸性磷酸酶是前列腺功能活性的标志。在精索静脉曲张不育患者中,精液和精子中过度表达酸性α-甘露糖苷酶、β-半乳糖苷酶和β-乙酰氨基葡糖苷酶,这些糖苷酶在精子中的表达增加可以反映精索静脉曲张患者精子成熟度下降。血小板衍生生长因子(PDGF)及其受体(PDGFR)在调控男性胚胎和出生后的性腺发育中起着关键的作用。PDGF缺陷与严重的生精障碍有关。ACPI是磷蛋白酪氨酸磷酸酶,能够使PDGFR去磷酸化,降低其活性。高活性ACPI基因通过使PDGFR去磷酸化导致精子浓度降低。精索静脉曲张患者中,ACPI基因呈现高活性状态。在大鼠精索静脉曲张模型中,代表组织低氧的重要分子低氧诱导因子HIF-1α在附睾组织中表达水平明显升高,在人精索静脉曲张患者精索内静脉血中HIF-1α表达增加。

另外,在精索静脉曲张男性不育患者中,精子混合凝集反应试验和过氧化物酶标志的蛋白A测试或许可用于检测精索静脉曲张不育患者的精子自身抗体。

2. 精索静脉曲张患者中活性氧水平升高 精索静脉曲张患者的血浆蛋白基含量高于对照组,表明精索静脉曲张患者的氧化应激水平高于正常男性。精索静脉曲张可以增加精液中活性氧(ROS)产量并引起氧化应激。8-羟基脱氧鸟苷(8-OHdG)在精索静脉曲张中作为氧化应激的生物标志物,是ROS诱导的DNA大量产物中最常见的产物之一。8-OHdG是精子ROS引起氧化性DNA损伤的敏感指标。在由ROS诱导的许多类型的DNA损伤中,8-OHdG是比其他类型的氧化损伤更重要和有用的生物标志物。线粒体DNA(mtDNA)是一种裸露而紧凑的DNA分子,无须校对即可快速复制。在精索静脉白细胞中的DNA和精子的DNA中,mtDNA的缺失可能是评估精索静脉曲张和亚临床型精索静脉曲张患者氧化应激的有用指标。

3. 精索静脉曲张患者的精液参数降低 世界卫生组织的一项大规模研究显示,与特发性不育症相比,男性静脉曲张不育患者精子浓度较低。精子 DNA 完整性对于遗传密码的传递是重要的,并且它被认为是精子发生完整性和男性生育力潜力的标志。

吖啶橙染色法在评估精索静脉曲张切除术后精子 DNA 完整性方面比流式细胞术更可靠。

精子浓度较低可能与精子 DNA 损伤有关。精子 DNA 碎片指数(DFI)与妊娠结局显著相关。

与精索静脉曲张相关的几个因素也可能导致 DNA 损伤,包括热量、压力应激、暴露于有毒物质、睾丸缺氧及增加的氧化应激。因此,精索静脉曲张患者具有高比例的 DNA 受损的精子。

4. 阴囊红外温度热影像　阴囊红外温度热影像为无创性检查。该检查方法可确定亚临床型或 1 度精索静脉曲张。检查室温度在 20～22℃,被检查者脱去衣物站立 5min,使阴囊皮肤温度达到平衡。正常男性阴囊皮肤温度通常不超过 33℃。研究表明,阴囊局部温度的高低与静脉曲张的程度成正比,但受周围组织及环境温度影响较大,假阳性率高。

5. 选择性肾静脉及精索内静脉造影　根据选择性肾静脉及精索内静脉造影的结果,可将精索静脉曲张分为 3 度:轻度,精索内静脉中造影剂逆流的长度为 5cm;中度,造影剂逆流至腰椎 4～5 水平;重度,造影剂逆流至阴囊内。

6. 放射性核素阴囊血池扫描　放射性核素阴囊血池扫描(RSS)可发现亚临床型精索静脉曲张。正常阴囊灌注仅见髂动脉和股动脉显影,睾丸动脉不显影,阴囊无明显放射性出现。血池相阴囊轻度显影,放射性分布均匀,左右两侧基本对称,但放射性浓度低于股动脉影像。

RSS 能评估精索内静脉反流,先视觉法观察成像,再血流灌注相观察是否有血液反流,静态相观察是否有核素异常集聚,并利用计算机技术测定阴囊血池指数(SBPI),判断有无精索静脉曲张并分型、定度。根据阴囊放射性集积的扫描结果可分为 0～3 级,0 级为无集积,1 级为小于生殖股静脉集积,2 级为等于生殖股静脉集积,3 级为大于生殖股静脉集积。

7. 胡桃夹综合征　胡桃夹综合征(NCP)亦称为左肾静脉压迫综合征,为左肾静脉在腹主动脉与肠系膜上动脉夹角处受压狭窄引起反复性、发作性血尿或体位性蛋白尿。

近年来应用多层螺旋 CT 动态扫描或血管成像技术来诊断胡桃夹综合征。CT 可见扩张的左肾静脉,还可在腹主动脉水平看到血管倾斜成角,造影剂呈小片状浓缩聚集于左肾窦和下极区域,从而影响左侧精索静脉回流。

8. 精索静脉曲张的超声诊断　精索静脉曲张过去主要靠临床病史及触诊进行诊断,其精确性依赖检查者的临床经验、患者的体型及阴囊的收缩状态等,缺乏准确的客观指标。超声具有实时、高灵敏度、无创性等特点,应用彩色多普勒超声检查,既能了解组织器官的解剖结构,包括精索、睾丸及附睾等,又能了解相应部位的血流状况,清楚地显示静脉内有无血液反流,反流部位、反流程度及与呼吸、Valsalva 动作的关系等,彩色多普勒超声检查对精索静脉曲张的诊断及分型、是否手术治疗、术后是否复发及睾丸功能的评估有着重要价值,还可以在不育患者中发现更多的亚临床型精索静脉曲张,现已成为精索静脉曲张的首选辅助检查手段。

9. 睾丸的外观形态/大小质地　大多数学者认为,精索静脉曲张越严重,患者的睾丸体积越小。睾丸大小可通过 Prader 睾丸测量器或彩色多普勒超声测量,但前者易高估睾丸体积,特别是在小睾丸的情况下。目前公认彩色多普勒超声测量更精确，为首选测量方法。通常认为，生精功能正常的双侧睾丸超声下总容积至少为 20ml 以上，而用 Prader 睾丸测量器总容积至少为 30～35ml。对于青少年精索静脉曲张患者，可使用游标卡尺和彩色多普勒超声测量睾丸大小并计算睾丸萎缩指数。

10. 精液量　精液常规检查中，应该包括精液量、液化时间、pH、精子浓度、形态学、活动率等。为了减少误差，至少应在 3～4 周内行 2 次精液常规检测。

11. 生殖激素水平　常规生殖激素水平检查应包括血清总睾酮(T)、卵泡刺激素(FSH)、黄体生成素(LH)、催乳素(PRL)和雌二醇(E)。其中，血清 FSH 是评价睾丸生精功能较好的指标，较低的血清 FSH 水平提示较好的睾丸生精功能，也预示着较好的治疗效果。有研究认为 FSH、LH 与青少年精索静脉曲张患者睾丸生精功能相关性较大，可用于评价其睾丸生精功能。

【处理原则】

1. 手术指征

(1)有症状的患者并不常见，但如果出现阴囊坠胀不适甚至疼痛的症状，即是手术指征之一。

(2)可以取得精液的患者可进行精液分析，但青少年精液质量存在较大差异，目前也没有不同年龄段青少年精液分析的标准参考值，且精索静脉曲张并不一定导致不育。只有当患者外阴发育达 Tanner V 级时，精液分析可参考成人标准，如多次检查异常，可作为参考手术指征之一。

(3)睾丸体积及萎缩指数睾丸萎缩指数＝(健侧睾丸体积－患侧睾丸体积)/健侧睾丸体积×100%。目前尚无与年龄相关的具体的睾丸体积标准，一般是和健侧进行比较。患侧睾丸体积＜健侧 2ml 或睾丸萎缩指数＞20% 是比较明确的手术指征。

然而，由于这一时期患儿睾丸发育不完全，精索静脉曲张对睾丸体积的影响时间短，也未必能产生阳性结果。同时，即使是单侧的精索静脉曲张对睾丸的影响也可能是双侧性的。因此，睾丸萎缩指数并不能作为绝对的手术指征。

2. 手术方式　适用于成人的手术方式几乎都适用于儿童及青少年。需要注意的是，对即将或以后有应征入伍需求的特殊患者在手术方式的选择上需要考虑到其特殊需求。

(1)开放手术：目前开放手术仍然是治疗精索静脉曲张的主要方法，包括经腹股沟精索静脉高位结扎术、经腹膜后精索静脉高位结扎术［包括不保留精索内动脉的精索血管集束结扎术(即经典 Palomo 术)］。不同手术各有优缺点，目前对于青少年精索静脉曲张采取腹膜后精索静脉高位结扎是否必须保留精索内动脉尚无定论。

①显微外科手术：研究显示，显微外科手术治疗精索静脉曲张效果满意，可通过腹股沟途径或外环下途径。外环下途径术后外观更佳，其最主要缺点是这个位置的静脉分支较多，动脉及淋巴管直径小，需要更多的显微外科技巧。对于青少年因胡桃夹综合征导致的左侧精索静脉曲张，研究显示采用显微镜下精索静脉-腹壁下静脉吻合术效果更好，并发症更少。

②腹腔镜手术：腹腔镜手术的主要优势是对于双侧精索静脉曲张患者，可以通过同一切口完成双侧手术。近年来随着单孔腹腔镜技术的发展，该手术创伤更小。但腹腔镜手术需经过腹腔，对胃肠道有潜在的影响，并且费用相对较高。

③机器人辅助手术:随着机器人辅助手术系统的推广,机器人辅助腹腔镜精索静脉结扎术也取得了良好的效果,但其高昂的价格限制了其临床应用。

(2)介入手术:可通过介入技术进行精索静脉的栓塞。优点是恢复快、疼痛小,但放射暴露是潜在的危害因素。对于儿童及青少年患者,不宜首选介入手术治疗。

对于有顾虑的患者,如果没有临床症状,积极观察也是可以选择的方案之一。应向患者及其监护人说明,在观察中可能出现病情加重,需要更改为手术治疗,同时要告知这一期间也可能出现睾丸损害加重的风险。对于选择积极观察而没有手术的患者,建议至少每年复查彩色多普勒超声 1 次。

【护理评估】

1. 健康史　有无营养不良、生活方式等与精索静脉曲张发病有关的因素;有无相关体征等。

2. 身体状况　了解有无疼痛、肿胀等症状,以及严重程度。

3. 辅助检查　了解超声、精液检查等结果。

4. 心理、社会状况　了解患者和家属对该病的治疗方法及其预后的认知程度。

【护理目标】

1. 患者焦虑/恐惧程度减轻,配合治疗及护理。

2. 患者主诉不适感减轻或消失。

3. 术后未发生相关并发症,或并发症发生后能得到及时治疗与处理。

【护理措施】

1. 术前护理措施

(1)心理护理

①向患者及家属介绍精索静脉曲张高位结扎术的优点、方法和注意事项,介绍手术成功的病例,同时告知可能出现复发、鞘膜积液、伤口感染、疼痛等并发症;术后一般不影响美观;手术只处理精索内静脉,不涉及海绵体,不会造成器质性的性功能障碍。

②针对其心理障碍等原因予以个体化心理护理,提高精索静脉曲张患者的孕育率;建立沟通平台,把心理护理从院内延伸到院外。

③指导家属给予必要的关心和支持,平和心态对待,告知患者若手术满意可不借助辅助生殖技术而使配偶自然妊娠,增强其治疗的信心。

(2)手术准备

①注意保暖,防受凉,避免术后咳嗽导致腹压增高,从而影响伤口愈合。

②训练床上排尿,避免术后发生尿潴留。

(3)术前常规准备

①完善术前相关检查,如血、尿、便常规,肝肾功能,电解质,凝血全套,胸部 X 线片,心电图等。行阴囊彩超检查,明确精索静脉曲张的程度。

②术前禁食 8h,禁饮 4h。

③腹腔镜精索静脉高位结扎术脐部均应彻底清洁,避免切口感染。术前 1 日用碱性皂清洗脐部。术晨再用聚维酮碘溶液进行脐部消毒。

④术晨更换清洁病员服。

⑤术晨与手术室人员核对患者、药物及其他相关信息后,送入手术室。

2. 术后护理措施

(1)外科术后护理

①麻醉后护理常规

· 了解麻醉和手术方式及术中情况；去枕平卧，头偏向一侧。

· 持续低流量吸氧、持续心电监护、严密监测生命体征。

· 床挡保护防坠床。

②伤口观察及护理

· 观察伤口有无渗血、渗液，渗液的颜色及量。

· 敷料渗湿及时更换。

· "丁"字带托起阴囊。

· 观察阴囊有无血肿。

③管道观察及护理：留置针妥善固定，输液管保持通畅，注意观察穿刺部位皮肤。

④疼痛护理

· 评估患者疼痛情况，遵医嘱给予镇痛药物。

· 提供安静、舒适的环境。

⑤基础护理

· 观察自解小便情况。

· 做好口腔护理、定时翻身、清洁等工作。

(2)饮食

①术后 6h 内禁饮、禁食。

②术后 6h 后可开始进水，如无腹痛、腹胀等不适，逐渐进术后流食、半流食直至普食。

③忌烟酒及辛辣刺激食物。

④多饮水，多吃新鲜蔬菜、水果，多食高纤维素、易消化食物，保持大便通畅。

(3)体位与活动

①全麻清醒前：去枕平卧位，头偏向一侧。

②全麻清醒后手术当日：平卧位、侧卧位卧床为主。

③术后第 1 日：适当床旁活动。

3. 并发症的处理及护理

(1)阴囊水肿：

①做好心理护理，消除其恐惧心理。

②卧床休息，"丁"字带托起阴囊。

③局部用 50％硫酸镁湿敷，一般 1 周内水肿可自行消退。

(2)尿潴留

①术前训练床上排尿。

②心理护理。

③提供利于排尿的环境，调整体位和姿势。

④诱导排尿，必要时安置保留尿管。

(3)术后伤口的护理与观察

①保持皮肤清洁，及时更换渗湿敷料，保持敷料干燥、清洁。

②预防伤口感染，伤口出现红肿热痛、切口疼痛并伴体温升高时应考虑感染，及时报告医师，使用抗生素抗感染。

③予雾化吸入，鼓励有效咳嗽排痰，避免用力咳嗽影响伤口愈合。

【护理评价】

1. 患者焦虑、恐惧程度减轻，可以配合治疗及护理。

2. 患者不适感减轻或消失。

3. 术后未发生相关并发症。

【健康教育】

1. 保持健康的体重　随着社会发展和生活条件的改善，肥胖人群所占比例越来越高，且随着年龄增长肥胖人群所占比例也越来越高。肥胖与心血管疾病、高脂血症、2 型糖尿病、骨关节炎、高血压，甚至与一些癌症均有关。此外，研究发现，肥胖能够导致体内生殖激素水平改变，其中男性表现为睾酮水平降低。目前，一些研究表明，精索静脉曲张可能是老年睾酮缺乏的重要危险因素，因其能够损害睾丸间质细胞功能。一些研究表明，肥胖、年龄、精索静脉曲张和睾酮水平降低有关，肥胖和精索静脉曲张都是导致人体睾酮水平降低的重要因素。

BMI 指数高的患者仰卧位时左侧精索静脉直径相对 BMI 指数低的人高，这可能是因为 BMI 高的患者腹腔内的压力相对较高，传导至睾丸蔓状静脉丛，使其压力增高所致，可能是促使精索静脉曲张病理变化的原因之一。然而，一些研究证明，拥有高 BMI 的人群患精索静脉曲张的可能性低于低 BMI 的人群，随 BMI 的增长，精索静脉曲张的患病率反而降低，原因可能是增加的脂肪组织减少了左肾静脉的压迫，也有可能是脂肪组织影响了精索静脉曲张探查到的概率。

总之，应当注意日常饮食调节，尤其是青少年，应懂得合理控制饮食，维持正常体重，保持身体健康，维持生殖器官正常发育。

2. 调整饮食结构　精索静脉曲张患者应注意调整自身的饮食结构。许多新鲜的食物，如水果、蔬菜、海鲜、肉类等，含多种重要的维生素（如维生素 A、维生素 C、维生素 E 等）、硒等矿物质、硫辛酸、虾青素等，具有抗氧化能力，补充这些食物能够改善体内的氧化应激状态，对于精索静脉曲张患者有一定的帮助。

吸烟与饮用咖啡和酒精能够降低精液体积，降低精子活动力和存活率。该研究表明，通过改变不良的生活习惯，合理调整饮食结构，能够使精索静脉曲张患者的精液质量得到改善，从而可能使患者避免进行手术。

因此，对于精索静脉曲张患者，平时应当注意饮食结构的调整，多吃新鲜的水果、蔬菜、海鲜、肉类等具有抗氧化能力的食物，少吃油炸、腌制、罐装食品等，尽量避免咖啡、可乐等饮品的摄入，改变饮食习惯，健康饮食，健康生活。

3. 避免过度运动　随着时代的发展，现代人生活压力越来越大，可自由支配的时间越来越少，同时随着电脑、手机的普及，更多的年轻人在闲暇时不是进行体育锻炼，而是选择玩电脑、玩手机，缺乏必要的体育锻炼对我们的身体健康产生了负面影响。适当的体育锻炼是身体健康的基础。

研究表明，适当的体育锻炼有助于改善生殖系统健康，男性进行适当的体育锻炼是睾酮分泌的基础。但也并不是任何程度的锻炼对生殖系统都有好处，生殖系统对于锻炼相关的应激十分敏感,生殖激素水平的高低和锻炼的激烈程度有关。运动锻炼对男性生殖系统健康的影响取决于运动的类型、强度、持续时间,以及个人状态。

精索静脉曲张是运动员最常见的男科疾病,约占运动员总人数的29%甚至更高。推测可能是不同的运动相关的全身和局部因素减少了促性腺激素的分泌,增加了抗性腺激素,温度升高,腹内压升高,氧气供应减少,可能代表了一种"aggravating因子"对精索静脉曲张的演化及睾丸和精液改变的成因。

4. 手术效果的判断 主要是症状的缓解、精液质量的改善及发育不良的睾丸是否有增长。建议完善术后的随访,随访项目包括临床症状评估、定期精液分析及睾丸彩超检查等。

二、睾丸鞘膜积液

【教学重点难点】

1. 睾丸鞘膜积液的病因。

2. 睾丸鞘膜积液的护理诊断及措施。

【概述】 在睾丸从腹腔下降至阴囊的过程中,前端有一个腹膜的膨出,即鞘状突。正常胚胎发育过程中,随着睾丸下降,腹股沟段鞘状突在出生前或出生后短期即闭合,而包绕在睾丸周围的则形成一个小空腔,即睾丸鞘膜腔。

单纯的睾丸鞘膜积液是各种原因引起该液体分泌增多或吸收减少,液体积聚形成的。所有儿童、婴幼儿的睾丸鞘积液都是由持续未闭合或闭合延迟的鞘状突引起的。

【病因】

1. 新生儿鞘膜积液 是由于鞘状突已经闭合,但是液体未吸收,积聚在阴囊内的鞘膜腔形成。有时积液量很大,且为双侧。这类单纯性睾丸鞘膜积液,2岁以内会基本吸收。

2. 精索鞘膜积液 又称精索囊肿,为精索段的鞘状突节段性闭合引起,伴或不伴与腹腔相通(相通即为交通性精索鞘膜积液)。

3. 交通性鞘膜积液 由于鞘状突未闭合,睾丸鞘膜腔与腹腔持续相通,液体自由流入睾丸鞘膜腔而形成。积液可随着活动而出现大小的变化,直立、运动、负压增加后明显,平卧缓解。临床上,可见年龄较大的儿童甚至成年人首次发现交通性鞘膜积液,这是网膜疝引起的阴囊内液体积聚导致的迟发的交通性鞘膜积液。

【临床表现】 症状表现为阴囊内或腹股沟区囊性肿块。积液量少时多无自觉症状,如积液较多、囊肿增大、张力高时,可引起下坠感、胀痛或轻度牵扯痛。交通性鞘膜积液其肿块大小可随体位变动而变化,立位时肿块增大,平卧后可缩小或消失。

【辅助检查】

1. 体征检查 可见阴囊内或腹股沟区卵圆形或梨形肿块,表面光滑,有囊性感。睾丸鞘膜积液其囊肿位于阴囊内,无法触及睾丸及附睾,而精索鞘膜积液则可触及囊肿下方的睾丸及附睾;交通性鞘膜积液挤压时,囊肿可减小或消失。查体,透光试验阳性。

2. B超 鞘膜积液肿块呈液性暗区,有利于进一步明确诊断及与其他疾病的鉴别。

3. 其他辅助诊断 由于睾丸下降不全多伴有鞘状突未闭,故在鞘膜积液的查体、诊断时,需要注意睾丸的情况。

【处理原则】

1. 非手术治疗 2岁以下儿童的鞘膜积液多可自行吸收,可暂不治疗。婴幼儿的睾丸鞘膜积液禁忌抽吸。无症状的、较小的、张力低的鞘膜积液也可随访。

2. 手术治疗　儿童的睾丸鞘膜积液均需鞘状突高位切断及结扎手术,同时打开囊肿,排出积液。手术经腹股沟切口,在精索前内侧分离出鞘状突,避开输精管,在内环口高位离断鞘状突,结扎近端。远端囊肿推入切口,钝性分离打开囊肿,排出液体。关闭切口前,务必将睾丸回纳至阴囊底部。如术中,发现睾丸下降不全,应同时行睾丸下降固定术。

近年来,随着腹腔镜技术的不断发展,可以在腹腔镜下于内环口上方结扎鞘状突。腹腔镜下,可以同时处理双侧病变。成人睾丸鞘膜积液行经阴囊睾丸鞘膜翻转术,术中细致止血,伤口加压包扎,防止术后出血,阴囊血肿。

【护理评估】

1. 身体状况　有如积液较多、囊肿增大、张力高时,可引起下坠感、胀痛或轻度牵扯痛。

2. 辅助检查　了解 B 超等影像学检查结果。

3. 心理、社会状况　了解患者和家属对该病的治疗方法及其预后的认知程度。

【常见护理诊断】

1. 焦虑/恐惧　与患者缺乏疾病的相关知识、恐惧等有关。

2. 舒适度的改变　与局部体液淤积、手术创伤等有关。

3. 潜在并发症　出血、感染等。

【护理目标】

1. 患者焦虑/恐惧程度减轻,配合治疗及护理。

2. 患者主诉不适感减轻或消失。

3. 术后未发生相关并发症,或并发症发生后得到及时治疗与处理。

【护理措施】

1. 术前护理措施

(1)心理护理

①向患者或患儿家属耐心讲解手术的必要性和治疗效果,介绍手术过程、麻醉及相关注意事项。

②请康复期患者现身说教,树立信心,消除恐惧的心理。

③进行个性化心理护理。

④保持患者或患儿情绪稳定。

(2)术前常规准备

①完善术前相关检查:血常规、尿常规、肝肾功能、电解质、凝血全套、胸部 X 线片、心电图、B 超检查等。

②术前行抗生素皮试。

③术前禁食 8h,禁饮 4h。

④术晨更换清洁病员服,遵医嘱建立静脉通道。

⑤与手术室人员核对患者、药物及其他相关信息后,送入手术室。

2. 术后护理措施

(1)外科术后护理

①麻醉后护理常规

• 了解麻醉和手术方式及术中情况,去枕平卧,头偏向一侧。

- 持续低流量吸氧、持续心电监护、严密监测生命体征。
- 床挡保护防坠床。

②伤口观察及护理

- 观察伤口有无渗血、渗液,渗液的颜色及量。
- 敷料渗湿及时更换。
- "丁"字带托起阴囊。
- 观察阴囊有无血肿。

③管道观察及护理:留置针妥善固定,输液管保持通畅,注意观察穿刺部位皮肤。

④疼痛护理

- 评估患者疼痛情况,遵医嘱给予镇痛药物。
- 提供安静、舒适的环境。

⑤基础护理:做好口腔护理、定时翻身、清洁等工作。

(2)饮食

①术后 6h 内禁饮、禁食。

②术后 6h 后可开始进水,如无腹痛、腹胀等不适,逐渐进流食、半流食到普食。予高热量、高蛋白、高维生素饮食。

(3)体位与活动

①全麻清醒前:去枕平卧位,头偏向一侧。

②全麻清醒后手术当日:半卧位、侧卧位。

③术后第 1 日:半卧位为主,增加床旁活动。

④术后第 2 日:指导病情稳定患者下床活动。注意:活动能力应当根据患者个体化情况循序渐进。

【护理评价】

1. 患者积极配合治疗。

2. 患者不适感减轻或消失。

3. 术后未发生相关并发症。

【健康教育】

1. 饮食　忌烟酒及辛辣刺激性食物,多饮水,多吃蔬菜水果及富含纤维素的饮食,术后 1 周可恢复正常工作生活。术后 1 个月内避免重体力劳动、剧烈运动及持久站立、提重物、抬重物等。

2. 活动　成人术后 1 个月内禁止性生活;术后 1～2 个月复查,必要时及时就诊。

三、男性生殖系统结核

(一)附睾结核

【教学重点难点】

1. 附睾结核的临床表现。

2. 附睾结核的护理措施。

【概述】　附睾结核(tuberculosis of epididymis)又称为结核性附睾炎,由结核分枝杆菌侵入附睾产生,在男性生殖系结核中位于前列腺结核、精囊结核之后,居第三位。早期 70％为单侧病变,病程 1 年以上 75%可发展为双侧,可继发不育。20—40 岁的青壮年多见。

【病因】 本病多见于血行感染,可伴有泌尿系统结核,也可单独存在。少部分前列腺结核逆行感染也可导致附睾结核。

【临床表现】 阴囊肿胀、不适或隐痛。附睾肿大形成坚硬的肿块,不伴压痛。附睾肿块与阴囊粘连形成寒性脓肿,破溃后形成窦道而经久不愈。附睾双侧发病可致不育。

急性发病期的患者,附睾肿痛明显,高热、疼痛,阴囊增大迅速,炎症消退后,留下硬结、皮肤粘连、阴囊窦道。

【辅助检查】

1. 体检 附睾尾部有不规则局限性硬结,无明显触痛,可与阴囊皮肤粘连。阴囊皮肤无红肿,有时可见慢性寒性脓肿及难以愈合的阴囊窦道,输精管呈串珠样改变。

2. 实验室检查

(1)多次 24h 尿液沉淀涂片可查见抗酸杆菌,结核菌培养阳性。

(2)血常规检查见白细胞总数正常,淋巴细胞比值增高,红细胞沉降率加快。

(3)精液检查可发现精液量少,精子计数减少,活力降低。

3. 穿刺细胞学检查 可获结核病变病理学证据而明确诊断。

4. B 超 不具特异性,图像显示附睾增大,可见弱增强或低回声结节,边缘不规则,内部回声不均匀。

【处理原则】

1. 支持治疗 多休息,饮食宜营养丰富,可用日光疗法。

2. 抗结核药物治疗 早期应用抗结核药物治疗,治疗需足疗程、足量、规律、全程、联合用药。术前抗结核治疗至少 2 周,术后根据病情抗结核治疗 6~12 个月。

3. 手术治疗

(1)附睾切除术:适用于附睾病变较重、有寒性脓肿和窦道者。

(2)附睾切除+输精管结扎术:不需再生育者,切除附睾的同时,可结扎对侧输精管,减少对侧发生结核的机会。

(3)睾丸切除术:若病变累及大部分睾丸,已无保留价值,可行睾丸切除术。

【护理评估】

1. 健康史 有无营养不良、免疫力低下、居住环境恶劣等与结核病发病有关的因素;有无前列腺结核等病史。

2. 身体状况 了解有无尿频、尿急、尿痛、血尿、脓尿、腰痛等症状,其严重程度;有无低热、贫血、乏力、消瘦等全身中毒症状。检查有无肾区肿块,有无附睾结节、输精管结节等。

3. 辅助检查 了解尿液细菌学检查、影像学检查及膀胱镜检查等结果。

4. 心理、社会状况 了解患者和家属对该病的治疗方法及其预后的认知程度,家庭经济状况及社会支持系统等。

【常见护理诊断】

1. 恐惧/焦虑 与发病特异性、担心影响性功能及生育能力等有关。

2. 睡眠型态紊乱 与阴囊肿胀、不适或隐痛,担心预后有关。

3. 知识缺乏 缺乏关于疾病、预防术后复发及康复保健的知识。

4. 潜在并发症 感染、不育。

【护理目标】

1. 患者焦虑程度减轻,配合治疗及护理。

2. 患者睡眠状况得到改善。

3. 患者知晓与疾病相关、预防术后复发及康复保健的知识。

4. 未发生相关并发症,或并发症发生后能得到及时治疗与处理。

【护理措施】

1. 术前护理措施

(1)抗结核药物治疗:遵医嘱给予抗结核药物至少 2 周,并观察药物的治疗效果和不良反应。

(2)心理护理:患者担心疾病的发展及预后、生育能力等问题,患者易产生焦虑、紧张、恐惧心理。医护人员根据患者性别、年龄、文化程度等采取不同的方式与患者沟通,尽量满足其合理的需求,消除不良的情绪,积极配合治疗和护理。

(3)术前常规准备

①术前行抗生素过敏试验,遵医嘱将术中用药带入手术室。

②协助完善相关术前检查,如心电图、B 超、出凝血试验、血常规、24h 尿沉渣、精液检查等。

③术前禁食 8h,禁饮 4h。

④术晨更换清洁病员服,清洁会阴部皮肤。

⑤术晨与手术室人员进行患者、药物信息核对后,送入手术室。

2. 术后护理措施

(1)病情观察:监测生命体征,观察伤口敷料有无渗血、渗液,若有渗湿及时更换敷料;若有出血应及时通知医师,积极处理。

(2)健康指导:术后 6h 后可进营养丰富、易消化、富含纤维素的饮食。

(3)心理护理:积极与患者沟通,及时予以患者心理观察及病情指导,疏导患者的情绪,配合治疗。

(4)卧床休息:术后卧床休息,避免剧烈活动。

(5)感染预防:观察体温变化;遵医嘱应用抗生素;及时换药;继续规范应用抗结核药物;保持会阴部清洁干燥。

【护理评价】

1. 患者焦虑程度减轻,可以配合治疗及护理。

2. 患者睡眠状况得到改善。

3. 患者知晓与疾病相关、预防术后复发及康复保健的知识。

4. 患者未发生相关并发症。

【健康教育】 继续抗结核治疗 6～12 个月,嘱患者应足疗程、足量、规律、全程、联合使用抗结核药物,为防止复发,应定期随访复查。特别关注抗结核药物的规范使用。

(二)前列腺结核

【教学重点难点】

1. 前列腺结核的处理原则。

2. 前列腺结核的健康教育。

【概述】　前列腺结核是整个泌尿生殖系统结核病变的一部分,而泌尿生殖系统结核是全身结核的一部分。

泌尿生殖系统结核中最多见的是肾结核,其他器官的病变大都继发于肾结核,包括前列腺结核。肾结核的病变愈严重,并发男性生殖系结核的可能性愈高。作为继发性结核,男性生殖系结核很少发生于一个器官,而是同时发生在前列腺、精囊腺、输精管、附睾和睾丸。因此,前列腺结核不是孤立存在的。由于附睾结核常有临床表现,故易早期被患者或医师发现,而前列腺结核较为隐蔽,较难发现。

【病因】　结核杆菌进入前列腺的途径有 2 个。

1. 经尿路下行至后尿道,通过前列腺管口和射精管进入前列腺。

2. 从较远病灶经血行途径到达前列腺。所以,男性生殖系统结核最先侵犯前列腺和精囊,再经过输精管到达附睾和睾丸。

【临床表现】　早期前列腺结核常无症状,有时出现慢性前列腺炎的症状,表现为会阴部不适和下坠感,下腰痛,肛门和睾丸疼痛,大便时痛,痛向髋部放射,症状逐渐加重。尿液可浑浊,尿道内有少量分泌物。

膀胱颈如受累,则出现尿频、尿急和尿痛症状,尿液内有红细胞、脓细胞、蛋白和结核杆菌。附睾常可受累,增大发硬,表面不规则,呈结节状,轻度压痛,偶尔可有输精管串珠状结节。病变严重时,有射精时痛,血精,精液减少和性功能障碍。

前列腺及精囊增大明显时,可压迫后尿道、膀胱以及输尿管末端,引起尿道狭窄,排尿困难或上尿路扩张积水。

【辅助检查】

1. 实验室检查　尿常规检查可有脓细胞。合并有肾、膀胱结核时,尿抗酸杆菌检查及结核杆菌培养可为阳性。精液与前列腺液检查,包括结核杆菌的涂片检查和培养,有时可见结核杆菌。实际上前列腺结核病例要获取精液或前列腺液标本很困难,尤其在结核病变活动期内如做前列腺按摩,是不适宜的。

2. 其他检查　包括静脉肾盂造影、膀胱造影、输精管精囊造影、尿道造影等,观察整个男性泌尿系的情况以发现有无肾、膀胱、附睾、输精管及精囊等部位的结核。经直肠超声检查可显示前列腺的形态、轮廓及内部回声情况。

【处理原则】　前列腺结核的治疗和全身结核病的治疗方法相同,必须包括全身治疗和抗结核药物治疗。前列腺结核用抗结核药物治疗有较好的效果。治疗方法与肾结核的治疗相同,采用以异烟肼、链霉素、利福平等为主的两种或三种药物联合应用。一般经验认为,治疗疗程为 6~12 个月。

治愈的标准是尿液或前列腺液结核菌涂片和培养均为阴性,泌尿生殖系统结核症状及体征全部消失。

1. 一般治疗　包括休息、适当营养、避免劳累等。

2. 药物治疗　前列腺结核药物治疗效果较好。用药时间为 6 个月,也可按前列腺液、精液结核杆菌培养结果来帮助估计用药期限。目前治疗方案可参考国际抗结核协会推荐的短程化疗。治愈标准是前列腺液结核杆菌培养为阴性,临床症状与体征消失。

3. 手术治疗　前列腺结核一般不主张做前列腺切除术,因为现代抗结核药物治疗大多能控制病变,而且这类手术需将前列腺连同附睾、输精管、精囊等一并切除,手术范围大,有一定危险,甚至术后会引起结核性会阴尿道瘘,伤口不愈合。只有当前列腺结核严重、广泛空洞形成、干酪样变性或造成尿路梗阻,用一般药物治疗不能缓解时,或者前列腺结核寒性脓肿已引起尿道、会阴部阻塞时,可考虑做前列腺切除术。

前列腺结核伴有附睾结核的病例,如果药物治疗无效,可考虑做附睾切除术,对前列腺结核的治疗也有好处,附睾切除后,前列腺结核多可逐渐愈合。

【护理评估】

1. 健康史 有无营养不良、免疫力低下、居住环境恶劣等与结核病发病有关的因素。

2. 身体状况 了解有无尿频、尿急、尿痛、血尿、脓尿、腰痛等症状,其严重程度怎样;有无低热、贫血、乏力、消瘦等全身中毒症状。

3. 辅助检查 了解尿液细菌学检查、影像学检查及膀胱镜检查等结果。

4. 心理、社会状况 了解患者和家属对该病的治疗方法及其预后的认知程度,家庭经济状况及社会支持系统等。

【常见护理诊断】

1. 恐惧/焦虑 与发病特异性、担心影响性功能及生育能力等有关。

2. 睡眠型态紊乱 与阴部不适和下坠感,下腰痛,担心预后有关。

3. 知识缺乏 缺乏关于疾病、预防术后复发及康复保健的知识。

4. 潜在并发症 感染。

【护理目标】

1. 患者焦虑程度减轻,配合治疗及护理。

2. 患者睡眠状况得到改善。

3. 患者知晓与疾病相关、预防术后复发及康复保健的知识。

4. 未发生相关并发症,或并发症发生后能得到及时治疗与处理。

【护理措施】

1. 非手术治疗

(1)休息与营养:指导患者保证充足的睡眠与休息,摄取高蛋白、高维生素、高热量、易消化饮食,以改善全身营养状况。此外,还应多饮水,以减轻结核性脓尿对膀胱的刺激。

(2)合理用药:遵医嘱给予抗结核药物,定期进行尿常规、尿结核杆菌、泌尿系造影等检查,以判断治疗效果。还应密切观察药物的不良反应,一旦发现及时通知医师,并协处理。

(3)心理护理:多关心和体贴患者,采用安慰、鼓励、解释等语言,帮助患者减轻焦虑,使其在平静的心态下接受治疗。

2. 手术治疗

(1)手术前

①全面身体检查,注意其他部位结核病灶。

②抗结核治疗必须2周以上。

③做好皮肤、交叉配血、药物过敏试验、麻醉前用药等准备。

(2)手术后

①卧位与休息:全肾切除术后,患者血压平稳后可取半卧位,可早期活动,以减轻腹胀,促进引流,增强体质。保留肾组织术后,应卧床1~2周,减少活动,以避免继发性出血或肾下垂。

②观察病情:生命体征、意识、面色、尿量和尿色、引流液的量和颜色等。若出现大量血尿

或引流管引出血液＞100ml/h,持续 3h 以上,应警惕术后出血。

术后 1~2 周,在咳嗽或用力排便时,突然出现虚脱、血压下降、脉搏加快等症状,也提示有内出血可能。术后 3d 内,应观察和记录 24h 尿量,若术后 6h 仍无排尿或 24h 尿量明显较少,表明可能有肾功能障碍。

③饮食与营养:术后有腹胀,一般禁饮食 2~3d。禁饮食期间行静脉补液,维持水、电解质平衡,必要时行肠外营养支持。

④预防感染:使用对肾无损害的抗菌药物,预防感染。观察体温及血白细胞计数变化。

【护理评价】

1. 患者焦虑程度减轻,可以配合治疗及护理。

2. 患者睡眠状况得到改善。

3. 患者知晓与疾病相关、预防术后复发及康复保健的知识。

4. 患者未发生相关并发症。

【健康教育】　很多患上前列腺结核的人都十分苦恼,因为这种疾病发生之后,所带来的危害是很大的,这种疾病还会带来一些并发症,使患者愁肠百结,甚至丧失生活和追求希望的信心。

下面我们就来看一下男性前列腺结核的生活禁忌。

1. 莫憋尿　憋尿会让膀胱过度充盈,压迫前列腺。尤其对于前列腺患者来说憋尿易造成尿经前列腺管开口反流,引起化学性前列腺结核,经射精管口反流,引起附睾炎,对肾、输尿管等高位脏器带来危害,引起肾积水,肾损害还会造成逼尿肌松弛而发生排尿困难和尿潴留。

2. 忌辛辣　进食过多辛辣食品及吸烟、饮酒也是引起前列腺结核的原因之一。做好保暖可以减少肌肉组织收缩,使前列腺的充血水肿状态得到恢复。

3. 多吃锌　微量元素锌可以增强前列腺的抗感染作用,应该多摄入,如海产品、瘦肉、粗粮、豆类植物、白瓜子、花生仁、芝麻等都含有大量的锌。

4. 多食抗氧化食物　对前列腺有保护作用,应多摄入粗粮、坚果、植物油、新鲜蔬菜和水果,以补充各种抗氧化剂。

5. 莫久坐　久坐和憋尿一样极易使局部血液循环不畅,代谢产物堆积。所以建议每工作 1 小时,起身活动几分钟。

6. 少骑车　不能长时间骑自行车、骑摩托车、骑马等久坐骑跨动作,以防直接压迫、摩擦前列腺,致血液循环不佳,持续性充血、发炎。

7. 防便秘　长时间便秘的患者,其直肠内坚硬的粪块会对前列腺产生直接的压迫,造成前列腺发炎、增生。

8. 莫停药　不可盲目停药。前列腺结核患者切忌随意停用正在服用的药物。反复停药不但影响治疗效果,还会引起耐药性,使治疗更加困难。走亲访友也别忘了随时把药带在身边。

9. 节房事　过度的性生活及频繁的手淫,会使前列腺长期处于充血状态,诱发前列腺结核。另外性生活时前列腺充血、腺液分泌,如突然中断性生活,会引起前列腺液淤滞、前列腺充血,引起炎症。性生活也不可过少,前列腺液是精液的主要成分,长时间未排精可致前列腺液淤滞,会引起及加重前列腺结核。

(三)精囊结核

【教学重点难点】

1. 精囊结核的病因与临床表现。

2. 精囊结核的护理诊断及措施。

【概述】 精囊结核是泌尿系结核或身体其他原发结核病灶的继发性病变,属男性生殖系结核。在生殖系统中发病率仅次于前列腺。男性生殖系结核不论是经尿路感染还是经血行感染,多数都首先在精囊、前列腺中引起病变。

感染结核杆菌的尿液经前列腺导管或射精管进入腺体,所以往往从管腔开始,逐步向实质侵犯,并可经输精管到达附睾和睾丸,所以常同时有附睾、睾丸结核。如果是经血行感染,则可能首先在黏膜下或腺体实质形成病灶。

本病发病年龄以 20—40 岁青年为多见。精囊结核位置较深,常被忽视。临床上没有特定的症状或仅有血精、射精疼痛、精液减少等表现。严重者阴囊或会阴部形成结核性窦道,脓肿破溃时有脓液流出。发生病变后不做直肠指诊无法发现,即使做直肠指诊,有时也难肯定。

【病因】

1. 后尿道直接蔓延 也是最常见的感染途径,后尿道的感染,经尿道的器械检查或治疗,以及上尿路感染,均可使细菌直接蔓延侵入精囊腺。

2. 血行感染 感染从某一病灶经血流进入精囊腺。

3. 淋巴感染 下尿路及结肠的炎症可通过淋巴管而感染精囊腺。

【临床表现】 精囊结核病情发展缓慢,多无明显症状,或仅有会阴部、直肠区的不适感。当精囊组织、黏膜受到破坏时,方可出现一系列临床症状。

1. 血精或射精疼痛 精囊黏膜受到结核破坏,引起溃疡出血,出现血精,精液呈粉红色或带有血丝,严重时精液呈血液状。射精时由于精囊收缩可加重溃疡出血,且出现射精疼痛。

2. 精液量减少 精囊可因结核破坏而致精囊液分泌减少,或导致射精管排泄不畅,引起精液量减少。

3. 泌尿系症状 精囊因结核感染而肿大时,可压迫周围组织,影响尿道而出现排尿困难。若结核感染影响膀胱尿道,可出现尿频、尿急、尿痛、尿液浑浊等。

4. 性功能障碍 精囊结核可出现性欲减退、阳痿、早泄、痛性异常勃起等性功能障碍的表现。

5. 会阴部及全身症状 阴囊或会阴部形成的结核性窦道可经常排出黄绿色脓液。全身可出现低热、盗汗、乏力等中毒症状。

6. 体征 肛诊检查早期精囊外形可正常,或有结节;病变明显时,精囊下极可触及坚硬的肿块。

【辅助检查】

1. 精液、尿液检查 精液镜检可见红细胞及白细胞,可找到结核菌。尿液检查发现蛋白、红细胞、白细胞也可有助于诊断。尿液、精液直接涂片或结核菌培养可发现结核杆菌。

2. X 线检查 可见精囊、输精管有钙化影,必要时行输精管-精囊造影术,可见输精管狭窄、梗阻、精囊扭曲、轮廓不规则扩张和破坏。

3. 经直肠超声 能准确地了解精囊腺的情况。

【处理原则】

1. 一般治疗 注意卧床休息,增加营养,多食富含纤维素的食物。

2. 药物治疗　全身治疗和抗结核药物治疗有一定效果。可采取链霉素、异烟肼、对氨基水杨酸 3 种药物联合应用的方法。链霉素每日 1g,分 2 次肌内注射,先用 2 周,以后每周 2 次,每次 1g,但 20d 后,要做一次药敏试验;异烟肼每日 1 次,每次 300mg,清晨空腹顿服,但长期服用需加维生素 B_6,以防止神经方面的反应;对氨基水杨酸,每次 2～4g,每日 3 次,口服。上述 3 种药物,可任选 2 种联合应用,1 个月为 1 个疗程,一般需服用半年至 1 年。若疗效不佳,可改用利福平、氨硫脲、卡那霉素、环丝氨酸、吡嗪酰胺、乙硫异烟肼等。注意抗结核治疗应坚持至结核痊愈。痊愈标准主要是尿液、前列腺液结核杆菌涂片和培养为阴性,症状消失。

3. 手术治疗　精囊结核一般不采用手术治疗。若抗结核治疗无法控制,就会使症状严重,空洞较大,窦道经久不愈,可行病灶清除术,切除病变的精囊腺,或将窦道切除。合并附睾结核者,行附睾切除术后精囊的病变多能逐渐好转。

【护理评估】

1. 健康史　有无营养不良、免疫力低下、居住环境恶劣等与结核病发病有关的因素;有无肺结核、骨关节结核或肠结核等病史。

2. 身体状况　了解有无尿频、尿急、尿痛、血尿、脓尿、腰痛等症状,其严重程度怎样;有无低热、贫血、乏力、消瘦等全身中毒症状。检查有无肾区肿块,有无附睾结节、脓肿、溃疡或窦道,有无输精管结节等。

3. 辅助检查　了解尿液细菌学检查、影像学检查及膀胱镜检查等结果。

4. 心理、社会状况　了解患者和家属对该病的治疗方法及其预后的认知程度,家庭经济状况及社会支持系统等。

【常见护理诊断】

1. 恐惧、焦虑　与病程长、病肾切除、晚期并发症等有关。

2. 排尿形态异常　与肾结核、结核性膀胱炎、膀胱挛缩等有关。

3. 有感染的危险　与机体抵抗力降低、肾积水、置管引流等有关。

4. 潜在并发症　肾功能障碍。

【护理目标】

1. 患者焦虑程度减轻,配合治疗及护理。

2. 患者睡眠状况得到改善。

3. 患者知晓与疾病相关、预防术后复发及康复保健的知识。

4. 未发生相关并发症,或并发症发生后能得到及时治疗与处理。

【护理措施】

1. 非手术治疗

(1)休息与营养:指导患者保证充足的睡眠与休息,摄取高蛋白、高维生素、高热量、易消化饮食,以改善全身营养状况。此外,还应多饮水,以减轻结核性脓尿对膀胱的刺激。

(2)合理用药:遵医嘱给予抗结核药物,定期进行尿常规、尿结核杆菌、泌尿系造影等检查,以判断治疗效果。还应密切观察药物的不良反应,一旦发现及时通知医师,并协助处理。

(3)心理护理:多关心和体贴患者,采用安慰、鼓励、解释等语言,帮助患者减轻焦虑,使其在平静的心态下接受治疗。

2. 手术治疗

(1)手术前

①全面身体检查,注意其他部位结核病灶。

②抗结核治疗必须 2 周以上。

③做好皮肤、交叉配血、药物过敏试验、麻醉前用药等准备。

(2)手术后

①卧位与休息:全肾切除术后,患者血压平稳后可取半卧位,可早期活动,以减轻腹胀,促进引流,增强体质。保留肾组织术后,应卧床 1~2 周,减少活动,以避免继发性出血或肾下垂。

②观察病情:生命体征、意识、面色、尿量和尿色、引流液的量和颜色等。若出现大量血尿或引流管引出血液>100ml/h,持续 3h 以上,应警惕术后出血;术后 1~2 周,在咳嗽或用力排便时,突然出现虚脱、血压下降、脉搏加快等症状,也提示有内出血可能。术后 3d 内,应观察和记录 24h 尿量,若术后 6h 仍无排尿或 24h 尿量明显较少,表明可能有肾功能障碍。

③饮食与营养:术后有腹胀,一般禁饮食 2~3d。禁饮食期间行静脉补液,维持水、电解质平衡,必要时行肠外营养支持。

④预防感染:使用对肾无损害的抗菌药物,预防感染。观察体温及血白细胞计数变化。

【护理评价】

1. 患者焦虑程度减轻,可以配合治疗及护理。

2. 患者睡眠状况得到改善。

3. 患者知晓与疾病相关、预防术后复发及康复保健的知识。

4. 患者未发生相关并发症。

【健康教育】

1. 康复指导　加强营养,规律作息,适当锻炼,避免劳累。勿用对肾有损害的药物如氨基糖苷类、磺胺类抗菌药物等,尤其双侧肾结核、孤立肾结核、肾结核对侧肾积水者,更应多加小心。

2. 用药指导

(1)用药要坚持联合、规律、全程,不可随意间断或减量、减药,告知不规律用药可产生耐药性而影响治疗效果。

(2)用药期间须定期复查肝肾功能,测听力、视力等,若出现恶心、呕吐、耳鸣、听力下降等症状,及时就诊。

(3)单纯抗结核药物治疗者,应遵医嘱定期进行尿液检查和泌尿系造影检查;手术治疗者,也应每月检查尿常规和尿结核杆菌培养,连续半年尿中无结核杆菌称为稳定转阴,5 年不复发可认为治愈。

四、男性性功能障碍(勃起功能障碍、早泄阳痿、阴茎异常勃起)

【教学重点难点】

1. 男性性功能障碍的临床表现及处理原则。

2. 男性性功能障碍患者的心理护理。

【概述】

1. 勃起功能障碍(ED)　是指持续性不能达到或维持充分的阴茎勃起以获得满意的性生活。根据这一定义,阴茎勃起硬度不足以插入阴道,或勃起维持时间不足以圆满地完成性交,而且其发生频度超过性生活频度的 50%,即可诊断为 ED。ED 按发生原因可分类为心理性和器质性 ED,各占 50%。

2. 早泄(PE)　是临床上最常见的主诉之一,其共同特征为阴道内射精潜伏期缩短、延迟或控制射精的能力下降,并引起患者痛苦、烦恼。尽管早泄是临床上最常见的射精功能障碍,但迄今没有一个能让学术界普遍接受的定义,多数学者倾向于以射精潜伏时间作为早泄诊断标准。指在性交时不能有效地控制射精,阴茎接触阴道前或插入阴道后立即射精。

3. 阴茎异常勃起　是指在无性欲和性刺激的情况下,阴茎持续勃起超过 4h。临床上,根据血流动力学的变化将其分为低血流量型(缺血性)和高血流性(非缺血性)两类。前者发生率高,特点是阴茎海绵体静脉血回流减少,血液淤滞,海绵体内压增高。继之发生动脉供血减少或停止。

【病因】　病史是诊断的重要步骤。通过病史有助于找出原因,以便在外科治疗的同时积极对病因进行治疗。还应重点了解既往有无反复发作及发作、消退时的环境和勃起持续时间等。

【临床表现】

1. ED　通表现为阴茎勃起困难、性交中途疲软、勃起硬度差三个方面。

2. PE　诊断需要判定两个主要指标。

(1)第一个主要指标为阴茎插入阴道后的射精潜伏期或性交持续时间及射精随意控制能力。

(2)第二个主要指标为患者及配偶的性生活满意程度。患者常主诉性交时间短,需要与勃起维持功能障碍鉴别,如果经常发生射精前阴茎疲软,应诊断为勃起功能障碍。主要表现在三个方面。

①从插入阴道至射精的时间(阴道内射精潜伏期,IELT≤1min,或原来射精时间正常但最近射精时间过快,IELT<3min)。

②总是或几乎总是在插入阴道后不能延迟射精。

③伴有消极的情绪,如苦恼、忧虑、沮丧和(或)躲避性生活等。

3. 阴茎异常勃起　表现为阴茎勃起坚硬和疼痛;后者发生率低,多因动脉及海绵体瘘所致,表现为阴茎部分勃起,无疼痛或轻微疼痛。

【辅助检查】

1. ED　诊断主要依靠患者主诉、现病史、既往史、药物使用史、物理检查、实验室检查及必要的特殊勃起功能检查。

(1)体格检查:ED 患者需要进行系统全面的体格检查,但重点要检查泌尿生殖系统、心血管系统和内分泌系统。注意体形、毛发分布、肌肉力量、第二性征及有无男性乳房发育等。

第二性征异常与性质醇症、甲状腺疾病、高泌乳素血症、睾丸和肾上腺肿瘤等疾病有关;股动脉、脑动脉及足背动脉搏动消失提示可能有腹主动脉、动脉栓塞或狭窄;下肢运动,会阴和阴茎感觉,阴茎及脚趾的振动觉、球海绵体反射等异常提示神经系统疾病;注意阴茎大小、外形及包皮有无异常,仔细触摸阴茎海绵体,若有纤维斑块,提示有阴茎硬结症。包茎、包皮龟头炎、包皮粘连或包皮系带过短,均可能影响正常的勃起功能。

睾丸的大小、质地,有无鞘膜积液、附睾囊肿和精索静脉曲张等。了解前列腺大小、质地、有无结节和触痛,肛门括约肌的张力等。

(2)实验室检查:ED 患者的实验室检测应包括血常规、尿常规、空腹血糖、血脂以及睾酮。对糖尿病 ED,应检测其糖化血红蛋白。如果睾酮水平下降,需进一步检测泌乳素、尿促卵泡素和黄体生成素。对部分 ED 患者,尚需了解其甲状腺功能。对 50 岁以上有前列腺癌家族史的患者,有必要测量前列腺特异抗原(PSA)。

(3)特殊检查

①夜间阴茎勃起监测(NPT):夜间阴茎勃起是健康男性从婴儿至成年的生理现象,是临床上鉴别心理性和器质性 ED 的重要方法。

②阴茎硬度测试仪(Rigiscan):Rigiscan 是一种能够连续记录夜间阴茎胀大程度、硬度、勃起次数及持续时间的装置,并可以在家中监测。由于该监测方法也受睡眠状态的影响,通常需要连续观察 2~3 个夜晚,以便更准确地了解患者夜间勃起情况,可作为鉴别心理性和器质性 ED 的重要依据。

近年来,应用口服磷酸二酯酶抑制药后可视性刺激阴茎胀大的硬度试验(PDE5i+VSTR)方法,在诊所记录患者口服 PDE5i 后视听觉性刺激诱导阴茎勃起情况具有较好的临床辅助诊断意义。

③阴茎海绵体注射血管活性药物试验(ICI):临床上主要用于鉴别血管性、心理性和神经性 ED。ICI 试验可发生低血压、头痛、血肿、海绵体炎、尿道损伤和异常勃起等不良反应。规范操作可以减少阴茎血肿及尿道损伤的发生。阴茎根部扎止血带可降低低血压和头痛的发生率。如注药后需要密切观察患者,阴茎持续勃起超过 4h 诊断为阴茎异常勃起,给患者造成不可逆性的损伤如阴茎海绵体纤维化和勃起功能障碍,应及时治疗。

④阴茎彩色多普勒超声检查(CDU):CDU 是目前用于诊断血管性 ED 最有价值的方法之一。

⑤阴茎海绵体造影:海绵体造影是诊断静脉瘘性勃起功能障碍的重要手段。

⑥CT 血管造影(CTA):CTA 又称非创伤性血管成像技术,是一种介入检测方法,显影剂被注入血管里,通过 CT 成像处理,清晰显示全身各部位血管细节,对于阴茎血管变异、血管疾病,以及显示病变和血管关系有重要价值。

⑦神经功能检测:勃起的神经检测主要包括球海绵体反射潜伏时间(BCR)、阴茎躯体感觉诱发电位(SEP)、阴茎海绵体肌电图(CC-EMG),用于检测阴茎自主神经功能和海绵体平滑肌功能,判断是否存在神经病变的可能。目前神经功能检测参考值仍缺乏统一的标准,检测结果可作为临床诊断参考。

⑧射精功能障碍特殊检查

• 神经生理学检查:主要包括阴茎背神经躯体感觉诱发电位及神经肌电图检查,判断是否存在神经反射异常。

• 自主神经功能检查:常用的检查方法有眼心反射、卧立试验、竖毛反射、组胺试验和体位变换试验等,用于排查是否存在迷走神经亢奋及交感神经兴奋等情况。

• 阴茎头感觉测定:主要包括阴茎头的振动觉、温觉及冷觉阈值检测,用于排查阴茎头是否存在感觉异常的情况。

• 经直肠超声检查:检测主要包括射精管、精囊、前列腺及输精管等部位,用于排查是否存在发育异常或畸形。

2.PE 神经电生理检查可较客观评价射精神经通路,常用试验方法有以下 5 种。

(1)阴茎生物感觉阈值测定:是利用生物感觉阈值测定仪测定阴茎微振动感觉阈值,了解阴茎感觉敏感度的方法。研究发现早泄患者的阴茎生物感觉阈值比正常对照组显著降低,而且局部使用治疗早泄的药物(SS-cream)可显著提高其阈值。

(2)阴茎背神经躯体感觉诱发电位(DNSEP):通过刺激阴茎背神经而记录脊柱和头皮的体感诱发电位。研究发现早泄患者的阴茎头体感诱发电位(GPSEP)潜伏期比正常对照组显著缩短,振幅升高,这些变化局部使用 SS-cream 后得到改善。这种研究结果显示,早泄发病机制可能与阴茎头感觉神经兴奋性增高有关。

(3)阴部运动神经诱发电位(PMEPs):运动神经诱发电位(MEPs)用于评价从大脑至靶器官(阴茎球海绵体肌)传出通路(锥体束)的功能。

(4)低反射弧试验:该试验用以评价阴部神经和骶神经(S2)的感觉神经和运动。

(5)交感神经皮肤反应试验(SSRs):该试验用于评价生殖器官皮肤交感传出神经的功能。但是,目前还没有对早泄特异性的检查方法。研究表明,原发性早泄患者的阴茎感觉阈值比正常对照组显著降低,阴茎感觉神经诱发电位潜伏期较正常对照组明显缩短,说明早泄患者的阴茎感觉神经兴奋性增高可能是早泄的器质性原因。

3. 阴茎异常勃起 分为以下两种。

(1)非缺血性异常勃起(高血流量型):海绵体内抽出的血液为鲜红色,表现为高流率,几乎正常的氧饱和度、二氧化碳含量。阴部内动脉造影可明确诊断。海绵体抽出的血液为暗红色或紫黑色,表现为低流率、低氧、高二氧化碳。

(2)缺血性异常勃起(低血流量型):阴茎海绵体造影缺乏静脉回流影像,由于海绵体内瘀血、血凝块形成,海绵内可出现充盈缺损。

①实验室检查

血液实验室检查:白细胞计数、分类和血小板计数检查可发现血液病患者。镰状红细胞性贫血患者的网织红细胞计数升高。血红蛋白电泳有助于诊断镰状细胞性贫血或其他血红蛋白病。

血气分析:阴茎海绵体内血液的血气分析是目前最可靠的区分低流量型和高流量型阴茎异常勃起的诊断方法。低流量型阴茎异常勃起患者茎海绵体内血液血气分析的典型表现为 PO_2 低于 30mmHg,PCO_2 高于 60mmHg,而高流量型血气分析结果与正常动脉血相似。

②影像学检查:彩色多普勒超声检查,低流量型阴茎异常勃起患者的海绵体动脉和海绵窦血流很少或没有。而高流量型阴茎异常勃起患者的海绵体动脉和海绵窦有正常或高流速的血流,有时可出现海绵体动脉周围高速的动脉血湍流和动脉-海绵体瘘。彩色多普勒超声检查多取平卧或截石位。

③动脉造影:目前多采用高选择性阴部内动脉造影术,可用于阴茎海绵体动脉瘘和假性动脉瘤的确定和定位诊断,还可同时为需要治疗的患者施行动脉栓塞术。

【处理原则】 性功能障碍的治疗需要采取综合方法,其治疗需综合考虑患者受教育程度、社会背景和家庭状况等社会因素。对患有器质性病变的患者要积极治疗原发病,对药物引起的性功能障碍,条件允许时需要停用相关的药物。对存在不良生活方式影响的患者,应该积极纠正。

患者教育、咨询和心理疏导有助于性功能的恢复。加强性知识指导,消除对性问题的顾虑和恐惧,纠正错误性观念及性交方法,使夫妻性生活协调。在与患者沟通时,应尽量建立良好的互信关系,使患者能够坦诚病情。同时要注意患者情绪,尽量安抚,对疑有抑郁或其他精神疾患时,建议到精神科咨询。

1. ED

(1)一般治疗:原发性或继发性性腺功能障碍患者,血浆睾酮水平较低的患者需要长期睾酮补充疗法。通常可选择口服十一酸睾酮 80mg,每日两次餐后服用。十一酸睾酮是脂溶性不经过肝可通过肠道乳糜管吸收,长期口服对肝毒性小,但是对红细胞增多症以及老年人前列腺癌患者禁忌使用。对高血压、高血脂,以及糖尿病等高危因素患者需要积极治疗原发病。

(2)药物治疗:一线治疗推荐口服选择性 PDE5i,常选择西地那非(每次 50～100mg)、伐地那非(每次 10～20mg)、他达拉非(每次 10～20mg),为治疗 ED 的一线治疗药物。患者可以根据性生活需要选择不同药物。需明确的是,服用上述三种药物后均需足够的性刺激才能起效。上述三种药物与亚硝酸类药物有协同作用,能引起血压显著降低,具有引起严重心血管并发症的危险。同时,性生活本身也可加重心脏负担,所以口服亚硝酸类药物者及高危心血管疾病患者为口服上述三种药物的禁忌证。

(3)阴茎海绵体药物注射疗法:作用于 VIP/PGE1-cAMP 信号通路血管活性药物(单次治疗剂量:罂粟碱 30mg/次、酚妥拉明 0.5mg/次、前列腺素 Ej20pg/次),经阴茎海绵体内注射后可提高阴茎海绵体内 cAMP 浓度而增强勃起功能,临床有效率达 70%～80%。上述疗法作为一次性诱发勃起治疗 ED 的方法,对于轻中度勃起功能障碍患者有效,但对约 20%的重度 ED 患者效果不佳。

(4)阴茎起勃装置植入手术:阴茎起勃装置植入手术是利用现代高科技技术,根据阴茎海绵体结构,利用与人体组织相容性良好的硅橡胶材料制作人工阴茎起勃器,通过手术安放到阴茎海绵体内,治疗 ED。

阴茎起勃装置植入手术适应证为持续性、绝大多数时间阴茎不能插入阴道,或勃起维持困难而不能完成满意的性生活的重度器质性 ED 患者,口服 PDE5i 或阴茎海绵体药物注射法效果不佳,严重影响夫妻感情和家庭和谐,患者和配偶了解 ED 各种治疗方法而知情同意的患者。

(5)阴茎动脉重建术或阴茎静脉结扎术:年轻人由于外伤引起阴茎动脉损伤并通过选择性动脉造影确诊者,并通过其他特殊检查证明,静脉系统、神经系统以及阴茎海绵体结构与功能正常者,可选择腹壁下动脉与阴茎背动脉吻合手术;静脉造影发现静脉泄漏者,可行选择阴茎静脉结扎术。血管手术疗法由于远期效果不佳,目前仅作为选择性治疗方法。

(6)低能量冲击波疗法:自 20 世纪 80 年代冲击波治疗技术成功用来治疗尿路结石以来,高能量冲击波在医学领域得到了广泛的应用,如用来治疗胆道结石、胰腺结石等。

低能量冲击波疗法(LESWT)的能量强度小于碎石疗法的 1/10,近年来研究发现低能量冲击波可转录水平上调血管内皮细胞各种生长因子的表达。临床研究表明,LESWT 对海绵体组织病理变化具有一定的修复作用,对口服 PDE5i 效果不佳的患者安全有效。

2. PE 的治疗

(1)心理治疗:始于 20 世纪 70 年代,早泄心理治疗主要是指行为疗法,包括阴茎挤压训练、渐进性感觉集中训练、手淫训练和配偶骑跨阴道内静止训练等。行为疗法要求患者单独重复刺激阴茎直至中等兴奋而停止,如此反复数次后再行射精。这些训练的目的是使患者掌握在达到中等程度的兴奋后开始降低其兴奋度。这些训练方法应充分取得配偶的理解与配合,夫妻双方应建立合作、亲密和信任的良好关系。

(2)局部药物治疗:使用有局部麻醉作用的软膏可降低阴茎头敏感性,有利于延长早泄患者的射精潜伏期。使用时,将麻醉软膏涂于阴茎皮肤上并以避孕套裹敷停留 30min,则效果更好。性交前,应将麻醉软膏洗掉,以防麻醉软膏进入配偶阴道而降低阴道敏感度,不良反应包括勃起功能障碍和性高潮障碍等。Atari 等报道,氟西汀合并局部使用利多卡因软膏治疗早泄较单独使用氟西汀疗效更好,但其研究缺乏安慰剂对照研究。

(3)中枢作用药物:自从 5-羟色胺重吸收抑制药(SSRIs)治疗抑郁症患者中发现部分患者引起射精困难以来,目前利用 SSRI 的这种不良反应对早泄的治疗效果受到人们的重视,这些药物包括氟西汀、帕罗西汀、舍曲林和氯丙咪嗪等非药物适应证用于临床上治疗早泄观察到一定的治疗效果。SSRIs 长期治疗早泄效果尚有待于深入研究。

(4)其他可能对早泄有疗效的药物:有单胺氧化酶抑制药(MAOI),主要用于神经性或非典型性性抑郁症的治疗。此类药物包括安定、劳拉西泮、氯甲西泮、替马西泮、氟硝西泮、氟西泮、硝西泮、氯氮䓬和阿普唑仑。可卡因作为一种成瘾性药物,可通过阻断中枢单胺类物质传递而兴奋中枢神经系统,并引起射精延迟。还有部分研究表明早泄合并不同程度勃起功能障碍患者服用西地那非能够延长射精潜伏期,其本身对射精功能并没有明显效果,但可能与通过增强勃起功能以及获得自由感有关。

(5)行为治疗

①性感集中训练:是提高夫妻双方性满意度的最简单而有效的方法之一,其包括一系列的技能训练。该方法能使患者消除因目标指向导致的焦虑,增加交流、快感和亲密程度,可以改善所有夫妻的性关系。

②变换体位:肌肉紧张会导致男性性反应周期加快,发生快速射精。女上位可以使男性肌肉松弛,从而延长射精时间。

③替代疗法:为了减少对早泄的忧虑,告知患者把性交当作性爱的多种方式之一,可以通过性前戏使性伴侣达到高潮,如自慰、口生殖器接触和使用振荡器能减少忧虑并延长性活动时间。

④停顿-开始方法:有学者认为,早泄是由于男性缺乏对于性高潮和射精相关的神经肌肉感觉的意识。停顿-开始的目的是为了延长性高潮的性感觉,从而使男性熟悉控制射精反射。要教会性伴侣如何刺激男性生殖器。

⑤手术治疗:选择性阴茎背神经切断术,手术切断阴茎部分背神经,降低阴茎的敏感度,从而延长射精时间;假体植入,重度早泄和伴有重度 ED 的早泄患者可选择假体植入术,术后能提高性伴侣的满意度。

3.阴茎异常勃起的治疗

(1)病因治疗,合理地治疗基础疾病。

(2)一般治疗,镇静、镇痛和局部冷敷等。

(3)低血流量型异常勃起的治疗。

①阴茎海绵体注射药物治疗:适用于早期异常勃起。拟交感神经药物去氧肾上腺素、间羟胺和肾上腺受体激动药能显著地提高低血流量型阴茎异常勃起的缓解率。特别是去氧肾上腺素,无间接的神经递质释放作用,不良反应也较小。

②阴茎海绵体减压和冲洗治疗:在阴茎根部阻滞麻醉,用 9 号针头穿刺海绵体,吸出淤血,降低海绵体压力,改善动脉血供。之后用 20~30ml 生理盐水冲洗阴茎海绵体,直至血液颜色变红。该方法简单安全,有效率约为 50%。

手术治疗:经非手术治疗无效或异常勃起时间 36～48h 时应手术治疗。常用的手术有阴茎头及阴茎海绵体分流术、改良式阴茎头及阴茎海绵体分流术、阴茎海绵体与尿道海绵体分流术和大隐静脉分流术等。

(4)高血流量型阴茎异常勃起的治疗。

①非手术治疗:部分高血流量型阴茎异常勃起用物理和药物治疗后可自行缓解。

②介入治疗:适用于高血流量型阴茎异常勃起,在做选择性阴部内动脉造影的同时行出血动脉栓塞治疗。

③手术治疗:手术结扎动脉瘘和切除假性动脉瘤。有效率达到 60% 以上。

【护理评估】

1. 身体状况　了解有无阴茎勃起困难、性交中途疲软、勃起硬度差的症状,其严重程度怎样。

2. 辅助检查　了解影像学检查等结果。

3. 心理、社会状况　了解患者和家属对该病的治疗方法及其预后的认知程度。

【常见护理诊断】

1. 焦虑/恐惧　与患者对男性性功能障碍的认识、治疗、预后担心有关。

2. 自我形象紊乱　与男性性功能障碍有关。

3. 舒适度的改变　与男性性功能障碍有关。

4. 知识缺乏　与患者缺乏相关疾病知识有关。

5. 潜在并发症　包括阴茎海绵体坏死、阴茎纤维化等。

【护理目标】

1. 患者焦虑、恐惧程度减轻,配合治疗及护理。

2. 患者自我形象得到维护。

3. 患者不适感减轻或消失。

4. 患者及家属了解或掌握疾病相关知识。

5. 术后未发生相关并发症,或并发症发生后能得到及时发现与处理。

【护理措施】

1. 术前护理措施

(1)心理护理

①向患者介绍相关的护理人员,提供隐蔽的环境,保护患者的隐私,消除患者的陌生感,增强安全感。

②耐心倾听患者的感受,了解其心态并保护患者的隐私。建立良好的护患关系,取得患者的信任。

③向患者及家属详细讲解该病的相关知识,鼓励其家人更多地关心、安慰患者,增强患者战胜疾病的信心和勇气,使其能主动配合治疗及护理。

④详细讲解手术的必要性、手术方式和注意事项。

⑤疼痛明显时遵医嘱给予镇痛药,过度紧张时给予镇静药。

(2)术前常规护理

①协助完善相关术前检查,如心电图、胸部 X 线片、血常规、生化、出凝血试验等。

②术前行抗生素皮试,并遵医嘱将术中用药带入手术室。

③术前遵医嘱禁食禁饮。

④术前更换清洁病员服。

⑤与手术人员核对患者、药物及其他相关信息，送入手术室。

2. 外科术后护理

(1)麻醉后护理常规

①了解麻醉和手术方式及术中情况，去枕平卧，头偏向一侧。

②持续低流量吸氧、持续心电监护、严密监测生命体征。

③床挡保护防坠床。

(2)伤口观察及护理

①观察伤口有无渗血、渗液，渗液的颜色及量。

②敷料渗湿及时更换。

(3)管道观察及护理

①妥善固定尿管，防止折叠、扭曲、受压，保持引流通畅。

②做好尿道口护理，每天消毒清洗尿道口 2 次，保持会阴部清洁卫生。

③鼓励患者多饮水，达到内冲洗的目的。

④拔除尿管后观察患者自行排尿情况。

(4)疼痛护理

①评估患者疼痛情况，遵医嘱给予镇痛药物。

②提供安静、舒适的环境。

(5)基础护理：做好口腔护理、定时翻身、患者清洁等工作。

(6)阴茎血液循环的观察及护理

①严密观察阴茎颜色、血液循环情况，阴茎是否肿胀，勃起状态是否完全解除，局部有无渗血、渗液。发现异常立即通知医师并及时处理。

②告知患者及家属切忌过度活动及触摸伤口。

③一切护理操作如换药、翻身、整理床单位等都应动作轻柔，避免碰撞伤口引起疼痛。

④使用支被架，防止被子压迫阴茎引起疼痛而影响血液循环。

⑤加强药物治疗，遵医嘱给予口服华法林 2.5mg，每日 2 次，以防阴茎再次勃起。

(7)饮食护理

①术后 6h 内禁食、禁水。

②术后 6h 后饮水 50～100ml。

③饮水后普食、少量多餐。

(8)体位与活动

①全麻清醒前，去枕平卧位，头偏向一侧。

②全麻清醒后，平卧位为主，水肿消退前禁止下床活动。

注意：活动能力应当根据患者个体化情况循序渐进，对于年老或体弱患者应当相应推后活动进度。

(9)心理护理

①重视患者的主观心理感受，加强与患者之间的交流，了解患者对该病治疗的理解程度，清楚患者的思想负担和治疗障碍，同时还要鼓励患者的家属给予支持和帮助，尤其是患者的妻

子,对患者的治疗起着不可估量的作用。

②要充分表达医护人员对患者的尊重与关怀,以取得患者及其家属的信任。针对患者存在的心理问题,采用正面心理疏导和侧面心理支持相结合的方法。让患者正确理解疾病发生的机制,以及治疗的基本常识。

③减轻患者心理压力,保持良好的身心状态,积极配合治疗,促进早日康复。

3. 并发症的处理及护理

(1)出血:局部渗血、血肿。

①静脉滴注或肌内注射止血药。

②穿刺或切开引流,放出积血。

(2)感染:阴茎红、肿、热、痛,体温升高。

①抗感染,多饮水,勤排尿。

②加强尿管护理和会阴护理。

(3)皮肤坏死:颜色紫黑、皮肤冰冷、触觉消失,手术治疗。

(4)阴茎海绵体纤维化:阴茎海绵体出现条索状硬结。

①勃起时轻微疼痛、有牵拉感。

②加强心理护理、局部理疗。

(5)ED:早泄、遗精、不射精、逆行射精。

①心理护理、药物治疗。

②必要时手术治疗。

(6)阴茎畸形:阴茎形态畸形。

①手术治疗。

②心理护理。

【护理评价】

1. 患者焦虑、恐惧程度减轻,可以配合治疗及护理。

2. 患者自我形象得到维护。

3. 患者不适感减轻。

4. 患者及家属了解并掌握疾病相关知识。

5. 患者术后未发生相关并发症。

【健康教育】

1. 饮食　忌辛辣、刺激饮食及烟酒,多饮水,多食易消化、粗纤维食物,预防感冒及便秘。

2. 生活方式　保持会阴部的清洁,避免感染。避免各种强烈的性刺激。戒除手淫,避免性生活时忍精不射。

3. 其他　保持心情愉快,不要过度紧张,不可郁怒伤肝。宜平卧休息。出现阳痿时不要乱用药,应及时到医院就诊,采取有效的治疗措施,以避免病情的延误与恶化。

五、男性不育与节育

【教学重点难点】

1. 男性不育的病因。

2. 男性不育与节育患者的护理措施。

【概述】　进入 20 世纪 80 年代，一批从事计划生育科研与临床的工作者们开始对不育症进行多视角、全方位地研究与治疗。20 世纪 80 年代末和 90 年代，随着辅助生殖技术的引入，以及部分妇产科和泌尿外科医师的加入，不孕不育这一交叉的边缘学科进入了一个全新的时代。

有学者认为，男性不育症不是一种独立疾病，而是由某一种或很多疾病和（或）因素造成的结果。不可否认多种疾病可能导致人类不育，前者是病因，后者是结果，这不等于不育症不是一种独立的疾病。就人类健康和生殖健康而言，不育足以构成一种疾病。

根据 WHO 的流行病学调查显示，约 15% 的育龄夫妇患有不育症，而发展中国家的某些地区甚至高达 30%，约 1/8 育龄夫妇生育一孩遭遇困难，约 1/6 育龄夫妇生育二孩遭遇困难，其中男性因素约占 50%。目前，临床上仍以精子质量作为反映男性生育力的一项重要指标。

WHO 对不育症的定义为至少有 12 个月的不避孕性生活史而未受孕。换言之，同居一年以上，性生活正常，未采取任何避孕措施而不能受孕。男性不育症又分为原发性不育症和继发性不育症两种。①原发性男性不育症，指一个男子从未使一个女子受孕。②继发性男性不育症，指一个男子曾经使一个女子受孕，不管这个女子是否是他现在的配偶，也不管受孕的结果如何，而后无法使其再次受孕。

【病因】　男性继发性不育症更易受到某一种或很多疾病和（或）因素影响。因而导致男性不育的病因有很多种，阐述如下。

1. **精子和精液异常**　人类精液主要由精子和精浆两部分组成，其中占精液成分极少数的精子是男性生殖的主体。精子在睾丸中产生，在附睾中成熟，排出体外进入女性生殖道后受精能力约保持 48h，精子的数量、质量包括运动形态直接影响受孕。

在精液的组成中，精浆占 95% 以上，精浆中有许多特殊成分直接影响到精子的发生、成熟、运动和受精。这些因子有去能因子、获能因子、顶体素、纤溶酶原激因子、类胰蛋白酶、胰岛素生长因子及蛋白酶抑制因子。

(1) 精子数量异常：正常生育年龄的男子在禁欲 2~7d 后一次射精中精子总数应该 $\geqslant 39 \times 10^6$ 个，或精子浓度 $\geqslant 15 \times 10^6$/ml。连续、间断 3 次射精中精子浓度 $< 15 \times 10^6$/ml 时称为少精子症，$< 5 \times 10^6$/ml 时称为严重少精子症。如 2 次及以上精液常规分析和离心沉淀显微镜检查均查不出精子，即可诊断为无精子症。连续、间断 3 次射精中精子浓度 $> 250 \times 10^6$/ml 时称为多精子症。少精子症和多精子症都可以导致男性生育力下降，部分无精子症患者完全丧失生育力，少精子症和无精子症在临床中较为多见。

(2) 精子质量异常：精子质量的优劣直接影响到精子的运动和受精，如精子的前向运动能力和精子的形态等。精子进入女性阴道后必须迅速离开酸性环境做前向运动，到达输卵管壶腹部才有可能进行受精。临床最简易和常见的质量评价方法是采用计算机辅助精子分析系统和巴氏染色分别对精子的运动强弱和精子的形态进行客观评价。

(3) 精液液化异常：精液的凝固与液化主要是由前列腺和精囊腺分泌的液化因子和凝固因子这一对因子平衡调节的。精液排出体外后呈凝固态，这与精囊腺分泌的凝固因子相关。5~15min 精液开始液化，这是前列腺液中蛋白水解酶等液化因子起了作用。当排出体外的精液超过 60min 仍然未液化时可视为精液液化异常。精液不液化可以导致男性不育。

(4) 精液体积异常：精液量的多少与禁欲时间的长短有关，正常男子每次射出的精液量为 2~6ml，当 <1ml 或 >8ml 时可视为精液体积异常。

2. **精子发生障碍**　睾丸可以分为 2 个腔室，一个是间质腔，含间质细胞，主要产生睾酮，是睾丸产生雄激素的部位;另一个是精曲小管腔,含支持细胞,主要功能是支持和营养发育中的干细胞,直至它分化形成精子,睾丸总体积的约90%是由精曲小管组成的,睾丸的体积显著变小可以反映出精子发生减退。

(1)原发性性腺功能减退:原发性性腺能减退的患者可能同时出现精子生成不足和雄激素水平降低。由于睾酮水平低下,削弱了睾酮的负反馈,因而促性腺激素水平会增加,表现出促性腺激素分泌亢进性性腺功能减退。原发性睾丸功能不全所引起的生精功能低下可能伴有选择性FSH水平增加。

①特发性少精子症或无精子症:大多数不育男性具有单一的精子发生障碍,在不育男性患者中约40%有特发性少精子症或无精子症,这是男性性腺功能减退的最常见因,特发性少精子症或无精子症患者血清睾酮和促性腺激素的水平通常是正常的,约30%的男性血清FSH选择性增高,对GnRH表现出过度反应。

大多数特发性少精子症或无精子症患者进行睾丸活检时有2类组织学模型。一是成熟阻滞型,干细胞成熟阻滞在发育的某一特定阶段;二是低精子发生型,各种成熟的生精细胞数量减少,很少见到管周玻璃化、精曲小管的硬化和炎性细胞浸润。

②先天性疾病:某些先天性疾病如无睾症、隐睾症等,不能产生精子或精子异常。

(2)精索静脉曲张(varicocele):不育男性有精索静脉曲张者为21%～42%,报道最高可达81%。80%～98%的精索静脉曲张发生在左侧,双侧者亦可高达20%～58%。在未发现精索静脉曲张的不育者中约55%为亚临床型精索静脉曲张。

(3)隐睾:隐睾可分为单侧或双侧。单侧隐睾发生约占2/3,双侧均发生约占1/3。单侧隐睾中发生在右侧的约占70%,左侧的约占30%。成年男性中有0.3%～0.4%患有隐睾,有6%隐睾患者可能出现不育。

(4)克氏综合征(Klinefelter's syndrome):克氏综合征是原发性性腺功能减退最为常见的病因,可导致精子与雄激素生成降低,每400～500名男性中有1名患克氏综合征,患病率为0.25%。

(5)肌强直性营养不良:患病年龄在30－40岁,80%表现为原发性睾丸功能减退,血清FSH通常升高。

(6)唯支持细胞综合征:睾丸活检仅见支持细胞,缺乏生精细胞,间质细胞数目正常,很少有管周玻璃化。

(7)先天性无睾综合征:一种较罕见的疾病。

(8)男性Turner综合征:一种性染色体畸变的遗传性疾病,核型表现为45/XO或嵌合型,精液检查发现无精子或者少精子。

(9)唐氏综合征(Down's syndrome):即21三体综合征,男性多无生育力,阴茎短小,部分患儿有隐睾。

3. 后天获得性疾病和外部因素

(1)生殖道感染:常见于结核、梅毒、麻风及非特异性睾丸炎。

(2)病毒性睾丸炎:急性腮腺炎性睾丸炎是最常见的类型。新型冠状病毒性肺炎、乳头瘤病毒、单纯疱疹病毒等。

(3)药物:某些药物可能暂时性或永久性损害精子的生成。如大剂量皮质类固醇、雄激素、雄激素拮抗药、促性腺激素释放激素、西咪替丁、柳氮磺胺吡啶、螺内酯、秋水仙素和部分抗生素等。此外化疗药物中一些烷基化合物导致生殖功能不可逆的损害。

（4）放射性：遭受原子弹爆炸、接触放射性污染物、职业性射线暴露和放射治疗。

（5）高温损伤：从事烹饪、金属冶炼、焊接、制陶及铸造等高温暴露职业，以及爱穿紧身裤、爱好桑拿浴均会增加高温损伤的风险。

（6）睾丸外部损伤：精索、睾丸扭转，阴部暴力外伤，医源性损伤等。

（7）化学因素：金属和杀虫药等。

（8）营养因素：生精所需营养物质缺乏，如精氨酸、维生素 A、维生素 E、叶酸、锌、硒等。

（9）全身性疾病

①肝硬化：50％肝硬化患者有睾丸萎缩和精子发生减退、管周纤维化的组织学改变，血清睾酮水平通常低，雌激素水平增高。

②慢性肾衰竭：生育力受到严重影响，精子的生成和雄激素的产生降低。

（10）其他：糖尿病、睾丸肿瘤可导致生精障碍，不良生活习惯如吸烟、酗酒、熬夜等也都是男性不育的高风险因素。

4. 精子转运和附属性腺功能障碍

输精管道梗阻是男性不育的重要病因之一。梗阻性无精子症（OA）较非梗阻性无精子症少见，约占无精子症的 40％。OA 是指睾丸内精子发生正常，但由于先天性异常、泌尿生殖道感染或外伤等原因导致双侧睾丸至射精管开口的任意位置发生梗阻，使精子不能正常排出体外。根据梗阻部位的不同，通常分为睾丸内梗阻、附睾梗阻、输精管梗阻、射精管梗阻，以及多部位梗阻。

（1）睾丸内梗阻：约占 OA 的 15％，通常由炎症或创伤引起。先天性因素可引起输出小管纤毛运动障碍或重吸收异常，导致精子无法正常通过输出小管到达附睾。

（2）附睾梗阻：是造成 OA 的最常见病因，占 1/3～2/3。中国人群中继发性附睾梗阻较多见，常因附睾炎症、创伤及手术所致。先天性附睾梗阻在我国相对少见，包括 Young 综合征和 CFTR 基因突变导致的囊性纤维化（CF）等。

（3）输精管梗阻或缺如：约占 OA 的 7.2％。输精管近端梗阻常由输精管结扎术或输精管造影操作等引起，输精管远端梗阻主要发生于幼年行腹股沟或盆腔区域术后（修补术、鞘膜积液手术等），少部分也可能继发于各类感染。CFTR 基因、ADGRG2 基因突变可导致先天性双侧输精管缺如。

（4）射精管梗阻：占 OA 的 1％～5％，可以由先天性的中肾管囊肿、中肾旁管囊肿或炎症、肿瘤等引起，还有部分为医源性因素。

（5）慢性前列腺炎引起的梗阻：长期炎性刺激使前列腺尿道周围组织出现瘢痕性愈合，导致尿道狭窄，造成精子输送障碍，可表现为部分性排精困难或 OA。

5. 附睾和附属腺体

（1）男性附属性腺感染：世界卫生组织将尿道、前列腺、输精管、射精管、附睾和精囊等部位的感染统称为男性附属性腺感染（MAGIS）。有研究表明，MAGIS 与精液量、精子浓度、精子活力和前向运动精子百分率的降低有关，还可能与精子 DNA 碎片增加有关。

（2）先天性发育异常：如前列腺囊肿、输精管附睾分离、精囊囊肿、精囊发育异常、附睾畸形等。

【辅助检查】

1. 一般体格检查　包括身高、体重、血压、男性体征、男性乳腺女性化。

2. 精液分析 内容包括日期、禁欲期限(天)、液化时间、精子分析(浓度、活力分级、存活率、形态、凝集)、精浆分析(量、外观和黏稠度、pH 值)、其他(白细胞、其他圆形细胞)。

但值得注意的是,仅通过一份精液标本的评估无法确定一位男性精液质量的特征。一般需要进行 2~3 次精液分析有助于获取基线数据。此外,精液分析包括精子和精浆参数,其结果会受许多因素干扰,只能提供判断男性生育力的可能性。如检测结果低于参考值水平,提示有不育可能;高于参考值水平,则提示具有生育能力。但一些不育患者的检测结果可高于最低值,而有些已生育者的检测结果可低于最低值。

针对无精液症或精液量少者,以及怀疑逆行射精者需要进行射精后尿离心检测。对无精子症精液分析应特别慎重,至少要进行 3 次以上严格的精液采集和分析才能确诊。

3. 内分泌检查 主要包括血浆睾酮(T)、尿促卵泡素(FSH)、黄体生成素(LH)、雌二醇(E2)、催乳素(PRL)和抑制素 B(inhibin B)。可对下丘脑、垂体和睾丸功能做出评估,并为分析睾丸功能衰竭的原因提供可靠的判断依据。

最常见的激素水平异常是血清 FSH 的升高,提示睾丸生精功能受损,睾酮偏低则提示睾丸功能低下,需要联合 LH 共同判断。PRL 高则提示垂体微腺瘤可能,需要进一步复查。雌二醇过高将负反馈抑制 FSH,导致生精受影响。

抑制素 B 主要由睾丸支持细胞分泌,对于男性的生育能力有着良好的预测作用,其在非梗阻性无精子症(唯支持细胞综合征)中表现低下。

4. 生殖系统超声检查 阴囊超声主要检查双侧睾丸、附睾、精索静脉及近端输精管。根据仁济医院的经验,睾丸容积=睾丸上下径×左右径×前后径×0.7(一般认为睾丸>10ml 为正常)。可发现是否存在无精子症的梗阻因素(附睾细网样改变、输精管内径增宽等)及确诊精索静脉曲张。

经直肠超声主要检查前列腺、精囊、输精管和射精管。可判断射精管囊肿、精囊发育不良、输精管发育不全和前列腺问题等。

5. 遗传学检查 主要针对有家族史、怀疑有染色体异常(如克兰费尔特综合征)患者进行染色体核型分析检测。对严重少弱精子症(精子浓度低于 500 万/ml)及无精子症患者建议同时进行 Y 染色体微缺失检测(AZF),目前也可以用高通量测序的方式进行更详细的基因分析。

6. 其他检查
(1)前列腺液检查。
(2)性高潮后尿检,鉴别逆行射精和不射精。
(3)常染色体核型分析和 Y 染色体微缺失分析。
(4)精子顶体酶和诱发顶体反应。
(5)病原微生物培养和药敏或血清学检查。
(6)精浆游离核酸分析。
(7)精浆和精子中微量元素分析。
(8)血清和精浆中 ASA 检查。
(9)性交后试验。
(10)睾丸活体组织检查。
(11)血型和 Rh 亚型。

(12)精子低渗膨胀试验。

(13)精子 DNA 损伤检测。

(14)精子超微病理学检查。

(15)精子活性氧检测。

【处理原则】　男性不育的处理原则以病因为导向。

1. 原发性睾丸生精功能障碍　包括先天性因素(克兰费尔特综合征、促性腺激素功能低下型性腺功能减退症、隐睾等)、获得性因素(创伤、睾丸扭转、腮腺炎合并睾丸炎)、外源性因素(环境等)、医源性因素(睾丸损伤、放/化疗后)、精索静脉曲张、特发性因素(未知病因)等。治疗原则如下。

(1)对因治疗:主要针对合并严重精索静脉曲张患者,尤其是伴睾丸萎缩者,术后可能改善睾丸生精功能而产生精子。

(2)经验性药物治疗:目前尚无针对原发性睾丸生精功能障碍患者的特效药物,部分经验性药物治疗取得了一定疗效,但存在争议。

(3)取精术结合 ICSI

①通过睾丸精子抽吸术或睾丸活检找到精子后可用。

②睾丸切开显微取精术(M-TESE)是近十余年出现的最新取精技术,相比传统的取精术进一步增加了获得精子的概率。对所有 NOA 患者(包括睾丸体积<2ml 的患者),只要患者主观意愿强烈,在明确告知患者手术风险的前提下,均可实施 M-TESE。

(4)供精人工授精(AID):对于取精失败的患者,或患者主观放弃治疗,或 AZF 检测异常,可选择 AID 治疗。

2. 遗传性疾病　辅助生殖技术(IVF 或 ICSI 治疗)可以使严重少精子症或无精子症患者有自己的后代。因此,有必要重视这些患者的染色体及基因情况。

(1)染色体异常:对无精子症或严重少精子症(精子浓度<100 万/ml)的患者,需要进行染色体核型分析。如果有多发性流产、先天畸形或精神发育迟滞的家族史,无论精子浓度如何,都应进行染色体核型分析。

(2)囊性纤维性变(CF):是一种致命的常染色体隐性遗传疾病,也是高加索人最常见的基因疾病,由 CFTR 基因导致。对于无精子症患者,尤其是精液量<1.5ml、pH<7.0 的患者,应考虑患者存在先天性双侧输精管缺如(CBAVD)。

(3)梗阻性无精子症(OA):是由双侧输精管梗阻导致精液或射精后的尿液中未见精子或生精细胞。可发生在双侧或单侧,也可发生多处梗阻。病因包括先天输精管结构发育不良或缺如(如 CBAVD),也可继发于感染(淋病附睾炎是附睾梗阻的最常见病因)、医源性损伤或输精管结扎后。根据梗阻部位,可进一步细分为睾丸内梗阻、附睾梗阻、输精管梗阻、射精管梗阻等。

治疗原则:手术进行输精管重建,获得自然妊娠;通过各类取精术,获取精子后进行 ICSI治疗。

①睾丸内梗阻:各种睾丸取精术后进行 ICSI 治疗。

②附睾梗阻:CBAVD 患者可行取精术后进行 ICSI 治疗。对于继发性附睾梗阻患者,建议进行显微外科附睾-输精管吻合术。

③近端输精管梗阻:如双侧输精管结扎术后,建议进行显微外科输精管-输精管吻合术。

④远端输精管梗阻:例如,幼年疝修补术时或隐睾下降固定手术造成双侧输精管损伤,由

于缺损范围较大,一般无法对这类患者进行输精管再通手术。现有学者尝试联合腹腔镜技术对腹腔内输精管近心端进行游离,减小两断端间张力,尝试进行腹股沟处输精管-输精管吻合术。总体上,对这部分患者,建议行取精术后进行 ICSI 治疗。

⑤射精管口梗阻:可进行精囊镜探查术联合经尿道射精管切开术(TURED),用于治疗炎症后梗阻,以及由中线囊肿压迫单侧或双侧射精管所致的梗阻。手术并发症包括由膀胱颈口损伤导致的逆行射精,尿液反流入射精管、精囊和输精管等。如不考虑 TURED 治疗,也可行取精术后进行 ICSI 治疗。

(4)精索静脉曲张:对于临床型精索静脉曲张合并男性不育症患者,建议进行手术治疗。

手术适应证:临床型精索静脉曲张,精液检查异常,合并男性不育且女方生育力正常。对 NOA 的精索静脉曲张患者手术,可以提高取精成功率。

对于轻度精索静脉曲张(亚临床型)患者,如精液分析正常,应定期随访,一旦出现精液分析异常、睾丸缩小、质地变软,应及时手术。

(5)隐睾:治疗原则如下。

①出生 6 个月后仍未出现睾丸自行下降的隐睾患儿,建议手术治疗。

②若下降不全的睾丸可触及,则行睾丸下降固定术,成年期可触及的下降不全的睾丸也不应切除,因为它仍能产生雄激素。

③若下降不全的睾丸不可触及,可在麻醉下再次评估是否能触及,若仍不能触及,行手术探查,探查到睾丸位置后,若患者有较长的血管蒂可行睾丸下降固定术。成人行睾丸下降固定术时,建议行睾丸活检,排除 ITGCNU 及睾丸原位癌。

④单侧隐睾患者,若对侧睾丸正常,同时满足睾丸血管较短及输精管畸形、睾丸发育不良、青春期后的患者,可行睾丸切除术。

⑤青春期后单侧腹腔内隐睾患者,鉴于隐睾的致肿瘤风险高,若对侧睾丸正常,可实行腹腔内睾丸切除术。

(6)性腺功能减退:依据促性腺激素的水平,性腺功能减退症可以分为低促性腺激素性和高促性腺激素性。

治疗原则为恢复性功能、改善性欲、提高性生活质量和乐趣,促进并维持第二性征的发育,提高骨密度、预防骨质疏松,降低心血管事件的发生风险,恢复生育能力。

①一般治疗:补充钙、锌、维生素 D 等微量元素;积极运动及低脂高蛋白质饮食。

②心理辅导:在躯体治疗的同时,应关注心理健康。

③确保肾上腺皮质功能、甲状腺功能维持正常,纠正糖脂代谢紊乱。

④促性腺激素释放激素、促性腺激素、性腺激素替代。

⑤辅助生育技术,通过治疗有精子,则可尝试自然受孕。或选择精子冷冻,以备以后进行辅助生殖技术治疗。如治疗效果欠佳,也可以选择供精人工授精(AID)。

3. 中医药治疗　中医诊治讲究辨证论治,根据医者的望、闻、问、切来辨别患者的气血阴阳、表里虚实的异常,从而选择补肾、温阳、滋阴、益气、活血、疏肝、化痰和清利等方法进行治疗。

近年来,针灸治疗男性不育症的研究日趋增多,其作用机制主要有调节男性下丘脑-垂体-性腺轴、抗氧化、抗感染、调节免疫、改善精浆生化指标等。一般运用补肾益精法进行针灸治疗,多选用气海、关元、中极、太溪等穴位补肾精,配合足三里补脾胃、调气血,三阴交调肝脾肾,百会、神庭通任督,临床中针刺手法一般以补法居多。

【护理评估】

1. 身体状况　了解有无第二性征和不同程度的发育,有的有少许阴毛及胡须,喉结小或者没有,发音尖,但通常睾丸小而质地硬等症状。

2. 辅助检查　了解实验室及影像学检查等结果。

3. 心理、社会状况　了解患者和家属对该病的治疗方法及其预后的认知程度。

【常见护理诊断】

1. 焦虑　与患者对不育引起的心理问题及担心预后有关。

2. 有感染的危险　与手术切口位置有关。

3. 疼痛　与手术伤口有关。

4. 知识缺乏　与缺乏男性不育的相关知识有关。

5. 性功能障碍　与心理性性功能障碍有关。

6. 潜在并发症　尿路感染,腹胀,阴囊血肿,阴囊水肿,睾丸扭转等。

【护理目标】

1. 患者焦虑程度减轻,积极配合治疗及护理。

2. 预防感染,手术切口愈合良好。

3. 患者主诉疼痛减轻或消失。

4. 对疾病有正确的认识,能积极配合治疗和护理。

5. 引起心理性性功能障碍的因素得到缓解或解决。

6. 术后未发生相关并发症,或并发症得到及时处理后缓解或治愈。

【护理措施】

1. 术前护理措施

(1)心理护理

①主动与患者沟通,应用心理疏导的方式,让患者说出不育的感受,使患者充分倾诉并有机会发泄,从而理顺患者的情绪。

②对患者及其家属宣讲不育的原因及治疗等相关知识,让其对男性不育症有正确的认识,并充分发挥家庭支持的作用,鼓励患者与家属开诚布公地交谈,给予患者心理支持与安慰,缓解患者心理压力。

③对患者进行检查目的、治疗方法、效果及其相关知识的宣教,使其更好地配合医护人员的治疗工作,以提高手术治疗的成功率。

④向患者解释不育手术治疗的必要性、手术方式、注意事项以及手术治疗的成功病例,取得患者的信任,增强患者治疗的信心。

(2)术前常规准备

①按泌尿外科手术术前常规护理。

②协助完善相关术前检查,如精液检查、输精管造影、睾丸活组织检查、激素检查、B 超、心电图、胸部 X 线片、凝血功能检查等。

③行抗生素皮肤过敏试验,遵医嘱将术中用药带入手术室。

④行阴囊手术者,术前 2d 彻底清洗会阴,每天至少 1 次。

2. 术后护理措施

(1)外科手术后护理

①麻醉后护理

· 了解麻醉和手术方式、术中情况。

· 持续心电监护,严密监测生命体征,持续低流量吸氧。

· 床挡保护,防止坠床。

· 对于腰麻、硬膜外麻醉或腰硬联合麻醉者,术后应去枕平卧 6h,并密切观察有无恶心、呕吐、头痛、尿潴留及神经症状等。

②伤口的观察及护理

· 观察伤口敷料有无渗血,对于阴囊手术患者更应密切观察伤口周围是否出现水肿、血肿。可将阴囊托起以预防局部血肿及水肿。行腹股沟手术者可使用 0.5～1.0kg 沙袋压迫切口以预防出血。

· 行腹腔镜手术者应观察腹部体征,有无腹痛、腹胀等。

· 协助未留置尿管患者排尿,并防止尿液污染伤口,引起感染。

③疼痛护理:观察患者伤口疼痛情况,遵医嘱给予缓解疼痛的护理措施。

④各管道观察及护理

· 妥善固定留置针,保持输液管道通畅,注意观察穿刺部位皮肤有无红肿、液体外渗及静脉炎的发生。

· 留置尿管的患者按照尿管护理常规进行尿管护理,一般术后第 1～2 天可拔除尿管,拔管后注意关注患者排尿情况。

⑤基础护理:做好晨晚间护理、定时翻身、雾化吸入、患者清洁等工作。

(2)饮食护理:术后 6h 内禁食、禁饮;6h 后饮水,饮水后无恶心、呕吐、腹胀等不适症状,则可开始进食。多食易消化、富含纤维素的食物,如芹菜、韭菜、香蕉等,在留置尿管期间及拔除尿管后在病情允许的情况下多饮水,保持每日尿量在 2000～3000ml。

3. 并发症的处理及护理

(1)出血:伤口敷料持续有新鲜血液渗出、阴囊血肿。

①阴囊加压包扎,充分引流。

②若血肿继续增加则应手术治疗。

(2)尿路感染:出现尿频、尿急、尿痛甚至脓尿、伤口感染。

①术后及早拔除尿管,多饮水,积极抗生素控制感染。

②行会阴部手术者,术前应进行局部皮肤清洁,预防术后感染;感染切口局部更换敷料,并可使用新型敷料促进愈合。

(3)阴囊水肿:阴囊肿胀,局部皮肤坏死脱落。

①术后托起阴囊以预防水肿发生。

②若已发生阴囊水肿,则仍应托起阴囊,局部可用高渗盐水或硫酸镁外敷,促进恢复。

(4)睾丸扭转:会阴疼痛。

①术后早期正确评估疼痛原因,以防止漏诊。

②若发生睾丸扭转应及早手术复位或手法复位。

(5)腹胀:行腹腔镜手术者,术后可能出现严重腹胀。

①非手术治疗,留置胃管及肛管等。

②无效者可行中西医结合治疗。

【护理评价】

1. 患者焦虑程度减轻,可以积极配合治疗及护理。

2. 术后未发生感染,手术切口愈合良好。

3. 患者疼痛减轻。

4. 对疾病有正确的认识,能积极配合治疗和护理。

5. 引起心理性性功能障碍的因素得到解决。

6. 患者术后未发生相关并发症。

【健康教育】

1. 大量研究表明,不良生活方式、环境因素及心理因素等是男性不育症的危险因素。因此,对于男性不育症患者,首先应根据其生活习惯、工作环境、精神心理状态等进行针对性健康宣教,帮助患者改善生活方式,如规律作息、控制体重、适度运动、戒烟限酒等。同时适时给予性生活方式的指导。

2. 荟萃分析表明,合理膳食补充可以改善精子质量参数和男性生育力。以蔬菜、水果、海鲜、坚果、全谷物产品、家禽和低脂乳制品为基础的多样化和均衡饮食,有助于改善男性生殖功能,必要时辅以富含锌、硒、氨基酸、维生素的复合营养素、益生菌制剂等。氨基酸是精子发生和精子活力形成所必需的物质,氨基酸可以为精子成熟过程中蛋白质修饰提供原料,具有促进精子生成、为精子运动供能、防止精子损伤的多重作用,合理补充氨基酸对于不育男性有重要意义。

第 7 章

泌尿外科专科护理操作技术

第一节　备皮术护理技术

一、教学重点、难点

1. 教学重点　备皮术的操作步骤、常见手术备皮的范围。
2. 教学难点　常见手术备皮范围。

二、备皮术护理技术标准操作流程

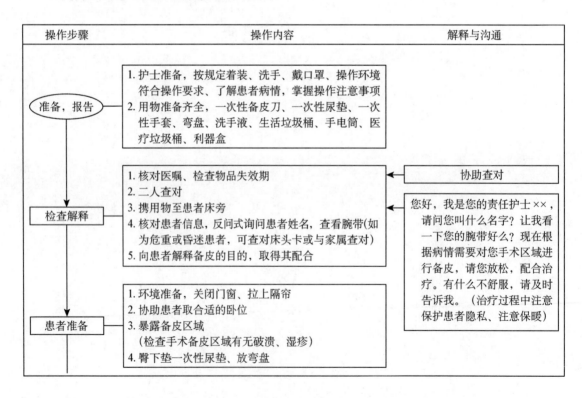

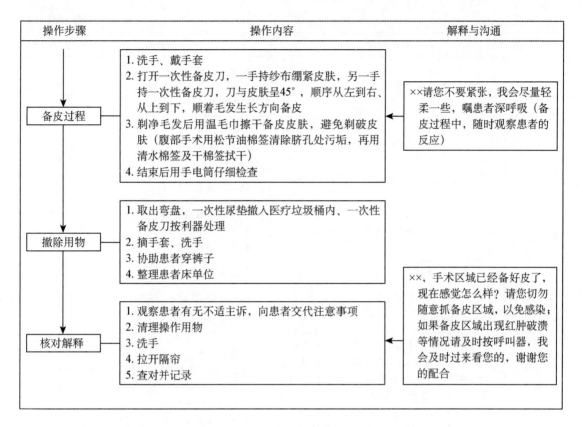

操作步骤	操作内容	解释与沟通
备皮过程	1. 洗手、戴手套 2. 打开一次性备皮刀,一手持纱布绷紧皮肤,另一手持一次性备皮刀,刀与皮肤呈45°,顺序从左到右、从上到下,顺着毛发生长方向备皮 3. 剃净毛发后用温毛巾擦干备皮皮肤,避免剃破皮肤(腹部手术用松节油棉签清除脐孔处污垢,再用清水棉签及干棉签拭干) 4. 结束后用手电筒仔细检查	××请您不要紧张,我会尽量轻柔一些,嘱患者深呼吸(备皮过程中,随时观察患者的反应)
撤除用物	1. 取出弯盘,一次性尿垫撤入医疗垃圾桶内、一次性备皮刀按利器处理 2. 摘手套、洗手 3. 协助患者穿裤子 4. 整理患者床单位	××,手术区域已经备好皮了,现在感觉怎么样?请您切勿随意抓备皮区域,以免感染;如果备皮区域出现红肿破溃等情况请及时按呼叫器,我会及时过来看您的,谢谢您的配合
核对解释	1. 观察患者有无不适主诉,向患者交代注意事项 2. 清理操作用物 3. 洗手 4. 拉开隔帘 5. 查对并记录	

三、备皮术护理技术评分标准

备皮术操作考核评分标准

时间:_____ 姓名:_____ 成绩:_____

项目分值	质量标准	扣分标准	扣分
准备 5	1. 着装、仪表符合要求(头发整齐,刘海不过眉,指甲整洁,胸卡佩戴符合要求,眼镜佩戴牢固,燕尾帽佩戴端正牢固,鞋袜符合要求)	不符合每项-1 □头发 □刘海 □指甲 □胸卡 □眼镜 □燕尾帽 □鞋袜	
	2. 洗手符合要求	□时间<15s-1 □步骤缺少-1	
	3. 戴口罩	□未戴口罩-1	
	4. 物品准备齐全,放置合理	□准备不全,少一项-0.5 □放置不合理-0.5	
检查核对 5	1. 查对治疗单、备皮刀质量符合要求	□未查对治疗单-2 □未检查备皮刀质量-1	
	2. 实施二人查对	□未二人查对-2	

(续　表)

项目分值	质量标准	扣分标准	扣分
查对解释 10	1. 核对患者身份符合要求	□未核对患者身份—3 □未反问式询问患者姓名—2 □未查腕带—2	
	2. 向患者全面解释备皮的目的	□未解释—2 □解释不全面—1	
摆放体位 10	1. 未关闭门窗、拉上隔帘	□未关闭门窗—1 □未拉上隔帘—1	
	2. 协助患者摆放体位、注意保护隐私	□未协助患者摆放体位—2 □摆放体位不合适—1 □未注重隐私保护—1	
	3. 注意给患者保暖	□未注重保暖—1	
	4. 患者臀下垫尿垫、弯盘	□未垫尿垫、弯盘或放置不合理—1	
	5. 洗手、戴手套	□未洗手、戴手套—2	
备皮 40	一手持纱布绷紧皮肤,另一手持一次性备皮刀,刀与皮肤呈 45°,顺序从左到右、从上到下,顺着毛发生长方向备皮,剃净毛发后用温毛巾擦干备皮皮肤,避免剃破皮肤(腹部手术用松节油棉签清除脐孔处污垢,再用清水棉签及干棉签拭干),结束后用手电筒仔细检查	□备皮顺序—5 □备皮手法不规范,刀与皮肤未呈 45°—10 □结束后未用温毛巾擦干皮肤—5 □备皮导致皮肤破损—10 □腹部手术备皮后未清理脐孔处—5 □备皮结束后未用手电筒仔细检查—5	
撤除用物 8	撤出用物符合规范,垃圾分类正确,脱手套、洗手	□未及时撤出用物—2 □垃圾分类不正确—2 □未取出尿垫、弯盘—2 □未及时脱手套、洗手—2	
整理解释 17	1. 整理床单位符合要求	□未协助患者穿裤子—1 □未整理床单位—1	
	2. 观察患者主观反应	□未观察—2	
	3. 向患者交代注意事项	□未解释—2 □备皮术后讲解注意事项不详细—2	
	4. 清理用物,洗手	□未清理用物—2 □未洗手—1 □洗手时间<15s—1 □洗手步骤缺少—1	
	5. 拉开隔帘,视情况打开门窗,查对记录	□未拉开隔帘—1 □未视情况打开门窗—1 □未再查对—1 □未记录—1	

（续　表）

项目分值	质量标准	扣分标准	扣分
综合评价 5	1. 操作中遵守无菌操作规程、具有爱伤观念	□跨越无菌区 1 次－1 □无爱伤观念－1	
	2. 操作流程正确、熟练	□流程错误每项－1	
	3. 操作过程流畅,物品摆放处置有序,不杂乱	□物品掉落每次－1	
	4. 操作紧凑,不拖拉	□操作松散－1	
总分 100			

四、注意事项

1. 总分值 100 分,90 分达标。
2. 完成时间为 6min。
3. 操作时应动作轻柔,切勿剃破皮肤。
4. 腹部手术准备时应清洁脐孔内的污垢,再进行备皮。
5. 备皮范围原则上是要超出各手术切口,四周范围各 20cm。
6. 操作过程中注意保护患者隐私、保暖及询问患者主观感受。

第二节　导尿术护理技术

一、教学重点、难点

1. 教学重点　导尿的目的和注意事项。
2. 教学难点　导尿注意事项在导尿操作过程中的落实。

二、导尿术护理技术标准操作流程

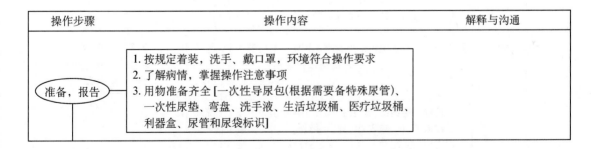

操作步骤	操作内容	解释与沟通
准备,报告	1. 按规定着装,洗手、戴口罩,环境符合操作要求 2. 了解病情,掌握操作注意事项 3. 用物准备齐全 [一次性导尿包(根据需要备特殊尿管)、一次性尿垫、弯盘、洗手液、生活垃圾桶、医疗垃圾桶、利器盒、尿管和尿袋标识]	

操作步骤	操作内容	解释与沟通
检查解释	1. 检查物品失效期并二人查对 2. 反问式询问患者姓名，查看腕带(如为危重或昏迷患者，可查对床头卡或与家属查对)，向患者解释导尿的目的，取得其配合	协助查对 您好，我是您的责任护士××，请问您叫什么名字？让我看一下您的腕带好么？现在根据病情需要给您导尿，请您放松，配合治疗。有什么不舒服，请及时告诉我（治疗过程中注意保护患者隐私）
患者准备	1. 环境准备（关闭门窗、拉上隔帘） 2. 协助患者脱其对侧裤腿盖于近侧腿部，对侧腿用被子遮盖，臀下垫一次性尿垫 3. 取屈膝仰卧位，双腿略外展，显露外阴	
清洗外阴	1. 备好弯盘于会阴部远端。在治疗车上打开导尿包，取出清洗包，放在患者两腿之间，左手戴手套，撕开棉球包放于清洗盘内，右手持镊子 2. 男患者先擦洗阴阜3下，再擦洗阴茎背面，顺序为中、对侧、近侧，各用1个棉球擦洗；左手持纱布提起阴茎并后推包皮，充分暴露冠状沟，夹取棉球自尿道口至龟头螺旋至冠状沟重复消毒3遍；将阴茎提起，用棉球自龟头向下消毒至阴囊处，顺序为中、对侧、近侧，将纱布垫于阴茎与阴囊之间 3. 女患者，消毒外阴，第1个棉球消毒阴阜3下；第2个棉球消毒对侧大阴唇1下；第3个棉球消毒近侧大阴唇1下，左手持纱布，拇指、示指分开大阴唇；第4个棉球消毒尿道口；第5个棉球消毒对侧小阴唇；第6个棉球消毒近侧小阴唇；第7个棉球消毒尿道口；第8个棉球消毒对侧小阴唇；第9个棉球消毒近侧小阴唇；第10个棉球消毒尿道口至肛门 4. 消毒后棉球置于会阴部远端弯盘内。清洗完毕后脱手套放于清洗盘内，将弯盘、清洗盘撤至治疗车下	
再次消毒	1. 再次洗手。在患者的两腿间打开导尿包，戴手套，打开洞巾，将大、小弯盘放在两腿间，小弯盘靠近尿道口(会阴部)，取出消毒棉球、纱布、镊子放于小弯盘一侧；在大弯盘中检查尿管气囊是否漏气，取尿袋与尿管衔接置于大弯盘内备用；撕开石蜡油棉球袋，用石蜡油棉球润滑导尿管备用 2. 男患者，左手垫纱布提起阴茎，使之与腹壁呈60°，显露尿道口，右手持镊，用消毒棉球消毒尿道口及龟头4次，左手不动 3. 女患者，左手持纱布分开固定小阴唇，显露尿道口，右手持镊，用消毒棉球由内向外消毒尿道口。第1个棉球消毒尿道口，第2个棉球消毒对侧小阴唇，第3个棉球消毒近侧小阴唇，第4个棉球消毒尿道口，左手不动，消毒后棉球置于小弯盘另一侧	××，请您不要紧张，我会尽量轻柔一些，嘱患者深呼吸(插管过程中，随时观察患者的反应)

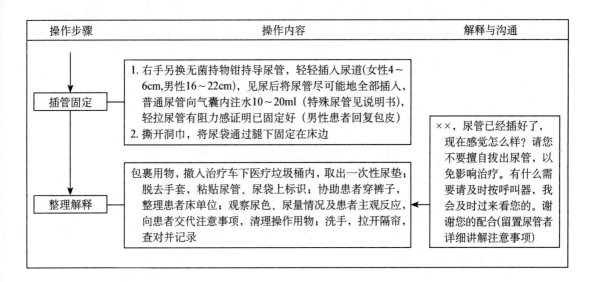

三、导尿术护理技术评分标准

导尿术操作考核评分标准

时间:_____ 姓名:_____ 成绩:_____

项目分值	质量标准	扣分标准	扣分
准备 5	1. 着装、仪表符合要求(头发整齐,刘海不过眉。指甲整洁,胸卡佩戴符合要求,眼镜佩戴牢固,燕尾帽佩戴端正牢固,鞋袜符合要求)	不符合每项−1 □头发 □刘海 □指甲 □胸卡 □眼镜 □燕尾帽 □鞋袜	
	2. 洗手符合要求	□时间<15s−1 □步骤缺少−1	
	3. 戴口罩	□未戴口罩−1	
	4. 物品准备齐全,放置合理	□准备不全,少一项−0.5 □放置不合理−0.5	
检查核对 5	1. 查对治疗单、导尿包质量符合要求	□未查对治疗单−2 □未检查导尿包质量−1	
	2. 实施二人查对	□未二人查对−2	
查对解释 5	1. 核对患者身份符合要求	□未核对患者身份−1 □未反问式询问患者姓名−1 □未查腕带−1	
	2. 向患者解释导尿的目的、内容全面	□未解释−1 □解释不全面−1	

（续　表）

项目分值	质量标准	扣分标准	扣分
摆放体位 5	1. 未关闭门窗、拉上隔帘	□未关闭门窗－0.5 □未拉上隔帘－0.5	
	2. 协助患者摆放体位、注意保护隐私	□未协助患者摆放体位或摆放体位不合适－1 □未注重隐私保护－1	
	3. 注意给患者保暖	□未注重保暖－1	
	4. 患者臀下垫尿垫	□未垫尿垫或放置不合理－1	
清洗外阴 20	1. 备好弯盘于会阴部远端	□未备好弯盘或弯盘摆放不合理－1	
	2. 打开清洗包方法正确	□打开清洗包方法不正确－1	
	3. 清洗盘准备符合规范	□清洗盘放置位置不合理－1	
	4. 消毒符合规范 男患者消毒外阴：第1个棉球消毒阴阜3下；第2～4个棉球再擦洗阴茎背面，顺序为中、对侧、近侧，各用1个棉球擦洗；左手持纱布提起阴茎并后推包皮，充分显露冠状沟；第5～7个棉球自尿道口至龟头螺旋至冠状沟重复消毒3遍，将阴茎提起；第8～10个棉球自龟头向下消毒至阴囊处，顺序为中、对侧、近侧，将纱布垫于阴茎与阴囊之间	□消毒顺序每错1步－1 □未用棉球被污染－2 □消毒力度不合适－1 □消毒范围过小－2 □提起阴茎或分开大阴唇未持纱布－1 □男性患者未后推包皮－2 □男性患者未显露冠状沟－1 □女性患者未充分显露小阴唇、尿道口－2 □清洗消毒不干净－1	
	女患者消毒外阴：第1个棉球消毒阴阜3下；第2个棉球消毒对侧大阴唇1下；第3个棉球消毒近侧大阴唇1下；左手持纱布，拇指、示指分开大阴唇；第4个棉球消毒尿道口；第5个棉球消毒对侧小阴唇；第6个棉球消毒近侧小阴唇；第7个棉球消毒尿道口；第8个棉球消毒对侧小阴唇；第9个棉球消毒近侧小阴唇；第10个棉球消毒尿道口至肛门		
	5. 清洗完毕后脱手套，用物撤至治疗车下	□撤出用物方法不正确－1	
	6. 再次洗手	□时间＜15s－1 □步骤缺少－1 □方法错误－1	

（续　表）

项目分值	质量标准	扣分标准	扣分
再次消毒 20	1. 打开导尿包方法正确	□导尿包摆放不合理－1 □手套污染－2 □戴手套方法错误－1 □未按要求摆放无菌物品每一项－1 □无菌物品污染－3 □未检查尿管气囊或方法错误－1 □未润滑尿管或方法错误－1	
	2. 消毒符合要求 男患者左手垫纱布提起阴茎,使之与腹壁呈60°,显露尿道口,右手持镊,用消毒棉球消毒尿道口及龟头四次,左手不动	□消毒顺序每错 1 步－1 □提起阴茎或分开小阴唇未持纱布－1 □男性患者提起阴茎与腹壁未成 60°角－3 □女性患者未充分显露小阴唇、尿道口－2 □消毒不彻底－1	
	女患者左手持纱布分开固定小阴唇,显露尿道口,右手持镊,用消毒棉球由内向外消毒尿道口。第 1 个棉球消毒尿道口;第 2 个棉球消毒对侧小阴唇;第 3 个棉球消毒近侧小阴唇;第 4 个棉球消毒尿道口,左手不动		
	3. 消毒后棉球置于小弯盘另一侧	□未用棉球被污染－2	
插管固定 20	1. 插管时另换无菌持物钳持导尿管插入	□未更换无菌持物钳－1	
	2. 插尿管方法正确	□尿管污染－3 □插尿管动作粗暴－1 □插入深度不正确－5 □女性误入阴道－5	
	3. 尿管气囊固定正确	□气囊固定方法不正确－1 □男性患者未回复包皮－2	
	4. 撕开洞巾,将尿袋通过腿下固定在床边	□未及时撕开洞巾－1 □尿袋固定方法错误－1	
整理解释 15	1. 撤出用物符合规范,垃圾分类正确,脱手套	□未及时撤出用物－1 □垃圾分类不正确－1 □未取出尿垫－1 □未及时脱手套－1	
	2. 粘贴尿管、尿袋上标识	□未粘贴标识少一项或粘贴不合理－1	

（续　表）

项目分值	质量标准	扣分标准	扣分
整理解释 15	3. 整理床单位符合要求	□未协助患者穿裤子－1 □未整理床单位－1	
	4. 观察尿色、尿量情况及患者主观反应	□未观察或观察不全面－1	
	5. 向患者交代注意事项	□未解释或解释不详细－1	
	6. 清理用物,洗手	□未清理用物－1 □未洗手或洗手时间＜15s－1	
	7. 拉开隔帘,视情况打开门窗,查对记录	□未拉开隔帘－1 □未视情况打开门窗－1 □未再查对－1 □未记录－1	
综合评价 5	1. 操作中遵守无菌操作规程、具有爱伤观念	□跨越无菌区 1 次－1 □无爱伤观念－1	
	2. 操作流程正确、熟练	□流程错误每项－1	
	3. 操作过程流畅,物品摆放处置有序,不杂乱	□物品掉落每次－1	
	4. 操作紧凑,不拖拉	□操作松散－1	
总分 100			

四、注意事项

1. 总分值 100 分,90 分达标。
2. 完成时间为 18min。
3. 严格无菌操作。
4. 选择光滑和粗细适宜的导尿管,插管动作应轻慢,以免损伤尿道黏膜。
5. 操作过程中注意保护患者隐私、保暖及询问患者主观感受。

第三节　会阴冲洗/擦洗护理技术

一、教学重点、难点

1. 教学重点　会阴冲洗/擦洗的目的和注意事项。
2. 教学难点　会阴冲洗/擦洗注意事项在操作过程中的落实。

二、会阴冲洗/擦洗护理技术标准操作流程

(一)会阴冲洗操作流程

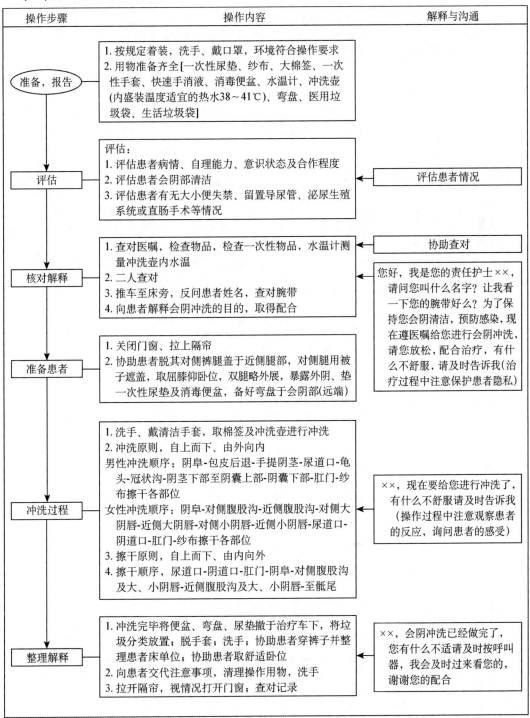

操作步骤	操作内容	解释与沟通
准备，报告	1. 按规定着装，洗手、戴口罩，环境符合操作要求 2. 用物准备齐全[一次性尿垫、纱布、大棉签、一次性手套、快速手消液、消毒便盆、水温计、冲洗壶(内盛装温度适宜的热水38~41℃)、弯盘、医用垃圾袋、生活垃圾袋]	
评估	评估： 1. 评估患者病情、自理能力、意识状态及合作程度 2. 评估患者会阴部清洁 3. 评估患者有无大小便失禁、留置导尿管、泌尿生殖系统或直肠手术等情况	评估患者情况
核对解释	1. 查对医嘱，检查物品，检查一次性物品，水温计测量冲洗壶内水温 2. 二人查对 3. 推车至床旁，反问患者姓名，查对腕带 4. 向患者解释会阴冲洗的目的，取得配合	协助查对 您好，我是您的责任护士××，请问您叫什么名字？让我看一下您的腕带好么？为了保持您会阴清洁，预防感染，现在遵医嘱给您进行会阴冲洗，请您放松，配合治疗，有什么不舒服，请及时告诉我(治疗过程中注意保护患者隐私)
准备患者	1. 关闭门窗、拉上隔帘 2. 协助患者脱其对侧裤腿盖于近侧腿部，对侧腿用被子遮盖，取屈膝仰卧位，双腿略外展，暴露外阴、垫一次性尿垫及消毒便盆，备好弯盘于会阴部(远端)	
冲洗过程	1. 洗手、戴清洁手套，取棉签及冲洗壶进行冲洗 2. 冲洗原则，自上而下、由外向内 男性冲洗顺序：阴阜-包皮后退-手提阴茎-尿道口-龟头-冠状沟-阴茎下部至阴囊上部-阴囊下部-肛门-纱布擦干各部位 女性冲洗顺序：阴阜-对侧腹股沟-近侧腹股沟-对侧大阴唇-近侧大阴唇-对侧小阴唇-近侧小阴唇-尿道口-阴道口-肛门-纱布擦干各部位 3. 擦干原则，自上而下、由内向外 4. 擦干顺序，尿道口-阴道口-肛门-阴阜-对侧腹股沟及大、小阴唇-近侧腹股沟及大、小阴唇-至骶尾	××，现在要给您进行冲洗了，有什么不舒服请及时告诉我(操作过程中注意观察患者的反应，询问患者的感受)
整理解释	1. 冲洗完毕将便盆、弯盘、尿垫撤于治疗车下，将垃圾分类放置；脱手套；洗手；协助患者穿裤子并整理患者床单位；协助患者取舒适卧位 2. 向患者交代注意事项，清理操作用物，洗手 3. 拉开隔帘，视情况打开门窗；查对记录	××，会阴冲洗已经做完了，您有什么不适请及时按呼叫器，我会及时过来看您的，谢谢您的配合

（二）会阴擦洗操作流程

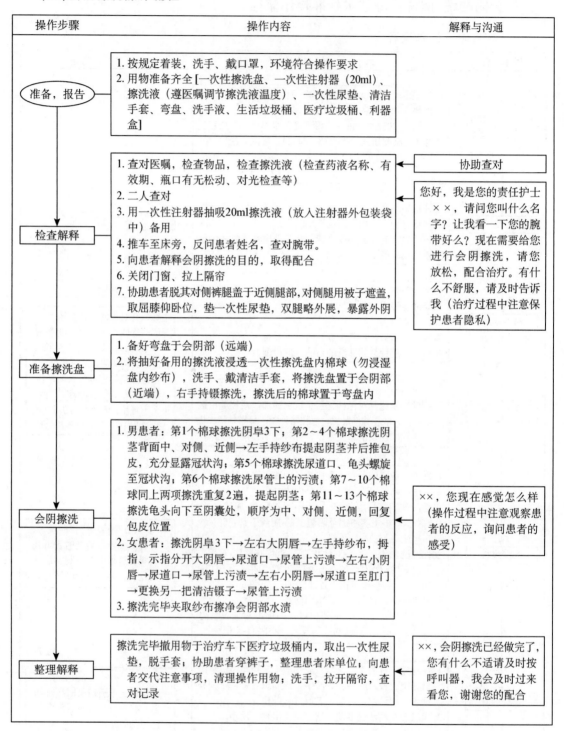

操作步骤	操作内容	解释与沟通

准备，报告
1. 按规定着装，洗手、戴口罩，环境符合操作要求
2. 用物准备齐全[一次性擦洗盘、一次性注射器（20ml）、擦洗液（遵医嘱调节擦洗液温度）、一次性尿垫、清洁手套、弯盘、洗手液、生活垃圾桶、医疗垃圾桶、利器盒]

检查解释
1. 查对医嘱，检查物品，检查擦洗液（检查药液名称、有效期、瓶口有无松动、对光检查等）
2. 二人查对
3. 用一次性注射器抽吸20ml擦洗液（放入注射器外包装袋中）备用
4. 推车至床旁，反问患者姓名，查对腕带。
5. 向患者解释会阴擦洗的目的，取得配合
6. 关闭门窗、拉上隔帘
7. 协助患者脱其对侧裤腿盖于近侧腿部，对侧腿用被子遮盖，取屈膝仰卧位，垫一次性尿垫，双腿略外展，暴露外阴

协助查对

您好，我是您的责任护士××，请问您叫什么名字？让我看一下您的腕带好吗？现在需要给您进行会阴擦洗，请您放松，配合治疗。有什么不舒服，请及时告诉我（治疗过程中注意保护患者隐私）

准备擦洗盘
1. 备好弯盘于会阴部（远端）
2. 将抽好备用的擦洗液浸透一次性擦洗盘内棉球（勿浸湿盘内纱布），洗手、戴清洁手套，将擦洗盘置于会阴部（近端），右手持镊子擦洗，擦洗后的棉球置于弯盘内

会阴擦洗
1. 男患者：第1个棉球擦洗阴阜3下；第2～4个棉球擦洗阴茎背面中、对侧、近侧→左手持纱布提起阴茎并后推包皮，充分显露冠状沟；第5个棉球擦洗尿道口、龟头螺旋至冠状沟；第6个棉球擦洗尿管上的污渍；第7～10个棉球同上两项擦洗重复2遍，提起阴茎；第11～13个棉球擦洗龟头向下至阴囊处，顺序为中、对侧、近侧，回复包皮位置
2. 女患者：擦洗阴阜3下→左右大阴唇→左手持纱布，拇指、示指分开大阴唇→尿道口→尿管上污渍→左右小阴唇→尿道口→尿管上污渍→左右小阴唇→尿道口至肛门→更换另一把清洁镊子→尿管上污渍
3. 擦洗完毕夹取纱布擦净会阴部水渍

××，您现在感觉怎么样（操作过程中注意观察患者的反应，询问患者的感受）

整理解释
擦洗完毕撤用物于治疗车下医疗垃圾桶内，取出一次性尿垫，脱手套，协助患者穿裤子，整理患者床单位；向患者交代注意事项，清理操作用物，洗手，拉开隔帘，查对记录

××，会阴擦洗已经做完了，您有什么不适请及时按呼叫器，我会及时过来看您，谢谢您的配合

三、会阴冲洗/擦洗护理技术评分标准

会阴冲洗操作考核评分标准（一）

时间：_____   姓名：_____   成绩：_____

项目分值	质量标准	扣分标准	扣分
准备 5	1. 着装、仪表符合要求（头发整齐，刘海不过眉。指甲整洁，胸卡佩戴符合要求，眼镜佩戴牢固，燕尾帽佩戴端正牢固，鞋袜符合要求）	不符合每项－1 □头发 □刘海 □指甲 □胸卡 □眼镜 □燕尾帽 □鞋袜	
	2. 洗手符合要求	□未洗手－1 □时间＜15s 或步骤缺少－1	
	3. 戴口罩	□未戴口罩－1	
	4. 物品准备齐全，放置合理	□准备不全，少一项－0.5 □放置不合理－0.5	
评估患者 6	评估患者情况	□未评估或评估不全面（每项－1）－3 □未评估病情、自理能力、意识状态及合作程度－1 □未评估患者会阴部清洁－1 □未评估患者是否大小便失禁、留置尿管、手术情况－1	
检查核对 8	1. 查对医嘱治疗单、一次性物品、水温，符合要求	□未查对医嘱治疗单－2 □未查对一次性物品－2 □未查对水温－2	
	2. 实施二人查对	□未二人查对－2	
查对解释 6	1. 核对患者身份符合要求	□未核对患者身份－2 □未反问式询问患者姓名－1 □未查腕带－1	
	2. 向患者全面解释会阴冲洗的目的	□解释不全面－2	
摆放体位 8	1. 关闭门窗、拉上隔帘	□未关闭门窗－1 □未拉上隔帘－1	
	2. 协助患者摆放体位、注意保护隐私	□未协助患者摆放体位或摆放体位不合适－1 □未注重隐私保护－1	
	3. 注意给患者保暖	□未注重保暖－1	
	4. 患者臀下垫尿垫	□未垫尿垫或放置不合理－1	
	5. 患者臀下摆放便盆、放置弯盘	□未垫便盆或放置不合理－1 □未垫弯盘或放置不合理－1	

(续　表)

项目分值	质量标准	扣分标准	扣分
会阴冲洗 44	1. 洗手、戴手套	□未洗手－1 □未戴手套－1	
	2. 冲洗原则：自上而下、由外向内	□擦洗顺序每错1步－2	
	男性冲洗顺序：阴阜-包皮后退-手提阴茎-尿道口-龟头-冠状沟-阴茎下部至阴囊上部-阴囊下部-肛门-纱布擦干各部位	□未用棉签被污染－3 □擦洗液滴出－2 □擦洗范围过小－3 □男性患者未后推包皮－5	
	女性冲洗顺序：阴阜-对侧腹股沟-近侧腹股沟-对侧大阴唇-近侧大阴唇-对侧小阴唇-近侧小阴唇-尿道口-阴道口-肛门-纱布擦干各部位	□未提起阴茎或分开大阴唇－5 □男性患者未显露冠状沟－5 □冲洗结束男性患者未回复包皮－5 □女性患者未充分显露小阴唇、尿道口－5	
	3. 擦干原则：自上而下、由内向外	□会阴部未冲洗彻底－2 □未擦水渍－3	
	4. 擦干顺序：尿道口-阴道口-肛门-阴阜-对侧腹股沟及大、小阴唇、近侧腹股沟及大、小阴唇-至骶尾	□擦干顺序每错1步－2	
整理解释 18	1. 撤出用物符合规范，垃圾分类正确，脱手套，洗手	□未及时撤出用物－2 □垃圾分类不正确－1 □未取出尿垫－1 □未及时脱手套－1 □未洗手－1 □洗手时间＜15s或步骤缺少－1	
	2. 整理床单位符合要求	□未协助患者穿裤子－1 □未整理床单位－1 □未恢复体位－1	
	3. 向患者交代注意事项	□未解释或内容解释不全－2	
	4. 清理用物，取下口罩符合要求	□未清理用物－1 □未洗手－1 □洗手时间＜15s或步骤缺少－1 □未取口罩－1	
	5. 拉开隔帘，视情况打开门窗，查对记录	□未拉开隔帘或视情况打开门窗－1 □未查对并记录－1	
综合评价 5	1. 操作中遵守无菌操作规程、具有爱伤观念	□跨越无菌区1次－1 □无爱伤观念－1	
	2. 操作流程正确、熟练	□流程错误每项－1	
	3. 操作过程流畅，物品摆放处置有序，不杂乱	□物品掉落每次－1	
	4. 操作紧凑，不拖拉	□操作松散－1	
总分 100			

注意事项

1. 总分值 100 分,90 分达标。
2. 完成时间为 6min。
3. 严格无菌操作,注意冲洗液的温度。
4. 操作过程中注意保护患者隐私、保暖及询问患者主观感受。

会阴擦洗操作考核评分标准(二)

时间:_____　　　姓名:_____　　　成绩:_____

项目分值	质量标准	扣分标准	扣分
准备 5	1. 着装、仪表符合要求(头发整齐,刘海不过眉。指甲整洁,胸卡佩戴符合要求,眼镜佩戴牢固,燕尾帽佩戴端正牢固,鞋袜符合要求)	不符合每项-1 □头发□刘海□指甲□胸卡□眼镜 □燕尾帽□鞋袜	
	2. 洗手符合要求	□时间<15s-1 □步骤缺少-1	
	3. 戴口罩	□未戴口罩-1	
	4. 物品准备齐全,放置合理	□准备不全,少一项-0.5 □放置不合理-0.5	
检查核对 8	1. 查对治疗单、擦洗液标签,检查药液质量符合要求	□未查对治疗单-1 □未查对擦洗液-1 □检查液体方法错误-1 □时间<10s-1	
	2. 实施二人查对	□未二人查对-2	
	3. 用一次性注射器抽吸 20ml 擦洗液备用	□未抽吸擦洗液备用-1 □违反无菌原则-1	
查对解释 5	1. 核对患者身份符合要求	□未核对患者身份-2 □未反问式询问患者姓名-1 □未查腕带-1	
	2. 向患者全面解释会阴擦洗的目的	□解释不全面-1	
摆放体位 6	1. 关闭门窗、拉上隔帘	□未关闭门窗-1 □未拉上隔帘-1	
	2. 协助患者摆放体位、注意保护隐私	□未协助患者摆放体位或摆放体位不合适-1 □未注重隐私保护-1	
	3. 注意给患者保暖	□未注重保暖-1	
	4. 患者臀下垫尿垫	□未垫尿垫或放置不合理-1	

（续　表）

项目分值	质量标准	扣分标准	扣分
准备擦洗盘 7	1. 弯盘与会阴擦洗盘位置摆放合理	☐弯盘位置不合理－1 ☐擦洗盘位置不合理－1	
	2. 擦洗液浸润棉球适度	☐棉球浸润适度不合理－1 ☐利器未处理－2	
	3. 洗手、戴手套	☐未洗手－1 ☐未戴手套－1	
会阴擦洗 50	1. 消毒符合规范 男患者：第1个棉球擦洗阴阜3下；第2～4个棉球擦洗阴茎背面中、对侧、近侧，左手持纱布提起阴茎并后推包皮，充分显露冠状沟；第5个棉球擦洗尿道口、龟头螺旋至冠状沟；第6个棉球擦洗尿管上的污渍；第7～10个棉球同上两项擦洗重复2遍；提起阴茎；第11～13个棉球擦洗龟头向下至阴囊处，顺序为中、对侧、近侧；回复包皮	☐擦洗顺序每错1步－1 ☐未用棉球被污染－3 ☐擦洗力度不合适－2 ☐擦洗液滴出－2 ☐擦洗范围过小－5 ☐提起阴茎或分开大阴唇未持纱布－5 ☐男性患者未后推包皮－5 ☐男性患者未显露冠状沟－5 ☐擦洗结束男性患者未回复包皮－5 ☐女性患者未充分显露小阴唇、尿道口－5 ☐女性患者擦洗肛门后未更换另一把清洁镊子－3 ☐尿管上的污渍未擦干净－3 ☐会阴部未擦洗彻底－3	
	女患者：第1个棉球擦洗阴阜3下；第2个棉球对侧大阴唇；第3个棉球擦洗近侧大阴唇，左手持纱布，拇指、示指分开大阴唇；第4个棉球擦洗尿道口；第5个棉球擦洗尿管上的污渍；第6个棉球擦洗对侧小阴唇；第7个棉球擦洗近侧小阴唇；第8个棉球擦洗尿道口；第9个棉球擦洗尿管上的污渍；第10个棉球擦洗对侧小阴唇；第11个棉球擦洗近侧小阴唇；第12个棉球擦洗尿道口至肛门；更换另一把清洁镊子，第13个棉球擦洗尿管上的污渍		
	2. 擦洗完毕夹取纱布擦净会阴部水渍	☐未擦水渍－3	
整理解释 14	1. 撤出用物符合规范，垃圾分类正确，脱手套	☐未及时撤出用物－1 ☐垃圾分类不正确－1 ☐未取出尿垫－1 ☐未及时脱手套－1	
	2. 整理床单位符合要求	☐未协助患者穿裤子－1 ☐未整理床单位－1	
	3. 向患者交代注意事项	☐未解释或解释不全－1	
	4. 清理用物，洗手，取下口罩符合要求	☐未清理用物－1 ☐未洗手－1 ☐洗手时间＜15s－1 ☐洗手步骤缺少或方法错误－1 ☐未取口罩－1	
	5. 拉开隔帘，视情况打开门窗，查对记录	☐未拉开隔帘或视情况打开门窗－1 ☐未查对并记录－1	

（续　表）

项目分值	质量标准	扣分标准	扣分
综合评价 5	1. 操作中遵守无菌操作规程、具有爱伤观念	☐ 跨越无菌区 1 次－1 ☐ 无爱伤观念－1	
	2. 操作流程正确、熟练	☐ 流程错误每项－1	
	3. 操作过程流畅，物品摆放处置有序，不杂乱	☐ 物品掉落每次－1	
	4. 操作紧凑，不拖拉	☐ 操作松散－1	
总分 100			

注意事项

1. 总分值 100 分，90 分达标。

2. 完成时间为 6min。

3. 严格无菌操作，擦洗动作轻柔，擦洗顺序符合要求，每个棉球仅限使用 1 次，不得重复擦洗。

4. 对于留置导尿管的患者，应注意保持尿管通畅，避免脱落、扭曲和受压。

5. 操作过程中注意保护患者隐私、保暖及询问患者主观感受。

第四节　坐浴护理技术

一、教学重点、难点

1. **教学重点**　坐浴术目的和注意事项。

2. **教学难点**　坐浴术注意事项在操作过程中的落实。

二、坐浴护理技术标准操作流程

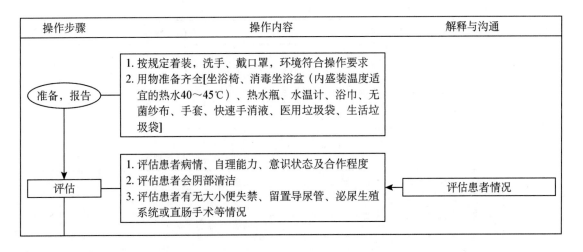

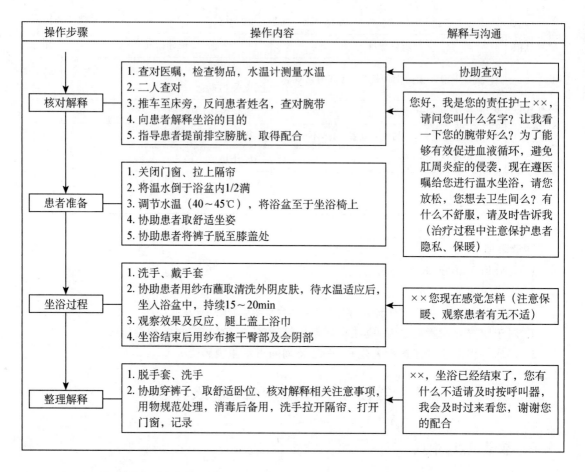

操作步骤	操作内容	解释与沟通
核对解释	1. 查对医嘱，检查物品，水温计测量水温 2. 二人查对 3. 推车至床旁，反问患者姓名，查对腕带 4. 向患者解释坐浴的目的 5. 指导患者提前排空膀胱，取得配合	协助查对 您好，我是您的责任护士××，请问您叫什么名字？让我看一下您的腕带好么？为了能够有效促进血液循环，避免肛周炎症的侵袭，现在遵医嘱给您进行温水坐浴，请您放松，您想去卫生间么？有什么不舒服，请及时告诉我（治疗过程中注意保护患者隐私、保暖）
患者准备	1. 关闭门窗、拉上隔帘 2. 将温水倒于浴盆内1/2满 3. 调节水温（40～45℃），将浴盆至于坐浴椅上 4. 协助患者取舒适坐姿 5. 协助患者将裤子脱至膝盖处	
坐浴过程	1. 洗手、戴手套 2. 协助患者用纱布蘸取清洗外阴皮肤，待水温适应后，坐入浴盆中，持续15～20min 3. 观察效果及反应、腿上盖上浴巾 4. 坐浴结束后用纱布擦干臀部及会阴部	××您现在感觉怎样（注意保暖、观察患者有无不适）
整理解释	1. 脱手套、洗手 2. 协助穿裤子、取舒适卧位、核对解释相关注意事项，用物规范处理，消毒后备用，洗手拉开隔帘、打开门窗，记录	××，坐浴已经结束了，您有什么不适请及时按呼叫器，我会及时过来看您，谢谢您的配合

三、坐浴护理技术评分标准

坐浴护理操作考核评分标准

时间：_____　　姓名：_____　　成绩：_____

项目分值	质量标准	扣分标准	扣分
准备 5	1. 着装、仪表符合要求（头发整齐，刘海不过眉。指甲整洁，胸卡佩戴符合要求，眼镜佩戴牢固，燕尾帽佩戴端正牢固，鞋袜符合要求）	不符合每项−1 □头发□刘海□指甲□胸卡□眼镜 □燕尾帽□鞋袜	
	2. 洗手符合要求	□未洗手−1 □时间＜15s或步骤缺少−1	
	3. 戴口罩	□未戴口罩−1	
	4. 物品准备齐全，放置合理	□准备不全，少一项−0.5 □放置不合理−0.5	

（续　表）

项目分值	质量标准	扣分标准	扣分
评估患者 6	评估患者情况	□未评估或评估不全面(每项−1)−3 □未评估病情、自理能力、意识状态及合作程度−1 □未评估患者会阴部及肛周情况−1 □未评估患者是否大小便失禁、留置尿管、手术情况−1	
检查核对 8	1. 查对医嘱治疗单、使用物品、水温，符合要求	□未查对医嘱治疗单−2 □未查对使用物品−2 □未查对水温−2	
	2. 实施二人查对	□未二人查对−2	
查对解释 8	1. 核对患者身份符合要求	□未核对患者身份−2 □未反问式询问患者姓名−1 □未查腕带−1	
	2. 向患者解释温水坐浴的目的全面，指导患者排空膀胱	□解释不全面−2 □未告知患者提前排空膀胱−2	
摆放体位 10	1. 关闭门窗、拉上隔帘	□未关闭门窗−1 □未拉上隔帘−1	
	2. 温水倒于浴盆内 1/2 满，水温在 40～45℃	□水量及温度不符合要求−3	
	3. 浴盆放于坐浴椅上	□浴盆未放置或位置摆放不当−2	
	4. 协助患者摆放体位、注意保护隐私	□未协助患者摆放体位或摆放体位不合适−1 □未注重隐私保护−1	
	5. 注意给患者保暖	□未注重保暖−1	
坐浴过程 37	1. 洗手、戴手套	□未洗手−1 □未戴手套−1	
	2. 纱布蘸取清洗外阴 3. 水温适应后坐入盆中 4. 持续 15～20min 5. 观察效果及反应 6. 腿上盖浴巾 7. 坐浴结束后用纱布擦干臀部及会阴部	□未使用纱布−5 □未适应水温直接坐浴−5 □坐浴时间不符合要求−5 □坐浴温度不符合要求−5 □未观察患者有无不适−5 □未盖浴巾保暖−5 □未擦干水渍−5	
整理解释 21	1. 撤出用物符合规范，垃圾分类正确，脱手套，洗手	□未及时撤出用物−2 □垃圾分类不正确−2 □未取出尿垫−1 □未及时脱手套−1 □未洗手−1 □洗手时间<15s 或步骤缺少−1	

(续　表)

项目分值	质量标准	扣分标准	扣分
整理解释 21	2. 整理床单位符合要求	□未协助患者穿裤子－1 □未整理床单位－1 □未恢复体位－1	
	3. 向患者交代注意事项	□未解释或内容解释不全－1	
	4. 清理用物,取下口罩符合要求	□未清理用物－2 □物品未消毒后备用－2 □未洗手－1 □洗手时间＜15s或步骤缺少－1 □未取口罩－1	
	5. 拉开隔帘,视情况打开门窗,查对记录	□未拉开隔帘或视情况打开门窗－1 □未查对并记录－1	
综合评价 5	1. 操作中遵守无菌操作规程、具有爱伤观念	□跨越无菌区1次－1 □无爱伤观念－1	
	2. 操作流程正确、熟练	□流程错误每项－1	
	3. 操作过程流畅,物品摆放处置有序,不杂乱	□物品掉落每次－1	
	4. 操作紧凑,不拖拉	□操作松散－1	
总分 100			

四、注意事项

1. 总分值 100 分,90 分达标。
2. 严格无菌操作。
3. 注意坐浴时控制好水温及时间。
4. 坐浴前嘱患者排空膀胱。
5. 操作过程中注意保护患者隐私、保暖及询问患者主观感受。

第五节　膀胱冲洗护理技术

一、教学重点、难点

1. **教学重点**　膀胱冲洗目的和注意事项。
2. **教学难点**　膀胱冲洗注意事项在操作过程中的落实。

二、膀胱冲洗护理技术标准操作流程

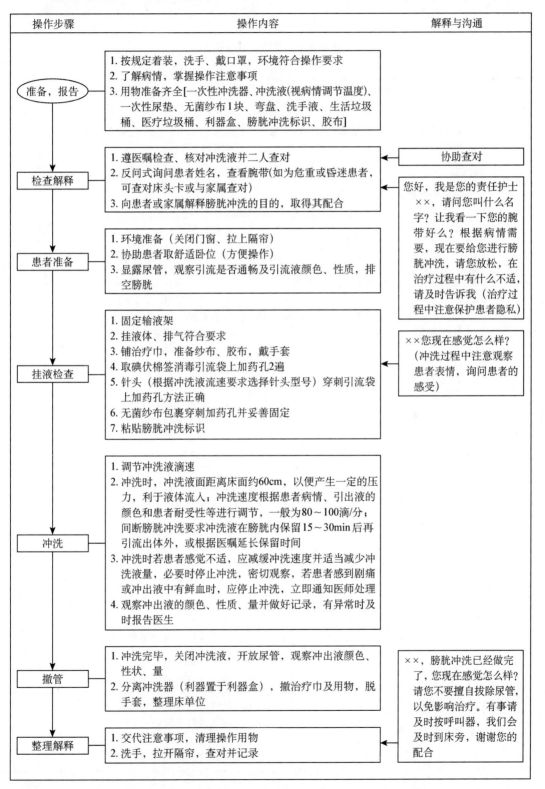

操作步骤	操作内容	解释与沟通
准备，报告	1. 按规定着装，洗手、戴口罩，环境符合操作要求 2. 了解病情，掌握操作注意事项 3. 用物准备齐全[一次性冲洗器、冲洗液(视病情调节温度)、一次性尿垫、无菌纱布1块、弯盘、洗手液、生活垃圾桶、医疗垃圾桶、利器盒、膀胱冲洗标识、胶布]	
检查解释	1. 遵医嘱检查、核对冲洗液并二人查对 2. 反问式询问患者姓名，查看腕带(如为危重或昏迷患者，可查对床头卡或与家属查对) 3. 向患者或家属解释膀胱冲洗的目的，取得其配合	协助查对 您好，我是您的责任护士××，请问您叫什么名字? 让我看一下您的腕带好么? 根据病情需要，现在要给您进行膀胱冲洗，请您放松，在治疗过程中有什么不适，请及时告诉我(治疗过程中注意保护患者隐私)
患者准备	1. 环境准备(关闭门窗、拉上隔帘) 2. 协助患者取舒适卧位(方便操作) 3. 显露尿管，观察引流是否通畅及引流液颜色、性质，排空膀胱	
挂液检查	1. 固定输液架 2. 挂液体、排气符合要求 3. 铺治疗巾，准备纱布、胶布，戴手套 4. 取碘伏棉签消毒引流袋上加药孔2遍 5. 针头(根据冲洗液流速要求选择针头型号)穿刺引流袋上加药孔方法正确 6. 无菌纱布包裹穿刺加药孔并妥善固定 7. 粘贴膀胱冲洗标识	××您现在感觉怎么样?(冲洗过程中注意观察患者表情，询问患者的感受)
冲洗	1. 调节冲洗液滴速 2. 冲洗时，冲洗液面距离床面约60cm，以便产生一定的压力，利于液体流入；冲洗速度根据患者病情、引出液的颜色和患者耐受性等进行调节，一般为80~100滴/分；间断膀胱冲洗要求冲洗液在膀胱内保留15~30min后再引流出体外，或根据医嘱延长保留时间 3. 冲洗时若患者感觉不适，应减缓冲洗速度并适当减少冲洗液量，必要时停止冲洗，密切观察，若患者感到剧痛或冲出液中有鲜血时，应停止冲洗，立即通知医师处理 4. 观察冲出液的颜色、性质、量并做好记录，有异常时及时报告医生	
撤管	1. 冲洗完毕，关闭冲洗液，开放尿管，观察冲出液颜色、性状、量 2. 分离冲洗器(利器置于利器盒)，撤治疗巾及用物，脱手套，整理床单位	××，膀胱冲洗已经做完了，您现在感觉怎么样? 请您不要擅自拔除尿管，以免影响治疗。有事请及时按呼叫器，我们会及时到床旁，谢谢您的配合
整理解释	1. 交代注意事项，清理操作用物 2. 洗手，拉开隔帘，查对并记录	

三、膀胱冲洗护理技术评分标准

膀胱冲洗操作考核评分标准

时间：_____   姓名：_____   成绩：_____

项目分值	质量标准	扣分标准	扣分
准备 5	1. 着装、仪表符合要求（头发整齐，刘海不过眉。指甲整洁，胸卡佩戴符合要求，眼镜佩戴牢固，燕尾帽佩戴端正牢固，鞋袜符合要求）	不符合每项−1 □头发□刘海□指甲□胸卡□眼镜 □燕尾帽□鞋袜	
	2. 洗手符合要求	□时间＜15s−1 □步骤缺少−1	
	3. 戴口罩	□未戴口罩−1	
	4. 物品准备齐全，放置合理	□准备不全，少一项−0.5 □放置不合理−0.5	
检查核对 8	1. 查对治疗单、擦洗液标签、检查药液质量符合要求	□未查对治疗单−2 □未查对擦洗液−2 □检查液体方法错误−1 □时间＜10s−1	
	2. 实施二人查对	□未二人查对−2	
查对解释 5	1. 核对患者身份符合要求	□未核对患者身份−2 □未反问式询问患者姓名−1 □未查腕带−1	
	2. 向患者全面解释膀胱冲洗的目的	以下解释内容不全−1 □这样躺着舒适吗 □膀胱冲洗目的 □请您放松，冲洗过程中如有不适及时告知	
摆放体位 5	1. 关闭门窗、拉上隔帘	□未关闭门窗−1 □未拉上隔帘−1	
	2. 协助患者选择舒适体位，垫治疗巾，评估尿管引流是否通畅	□未协助患者取舒适体位−1 □未垫治疗巾−1 □未评估尿管引流情况−1	
正确连接 27	1. 固定输液架	□未固定输液架−1 □输液架高度或位置不合适−1	
	2. 挂液体排气符合要求	□挂液前未再次核对患者−2 □冲洗器针头污染−2 □液体滴出−2 □一次排气不成功−2	

（续 表）

项目分值	质量标准	扣分标准	扣分
正确连接 27	3. 铺治疗巾、准备纱布、胶布、洗手、戴手套	□未铺治疗巾－1 □未备纱布－1 □未备胶布－1 □未洗手－1 □未戴手套－1	
	4. 消毒引流袋上的加药孔方法正确	□消毒方法不正确－2 □违反无菌原则－3	
	5. 针头穿刺引流袋上加药孔方法正确	□连接方式不正确－1 □连接部位不正确－1	
	6. 妥善固定	□固定方法不正确－1 □固定时污染－2	
	7. 粘贴膀胱冲洗标识	□标识未贴－2	
冲洗 20	1. 冲洗时,冲洗液面距离床面约60cm,以便产生一定的压力,利于液体流入;冲洗速度根据患者病情、引出液的颜色和患者的耐受性等进行调节,一般为80～100滴/分,间断膀胱冲洗要求冲洗液在膀胱内保留15～30min后再引流出体外,或根据医嘱延长保留时间,撤出用物符合规范,垃圾分类正确,脱手套	□冲洗液距离床面高度不正确－2 □未调节冲洗液滴速－3 □调节速度不符合要求－2 □保留时间不正确－2 □冲洗时污染床单－2	
	2. 冲洗时若患者感觉不适,应减缓冲洗速度并适当减少冲洗液量,必要时停止冲洗,密切观察,若患者感觉到剧痛或引流液中有鲜血时,应停止冲洗,立即通知医师处理	□冲洗过程中未观察患者病情变化－3 □出现问题未正确处理－1	
	3. 观察冲出液的颜色、性质、量,并做好记录,有异常时及时与医师联系	□未观察冲洗液颜色、性质、量－2 □未记录－2 □有异常未及时联系医师－1	
撤管 10	1. 关闭液体,开放尿管,观察冲出液颜色、性状、量	□液体未关闭－1 □未开放尿管－1 □未观察冲出液颜色、性状、量－3	
	2. 分离冲洗器方法正确	□分离方法不正确－1	
	3. 撤用物于治疗车下垃圾桶内,处理利器,脱手套	□利器处理不当－2 □用物未处理－1 □未脱手套－1	

（续　表）

项目分值	质量标准	扣分标准	扣分
整理解释 15	1. 整理床单位符合要求	□未整理－1	
	2. 交代注意事项	□未交代患者相关注意事项－2 □未交代尿管勿自行拔出－1 □未交代活动时注意尿管情况－1	
	3. 清理操作用物	□未收拾用物－1 □未垃圾分类－1	
	4. 洗手，取下口罩符合要求	□未洗手－1 □洗手时间＜15s－1 □洗手步骤缺少－1 □洗手方法错误－1 □未取口罩－1 □未拉开隔帘－1	
	5. 记录符合要求	□未签名、未签时间或不准确－1 □未记录－1	
综合评价 5	1. 操作中遵守无菌操作规程、具有爱伤观念	□跨越无菌区1次－1 □无爱伤观念－1	
	2. 操作流程正确、熟练	□流程错误每项－1	
	3. 操作过程流畅，物品摆放处置有序，不杂乱	□物品掉落每次－1	
	4. 操作紧凑，不拖拉	□操作松散－1	
总分 100			

四、注意事项

1. 总分值 100 分，90 分达标。
2. 完成时间 7min。
3. 严格无菌操作。
4. 注意调节冲洗液的速度及注意事项。
5. 观察冲出液的颜色、性质、量并做好记录，有异常时报告医师。
6. 操作过程中注意保护患者隐私、保暖及询问患者主观感受。

第六节　更换无菌引流袋护理技术

一、教学重点、难点

1. 教学重点　更换无菌引流袋的目的和注意事项。

2. 教学难点　更换无菌引流袋注意事项在操作过程中的落实。

二、更换无菌引流袋护理技术标准操作流程

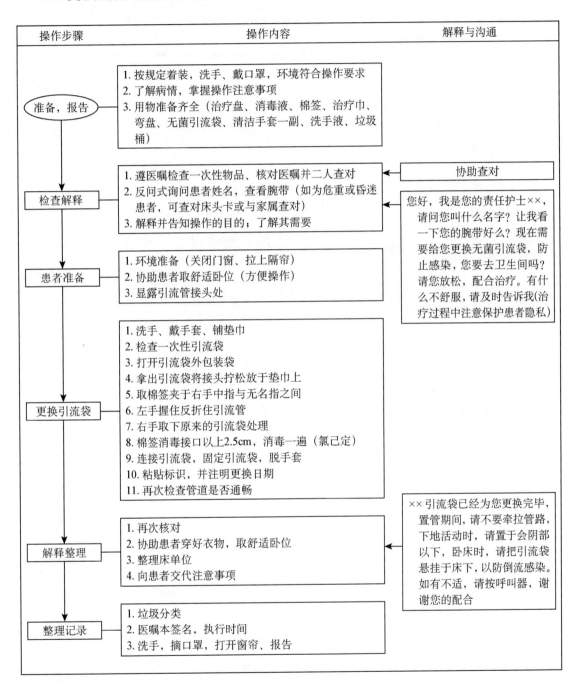

三、更换无菌引流袋护理技术评分标准

更换无菌引流袋操作考核评分标准

时间:_____ 姓名:_____ 成绩:_____

项目分值	质量标准	扣分标准	扣分
准备 5	1. 着装、仪表符合要求(头发整齐,刘海不过眉。指甲整洁,胸卡佩戴符合要求,眼镜佩戴牢固,燕尾帽佩戴端正牢固,鞋袜符合要求)	不符合每项－1 □头发□刘海□指甲□胸卡□眼镜 □燕尾帽□鞋袜	
	2. 洗手符合要求	□时间＜15s－1 □步骤缺少－1	
	3. 戴口罩	□未戴口罩－1	
	4. 物品准备齐全,放置合理	□准备不全,少一项－0.5 □放置不合理－0.5	
检查核对 8	1. 查对医嘱卡、引流袋外包装,检查消毒液质量符合要求	□未查对医嘱卡与标签－2 □检查引流袋方法错误－2 □未检查消毒液－2	
	2. 实施二人查对	□未二人查对－2	
查对解释 8	1. 核对患者身份符合要求	□未核对患者身份－3 □未反问式询问患者姓名－2 □未查腕带－2	
	2. 向患者解释更换引流袋的目的、内容全面	以下解释内容不全－1 □更换引流袋目的 □这样躺着舒适吗 □请您放松,更换过程中如有不适及时告知	
摆放体位 10	1. 关闭门窗、拉上隔帘	□未关闭门窗－1 □未拉上隔帘－1	
	2. 协助患者选择舒适体位,垫治疗巾,评估引流管是否通畅	□未协助患者取舒适体位－3 □未评估引流管引流情况－5	
正确更换 46	1. 洗手、铺治疗巾,准备引流袋、戴手套	□未洗手－1 □时间＜15s－1 □步骤缺少－1 □方法错误－1 □未铺治疗巾－2 □未准备引流袋－2 □未戴手套－2	

（续　表）

项目分值	质量标准	扣分标准	扣分
正确更换 46	2. 分离引流袋手法正确	☐连接方式不正确－2 ☐连接部位不正确－2	
	3. 消毒引流管上的接层面方法正确	☐消毒方法不正确－3 ☐违反无菌原则－4	
	4. 正确更换引流袋	☐更换过程中未观察患者病情变化－2 ☐出现问题未正确处理－2 ☐更换过程中未保护患者隐私－5	
	5. 观察引流液颜色、性质、量	☐未观察引流液－2 ☐有异常未及时联系医师－2	
	6. 妥善固定	☐固定方法不正确－2 ☐固定时污染－2	
	7. 撤出治疗巾	☐未撤治疗巾－2	
	8. 粘帖引流袋标识	☐标识未贴－2	
	9. 撤用物于治疗车下垃圾桶内,处理利器,脱手套	☐用物未处理－2 ☐未脱手套－2	
整理解释 18	1. 整理床单位符合要求	☐未整理－1	
	2. 交代注意事项	☐未交代患者相关注意事项－2 ☐未交代引流管勿自行拔出－2 ☐未交代活动时注意引流管情况－2	
	3. 清理操作用物	☐未收拾用物－2 ☐未垃圾分类－1	
	4. 洗手,取下口罩符合要求	☐未洗手－1 ☐洗手时间＜15s－1 ☐洗手步骤缺少－1 ☐洗手方法错误－1 ☐未取口罩－1 ☐未拉开隔帘－1	
	5. 记录符合要求	☐未签名、未签时间或不准确－1 ☐未记录－1	
综合评价 5	1. 操作中遵守无菌操作规程、具有爱伤观念	☐跨越无菌区1次－1 ☐无爱伤观念－1	
	2. 操作流程正确、熟练	☐流程错误每项－1	
	3. 操作过程流畅,物品摆放处置有序,不杂乱	☐物品掉落每次－1	
	4. 操作紧凑,不拖拉	☐操作松散－1	
总分 100			

四、注意事项

1. 总分值 100 分，90 分达标。
2. 完成时间 7min。
3. 严格无菌操作。
4. 分离引流袋手法正确。
5. 观察引流液的颜色、性质、量，并做好记录，有异常时报告医师。
6. 操作过程中注意保护患者隐私、保暖及询问患者主观感受。

第七节　PICC 维护护理技术

一、教学重点、难点

1. 教学重点　PICC 维护的目的和注意事项。
2. 教学难点　PICC 维护注意事项在操作过程中的落实。

二、PICC 维护护理技术标准操作流程

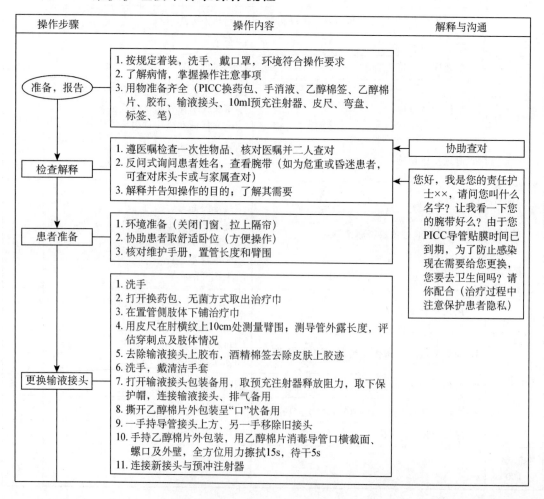

操作步骤	操作内容	解释与沟通
准备，报告	1. 按规定着装，洗手，戴口罩，环境符合操作要求 2. 了解病情，掌握操作注意事项 3. 用物准备齐全（PICC换药包、手消液、乙醇棉签、乙醇棉片、胶布、输液接头、10ml预充注射器、皮尺、弯盘、标签、笔）	
检查解释	1. 遵医嘱检查一次性物品、核对医嘱并二人查对 2. 反问式询问患者姓名，查看腕带（如为危重或昏迷患者，可查对床头卡或与家属查对） 3. 解释并告知操作的目的；了解其需要	协助查对 您好，我是您的责任护士××，请问您叫什么名字？让我看一下您的腕带好么？由于您PICC导管贴膜时间已到期，为了防止感染现在需要给您更换，您要去卫生间吗？请你配合（治疗过程中注意保护患者隐私）
患者准备	1. 环境准备（关闭门窗、拉上隔帘） 2. 协助患者取舒适卧位（方便操作） 3. 核对维护手册，置管长度和臂围	
更换输液接头	1. 洗手 2. 打开换药包、无菌方式取出治疗巾 3. 在置管侧肢体下铺治疗巾 4. 用皮尺在肘横纹上10cm处测量臂围；测导管外露长度，评估穿刺点及肢体情况 5. 去除输液接头上胶布，酒精棉签去除皮肤上胶迹 6. 洗手，戴清洁手套 7. 打开输液接头包装备用，取预充注射器释放阻力，取下保护帽，连接输液接头、排气备用 8. 撕开乙醇棉片外包装呈"口"状备用 9. 一手持导管接头上方、另一手移除旧接头 10. 手持乙醇棉片外包装，用乙醇棉片消毒导管口横截面、螺口及外壁，全方位用力擦拭15s，待干5s 11. 连接新接头与预充注射器	

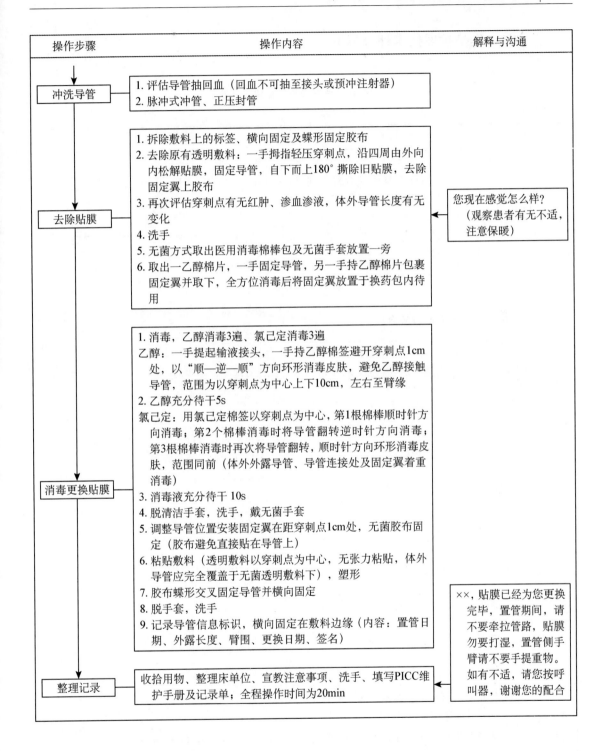

操作步骤	操作内容	解释与沟通
冲洗导管	1. 评估导管抽回血（回血不可抽至接头或预冲注射器） 2. 脉冲式冲管、正压封管	
去除贴膜	1. 拆除敷料上的标签、横向固定及蝶形固定胶布 2. 去除原有透明敷料：一手拇指轻压穿刺点，沿四周由外向内松解贴膜，固定导管，自下而上180°撕除旧贴膜，去除固定翼上胶布 3. 再次评估穿刺点有无红肿、渗血渗液，体外导管长度有无变化 4. 洗手 5. 无菌方式取出医用消毒棉棒包及无菌手套放置一旁 6. 取出一乙醇棉片，一手固定导管，另一手持乙醇棉片包裹固定翼并取下，全方位消毒后将固定翼放置于换药包内待用	您现在感觉怎么样？ （观察患者有无不适，注意保暖）
消毒更换贴膜	1. 消毒，乙醇消毒3遍、氯己定消毒3遍 乙醇：一手提起输液接头，一手持乙醇棉签避开穿刺点1cm处，以"顺—逆—顺"方向环形消毒皮肤，避免乙醇接触导管，范围为以穿刺点为中心上下10cm，左右至臂缘 2. 乙醇充分待干5s 氯己定：用氯己定棉签以穿刺点为中心，第1根棉棒顺时针方向消毒；第2个棉棒消毒时将导管翻转逆时针方向消毒；第3根棉棒消毒时再次将导管翻转，顺时针方向环形消毒皮肤，范围同前（体外外露导管、导管连接处及固定翼着重消毒） 3. 消毒液充分待干 10s 4. 脱清洁手套，洗手，戴无菌手套 5. 调整导管位置安装固定翼在距穿刺点1cm处，无菌胶布固定（胶布避免直接贴在导管上） 6. 粘贴敷料（透明敷料以穿刺点为中心，无张力粘贴，体外导管应完全覆盖于无菌透明敷料下），塑形 7. 胶布蝶形交叉固定导管并横向固定 8. 脱手套，洗手 9. 记录导管信息标识，横向固定在敷料边缘（内容：置管日期、外露长度、臂围、更换日期、签名）	××，贴膜已经为您更换完毕，置管期间，请不要牵拉管路，贴膜勿要打湿，置管侧手臂请不要手提重物。如有不适，请您按呼叫器，谢谢您的配合
整理记录	收拾用物、整理床单位、宣教注意事项、洗手、填写PICC维护手册及记录单；全程操作时间为20min	

三、PICC 维护护理技术评分标准

PICC 维护护理操作考核评分标准

时间：_____ 姓名：_____ 成绩：_____

项目分值	质量标准	扣分标准	扣分
准备 5	1. 着装、仪表符合要求（头发整齐，刘海不过眉。指甲整洁，胸卡佩戴符合要求，眼镜佩戴牢固，燕尾帽佩戴端正牢固，鞋袜符合要求）	不符合每项—1 □头发□刘海□指甲□胸卡□眼镜 □燕尾帽□鞋袜	
	2. 洗手符合要求	□时间＜15s—1 □步骤缺少—1	
	3. 戴口罩	□未戴口罩—1	
	4. 物品准备齐全，放置合理	□准备不全，少一项—0.5 □放置不合理—0.5	
检查核对 6	1. 查对医嘱、检查一次性物品符合要求	□未查对医嘱—2 □未查对一次性物品—1 □检查液体方法错误—1	
	2. 实施二人查对	□未二人查对—2	
查对解释 5	1. 核对患者身份符合要求	□未核对患者身份—2 □未反问式询问患者姓名—1 □未查腕带—1	
	2. 向患者更换 PICC 维护的目的、内容全面	□解释不全面—1	
摆放体位 8	1. 关闭门窗、拉上隔帘	□未关闭门窗—1 □未拉上隔帘—1	
	2. 协助患者摆放体位、注意保护隐私	□未协助患者摆放体位或摆放不合适—1 □未注重隐私保护—1	
	3. 注意给患者保暖	□未注意保暖—1	
	4. 核对维护手册、置管长度及臂围	□未核对维护手册—2 □核对内容不全面—1	
更换输液 接头 15	1. 洗手	□未洗手或时间＜15s—1	
	2. 打开 PICC 换药包，无菌方式取出治疗巾，在置管侧肢体下铺治疗巾	□未放置或放置不合理—1	
	3. 测量肘横纹上方 10cm 处臂围及导管外露，评估穿刺点及穿刺肢体	□测量方法及数值不准确，评估不正确—2	
	4. 揭开固定输液接头的胶布，用 75% 乙醇棉签去除皮肤胶迹	□胶迹去除不干净—1	

（续　表）

项目分值	质量标准	扣分标准	扣分
更换输液接头 15	5. 手消毒,戴清洁手套	□未洗手、戴手套－2	
	6. 打开输液接头包装备用	□方法不正确,污染－1	
	7. 取出预充式导管冲洗器,释放阻力	□释放阻力方法不正确－1	
	8. 安装输液接头,排气备用	□未正确连接、污染－1	
	9. 撕开乙醇棉片外包装呈"口"状备用	□方法不正确,污染－1	
	10. 一手持导管接头上方,另一手移除旧接头	□方法不正确,污染－1	
	11. 手持乙醇棉片外包装,用乙醇棉片消毒导管口横截面及外壁,全方位用力擦拭 15s	□消毒方法不正确,时间不达标,污染－1	
	12. 待干 5s	□待干时间不充分－1	
	13. 连接新接头与预充式导管冲洗器	□方法不正确,污染－1	
冲洗导管 4	1. 评估导管,抽回血	□未评估导管－1 □回血抽至接头或预充式导管－1	
	2. 使用预充式导管冲洗器,用脉冲方式冲洗导管	□脉冲手法不正确－1	
	3. 正压封管	□手法不正确－1	
更换透明敷料 48	1. 去除透明敷料外标签及固定胶布	□方法不正确,污染－2	
	2. 去除原有透明敷料	□未用一手拇指轻压穿刺点－2 □未沿四周 0°角平行牵拉透明敷料固定导管,未自下而上 180°角去除原有透明敷料－2	
	3. 再次评估穿刺点及体外导管外露	□未评估穿刺点有无红肿、渗血、渗液－1 □未评估体外导管长度有无变化－1	
	4. 洗手	□未洗手－1 □时间＜15s－1	
	5. 取出医用消毒棉棒包及无菌手套	□方法不正确,污染－1	
	6. 取乙醇棉片包裹固定翼,取下,消毒后置于换药包内备用	□方法不正确,污染－1	
	7. 乙醇脱脂消毒	□未提起导管－1 □未持酒精棉签避开穿刺点 1cm 处环形消毒,未按顺序顺-逆-顺－2 □导管消毒范围不达标－2	
	8. 乙醇充分待干	□待干时间＜5s－2	

（续　表）

项目分值	质量标准	扣分标准	扣分
更换透明敷料 48	9. 2%葡萄糖酸氯己定消毒	□未以穿刺点为中心,穿刺点及导管未着重擦拭,未放平导管—2 □未正确翻转导管擦拭,未着重擦拭连接器翼形部分—2 □消毒范围不达标—2	
	10. 消毒液充分待干	□待干时间<10s—2	
	11. 脱清洁手套,洗手,戴无菌手套	□方法不正确,污染—2	
	12. 调整导管位置安装固定翼	□未预摆放导管位置—2 □未距离穿刺点1cm安装—2 □无菌胶布未横向固定固定翼,直接贴于导管上—2 □安装固定翼前手套污染—1	
	13. 粘贴透明敷料	□穿刺点未在敷料中心—2 □透明敷料下缘未对齐导管固定装置下缘—2 □有张力粘贴—2 □未自穿刺点沿导管进行塑形—1 □未整片按压,敷料粘贴后有气泡—1 □未正确蝶形交叉固定导管固定装置下缘并横向固定—1	
	14. 脱手套,洗手	□方法不正确,污染—1	
	15. 粘贴导管信息标识及固定接头	□未填写置管日期、换药时间、臂围、导管外露长度及换药者,未固定于敷料边缘—1 □未采用高举平台法固定接头—1	
维护后 4	1. 整理用物及床单位、向患者宣教注意事项	□未垃圾分类处理—1 □内容不全面,每漏一项—1	
	2. 洗手,填写PICC患者维护手册及PICC维护记录单	□内容不全面每漏一项—1	
	3. 时间20min	□全程>20min—1	
综合评价 5	1. 操作中遵守无菌操作规程、具有爱伤观念	□跨越无菌区1次—1 □无爱伤观念—1	
	2. 操作流程正确、熟练	□流程错误每项—1	
	3. 操作过程流畅,物品摆放处置有序,不杂乱	□物品掉落每次—1	
	4. 操作紧凑,不拖拉	□操作松散—1	
总分 100			

四、注意事项

1. 总分值 100 分,90 分达标。
2. 完成时间 20min。
3. 严格无菌操作,落实手卫生。
4. 测量臂围、导管及外露长度准确。
5. 消毒手法正确,消毒范围符合要求,消毒后进行待干。
6. 操作过程中注意保护患者隐私、保暖及询问患者主观感受。

第八节　CVC 维护护理技术

一、教学重点、难点

1. 教学重点　CVC 维护的目的和注意事项。
2. 教学难点　CVC 维护注意事项在操作过程中的落实。

二、CVC 维护护理技术标准操作流程

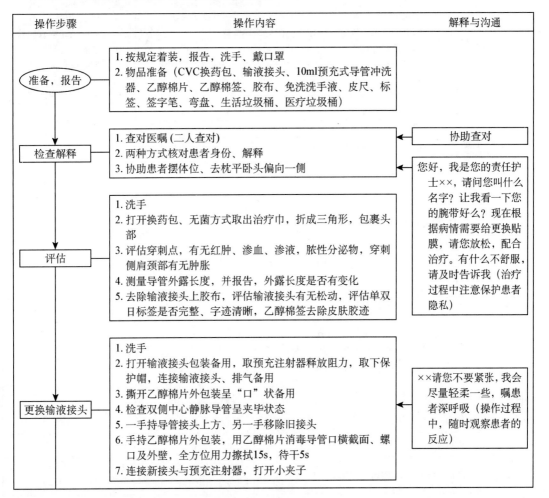

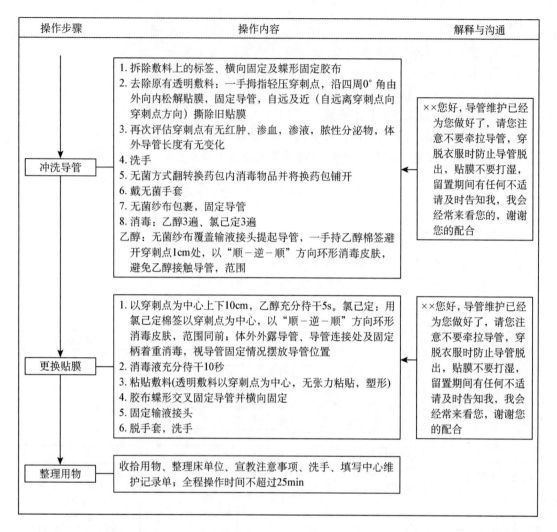

操作步骤	操作内容	解释与沟通
冲洗导管	1. 拆除敷料上的标签、横向固定及蝶形固定胶布 2. 去除原有透明敷料：一手拇指轻压穿刺点，沿四周0°角由外向内松解贴膜，固定导管，自远及近（自远离穿刺点向穿刺点方向）撕除旧贴膜 3. 再次评估穿刺点有无红肿、渗血、渗液、脓性分泌物，体外导管长度有无变化 4. 洗手 5. 无菌方式翻转换药包内消毒物品并将换药包铺开 6. 戴无菌手套 7. 无菌纱布包裹，固定导管 8. 消毒：乙醇3遍、氯己定3遍 乙醇：无菌纱布覆盖输液接头提起导管，一手持乙醇棉签避开穿刺点1cm处，以"顺－逆－顺"方向环形消毒皮肤，避免乙醇接触导管，范围	××您好，导管维护已经为您做好了，请您注意不要牵拉导管，穿脱衣服时防止导管脱出，贴膜不要打湿，留置期间有任何不适请及时告知我，我会经常来看您的，谢谢您的配合
更换贴膜	1. 以穿刺点为中心上下10cm，乙醇充分待干5s。氯己定：用氯己定棉签以穿刺点为中心，以"顺－逆－顺"方向环形消毒皮肤，范围同前；体外外露导管、导管连接处及固定柄着重消毒，视导管固定情况摆放导管位置 2. 消毒液充分待干10秒 3. 粘贴敷料(透明敷料以穿刺点为中心，无张力粘贴，塑形) 4. 胶布蝶形交叉固定导管并横向固定 5. 固定输液接头 6. 脱手套，洗手	××您好，导管维护已经为您做好了，请您注意不要牵拉导管，穿脱衣服时防止导管脱出，贴膜不要打湿，留置期间有任何不适请及时告知我，我会经常来看您，谢谢您的配合
整理用物	收拾用物、整理床单位、宣教注意事项、洗手、填写中心维护记录单；全程操作时间不超过25min	

三、CVC 维护护理技术评分标准

CVC 维护护理操作考核评分标准

时间：_____ 姓名：_____ 成绩：_____

项目分值	质量标准	扣分标准	扣分
准备 5	1. 着装、仪表符合要求（头发整齐，刘海不过眉。指甲整洁，胸卡佩戴符合要求，眼镜佩戴牢固，燕尾帽佩戴端正牢固，鞋袜符合要求）	不符合每项－1 □头发□刘海□指甲□胸卡□眼镜 □燕尾帽□鞋袜	
	2. 洗手符合要求	□时间＜15s－1 □步骤缺少－1	
	3. 戴口罩	□未戴口罩－1	
	4. 物品准备齐全，放置合理	□准备不全，少一项－0.5 □放置不合理－0.5	

（续　表）

项目分值	质量标准	扣分标准	扣分
检查核对 6	1. 查对医嘱、检查一次性物品符合要求	□未查对医嘱－2 □未查对一次性物品－1 □检查液体方法错误－1	
	2. 实施二人查对	□未二人查对－2	
查对解释 5	1. 核对患者身份符合要求	□未核对患者身份－2 □未反问式询问患者姓名－1 □未查腕带－1	
	2. 向患者解释更换CVC导管维护的目的、内容全面	□解释不全面－1	
摆放体位 5	1. 关闭门窗、拉上隔帘	□未关闭门窗－1 □未拉上隔帘－1	
	2. 协助患者摆放体位、注意保护隐私	□未协助患者摆放体位或摆放体位不合适－1 □未注重隐私保护－1	
	3. 注意给患者保暖	□未注重保暖－1	
评估 10	1. 洗手	□未洗手或时间＜15s－1	
	2. 评估穿刺点,有无红肿、渗血、渗液,有无脓性分泌物,穿刺侧肩颈部有无肿胀	□未评估穿刺点－2 □未评估穿刺侧肩颈部－2	
	3. 评估输液接头有无松动	□未评估输液接头－1	
	4. 测量导管外露长度,外露长度是否有变化	□未测量外露长度－1	
	5. 去除输液接头上胶布	□未去除胶布－1	
	6. 评估单双日标签是否完整、字迹清晰	□未评估－1	
	7. 乙醇棉签去除皮肤胶迹	□未去除胶迹－1	
更换输液接头 10	1. 洗手	□未洗手或时间＜15s－1	
	2. 打开输液接头包装备用,取预充注射器释放阻力,取下保护帽,连接输液接头、排气备用	□释放阻力方法正确－1 □顺序错误－1	
	3. 撕开乙醇棉片外包装呈"口"状备用	□方法不正确,污染－1	
	4. 检查双侧中心静脉导管呈夹毕状态	□未检查－1	
	5. 一手持导管接头上方、另一手移除旧接头	□撤除方法不正确－1	
	6. 手持乙醇棉片外包装,用乙醇棉片消毒导管口横截面、螺口及外壁,全方位用力擦拭15s,待干5s	□未消毒－1 □未待干－1	
	7. 连接新接头与预充注射器,打开小夹子	□连接方法不正确－1 □未打开小夹子－1	

（续　表）

项目分值	质量标准	扣分标准	扣分
冲洗导管 4	1. 评估导管,抽回血	☐未评估导管－1 ☐回血抽至接头或预充式导管－1	
	2. 使用预充式导管冲洗器,用脉冲方式冲洗导管	☐脉冲手法正确－1	
	3. 正压封管	☐手法不正确－1	
更换透明敷料 41	1. 去除透明敷料外标签及固定胶布	☐方法不正确,污染－2	
	2. 去除原有透明敷料	☐未用一手拇指轻压穿刺点－2 ☐未沿四周 0°角行平行牵拉透明敷料固定导管,未自下而上 180°角去除原有透明敷料－2	
	3. 再次评估穿刺点及体外导管长度	☐评估穿刺点有无红肿、渗血、渗液－1 ☐体外导管长度有无变化－1	
	4. 洗手	☐未洗手－1 ☐时间<15s－1	
	5. 取出医用消毒棉棒包及无菌手套	☐方法不正确,污染－1	
	6. 戴无菌手套,无菌纱布包裹,固定导管	☐方法不正确,污染－1	
	7. 乙醇脱脂消毒	☐未提起导管－1 ☐未持酒精棉签避开穿刺点 1cm 处环形消毒,未按顺序顺-逆-顺－2 ☐导管消毒范围不达标－2	
	8. 乙醇充分待干	☐待干时间<5s－2	
	9. 2%葡萄糖酸氯己定消毒	☐未以穿刺点为中心,穿刺点及导管未着重擦拭,未放平导管－2 ☐未正确翻转导管擦拭,未着重擦拭连接器翼形部分－2 ☐消毒范围不达标－2	
	10. 消毒液充分待干	☐待干时间<10s－2	
	11. 调整导管位置	☐未预摆放导管位置－2	
	12. 粘贴敷料	☐穿刺点不在敷料中心－2 ☐透明敷料下缘未对齐导管固定装置下缘－2 ☐有张力粘贴－2 ☐未自穿刺点沿导管进行塑形－1 ☐未整片按压,敷料粘贴后有气泡－1 ☐未正确蝶形交叉固定导管固定装置下缘并横向固定－1	

（续　表）

项目分值	质量标准	扣分标准	扣分
更换透明敷料 41	13. 脱手套,洗手	□方法不正确,污染－1	
	14. 粘贴导管信息标识及固定接头	□未填写置管日期、换药时间、臂围、导管外露长度及换药者,未固定于敷料边缘－1 □未采用高举平台法固定接头－1	
整理解释 9	1. 整理用物及床单位、向患者宣教注意事项	□未垃圾分类处理－1 □内容不全面,每漏一项－1	
	2. 清理用物,洗手	□未清理用物－2 □未洗手－2 □洗手时间＜15s－2 □洗手步骤缺少－1	
综合评价 5	1. 操作中遵守无菌操作规程、具有爱伤观念	□跨越无菌区 1 次－1 □无爱伤观念－1	
	2. 操作流程正确、熟练	□流程错误每项－1	
	3. 操作过程流畅,物品摆放处置有序,不杂乱	□物品掉落每次－1	
	4. 操作紧凑,不拖拉	□操作松散－1	
总分 100			

四、注意事项

1. 总分值 100 分,90 分达标。
2. 完成时间 20min。
3. 严格无菌操作,落实手卫生。
4. 测量外露长度准确。
5. 消毒手法正确,消毒范围符合要求,消毒后进行待干。
6. 操作过程中注意保护患者隐私、保暖及询问患者主观感受。

第九节　单/双人心肺复苏护理技术

一、教学重点、难点

1. 教学重点　心肺复苏的目的和注意事项。
2. 教学难点　心肺复苏注意事项在操作过程中的落实。

二、心肺复苏护理技术标准操作流程

(一)单人心肺复苏操作流程

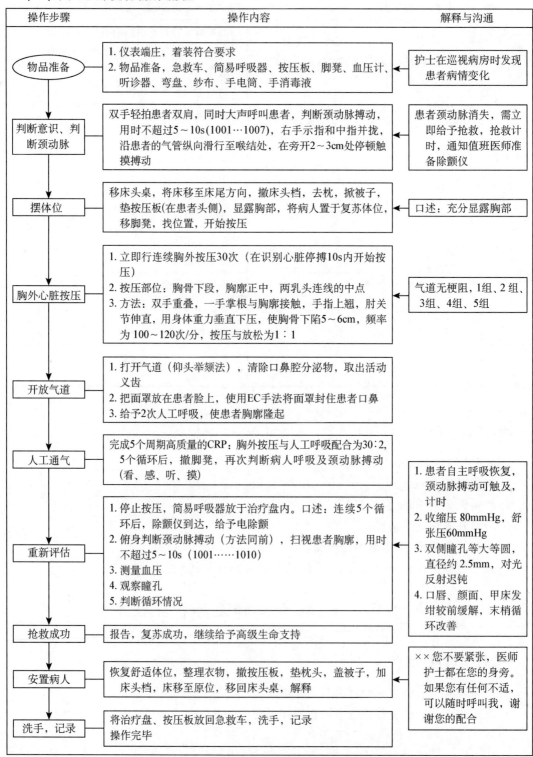

操作步骤	操作内容	解释与沟通
物品准备	1. 仪表端庄,着装符合要求 2. 物品准备,急救车、简易呼吸器、按压板、脚凳、血压计、听诊器、弯盘、纱布、手电筒、手消毒液	护士在巡视病房时发现患者病情变化
判断意识、判断颈动脉	双手轻拍患者双肩,同时大声呼叫患者,判断颈动脉搏动,用时不超过5~10s(1001…1007),右手示指和中指并拢,沿患者的气管纵向滑行至喉结处,在旁开2~3cm处停顿触摸搏动	患者颈动脉消失,需立即给予抢救,抢救计时,通知值班医师准备除颤仪
摆体位	移床头桌,将床移至床尾方向,撤床头档,去枕,掀被子,垫按压板(在患者头侧),显露胸部,将病人置于复苏体位,移脚凳,找位置,开始按压	口述:充分显露胸部
胸外心脏按压	1. 立即行连续胸外按压30次(在识别心脏停搏10s内开始按压) 2. 按压部位:胸骨下段,胸廓正中,两乳头连线的中点 3. 方法:双手重叠,一手掌根与胸廓接触,手指上翘,肘关节伸直,用身体重力垂直下压,使胸骨下陷5~6cm,频率为100~120次/分,按压与放松为1:1	气道无梗阻,1组、2组、3组、4组、5组
开放气道	1. 打开气道(仰头举颏法),清除口鼻腔分泌物,取出活动义齿 2. 把面罩放在患者脸上,使用EC手法将面罩封住患者口鼻 3. 给予2次人工呼吸,使患者胸廓隆起	
人工通气	完成5个周期高质量的CRP:胸外按压与人工呼吸配合为30:2,5个循环后,撤脚凳,再次判断病人呼吸及颈动脉搏动(看、感、听、摸)	
重新评估	1. 停止按压,简易呼吸器放于治疗盘内。口述:连续5个循环后,除颤仪到达,给予电除颤 2. 俯身判断颈动脉搏动(方法同前),扫视患者胸廓,用时不超过5~10s(1001……1010) 3. 测量血压 4. 观察瞳孔 5. 判断循环情况	1. 患者自主呼吸恢复,颈动脉搏动可触及,计时 2. 收缩压80mmHg,舒张压60mmHg 3. 双侧瞳孔等大等圆,直径约2.5mm,对光反射迟钝 4. 口唇、颜面、甲床发绀较前缓解,末梢循环改善
抢救成功	报告,复苏成功,继续给予高级生命支持	
安置病人	恢复舒适体位,整理衣物,撤按压板,垫枕头,盖被子,加床头档,床移至原位,移回床头桌,解释	××您不要紧张,医师护士都在您的身旁。如果您有任何不适,可以随时呼叫我,谢谢您的配合
洗手,记录	将治疗盘、按压板放回急救车,洗手,记录 操作完毕	

(二)双人心肺复苏操作流程

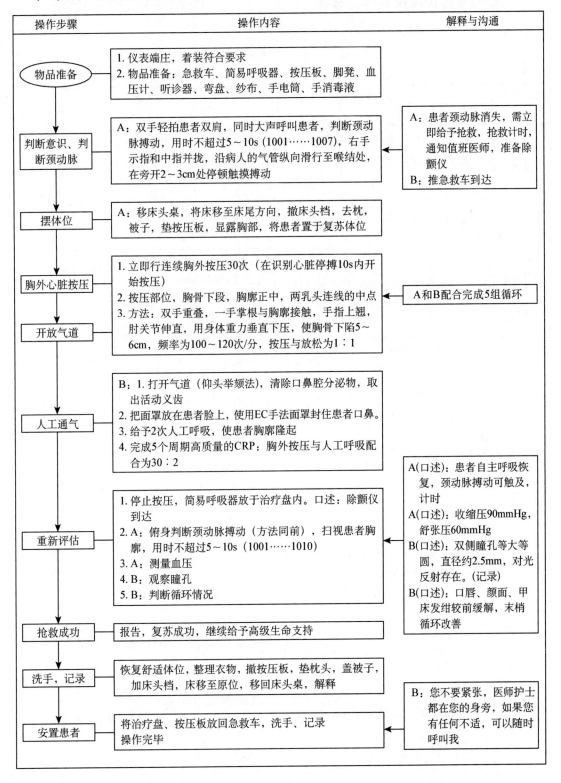

| 操作步骤 | 操作内容 | 解释与沟通 |

物品准备
1. 仪表端庄，着装符合要求
2. 物品准备：急救车、简易呼吸器、按压板、脚凳、血压计、听诊器、弯盘、纱布、手电筒、手消毒液

判断意识、判断颈动脉
A：双手轻拍患者双肩，同时大声呼叫患者，判断颈动脉搏动，用时不超过5～10s（1001……1007），右手示指和中指并拢，沿病人的气管纵向滑行至喉结处，在旁开2～3cm处停顿触摸搏动

A：患者颈动脉消失，需立即给予抢救，抢救计时，通知值班医师，准备除颤仪
B：推急救车到达

摆体位
A：移床头桌，将床移至床尾方向，撤床头档，去枕，被子，垫按压板，显露胸部，将患者置于复苏体位

胸外心脏按压
1. 立即行连续胸外按压30次（在识别心脏停搏10s内开始按压）
2. 按压部位，胸骨下段，胸廓正中，两乳头连线的中点
3. 方法：双手重叠，一手掌根与胸廓接触，手指上翘，肘关节伸直，用身体重力垂直下压，使胸骨下陷5～6cm，频率为100～120次/分，按压与放松为1：1

A和B配合完成5组循环

开放气道

人工通气
B：1. 打开气道（仰头举颏法），清除口鼻腔分泌物，取出活动义齿
2. 把面罩放在患者脸上，使用EC手法面罩封住患者口鼻。
3. 给予2次人工呼吸，使患者胸廓隆起
4. 完成5个周期高质量的CRP：胸外按压与人工呼吸配合为30：2

重新评估
1. 停止按压，简易呼吸器放于治疗盘内。口述：除颤仪到达
2. A：俯身判断颈动脉搏动（方法同前），扫视患者胸廓，用时不超过5～10s（1001……1010）
3. A：测量血压
4. B：观察瞳孔
5. B：判断循环情况

A(口述)：患者自主呼吸恢复，颈动脉搏动可触及，计时
A(口述)：收缩压90mmHg，舒张压60mmHg
B(口述)：双侧瞳孔等大等圆，直径约2.5mm，对光反射存在。(记录)
B(口述)：口唇、颜面、甲床发绀较前缓解，末梢循环改善

抢救成功
报告，复苏成功，继续给予高级生命支持

洗手，记录
恢复舒适体位，整理衣物，撤按压板，垫枕头，盖被子，加床头档，床移至原位，移回床头桌，解释

安置患者
将治疗盘、按压板放回急救车，洗手、记录
操作完毕

B：您不要紧张，医师护士都在您的身旁，如果您有任何不适，可以随时呼叫我

三、心肺复苏护理技术评分标准

单人心肺复苏操作考核评分标准（一）

时间：_____   姓名：_____   成绩：_____

项目分值	质量标准	扣分标准	扣分
准备 5	1. 着装、仪表符合要求（头发整齐，刘海不过眉。指甲整洁，胸卡佩戴符合要求，眼镜佩戴牢固，燕尾帽佩戴端正牢固，鞋袜符合要求）	不符合每项－3 □头发□刘海□指甲□胸卡□眼镜 □燕尾帽□鞋袜	
	2. 物品准备齐全，持物正确	□准备不全，少一项－1 □持物不正确－1	
判断意识颈动脉搏动 10	1. 拍肩并呼叫患者、触摸颈动脉、同时观察胸廓起伏（计时＜10s：1001～1007）、报告：自主呼吸，颈动脉搏动消失，呼叫医师抢救，计时（报告：×时×分，开始抢救）	□未拍肩并呼叫患者－2 □未触摸颈动脉－2 □未观察胸廓起伏－2 □未报告并计时－2	
	2. 口述：准备除颤仪	□未口述－2	
摆放体位 10	移床头桌、移床、去床档、去枕，被子折叠于床尾、垫按压板、解衣扣、解裤带	□移动物品缺少－2 □被子未折叠于床尾－2 □未垫按压板－4 □未解衣扣、解裤带－2	
胸外心脏按压 12	1. 放脚凳、找胸骨按压部位、手法、深度5～6cm，频率（100～120次/分）、胸外按压30次	□未放脚凳－5 □胸骨按压部位、手法、深度频次不正确－5	
	2.（口述：1～10下、25～30下）	□未口述－2	
开放气道及人工通气 15	1. 开放气道（仰面举颏法，若怀疑头颈部损伤时，应使用推举下颌法）	□开放气道手法不正确－1	
	2. 清理呼吸道分泌物、取出活动义齿	□未清理呼吸道分泌物－1 □未取出活动义齿－1	
	3. 简易呼吸器通气2次、人工呼吸与按压比为2∶30（儿童2∶15）、连续做5个循环、除颤仪到达除颤	□简易呼吸器通气次数错误－3 □人工呼吸与按压比循环错误－3 □未做满5个循环－5 □除颤仪到达除颤－1	

(续　表)

项目分值	质量标准	扣分标准	扣分
评估 30	1. 观察复苏有效指征,判断呼吸、触及颈动脉(看、感、听,计时 10s:1001～1010)	□未观察复苏有效指征或不全面－5	
	2. 报告,×时×分,患者自主呼吸恢复,颈动脉搏动可触及	□未报告或报告不全面－10	
	3. 撤脚凳	□未撤脚凳－2	
	4. 测血压(报告数值)	□未测血压(口述:报告数值)－3	
	5. 观察瞳孔(报告:患者瞳孔较前缩小,对光反射存在)	□观察瞳孔(口述:患者瞳孔较前缩小,对光反射存在)－5	
	6. 皮肤颜色(报告患者颜面、口唇、甲床,发绀较前减轻,末梢循环恢复)	□皮肤颜色(口述:患者颜面、口唇、甲床,紫绀较前减轻,循环恢复)－5	
抢救成功 3	报告,复苏成功,继续给予高级生命支持	□未报告－3	
安置患者 5	1. 整理衣裤及床单位	□未整理衣裤或床单位－1	
	2. 撤按压板、垫枕、盖好被子、安床档、移床、移回床头	□未撤按压板、垫枕、盖好被子、安床档、移床、移回床头－3	
	3. 安抚患者	□未安抚患者－1	
洗手记录 5	整理用物、洗手、记录	□未整理用物－3 □未洗手、记录－2	
综合评价 5	1. 操作中遵守无菌操作规程、具有爱伤观念	□跨越无菌区 1 次－1 □无爱伤观念－1	
	2. 操作流程正确、熟练	□流程错误每项－1	
	3. 操作过程流畅,物品摆放处置有序,不杂乱	□物品掉落每次－1	
	4. 操作紧凑,不拖拉	□操作松散－1	
总分 100			

注意事项

1. 总分值 100 分,90 分达标。

2. 操作过程熟练掌握,操作手法规范。

3. 口述内容全面准确。

4. 操作过程中注意保护患者隐私、保暖及安抚患者。

双人心肺复苏操作考核评分标准（二）

时间：_____　　姓名：_____　　成绩：_____

项目分值	质量标准	扣分标准	扣分
准备 5	1. 着装、仪表符合要求（头发整齐，刘海不过眉。指甲整洁，胸卡佩戴符合要求，眼镜佩戴牢固，燕帽佩戴端正牢固，鞋袜符合要求）	不符合每项－3 □头发　□刘海　□指甲　□胸卡　□眼镜　□燕尾帽　□鞋袜	
	2. 物品准备齐全，持物正确	□准备不全，少一项－1 □持物不正确－1	
判断意识颈动脉搏动 10	1. A：拍肩并呼叫患者、触摸颈动脉、同时观察胸廓起伏（计时＜10s：1001～1007）、报告：自主呼吸，颈动脉搏动消失呼叫医师抢救，计时（报告：×时×分，开始抢救）	□未拍肩并呼叫患者－2 □未触摸颈动脉－2 □未观察胸廓起伏－2 □未报告并计时－2	
	2. A 口述：准备除颤仪	□未口述－2	
摆放体位 10	A：移床头桌、移床、去床档、去枕、被子折叠于床尾、垫按压板、解衣扣、解裤带	□移动物品缺少－2 □被子未折叠于床尾－2 □未垫按压板－4 □未解衣扣、解裤带－2	
胸外心脏按压 12	1. 放脚凳、找胸骨按压部位、手法、深度5～6cm、频率（100～120次/分）、胸外按压30次	□未放脚凳－5 □胸骨按压部位、手法、深度频次不正确－5	
	2.（口述：1～10下、25～30下）	□未口述－2	
开放气道及人工通气 15	1. B：开放气道（仰面举颏法，若怀疑头颈部损伤时，应使用推举下颌法）	□开放气道手法不正确－1	
	2. B：清理呼吸道分泌物、取出活动义齿	□未清理呼吸道分泌物－1 □未取出活动义齿－1	
	3. B：简易呼吸器通气2次、人工呼吸与按压比为2：30（儿童2：15）、连续做5个循环、除颤仪到达除颤	□简易呼吸器通气次数错误－3 □人工呼吸与按压比循环错误－3 □未做满5个循环－5 □除颤仪到达除颤－1	
评估 30	1. A：观察复苏有效指征，判断呼吸触及颈动脉（看、感、听，计时10s：1001～1010）；B：观察瞳孔	□未观察复苏有效指征或不全面－5	
	2. A：报告：×时×分，患者自主呼吸恢复，颈动脉搏动可触及	□未报告或报告不全面－10	
	3. 撤脚凳	□未撤脚凳－2	
	4. 测血压（报告数值）	□未测血压（口述：报告数值）－3	

（续 表）

项目分值	质量标准	扣分标准	扣分
评估 30	5. 观察瞳孔（报告：患者瞳孔较前缩小，对光反射存在）	□ 观察瞳孔（口述：患者瞳孔较前缩小，对光反射存在）－5	
	6. 皮肤颜色（报告：患者颜面、口唇、甲床，发绀较前减轻，末梢循环恢复）	□ 皮肤颜色（口述：患者颜面、口唇、甲床，发绀较前减轻，循环恢复）－5	
抢救成功 3	报告：复苏成功，继续给予高级生命支持	□ 未报告－3	
安置患者 5	1. 整理衣裤及床单位	□ 未整理衣裤或床单位－1	
	2. 撤按压板、垫枕、盖好被子、安床档移床、移回床头	□ 未撤按压板、垫枕、盖好被子、安床档、移床、移回床头－3	
	3. 安抚患者	□ 未安抚患者－1	
洗手记录 5	整理用物、洗手、记录	□ 未整理用物－3 □ 未洗手、记录－2	
综合评价 5	1. 操作中遵守无菌操作规程、具有爱伤观念	□ 跨越无菌区1次－1 □ 无爱伤观念－1	
	2. 操作流程正确、熟练	□ 流程错误每项－1	
	3. 操作过程流畅，物品摆放处置有序，不杂乱	□ 物品掉落每次－1	
	4. 操作紧凑，不拖拉	□ 操作松散－1	
总分 100			

注意事项

1. 总分值100分，90分达标。
2. 双人配合默契，操作过程熟练掌握，操作手法规范。
3. 口述内容全面准确。
4. 操作过程中注意保护患者隐私、保暖及安抚患者。

第十节　肾造口护理技术

一、教学重点、难点

1. **教学重点**　肾造口护理技术注意事项。
2. **教学难点**　肾造口护理技术注意事项在操作过程中的落实。

二、肾造口护理技术标准操作流程

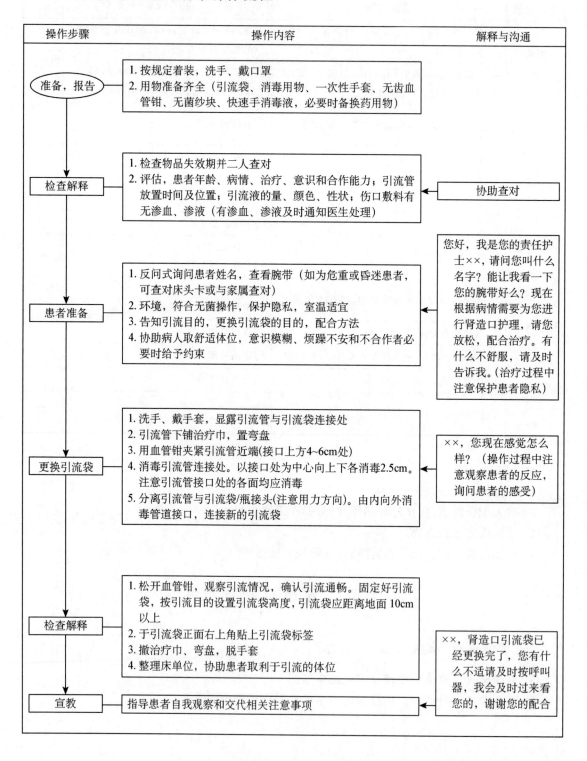

操作步骤	操作内容	解释与沟通

准备，报告
1. 按规定着装，洗手、戴口罩
2. 用物准备齐全（引流袋、消毒用物、一次性手套、无齿血管钳、无菌纱块、快速手消毒液，必要时备换药用物）

检查解释
1. 检查物品失效期并二人查对
2. 评估，患者年龄、病情、治疗、意识和合作能力；引流管放置时间及位置；引流液的量、颜色、性状；伤口敷料有无渗血、渗液（有渗血、渗液及时通知医生处理）

协助查对

患者准备
1. 反问式询问患者姓名，查看腕带（如为危重或昏迷患者，可查对床头卡或与家属查对）
2. 环境，符合无菌操作，保护隐私，室温适宜
3. 告知引流目的，更换引流袋的目的，配合方法
4. 协助病人取舒适体位，意识模糊、烦躁不安和不合作者必要时给予约束

您好，我是您的责任护士××，请问您叫什么名字？能让我看一下您的腕带么？现在根据病情需要为您进行肾造口护理，请您放松，配合治疗。有什么不舒服，请及时告诉我。（治疗过程中注意保护患者隐私）

更换引流袋
1. 洗手、戴手套，显露引流管与引流袋连接处
2. 引流管下铺治疗巾，置弯盘
3. 用血管钳夹紧引流管近端(接口上方4~6cm处)
4. 消毒引流管连接处。以接口处为中心向上下各消毒2.5cm。注意引流管接口处的各面均应消毒
5. 分离引流管与引流袋/瓶接头(注意用力方向)。由内向外消毒管道接口，连接新的引流袋

××，您现在感觉怎么样？（操作过程中注意观察患者的反应，询问患者的感受）

检查解释
1. 松开血管钳，观察引流情况，确认引流通畅。固定好引流袋，按引流目的设置引流袋高度，引流袋应距离地面10cm以上
2. 于引流袋正面右上角贴上引流袋标签
3. 撤治疗巾、弯盘、脱手套
4. 整理床单位，协助患者取利于引流的体位

××，肾造口引流袋已经更换完了，您有什么不适请及时按呼叫器，我会及时过来看您的，谢谢您的配合

宣教
指导患者自我观察和交代相关注意事项

三、肾造口护理技术评分标准

肾造口护理操作考核评分标准

时间：_____　　姓名：_____　　成绩：_____

项目分值	质量标准	扣分标准	扣分
准备 5	1. 着装、仪表符合要求（头发整齐，刘海不过眉。指甲整洁，胸卡佩戴符合要求，眼镜佩戴牢固，燕尾帽佩戴端正牢固，鞋袜符合要求）	不符合每项－1 □头发　□刘海　□指甲　□胸卡　□眼镜 　□燕尾帽　□鞋袜	
	2. 洗手符合要求	□时间＜15s－1 □步骤缺少－1	
	3. 戴口罩	□未戴口罩－1	
	4. 物品准备齐全，放置合理	□准备不全，少一项－0.5 □放置不合理－0.5	
检查核对 16	1. 查对治疗单，检查物品失效期	□未查对治疗单－2 □未查对物品失效期－1	
	2. 实施二人查对	□未二人查对－2	
	3. 评估，患者年龄、病情、治疗、意识和合作能力；引流管放置时间及位置；引流液的量、颜色、性状；伤口敷料有无渗血、渗液	□未评估患者情况－2 □未评估引流管放置时间及位置－2 □未评估引流液颜色、性质、量－2 □未评估伤口敷料情况－2 □评估不全面－3	
查对解释 5	1. 核对患者身份符合要求	□未核对患者身份－1 □未反问式询问患者姓名－1 □未查腕带－1	
	2. 向患者解释操作的目的、内容全面	□未解释－1 □解释不全面－1	
摆放体位 8	1. 未关闭门窗、拉上隔帘	□未关闭门窗－1 □未拉上隔帘－1	
	2. 协助患者摆放体位、注意保护隐私	□未协助患者摆放体位或摆放体位不合适－2 □未注重隐私保护－2	
	3. 注意给患者保暖	□未注重保暖－2	
更换引流袋 39	1. 洗手，戴手套	□方法不正确，污染－3 □未戴手套－3	
	2. 暴露引流管与引流袋连接处	□污染连接处－5	

（续　表）

项目分值	质量标准	扣分标准	扣分
更换引流袋 39	3. 引流管下铺治疗巾，置弯盘	☐未铺治疗巾－5 ☐弯盘放置错误－3	
	4. 血管钳夹紧引流管近端（接口上方 4～6cm 处），消毒引流管连接处。以接口处为中心向上下各消毒 2.5cm	☐消毒范围错误－5 ☐未夹紧引流管－5	
	5. 分离引流管与引流袋/瓶接头（注意用力方向）	☐分离错误－5	
	6. 由内向外消毒管道接口，连接新的引流袋	☐消毒不全面－5	
整理解释 22	1. 整理床单位符合要求	☐未整理床单位－3	
	2. 观察患者主观反应	☐未观察－3	
	3. 向患者交代注意事项	☐未解释－3 ☐维护后讲解注意事项不详细－3	
	4. 清理用物，洗手	☐未清理用物－3 ☐未洗手－3 ☐洗手时间＜15s－2 ☐洗手步骤缺少－2	
综合评价 5	1. 操作中遵守无菌操作规程、具有爱伤观念	☐跨越无菌区 1 次－1 ☐无爱伤观念－1	
	2. 操作流程正确、熟练	☐流程错误每项－1	
	3. 操作过程流畅，物品摆放处置有序，不杂乱	☐物品掉落每次－1	
	4. 操作紧凑，不拖拉	☐操作松散－1	
总分 100			

四、注意事项

1. 总分值 100 分，90 分达标。
2. 完成时间 7min。
3. 严格无菌操作。
4. 分离引流袋手法正确。
5. 观察引流液的颜色、性质、量并做好记录，有异常时报告医师。
6. 操作过程中注意保护患者隐私、保暖及询问患者主观感受。

第十一节 膀胱造口护理技术

一、教学重点、难点

1. 教学重点 膀胱造口护理技术注意事项。
2. 教学难点 膀胱造口护理技术注意事项在操作过程中的落实。

二、膀胱造口护理技术标准操作流程

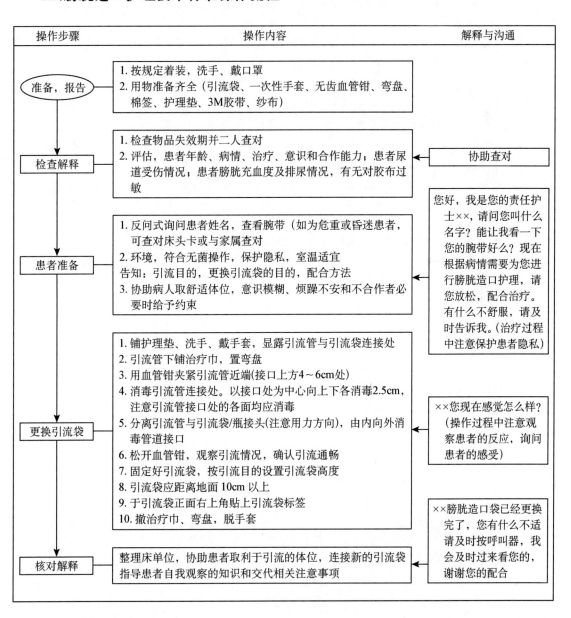

操作步骤	操作内容	解释与沟通
准备，报告	1. 按规定着装，洗手、戴口罩 2. 用物准备齐全（引流袋、一次性手套、无齿血管钳、弯盘、棉签、护理垫、3M胶带、纱布）	
检查解释	1. 检查物品失效期并二人查对 2. 评估，患者年龄、病情、治疗、意识和合作能力；患者尿道受伤情况；患者膀胱充血度及排尿情况，有无对胶布过敏	协助查对
患者准备	1. 反问式询问患者姓名，查看腕带（如为危重或昏迷患者，可查对床头卡或与家属查对 2. 环境，符合无菌操作，保护隐私，室温适宜 告知：引流目的，更换引流袋的目的，配合方法 3. 协助病人取舒适体位，意识模糊、烦躁不安和不合作者必要时给予约束	您好，我是您的责任护士××，请问您叫什么名字？能让我看一下您的腕带好么？现在根据病情需要为您进行膀胱造口护理，请您放松，配合治疗。有什么不舒服，请及时告诉我。（治疗过程中注意保护患者隐私）
更换引流袋	1. 铺护理垫、洗手、戴手套，显露引流管与引流袋连接处 2. 引流管下铺治疗巾，置弯盘 3. 用血管钳夹紧引流管近端（接口上方4~6cm处） 4. 消毒引流管连接处。以接口处为中心向上下各消毒2.5cm，注意引流管接口处的各面均应消毒 5. 分离引流管与引流袋/瓶接头(注意用力方向)，由内向外消毒管道接口 6. 松开血管钳，观察引流情况，确认引流通畅 7. 固定好引流袋，按引流目的设置引流袋高度 8. 引流袋应距离地面10cm以上 9. 于引流袋正面右上角贴上引流袋标签 10. 撤治疗巾、弯盘，脱手套	××您现在感觉怎么样？（操作过程中注意观察患者的反应，询问患者的感受）
核对解释	整理床单位，协助患者取利于引流的体位，连接新的引流袋 指导患者自我观察的知识和交代相关注意事项	××膀胱造口袋已经更换完了，您有什么不适请及时按呼叫器，我会及时过来看您的，谢谢您的配合

三、膀胱造口护理技术评分标准

膀胱造口护理操作考核评分标准

时间：_____　　姓名：_____　　成绩：_____

项目分值	质量标准	扣分标准	扣分
准备 5	1. 着装、仪表符合要求（头发整齐，刘海不过眉。指甲整洁，胸卡佩戴符合要求，眼镜佩戴牢固，燕尾帽佩戴端正牢固，鞋袜符合要求）	不符合每项－1 □头发□刘海□指甲□胸卡□眼镜 □燕尾帽□鞋袜	
	2. 洗手符合要求	□时间＜15s－1 □步骤缺少－1	
	3. 戴口罩	□未戴口罩－1	
	4. 物品准备齐全，放置合理	□准备不全，少一项－0.5 □放置不合理－0.5	
检查核对 16	1. 查对治疗单，检查物品失效期	□未查对治疗单－2 □未查对物品失效期－1	
	2. 实施二人查对	□未二人查对－2	
	3. 评估：患者年龄、病情、治疗、意识和合作能力；患者尿道受伤情况；患者膀胱充血度及排尿情况，有无对胶布过敏	□未评估患者情况－2 □未评估患者尿道受伤情况－2 □未评估患者膀胱充血度及排尿情况－2 □未评估患者胶布过敏情况－2 □评估不全面－3	
查对解释 5	1. 核对患者身份符合要求	□未核对患者身份－1 □未反问式询问患者姓名－1 □未查腕带－1	
	2. 向患者解释操作的目的、内容全面	□未解释－1 □解释不全面－1	
摆放体位 8	1. 关闭门窗、拉上隔帘	□未关闭门窗－1 □未拉上隔帘－1	
	2. 协助患者摆放体位、注意保护隐私	□未协助患者摆放体位或摆放体位不合适－2 □未注重隐私保护－2	
	3. 注意给患者保暖	□未注重保暖－2	

（续　表）

项目分值	质量标准	扣分标准	扣分
更换引流袋 39	1. 洗手，戴手套	□方法正确，无污染－3 □未戴手套－3	
	2. 显露引流管与引流袋连接处	□污染连接处－5	
	3. 引流管下铺治疗巾，置弯盘	□未铺治疗巾－5 □弯盘放置错误－3	
	4. 血管钳夹紧引流管近端（接口上方 4～6cm 处），消毒引流管连接处。以接口处为中心向上下各消毒 2.5cm	□消毒范围错误－5 □未夹紧引流管－5	
	5. 分离引流管与引流袋/瓶接头（注意用力方向）	□分离错误－5	
	6. 由内向外消毒管道接口，连接新的引流袋	□消毒不全面－5	
整理解释 22	1. 整理床单位符合要求	□未整理床单位－3	
	2. 观察患者主观反应	□未观察－3	
	3. 向患者交代注意事项	□未解释－3 □维护后讲解注意事项不详细－3	
	4. 清理用物，洗手	□未清理用物－3 □未洗手－3 □洗手时间＜15s－2 □洗手步骤缺少－2	
综合评价 5	1. 操作中遵守无菌操作规程、具有爱伤观念	□跨越无菌区 1 次－1 □无爱伤观念－1	
	2. 操作流程正确、熟练	□流程错误每项－1	
	3. 操作过程流畅，物品摆放处置有序，不杂乱	□物品掉落每次－1	
	4. 操作紧凑，不拖拉	□操作松散－1	
总分 100			

四、注意事项

1. 总分值 100 分，90 分达标。

2. 完成时间 7min。

3. 严格无菌操作。

4. 分离引流袋手法正确。

5. 观察引流液的颜色、性质、量并做好记录，有异常时报告医师。

6. 操作过程中注意保护患者隐私、保暖及询问患者主观感受。

第十二节　泌尿系统皮肤造口护理技术

一、教学重点、难点

1. 教学重点　泌尿系统皮肤造口护理技术注意事项。
2. 教学难点　泌尿系统皮肤造口护理技术注意事项在操作过程中的落实。

二、泌尿系统皮肤造口护理技术标准操作流程

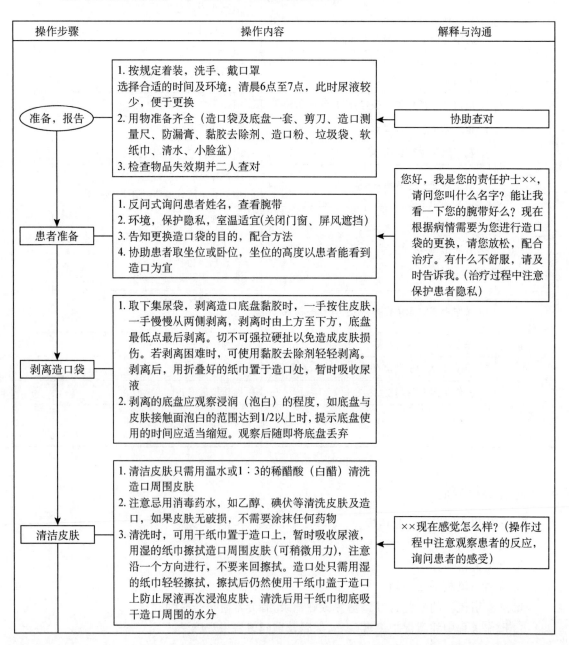

操作步骤	操作内容	解释与沟通
准备，报告	1. 按规定着装，洗手、戴口罩 选择合适的时间及环境：清晨6点至7点，此时尿液较少，便于更换 2. 用物准备齐全（造口袋及底盘一套、剪刀、造口测量尺、防漏膏、黏胶去除剂、造口粉、垃圾袋、软纸巾、清水、小脸盆） 3. 检查物品失效期并二人查对	协助查对
患者准备	1. 反问式询问患者姓名，查看腕带 2. 环境，保护隐私，室温适宜(关闭门窗、屏风遮挡) 3. 告知更换造口袋的目的，配合方法 4. 协助患者取坐位或卧位，坐位的高度以患者能看到造口为宜	您好，我是您的责任护士××，请问您叫什么名字？能让我看一下您的腕带么么？现在根据病情需要为您进行造口袋的更换，请您放松，配合治疗。有什么不舒服，请及时告诉我。(治疗过程中注意保护患者隐私)
剥离造口袋	1. 取下集尿袋，剥离造口底盘黏胶时，一手按住皮肤，一手慢慢从两侧剥离，剥离时由上方至下方，底盘最低点最后剥离。切不可强拉硬扯以免造成皮肤损伤。若剥离困难时，可使用黏胶去除剂轻轻剥离。剥离后，用折叠好的纸巾置于造口处，暂时吸收尿液 2. 剥离的底盘应观察浸润（泡白）的程度，如底盘与皮肤接触面泡白的范围达到1/2以上时，提示底盘使用的时间应适当缩短。观察后随即将底盘丢弃	
清洁皮肤	1. 清洁皮肤只需用温水或1∶3的稀醋酸（白醋）清洗造口周围皮肤 2. 注意忌用消毒药水，如乙醇、碘伏等清洗皮肤及造口，如果皮肤无破损，不需要涂抹任何药物 3. 清洗时，可用干纸巾置于造口上，暂时吸收尿液，用湿的纸巾擦拭造口周围皮肤(可稍微用力)，注意沿一个方向进行，不要来回擦拭。造口处只需用湿的纸巾轻轻擦拭，擦拭后仍然使用干纸巾盖于造口上防止尿液再次浸泡皮肤，清洗后用干纸巾彻底吸干造口周围的水分	××现在感觉怎么样？(操作过程中注意观察患者的反应，询问患者的感受)

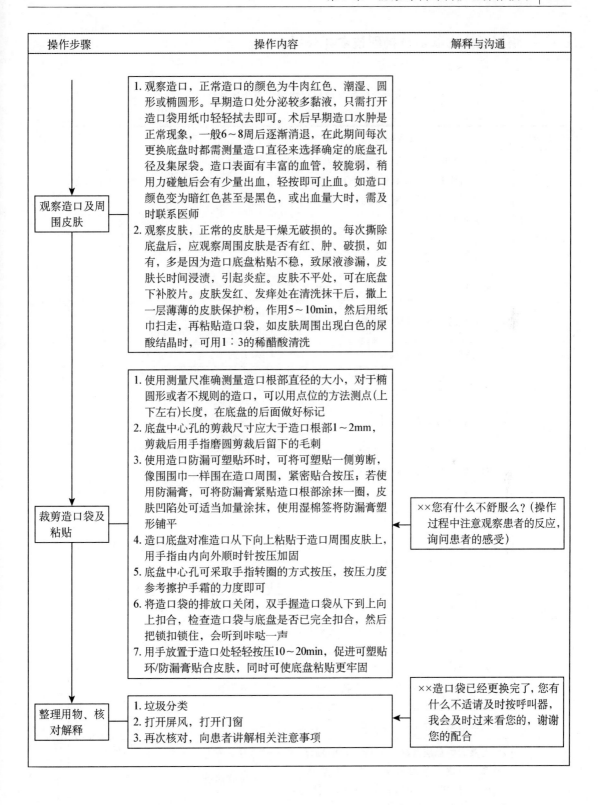

操作步骤	操作内容	解释与沟通
观察造口及周围皮肤	1. 观察造口，正常造口的颜色为牛肉红色、潮湿、圆形或椭圆形。早期造口处分泌较多黏液，只需打开造口袋用纸巾轻轻拭去即可。术后早期造口水肿是正常现象，一般6～8周后逐渐消退，在此期间每次更换底盘时都需测量造口直径来选择确定的底盘孔径及集尿袋。造口表面有丰富的血管，较脆弱，稍用力碰触后会有少量出血，轻按即可止血。如造口颜色变为暗红色甚至是黑色，或出血量大时，需及时联系医师 2. 观察皮肤，正常的皮肤是干燥无破损的。每次撕除底盘后，应观察周围皮肤是否有红、肿、破损，如有，多是因为造口底盘粘贴不稳，致尿液渗漏，皮肤长时间浸渍，引起炎症。皮肤不平处，可在底盘下补胶片。皮肤发红、发痒处在清洗抹干后，撒上一层薄薄的皮肤保护粉，作用5～10min，然后用纸巾扫走，再粘贴造口袋，如皮肤周围出现白色的尿酸结晶时，可用1∶3的稀醋酸清洗	
裁剪造口袋及粘贴	1. 使用测量尺准确测量造口根部直径的大小，对于椭圆形或者不规则的造口，可以用点位的方法测点(上下左右)长度，在底盘的后面做好标记 2. 底盘中心孔的剪裁尺寸应大于造口根部1～2mm，剪裁后用手指磨圆剪裁后留下的毛刺 3. 使用造口防漏可塑贴环时，可将可塑贴一侧剪断，像围围巾一样围在造口周围，紧密贴合按压；若使用防漏膏，可将防漏膏紧贴造口根部涂抹一圈，皮肤凹陷处可适当加量涂抹，使用湿棉签将防漏膏塑形铺平 4. 造口底盘对准造口从下向上粘贴于造口周围皮肤上，用手指由内向外顺时针按压加固 5. 底盘中心孔可采取手指转圈的方式按压，按压力度参考擦护手霜的力度即可 6. 将造口袋的排放口关闭，双手握造口袋从下到上向上扣合，检查造口袋与底盘是否已完全扣合，然后把锁扣锁住，会听到咔哒一声 7. 用手放于造口处轻轻按压10～20min，促进可塑贴环/防漏膏贴合皮肤，同时可使底盘粘贴更牢固	××您有什么不舒服么？(操作过程中注意观察患者的反应，询问患者的感受)
整理用物、核对解释	1. 垃圾分类 2. 打开屏风，打开门窗 3. 再次核对，向患者讲解相关注意事项	××造口袋已经更换完了，您有什么不适请及时呼叫器，我会及时过来看您的，谢谢您的配合

三、泌尿系统皮肤造口护理技术评分标准

泌尿系统皮肤造口护理操作考核评分标准

时间：_____　　　姓名：_____　　　成绩：_____

项目分值	质量标准	扣分标准	扣分
准备 5	1. 着装、仪表符合要求（头发整齐，刘海不过眉。指甲整洁，胸卡佩戴符合要求，眼镜佩戴牢固，燕尾帽佩戴端正牢固，鞋袜符合要求）	不符合每项－1 □头发 □刘海 □指甲 □胸卡 □眼镜 □燕尾帽 □鞋袜	
	2. 洗手符合要求	□时间＜15s－1 □步骤缺少－1	
	3. 戴口罩	□未戴口罩－1	
	4. 物品准备齐全，选择时间准确	□准备不全，少一项－0.5 □时间不合理－0.5	
检查核对 5	1. 查对物品质量符合要求	□未查对－3	
	2. 实施二人查对	□未二人查对－2	
查对解释 5	1. 核对患者身份符合要求	□未核对患者身份－1 □未反问式询问患者姓名－1 □未查腕带－1	
	2. 向患者解释更换的目的	□未解释－1 □解释不全面－1	
摆放体位 5	1. 关闭门窗、拉上隔帘	□未关闭门窗－1 □未拉上隔帘－1	
	2. 协助患者摆放体位、注意保护隐私	□未协助患者摆放体位或摆放体位不合适－1 □未注重隐私保护－1	
	3. 注意给患者保暖	□未注重保暖－1	
剥离 造口袋 10	1. 剥离造口底盘黏胶时，一手按住皮肤，一手慢慢从两侧剥离，剥离时由上方至下方，底盘最低点最后剥离。切不可强拉硬扯以免造成皮肤损伤。若剥离困难时，可使用黏胶去除剂轻轻剥离。剥离后，用折叠好的纸巾置于造口处，暂时吸收尿液	□手法不正确－4 □皮肤损伤－4	
	2. 剥离的底盘应观察浸润（泡白）的程度，如底盘与皮肤接触面泡白的范围达到1/2以上时，提示底盘使用的时间应适当缩短。观察后随即将底盘丢弃	□未观察底盘－2	

（续　表）

项目分值	质量标准	扣分标准	扣分
清洁皮肤 10	1. 清洁皮肤只需用温水或 1∶3 的稀醋酸（白醋）清洗造口周围皮肤 注意忌用消毒药水，如乙醇、碘伏等清洗皮肤及造口，如果皮肤无破损，不需要涂抹任何药物 2. 清洗时，可用干纸巾置于造口上，暂时吸收尿液，用湿的纸巾擦拭造口周围皮肤（可稍微用力），注意沿一个方向进行，不要来回擦拭。造口处只需用湿的纸巾轻轻擦拭，擦拭后仍然使用干纸巾盖于造口上防止尿液再次浸泡皮肤。清洗后，用干纸巾彻底吸干造口周围的水分	□消毒液体选择错误－3 □清洗手法错误－4 □未吸干水分－3	
观察皮肤 15	1. 早期造口处分泌较多黏液用纸巾轻轻拭去即可	□早期处理方式不正确－2	
	2. 每次更换底盘时都需测量造口直径来选择确定的底盘孔径及集尿袋	□未测量直径－3	
	3. 观察造口表面有无出血	□未观察造口有无出血－3	
	4. 观察周围皮肤是否有红、肿、破损	□未观察周围皮肤情况－3	
	5. 皮肤不平处，可在底盘下补胶片	□未口述－2	
	6. 皮肤发红、发痒处在清洗抹干后撒上一层薄薄的皮肤保护粉，作用 5～10min，然后用纸巾扫走，再粘贴造口袋，如皮肤周围出现白色的尿酸结晶时，可用 1∶3 的稀醋酸清洗	□未及时处理炎症－2	
裁剪 造口袋 25	1. 使用测量尺准确测量造口根部直径的大小，对于椭圆形或者不规则的造口，可以用点位的方法测点（上下左右）长度，在底盘的后面做好标记	□未测量直径大小－5	
	2. 底盘中心孔的剪裁尺寸应大于造口根部 1～2mm，剪裁后用手指磨圆剪裁后留下的毛刺	□裁剪尺寸错误－5	
	3. 使用造口防漏可塑贴环时，可将可塑贴一侧剪断，像围围巾一样围在造口周围，紧密贴合按压；若使用防漏膏，可将防漏膏紧贴造口根部涂抹一圈，皮肤凹陷处可适当加量涂抹，使用湿棉签将防漏膏塑形铺平	□未磨圆－2	

(续　表)

项目分值	质量标准	扣分标准	扣分
裁剪 造口袋 25	4. 造口底盘对准造口从下向上粘贴于造口周围皮肤上,用手指由内向外顺时针按压加固	□粘贴方式错误－5	
	5. 底盘中心孔可采取手指转圈的方式按压,按压力度参考擦护手霜的力度即可	□按压力度错误－3	
	6. 将造口袋的排放口关闭,双手握造口袋从下到上向上扣合,检查造口袋与底盘是否已完全扣合,然后把锁扣锁住	□未检查造口袋是否扣合锁住－3	
	7. 用手放置于造口处轻轻按压 10～20min,使底盘粘贴更牢固	□未按压－2	
整理解释 15	1. 整理床单位符合要求	□未整理床单位－2	
	2. 观察患者主观反应	□未观察－2	
	3. 向患者交代注意事项	□未解释－2 □维护后讲解注意事项不详细－2	
	4. 清理用物,洗手	□未清理用物－2 □未洗手－2 □洗手时间＜15s－2 □洗手步骤缺少－1	
综合评价 5	1. 操作中遵守无菌操作规程、具有爱伤观念	□跨越无菌区 1 次－1 □无爱伤观念－1	
	2. 操作流程正确、熟练	□流程错误每项－1	
	3. 操作过程流畅,物品摆放处置有序,不杂乱	□物品掉落每次－1	
	4. 操作紧凑,不拖拉	□操作松散－1	
总分 100			

四、注意事项

1. 总分值 100 分,90 分达标。
2. 完成时间 10min。
3. 动作轻柔,操作规范。
4. 造口袋剥离手法正确,测量裁剪直径准确,按压力度适宜。
5. 操作过程中注意保护患者隐私、保暖及询问患者主观感受。

第十三节 膀胱灌注护理技术

一、教学重点、难点

1. 教学重点 膀胱灌注注意事项。
2. 教学难点 膀胱灌注注意事项在操作过程中的落实。

二、膀胱灌注护理技术标准操作流程

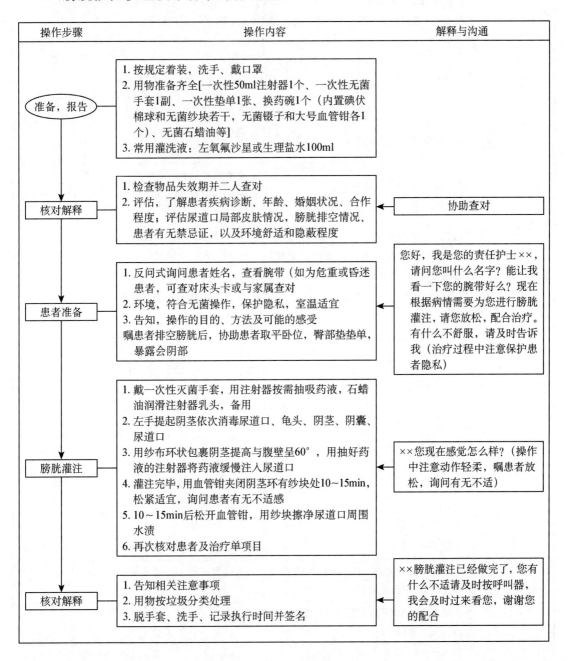

三、膀胱灌注护理技术评分标准

膀胱灌注操作考核评分标准

时间：_____   姓名：_____   成绩：_____

项目分值	质量标准	扣分标准	扣分
准备 5	1. 着装、仪表符合要求（头发整齐,刘海不过眉。指甲整洁,胸卡佩戴符合要求,眼镜佩戴牢固,燕尾帽佩戴端正牢固,鞋袜符合要求）	不符合每项－1 □头发 □刘海 □指甲 □胸卡 □眼镜 □燕尾帽 □鞋袜	
	2. 洗手符合要求	□时间＜15s－1 □步骤缺少－1	
	3. 戴口罩	□未戴口罩－1	
	4. 物品准备齐全,放置合理	□准备不全,少一项－0.5 □放置不合理－0.5	
检查核对 15	1. 检查物品失效期并二人查对	□未查对失效期－2 □未二人查对－2	
	2. 评估：了解患者疾病诊断、年龄、婚姻状况、合作程度,评估尿道口局部皮肤情况,膀胱排空情况、患者有无禁忌证	□未评估患者情况－2 □未评估患者尿道口皮肤情况－2 □未嘱患者排空膀胱－2 □未评估患者有无禁忌证－2 □评估不全面－3	
查对解释 10	1. 核对患者身份符合要求	□未核对患者身份－3 □未反问式询问患者姓名－2 □未查腕带－2	
	2. 向患者全面解释备皮的目的	□未解释－2 □解释不全面－1	
摆放体位 8	1. 关闭门窗、拉上隔帘	□未关闭门窗－1 □未拉上隔帘－1	
	2. 协助患者摆放体位、注意保护隐私	□未协助患者摆放体位－2 □摆放体位不合适－1 □未注重隐私保护－1	
	3. 注意给患者保暖	□未注重保暖－1	
	4. 患者臀下垫尿垫、弯盘	□未垫尿垫、弯盘或放置不合理－1	
膀胱灌注 42	1. 戴一次性灭菌手套,用注射器按需抽吸药液,液状石蜡润滑注射器乳头,备用	□未戴手套－5 □未润滑－5	
	2. 左手提起阴茎依次消毒尿道口、龟头、阴茎、阴囊、尿道口	□消毒顺序错误－5	

（续　表）

项目分值	质量标准	扣分标准	扣分
膀胱灌注 42	3. 用纱布环状包裹阴茎提高与腹壁呈 60°，用抽好药液的注射器将药液缓慢注入尿道口	□角度错误－5	
	4. 灌注完毕，用血管钳夹闭阴茎环有纱块处 10～15min，松紧适宜，询问患者有无不适感	□未夹闭或夹闭时间不符合要求－5 □未询问患者有无不适－5	
	5. 10～15min 后松开血管钳，用纱块擦净尿道口周围水渍	□时间不符合要求－5 □未用纱块擦干－2	
	6. 再次核对患者及治疗单项目	□未再次核对－5	
整理解释 15	1. 整理床单位符合要求	□未整理床单位－2	
	2. 观察患者主观反应	□未观察－2	
	3. 向患者交代注意事项	□未解释－2 □维护后讲解注意事项不详细－2	
	4. 清理用物，洗手	□未清理用物－2 □未洗手－2 □洗手时间＜15s－2 □洗手步骤缺少－1	
综合评价 5	1. 操作中遵守无菌操作规程、具有爱伤观念	□跨越无菌区 1 次－1 □无爱伤观念－1	
	2. 操作流程正确、熟练	□流程错误每项－1	
	3. 操作过程流畅，物品摆放处置有序，不杂乱	□物品掉落每次－1	
	4. 操作紧凑，不拖拉	□操作松散－1	
总分 100			

四、注意事项

1. 总分值 100 分，90 分达标。

2. 完成时间 8min。

3. 严格无菌操作，消毒顺序正确，阴茎提高与腹壁呈 60°。

4. 评估全面，动作轻柔。

5. 操作过程中注意保护患者隐私、保暖及询问患者主观感受。

第十四节　尿失禁护理技术

一、教学重点、难点

1. 教学重点　皮肤护理、持续进行膀胱功能锻炼。

2. 教学难点　皮肤护理。

二、尿失禁护理技术标准操作流程

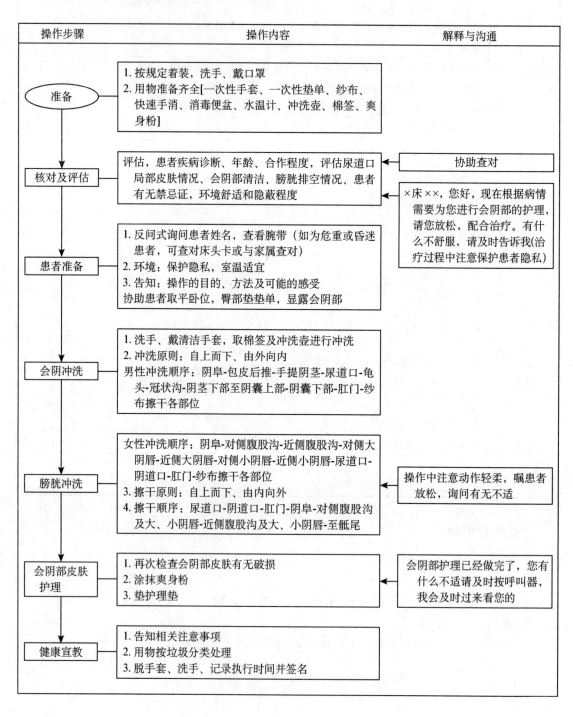

三、尿失禁护理技术评分标准

尿失禁护理操作考核评分标准

时间：_____　　姓名：_____　　成绩：_____

项目分值	质量标准	扣分标准	扣分
准备 10	1. 着装、仪表符合要求（头发整齐，刘海不过眉。指甲整洁，胸卡佩戴符合要求，眼镜佩戴牢固，燕尾帽佩戴端正牢固，鞋袜符合要求）	不符合每项−1 □头发 □刘海 □指甲 □胸卡 □眼镜 　□燕尾帽 □鞋袜	
	2. 洗手符合要求	□时间＜15s−1 □步骤缺少−2	
	3. 戴口罩	□未戴口罩−2	
	4. 物品准备齐全，放置合理	□准备不全，少一项−2 □放置不合理−2	
检查核对 5	评估，患者疾病诊断、年龄、合作程度，评估尿道口局部皮肤情况、会阴部清洁、膀胱排空情况、患者有无禁忌证，环境舒适和隐蔽程度	□评估不全面−5	
患者准备 10	1. 环境，保护隐私，室温适宜 2. 告知，操作的目的、方法及可能的感受 3. 反问式询问患者姓名，查看腕带（如为危重或昏迷患者，可查对床头卡或与家属查对） 4. 告知，会阴部护理的目的及配合方法	□未反问式询问患者姓名−1 □未核对患者身份−1 □未查腕带−1 □未评估环境−1 □未解释−1 □解释不全面−1 □未关闭门窗−2 □未拉上隔帘−2	
摆放体位 5	1. 协助患者取舒适体位，意识模糊、烦躁不安和不合作者必要时给予约束摆放体位、注意保护隐私	□未协助患者摆放体位或摆放体位不合适−2 □未注重隐私保护−1	
	2. 注意给患者保暖	□未注重保暖−2	
会阴冲洗 40	1. 洗手、戴清洁手套，取棉签及冲洗壶进行冲洗	□未戴手套−5	
	2. 冲洗原则，自上而下、由外向内 男性冲洗顺序：阴阜-包皮后推-手提阴茎-尿道口-龟头-冠状沟-阴茎下部至阴囊上部-阴囊下部-肛门-纱布擦干各部位	□冲洗顺序错误−10 □包皮未后推−10 □未用纱布擦干−5 □女性擦干顺序错误−10	

（续　表）

项目分值	质量标准	扣分标准	扣分
会阴冲洗 40	女性冲洗顺序：阴阜-对侧腹股沟-近侧腹股沟-对侧大阴唇-近侧大阴唇-对侧小阴唇-近侧小阴唇-尿道口-阴道口-肛门-纱布擦干各部位 3. 擦干原则，自上而下、由内向外 4. 擦干顺序，尿道口-阴道口-肛门-阴阜-对侧腹股沟及大、小阴唇、-近侧腹股沟及大、小阴唇-至骶尾		
会阴皮肤护理 5	1. 再次检查会阴部皮肤有无破损 2. 涂抹爽身粉 3. 垫护理垫	□未检查皮肤情况－2 □未涂抹爽身粉－2 □未垫护理垫－1	
健康宣教 15	1. 向患者交代注意事项	□未解释－3 □维护后讲解注意事项不详细－2	
	2. 用物按垃圾分类处理	□未分类处理－3	
	3 脱手套、洗手、记录执行时间并签名	□未脱手套－2 □未洗手－2 □洗手时间＜15s－2 □洗手步骤缺少－1	
综合评价 10	1. 操作中具有爱伤观念	□无爱伤观念－2	
	2. 操作流程正确、熟练	□流程错误每项－4	
	3. 操作过程流畅，物品摆放处置有序，不杂乱	□物品掉落每次－2	
	4. 操作紧凑，不拖拉	□操作松散－2	
总分 100			

四、注意事项

1. 总分值 100 分，90 分达标。
2. 完成时间为 10min。
3. 严格进行皮肤护理。
4. 选择合适的冲洗液、注意保护皮肤不受损伤，有问题及时处理，必要时继续保护皮肤。
5. 操作过程中注意保护患者隐私、保暖及询问患者主观感受。

第8章

泌尿外科康复训练技术

第一节　膀胱功能康复训练技术

一、概述

多种疾病都会出现排尿异常,主要是因为控制排尿功能的中枢神经系统或周围神经受到损害,引起膀胱、尿道功能障碍。膀胱功能康复训练是针对膀胱功能障碍采取的各种康复治疗措施,根据学习理论和条件反射原理,通过规律的排尿训练,抑制膀胱收缩,增加膀胱容量,改善患者控尿和膀胱的储尿、排尿功能。不同类型的膀胱功能障碍,训练方法也不尽相同。

膀胱功能康复训练分为非侵入性康复训练和侵入性康复训练。非侵入性康复训练主要是排尿习惯训练、排尿意识训练、反射性排尿训练、代偿性排尿训练、盆底肌训练;侵入性康复训练主要是留置导尿及间歇导尿。近年来,各膀胱功能康复训练方法联合使用,更能有效改善膀胱功能。

二、目的

膀胱功能康复训练的目的是促进膀胱排空,降低膀胱内压力,减少残余尿,恢复和改善患者的膀胱功能,避免感染,保护肾脏功能,提高生活质量。

三、适应证与禁忌证

1. 适应证

(1)神经源性膀胱功能障碍,即神经功能异常患者引起膀胱储存和排空功能障碍,包括脊髓损伤、脑血管病变、周围神经损伤、多发性硬化等患者。盆底肌训练适用于盆底肌尚有功能的尿失禁患者,排尿习惯训练适用于急迫性尿失禁,反射性排尿训练适合患者或陪护能配合的情况下进行,Valsalva屏气法适用于尿潴留导致的充盈性尿失禁,Crede按压法适用于尿潴留的患者。

(2)某些骶上神经损伤的患者可使用诱发逼尿肌反射排尿法。骶神经损伤,膀胱逼尿肌无反射,括约肌无收缩或痉挛,排尿活动可借助增加腹压的Crede按压法完成。

(3)非神经源性膀胱功能障碍,如前列腺增生导致的排尿问题。

(4)非侵入性康复训练要求患者有主观意识活动,可以配合治疗。

2. 禁忌证

(1)神志不清,不能主观配合治疗。

(2)前列腺增生严重或前列腺癌。

(3)泌尿系统严重感染。

（4）当出现逼尿肌收缩不良，膀胱容量过小，且尿路感染，禁忌行反射性膀胱排尿训练；括约肌反射亢进、逼尿肌-括约肌失调、膀胱出口梗阻、颅内高压、尿道异常等情况禁忌行代偿性膀胱功能训练。

（5）心功能不全、心律失常、尿路感染等禁用盆底肌训练。

四、操作方法及注意事项

1. 操作方法

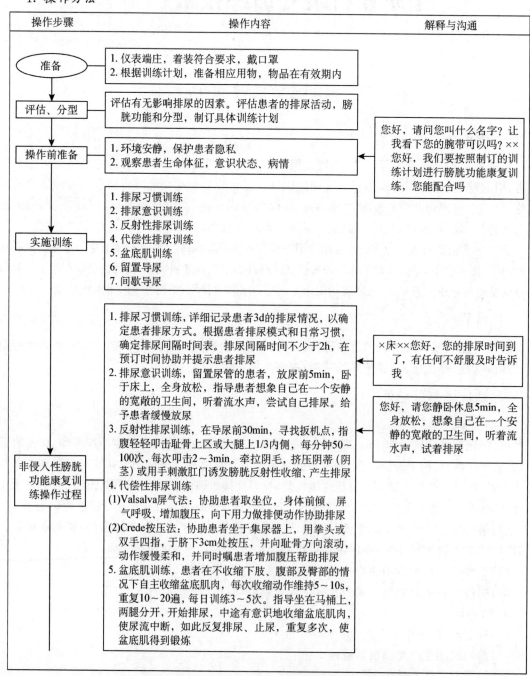

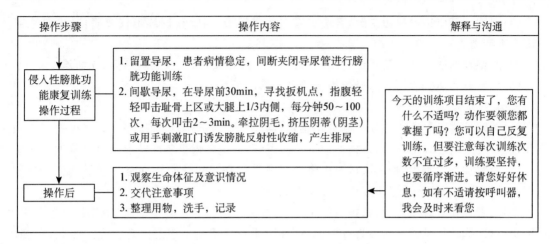

2. 注意事项

(1)排尿习惯训练:若 24h 尿失禁超过 2 次,则排尿时间减少半小时,若 48h 内都没有尿失禁,则排尿时间增加半小时,直到达到 4h 排尿一次的理想状态。防止膀胱过度充盈。在进行训练时,可结合患者具体情况采取诱导排尿,可利用条件反射诱导排尿,如听流水声、温热毛巾热敷膀胱区、温水冲洗会阴;采用开塞露纳肛,促使逼尿肌收缩、内括约肌松弛而导致排尿。

(2)反射性排尿训练:应用反射性排尿训练时,逼尿肌-括约肌功能协调,膀胱收缩压力需在安全范围($<40cmH_2O$),无尿失禁。运用时应注意膀胱反射和膀胱残余尿量的多少,当膀胱残余尿过多时,宜采用导尿术。

(3)代偿性排尿训练:对于膀胱逼尿肌反射亢进或肾积水的患者不采用 Crede 按压法。

(4)盆底肌训练:训练要适度,以患者不疲劳为主。收缩同时,保持正常呼吸,收紧时不可屏气。

(5)逼尿肌-括约肌不协调型膀胱,不宜采用非侵入性膀胱功能康复训练。训练时注意观察有无自主神经反射亢进的临床表现,及时给予处理。

(6)发生泌尿系感染:留置尿管患者,需停止导尿管夹闭训练。

(7)在进行间歇导尿前:可进行小腹部热敷与按摩;导尿间歇时间依据残余尿量多少而定,开始一般 4~6h 导尿 1 次;根据简易膀胱容量及压力测定评估,残余尿量>300ml 每日导尿 6 次,>200ml 每日导尿 4 次,<200ml 每日导尿 2~3 次,100ml 每日导尿 1 次,当每次残余尿量<100ml 时,可停止间歇导尿。间歇导尿期间制订好饮水、进食计划。

(8)训练前要做好评估:制订正确的训练方案,训练时密切观察患者的反应及变化,有问题要停止训练,训练过程中做好动态评估及记录,密切观察患者的膀胱功能变化状况,及时调整膀胱功能康复训练计划内容。

五、教学分析

1. 重点分析

(1)进行膀胱功能康复训练前,评估患者的排尿活动、膀胱功能和分型是重点,全面掌握患者疾病状况、检查结果,分析有无影响排尿的因素,评估患者的病情、配合能力,才能正确地制订训练计划。

(2)在临床运用时,需要动态调整训练方案,重点掌握膀胱功能康复训练的各方法操作要点及难点,理解训练指导中的注意事项和要领。

(3)训练时需要边示教边讲解,教会患者熟练掌握训练技巧,训练不仅要坚持,更要适度,以不产生疲劳为宜。

(4)严格掌握适应证及禁忌证,并在练习时注意观察病情,一旦出现不适,立即停止。

(5)训练时环境安静、私密,避免患者受到过多的干扰。

2. 难点分析

(1)膀胱功能康复训练计划的制订是难点,需要医师的指导,且训练是一个连续的、动态的变化过程,需要动态评估,严格掌握适应证及禁忌证,一定要根据实际情况及时调整训练方案。

(2)康复训练过程中,护理人员对患者及家属实时进行的健康教育至关重要,要求护理人员切实掌握每一项膀胱功能康复训练知识要点、难点。

(3)患者往往心理压力大,精神负担重,一些患者虽然已经进入了临床稳定期,但是因其生活无法自理、病情拖延无显著改善等原因,往往产生负面情绪不愿意配合治疗。因此,在进行膀胱功能康复训练时,取得患者及家属的配合,是教会患者训练方法的前提,一定要做好心理护理,不断对其进行开导及鼓励。

第二节 排石运动康复训练技术

一、概述

泌尿系结石是泌尿外科一种常见的疾病,通常有肾结石、膀胱结石、输尿管结石、尿道结石等。临床对于较小的结石可以通过药物、饮水和运动等排石法治疗。适度的运动可促进人体脏器蠕动,促进小结石的排出,效果不佳及结石体积较大者需行手术治疗。现代临床治疗中,主要以外科手术治疗为主,如体外冲击波碎石、输尿管镜碎石等,但是结石的复发率和残留率也较高,术后仍需采取辅助排石措施才能达到预期的治疗效果。运动可使结石受到震动,使碎石互相分离,借助自身重力顺利排出。

排石运动通过全身或局部主动或被动运动,促进结石下移及排出,主动运动可选做跳跃、跳绳、爬台阶、游泳、旋梯及滚轮等运动。不能跑跳者可做同步震荡,即抬起脚跟,脚尖着地,然后脚跟用力着地。每天运动1~2h,应间断进行。被动运动如坐电动震荡椅治疗,每日1~2次,每次20min。半握拳叩击法,是根据肾结石的不同部位,采取有利肾结石外移的体位叩击患处,每日2次,每次10min。运动中若出现绞痛,多系结石移动的征象,如绞痛突然停止系结石下移或排出;若绞痛剧烈则停止运动给予镇痛。

二、目的

排石运动的目的是通过全身或局部主动或被动运动,可促使结石向下移动,促进结石的排出,尤其是对肾下盏的结石,能使之改变位置,使其利于从输尿管口排出,跳跃能使输尿管结石快速下行,并在运动中多喝水,加速尿液形成,达到"流水冲石"的目的。

三、适应证与禁忌证

1. 适应证

(1)直径>0.6cm表面光滑的结石、结石无明显梗阻。

(2)没有反复发作的绞痛、没有重度肾积水的患者。

（3）碎石后没有石阶形成的患者。

（4）无症状、无梗阻的肾盏结石、憩室结石等患者。

2. 禁忌证

（1）行动不便及年老体弱者。

（2）未纠正的出血性疾病及凝血功能障碍。

（3）严重的心肺疾病。

（4）未控制的尿路感染。

（5）结石附近有动脉瘤。

（6）结石以下尿路有梗阻。

（7）患者治疗后发生发热、严重血尿、绞痛等症状。

四、操作方法及注意事项

1. 操作方法

（1）根据患者结石位置制订运动训练方案，当结石位于肾盂、输尿管上段时，进行双脚原地跳跃运动，每次 3～5min，每小时运动 2 次，每天至少运动 20 次；结石位于输尿管中段时，患侧单脚进行原地跳跃运动，每次 10～20min，每 2h 运动 1 次，每天至少运动 20 次；结石位于输尿管下段时，健侧单脚进行原地跳跃运动，每次 10～20min，每 2h 运动 1 次，每天至少运动 20 次。做跳跃运动者，落地时均应保持足跟先与地面接触。

（2）排石操。每节两个八拍，6 节为 1 组，每天训练 3 次，每次 2 组，如下图。

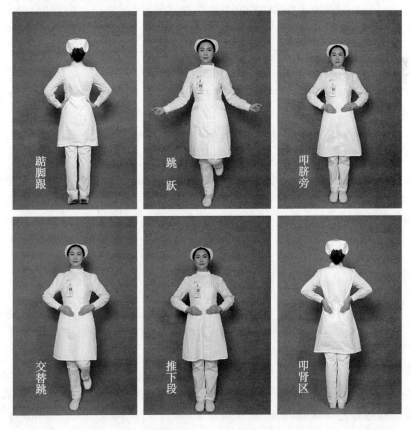

操作流程

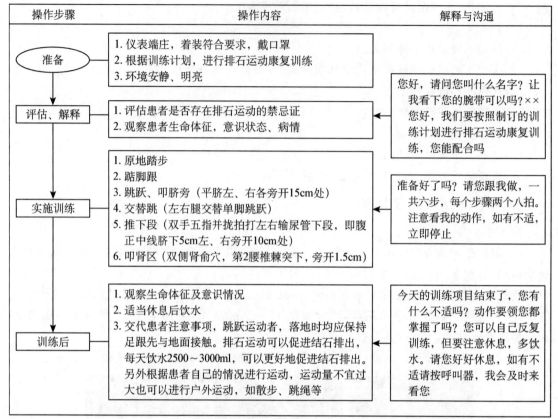

操作步骤	操作内容	解释与沟通
准备	1. 仪表端庄，着装符合要求，戴口罩 2. 根据训练计划，进行排石运动康复训练 3. 环境安静、明亮	您好，请问您叫什么名字？让我看下您的腕带可以吗？××您好，我们要按照制订的训练计划进行排石运动康复训练，您能配合吗
评估、解释	1. 评估患者是否存在排石运动的禁忌证 2. 观察患者生命体征，意识状态、病情	
实施训练	1. 原地踏步 2. 踮脚跟 3. 跳跃、叩脐旁（平脐左、右各旁开15cm处） 4. 交替跳（左右腿交替单脚跳跃） 5. 推下段（双手五指并拢拍打左右输尿管下段，即腹正中线脐下5cm左、右旁开10cm处） 6. 叩肾区（双侧肾俞穴，第2腰椎棘突下，旁开1.5cm）	准备好了吗？请您跟我做，一共六步，每个步骤两个八拍。注意看我的动作，如有不适，立即停止
训练后	1. 观察生命体征及意识情况 2. 适当休息后饮水 3. 交代患者注意事项，跳跃运动者，落地时均应保持足跟先与地面接触。排石运动可以促进结石排出，每天饮水2500～3000ml，可以更好地促进结石排出。另外根据患者自己的情况进行运动，运动量不宜过大也可以进行户外运动，如散步、跳绳等	今天的训练项目结束了，您有什么不适吗？动作要领您都掌握了吗？您可以自己反复训练，但要注意休息，多饮水。请您好好休息，如有不适请按呼叫器，我会及时来看您

2. 注意事项

（1）采取排石运动疗法一定在医师的指导下进行，在排石期间要注意观察有无因结石嵌顿发生绞痛等病情变化。

（2）结合患者的结石类型做运动，密切监测心率，根据个体差异和适应情况调整运动。

（3）做跳跃运动者，落地时均应保持足跟先与地面接触。

（4）适度的运动可促进小结石的排出，但是对于不同部位的结石，其运动方法也不同。普通的肾结石和输尿管结石建议做垂直的上下台阶或跳跃运动，而肾下盏的结石，宜多做倒立运动或做胸膝卧位，促使结石向上运动，逐渐移行出肾。长期卧床者，应鼓励多活动，增加饮水量。

五、教学分析

1. 重点分析

（1）正确掌握排石运动康复训练的要领是教学重点，详细介绍运动原则，为患者演示具体动作，制订严格执行运动计划目标。

（2）明确运动频率和强度，避免运动的随意性。在训练过程中，对患者讲解动作要点，纠正患者的错误动作，在训练过程中还要指导患者多饮水，以加快结石排出速度，避免结石复发。

（3）训练期间做好健康宣教，鼓励患者多喝水，每天饮水2000ml以上，少饮咖啡、浓茶等，多做排石运动。

2. 难点分析

(1)训练前正确评估患者结石部位、大小、类型,评估患者生命体征、病情变化等,与医师共同制订合适的排石运动康复训练计划。

(2)在排石运动训练过程中,可进行体位干预,当结石＞0.6cm 时,由于重力原因,结石会在肾下盏或肾中盏,无论患者站立或平躺后,结石都不能顺利排入输尿管内。患者采取平仰卧位,平仰卧位后抬高臀部。抬高臀部后,结石就会从肾下盏、肾中盏倒入肾上盏和肾盂内,然后向对侧卧 15min,再站立 15min,将结石倒入输尿管,通过大量喝水、蹦跳后,就可以将结石排出体外。

第三节　前列腺康复训练技术

一、概述

前列腺增生是引起中老年男性排尿障碍最为常见的一种疾病,主要表现为下尿路症状,尿频、尿急、夜尿增多、排尿困难等。慢性前列腺炎也是老年男性常见的泌尿系统疾病,如不及时治疗,持续的尿道高压,会使膀胱逼尿肌变为失代偿性收缩,使患者发生逼尿肌无力及膀胱出口梗阻,排尿困难难以改善,会影响患者生活质量。有研究表明,前列腺功能锻炼的康复训练,能减轻下尿路症状的严重程度并减轻客观症状,如夜尿、尿急及尿频,促进患者前列腺功能的恢复,减少残余尿量。临床应用药物结合前列腺按摩、提肛肌锻炼/盆底肌锻炼、膀胱训练等,对患者进行前列腺康复训练,有利于患者前列腺的康复,提高治疗效果。

二、目的

前列腺康复训练的目的是减轻下尿路症状的严重程度并减轻客观症状,如夜尿、尿急及尿频,促进患者前列腺功能的恢复,减少残余尿量。盆底肌训练可刺激盆底神经兴奋,增强肌肉收缩力量,重建膀胱尿道功能;膀胱训练可提高膀胱顺应性与稳定性。研究表明,前列腺术前、术后进行康复训练,增强肛门括约肌对尿道及膀胱的支撑能力,提高尿道内压力,增加膀胱容量,有助于减少术后尿失禁发生,改善尿动力指标,促进控尿功能尽早恢复。

三、适应证与禁忌证

1. 适应证

(1)前列腺炎、前列腺增生等改善下尿路症状。

(2)前列腺围术期进行康复训练。

2. 禁忌证

(1)神志不清,不能主动配合治疗者。

(2)有心脏疾病,如心律失常、心功能不全者。

(3)泌尿系统严重感染者。

(4)禁忌行代偿性膀胱功能训练的疾病。

四、操作方法及注意事项

1. 操作方法

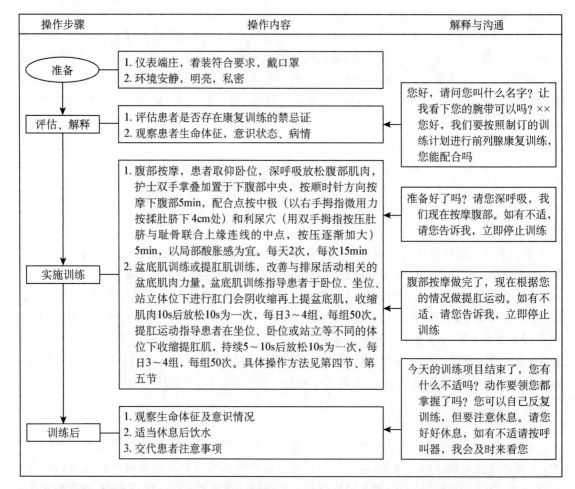

| 操作步骤 | 操作内容 | 解释与沟通 |

准备
1. 仪表端庄，着装符合要求，戴口罩
2. 环境安静，明亮，私密

评估、解释
1. 评估患者是否存在康复训练的禁忌证
2. 观察患者生命体征、意识状态、病情

您好，请问您叫什么名字？让我看下您的腕带可以吗？×× 您好，我们要按照制订的训练计划进行前列腺康复训练，您能配合吗

实施训练
1. 腹部按摩，患者取仰卧位，深呼吸放松腹部肌肉，护士双手掌叠加置于下腹部中央，按顺时针方向按摩下腹部5min，配合点按中极（以右手拇指微用力按揉肚脐下4cm处）和利尿穴（用双手拇指按压肚脐与耻骨联合上缘连线的中点，按压逐渐加大）5min，以局部酸胀感为宜。每天2次，每次15min
2. 盆底肌训练或提肛肌训练，改善与排尿活动相关的盆底肌肉力量。盆底肌训练指导患者于卧位、坐位、站立位体位下进行肛门会阴收缩再上提盆底肌，收缩肌肉10s后放松10s为一次，每日3～4组，每组50次。提肛运动指导患者在坐位、卧位或站立等不同的体位下收缩提肛肌，持续5～10s后放松10s为一次，每日3～4组，每组50次。具体操作方法见第四节、第五节

准备好了吗？请您深呼吸，我们现在按摩腹部。如有不适，请您告诉我，立即停止训练

腹部按摩做完了，现在根据您的情况做提肛运动。如有不适，请您告诉我，立即停止训练

训练后
1. 观察生命体征及意识情况
2. 适当休息后饮水
3. 交代患者注意事项

今天的训练项目结束了，您有什么不适吗？动作要领您都掌握了吗？您可以自己反复训练，但要注意休息。请您好好休息，如有不适请按呼叫器，我会及时来看您

2. 注意事项

（1）进行康复训练前，评估患者的排尿活动、膀胱功能和分型等，全面掌握患者疾病状况、检查结果，分析有无影响排尿的因素，评估患者的病情、配合能力，才能正确地制订训练计划。前列腺康复训练是联合训练方案，这就要求每个操作都要掌握其适应证及要点，结合患者病情，制订科学的前列腺康复训练计划。

（2）前列腺手术的患者进行前列腺康复训练，术前术后均需进行。患者的体位根据患者病情而定。每天完成要求运动量即可，不要过多。

（3）围术期前列腺康复训练，术前提肛肌训练、间断排尿训练，提肛肌训练每日 3～4 组，每组 50 次。间断排尿训练，排尿过程中有意中断，之后再继续排尿或控制尿流速度，每次中断 5～10s，每次排尿中断次数为 1～3 次，每天训练 2～4 次。术后提肛肌训练、膀胱功能训练。术后第一天定时夹闭导尿管，并逐渐延长排尿间隔时间。拔除尿管后做提肛运动，如果出现尿失禁，进行盆底肌训练。膀胱训练，指导患者记录每日的饮水量及排尿情况，填写膀胱功能训练表，指导患者如厕前站立不动，收缩盆底肌直至紧迫感完全消失后再放松，期间尽量延迟排

尿,有意识地延长排尿时间间隔,逐渐增加膀胱逼尿肌的收缩能力和膀胱容量,降低如厕次数,促使患者学会通过抑制尿意而延长排尿。

五、教学分析

1. 重点分析

(1)掌握训练要领才能保证训练效果,前列腺康复训练是联合训练,应掌握训练的适应证及禁忌证,全面评估患者病情,教会患者掌握正确的训练方法是重点,确保训练科学有效。

(2)训练时需要边示教边讲解,教会患者熟练掌握训练技巧,训练不仅要坚持,更要适度,以不产生疲劳为宜。

(3)训练时注意观察病情,一旦出现不适,立即停止。

(4)训练时环境安静、私密,避免患者受到过多的干扰。

2. 难点分析

(1)在临床运用时,需要动态调整训练方案,重点掌握康复训练的各方法操作要点及难点,理解训练指导中的注意事项和要领。

(2)提肛肌训练在经尿道前列腺电切术前即开始锻炼,对术后减少尿失禁的发生效果更好。早期、长时间、全程地进行提肛肌训练能够明显减少术后尿失禁的发生率,但同时会增加尿路损伤的风险,因此临床上对患者进行提肛肌训练时应充分评估患者下尿路风险,个性化地进行训练。

第四节　盆底肌康复训练技术

一、概述

盆底肌肉在人的骨盆底部,它像是一个吊床,承担着盆腔器官,如女性的尿道、膀胱、子宫、部分肠管。提肛肌、尿道及肛门括约肌共同组成盆底肌群,盆底肌在盆底神经支配下,通过收缩和舒张,控制排尿、排便,维持阴道紧缩等多项生理功能。

美国妇产科医师 Kegel 于 1940 年提出了盆底肌锻炼法,防治尿失禁的效果已得到普遍认同。盆底肌康复训练就是有意识、有节律地反复收缩与放松盆底肌群,使盆底神经有效运动单位和兴奋频率增加,为膀胱、尿道提供结构支撑,增强支持尿道、膀胱、子宫、直肠的盆底肌肉力量,以增强控尿能力,提高尿道内压与膀胱的稳定性。

二、目的

盆底肌肉因疾病或产后导致松弛是尿失禁主要原因,盆底肌肉松弛后尿失禁可继发泌尿系感染,肾盂扩张积水,最终造成肾功能受损或衰竭。盆底肌康复训练通过物理方法收缩或刺激尿道周围横纹肌及盆底肌肉,增加盆底核心肌群肌力,目的是控制排尿,从而改善因括约肌收缩无力导致的尿失禁。女性进行产后盆底肌康复训练,能提高盆底肌肉核心力量,减少尿失禁发生率,改善盆腔器官脱垂。

三、适应证与禁忌证

1. 适应证

(1)盆底肌尚有功能的尿失禁患者。

（2）泌尿生殖修补术辅助治疗。

（3）前列腺增生术后康复患者。

（4）膀胱肿瘤根治、原位回肠代膀胱术后康复患者。

（5）中晚期妊娠及产后妇女。

2．禁忌证

（1）过度肥胖。

（2）严重的糖尿病。

（3）老年痴呆症。

（4）有心脏疾病，如心律失常、心功能不全。

（5）膀胱出血、尿路感染急性期和肌张力过高的患者。

四、操作方法及注意事项

1．操作方法

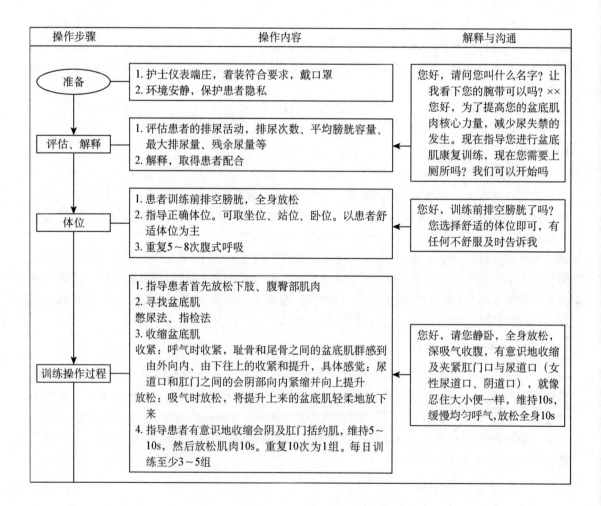

操作步骤	操作内容	解释与沟通
准备	1. 护士仪表端庄，着装符合要求，戴口罩 2. 环境安静，保护患者隐私	您好，请问您叫什么名字？让我看下您的腕带可以吗？××您好，为了提高您的盆底肌肉核心力量，减少尿失禁的发生。现在指导您进行盆底肌康复训练，现在您需要上厕所吗？我们可以开始吗
评估、解释	1. 评估患者的排尿活动，排尿次数、平均膀胱容量、最大排尿量、残余尿量等 2. 解释，取得患者配合	
体位	1. 患者训练前排空膀胱，全身放松 2. 指导正确体位。可取坐位、站位、卧位。以患者舒适体位为主 3. 重复5～8次腹式呼吸	您好，训练前排空膀胱了吗？您选择舒适的体位即可，有任何不舒服及时告诉我
训练操作过程	1. 指导患者首先放松下肢、腹臀部肌肉 2. 寻找盆底肌 憋尿法、指检法 3. 收缩盆底肌 收紧：呼气时收紧，耻骨和尾骨之间的盆底肌群感到由外向内、由下往上的收紧和提升，具体感觉：尿道口和肛门之间的会阴部向内紧缩并向上提升 放松：吸气时放松，将提升上来的盆底肌轻柔地放下来 4. 指导患者有意识地收缩会阴及肛门括约肌，维持5～10s，然后放松肌肉10s。重复10次为1组。每日训练至少3～5组	您好，请您静卧，全身放松，深吸气收腹，有意识地收缩及夹紧肛门口与尿道口（女性尿道口、阴道口），就像忍住大小便一样，维持10s，缓慢均匀呼气，放松全身10s

操作步骤	操作内容	解释与沟通
检验训练效果	判断患者是否掌握盆底肌锻炼的方法：患者侧卧，护士带一次性手套，示指涂液状石蜡油，轻轻插入患者肛门，嘱其进行盆底肌训练，手指在肛门内能感受到有紧缩感，证明方法正确	今天的训练项目结束了，您有什么不适吗？动作要领您都掌握了吗？您可以自己反复训练，但要注意每次训练次数不宜过多，训练要坚持，也要循序渐进。请您好好休息，如有不适请按呼叫器，我会及时来看您
操作后	1. 观察生命体征及意识情况 2. 交代注意事项	

2. 注意事项

（1）寻找盆底肌的方法

①憋尿法：在小便过程中尝试夹断尿流，感受收紧的那块肌肉就是盆底肌。不定位盆底肌的时候不要中断尿流，容易导致泌尿系感染。

②指检法：洗干净手，将一根手指放在阴道内，收紧阴道及肛门一带，即可感到手指被周围肌肉裹紧，这部分肌肉就是盆底肌，如下图。

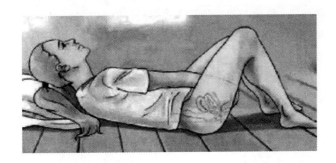

（2）收缩之前需要排尽小便，让膀胱是空的。

（3）开始时建议躺着做运动，熟练后可躺着、坐着或站着做。

（4）收缩从 3s 开始，逐渐增加收缩时间，直到能每次收缩 10s；每天完成要求运动量即可，不要过多，如下图。

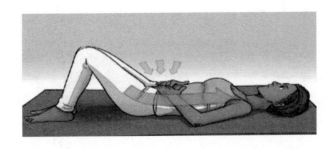

(5)盆底肌训练可以采用两种方法,慢速运动是训练盆底深层的肌肉——提肛肌,提肛肌起到支持盆腔和髋的作用,慢慢地收紧并上提阴道肌壁的肌肉,想象阴道内壁被提起,提到肚脐的位置,盆底肌被提到最高的位置,在此停留保持,缓慢的念出 1~8s,也就是说收紧阴道以后要持续 8s,然后慢慢地放松盆底肌,在这个过程中,可以出声数数,目的是帮助均匀呼吸,根据个体差异,2~8s。重复 10 次为 1 组,每天 3 组,盆底肌有恢复的时间,也会疲劳。快速运动是锻炼爆发力和快速的反应力,主要是锻炼盆底的浅层肌肉——括约肌,收紧并提升阴道壁的肌肉不作停留,就是收放收放,快速地收缩和放松,重复 4 次,相对容易些,每天可以做 5 组。两种训练交替进行。

(6)坚持长期锻炼效果好,一般需要坚持 6~12 周,才会有明显效果。若中断锻炼,症状会再次出现。

五、教学分析

1. 重点分析

(1)做好盆底肌训练前准备,找准盆底肌。排空膀胱,放松身体其他部位,选择一个舒适的体位,可以是躺着、坐着或者站着。开始时建议躺着做运动,熟练后可躺着、坐着或站着做。

①躺:做骨盆倾斜姿势,仰卧,双膝弯曲,双脚靠近臀部踩在地面上,保持双脚间距与胯部同宽,手臂于身体两侧伸直,掌心向上,平放在地面。

②坐:坐在一张椅子上,身体与腿呈 90°角,腰背自然挺直,腰背应不紧绷也不松垮,两脚平放在地板上,两脚距离不超过臀部。

③站:以自然中立的姿势站立,两脚间距与臀同宽,后背自然挺直,后背应不紧绷也不松垮。

(2)掌握盆底肌训练的适应证及禁忌证,教会患者掌握正确的训练方法是重点,确保训练过程安全。

(3)盆底肌肉运动并不是腹部的收缩运动,因此在做运动时,可以用手摸摸腹部,腹部无明显的起伏、震动表示训练方法正确。

2. 难点分析

(1)掌握训练要领才能保证训练效果,训练过程中保持腹部、大腿放松,收缩盆底肌肉的时间不能过短,至少坚持 3s 以上,并逐渐延长至 10s,收缩与放松交替进行,根据患者情况,每次持续 15~30min,每日 3 次或 150~200 个。

(2)如何判断患者是否掌握盆底肌锻炼的方法是难点。可采用下列方法:患者侧卧,护士带一次性手套,示指涂液状石蜡油,轻轻插入患者肛门,嘱其进行盆底肌训练,手指在肛门内能感受到有紧缩感,证明方法正确。

(3)腹式呼吸结合盆底肌训练,选用交替运动可增进治疗效果,但是掌握两种运动训练方法并做到位是难点,需要医护人员评估患者能力,边讲解边观察患者,配合好。

(4)盆底肌训练短时间内不能见效,需要坚持长期训练才会取得良好效果,如何提高患者依从性是难点,这就要求医护人员加强随访,做好延续性护理。

第五节 提肛运动康复训练技术

一、概述

提肛运动活动的是肛门周围的括约肌,包括肛门会阴部活动及以提肛为主配合躯干和肢体活动。有规律地向上提收肛门,然后放松,一提一收就是提肛运动。站、坐、行均可进行,每次 50 次左右,每次 5～10min 即可。每日早中晚做一次。提肛运动可以使盆底的提肛肌、耻骨肌、尾骨肌、尿道括约肌等肌肉得到很好的功能锻炼,同时对于神经、血管、各器官组织之间循环代谢的活跃,起到治疗和缓解作用,可以促进局部血液循环,有效预防痔等肛周疾病,停止漏尿,对男性促进性生活也有帮助。

提肛肌是盆腔的主要肌肉,在接近尿道膜部时,肌肉明显增厚,与尿道括约肌相融合,包绕尿道,提肛肌在阴部神经、躯体神经支配下完成收缩运动,强化提肛肌力量,从而增加尿道筋膜的张力,能够有效降低暂时性尿失禁的发生率。

二、目的

提肛运动的目的是锻炼和强化支撑膀胱、大肠的肌肉伸张和收缩,防止尿失禁和肛门失禁。在做提肛运动的过程中,肌肉的间接性收缩起到"泵"的作用,改善盆腔的血液循环,缓解肛门括约肌,增强其收缩能力。正确和定期的提肛运动训练是预防和治疗尿失禁、肛门疾病,促进肛门手术后患者伤口和肛门功能恢复的较好的方法。

三、适应证与禁忌证

1. 适应证
(1)盆底功能障碍、子宫脱垂、阴道壁膨出。
(2)压力性尿失禁。
(3)经尿道前列腺电切术后尿失禁。
(4)肛门疾病术后的患者,因肛门括约肌损伤,有效的肛门功能锻炼,可以改善局部的血液循环,减少痔静脉的瘀血扩张,增强肛门直肠局部的抗病力,促进伤口愈合,以避免和减少肛门疾病的复发。
(5)痔。
(6)便秘。

2. 禁忌证
(1)肛门局部感染、痔核急性发炎、肛周脓肿等。
(2)肛肠疾病术后 3d 内。
(3)严重便秘脱肛者,感觉下体疼痛等。
(4)陈旧性肛裂患者。
(5)排便困难的疾病,如盆底肌迟缓、耻骨直肠肌肥厚、直肠前突等。

四、操作方法及注意事项

1. 操作方法

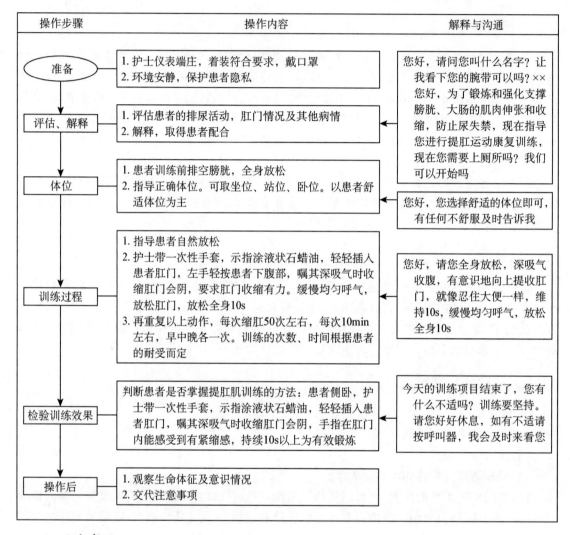

操作步骤	操作内容	解释与沟通
准备	1. 护士仪表端庄，着装符合要求，戴口罩 2. 环境安静，保护患者隐私	您好，请问您叫什么名字？让我看下您的腕带可以吗？×× 您好，为了锻炼和强化支撑膀胱、大肠的肌肉伸张和收缩，防止尿失禁，现在指导您进行提肛运动康复训练，现在您需要上厕所吗？我们可以开始吗
评估、解释	1. 评估患者的排尿活动，肛门情况及其他病情 2. 解释，取得患者配合	
体位	1. 患者训练前排空膀胱，全身放松 2. 指导正确体位。可取坐位、站位、卧位。以患者舒适体位为主	您好，您选择舒适的体位即可，有任何不舒服及时告诉我
训练过程	1. 指导患者自然放松 2. 护士带一次性手套，示指涂液状石蜡油，轻轻插入患者肛门，左手轻按患者下腹部，嘱其深吸气时收缩肛门会阴，要求肛门收缩有力。缓慢均匀呼气，放松肛门，放松全身10s 3. 再重复以上动作，每次缩肛50次左右，每次10min左右，早中晚各一次。训练的次数、时间根据患者的耐受而定	您好，请您全身放松，深吸气收腹，有意识地向上提收肛门，就像忍住大便一样，维持10s，缓慢均匀呼气，放松全身10s
检验训练效果	判断患者是否掌握提肛肌训练的方法：患者侧卧，护士带一次性手套，示指涂液状石蜡油，轻轻插入患者肛门，嘱其深吸气时收缩肛门会阴，手指在肛门内能感受到有紧缩感，持续10s以上为有效锻炼	今天的训练项目结束了，您有什么不适吗？训练要坚持。请您好好休息，如有不适请按呼叫器，我会及时来看您
操作后	1. 观察生命体征及意识情况 2. 交代注意事项	

2. 注意事项

(1)训练前评估患者的病情、完成能力。

(2)做肛诊确保患者掌握训练方法。

(3)训练的次数、时间根据患者的耐受而定。

(4)在病情允许的情况下，每次训练缩肛50次左右，每次10min左右，早中晚各一次，坚持才能看到效果。

(5)提肛运动坐、卧、行均可进行，具体方法有几种，但都是收缩及放松肛门会阴部肌肉。

五、教学分析

1. 重点分析

(1)掌握提肛肌训练的适应证及禁忌证，教会患者掌握正确的训练方法是重点，确保训练有效。

（2）提肛肌训练在经尿道前列腺电切术前即开始锻炼，对术后减少尿失禁的发生效果更好。早期、长时间、全程地进行提肛肌训练能够明显减少电切术后尿失禁的发生率，但同时会增加尿路损伤的风险，因此临床上对患者进行提肛肌训练时应充分评估患者下尿路风险，个性化地进行训练。

（3）提肛运动仰卧时双膝相距呈 45°，收紧会阴肌肉 5～10s 后放松，也可双腿交叉，臀部及大腿用力夹紧，肛门上提维持 5～10s；坐位时，坐在椅子上，双膝微分开，上身稍前倾，双手平放于大腿上，收缩会阴肌肉，直到离开椅子并保持 5～10s 后放松；站立时，双腿并拢，收紧会阴肌肉 5～10s 后放松。站立时也可双足交叉、双手叉腰，踮起足尖抬臀、收缩肛门并维持 5～10s，放下臀部时放松肛门 10s。重复 40 次。

2. 难点分析　提肛肌训练是一个坚持才能见到效果的康复过程，训练过程乏味，部分患者持怀疑态度，甚至产生不良情绪。患者训练方法的正确与否及训练依从性的高低影响康复效果。教会患者掌握正确的训练方法，加强宣教，多关注患者，提高其依从性。

第六节　床上排尿康复训练技术

一、概述

临床上由于各种疾病因素的影响，如骨折、肾穿刺、大手术后等，受绝对或相对卧床休息的限制，使患者不能像正常人一样自由地单独如厕解决排尿问题。女性患者因生理原因需要依靠便盆，因术后平卧造成排尿不便，而且容易造成尿液浸湿衣服、床单位，产生焦虑，导致床上排尿失败；排尿时正常男性正常体位为下蹲或站立，术后要求制动，不能弯曲，男性患者因生理结构不同，生理弯度的影响，体位习惯的改变，造成排尿困难，甚至床上排尿失败；某些患者因担心伤口疼痛，担心活动造成出血，不习惯病房环境排尿，都会抑制副交感神经，影响排尿反射，往往床上排尿失败。有研究表明，接受术前床上排尿训练的患者，术后能轻松地进行床上排尿，而且训练方法简单、易行，对预防术后尿潴留的发生效果显著。

二、目的

经过排尿训练，可使患者适应在病房、床上这种不适宜排泄的环境，习惯床上卧位排尿这种新条件，手术前指导患者练习床上排尿，可大大降低术后患者因体位、心理等原因解不出小便的问题，可减少术后尿潴留的发生，减少排尿困难，减轻患者的痛苦。当患者发生排尿问题时，能协助给予解决，同时做好基础护理，减少不良刺激，使患者感觉舒适，减少并发症的发生，同时避免术后因排尿困难而留置尿管使患者增加痛苦。

三、适应证与禁忌证

1. 适应证
（1）围术期患者术前排尿训练，预防术后排尿困难。
（2）骨折等卧床且膀胱有功能的患者。
2. 禁忌证
（1）意识不清或无法配合的患者。

（2）严重的心肺疾病。

四、操作方法及注意事项

1. 操作方法

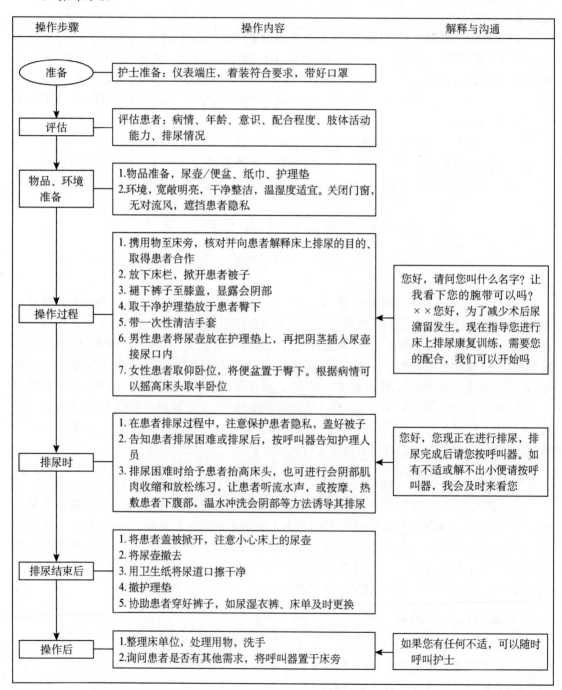

操作步骤	操作内容	解释与沟通
准备	护士准备：仪表端庄，着装符合要求，带好口罩	
评估	评估患者：病情、年龄、意识、配合程度、肢体活动能力、排尿情况	
物品、环境准备	1.物品准备，尿壶/便盆、纸巾、护理垫 2.环境，宽敞明亮，干净整洁，温湿度适宜。关闭门窗，无对流风，遮挡患者隐私	
操作过程	1. 携用物至床旁，核对并向患者解释床上排尿的目的、取得患者合作 2. 放下床栏，掀开患者被子 3. 褪下裤子至膝盖，显露会阴部 4. 取干净护理垫放于患者臀下 5. 带一次性清洁手套 6. 男性患者将尿壶放在护理垫上，再把阴茎插入尿壶接尿口内 7. 女性患者取仰卧位，将便盆置于臀下。根据病情可以摇高床头取半卧位	您好，请问您叫什么名字？让我看下您的腕带可以吗？××您好，为了减少术后尿潴留发生。现在指导您进行床上排尿康复训练，需要您的配合，我们可以开始吗
排尿时	1. 在患者排尿过程中，注意保护患者隐私，盖好被子 2. 告知患者排尿困难或排尿后，按呼叫器告知护理人员 3. 排尿困难时给予患者抬高床头，也可进行会阴部肌肉收缩和放松练习，让患者听流水声，或按摩、热敷患者下腹部，温水冲洗会阴部等方法诱导其排尿	您好，您现正在进行排尿，排尿完成后请您按呼叫器。如有不适或解不出小便请按呼叫器，我会及时来看您
排尿结束后	1.将患者盖被掀开，注意小心床上的尿壶 2.将尿壶撤去 3.用卫生纸将尿道口擦干净 4.撤护理垫 5.协助患者穿好裤子，如尿湿衣裤、床单及时更换	
操作后	1.整理床单位，处理用物，洗手 2.询问患者是否有其他需求，将呼叫器置于床旁	如果您有任何不适，可以随时呼叫护士

2. 注意事项

(1)主动巡视,了解患者排尿状况,及时提供帮助,减少患者憋尿或尿床现象发生。

(2)排除影响患者床上排尿的外界因素,如屏风遮挡,放置呼叫器,无关人员回避等。

(3)嘱患者排除杂念,全身放松,平卧位排尿训练至少3~4次,进行收缩和放松会阴部肌肉的锻炼,加强尿道括约肌的作用,以控制排尿的功能,直至感到排尿时自然顺畅舒适为止。

(4)患者卧床后,根据患者情况每3~4h递送便器一次,以促进排尿反射,有意识排尿。

(5)排尿困难时给予患者抬高床头20°,也可进行会阴部肌肉收缩和放松练习,在患者有尿意时,也可通过让患者听流水声,或按摩、热敷患者下腹部,冲洗会阴部等方法诱导其排尿。

(6)取放便盆时,动作轻柔,勿硬托、拉、塞,防止损伤皮肤。尿湿衣裤、床单时及时更换,减少尿液对皮肤的刺激。

(7)如果患者肢体活动受限,应将患肢妥善固定后再协助其排尿。

五、教学分析

1. 重点分析

(1)该训练方法简单、易行,关键在于患者的配合,进行排尿训练的健康教育,详细介绍其目的和意义,使患者能积极主动地配合训练。

(2)在临床运用时,不仅需要患者的配合,更要注重环境因素,训练时环境安静、私密,避免患者受到过多的干扰。

(3)训练时注意患者是否出现排尿困难,及时采取措施解决。

(4)训练时注意观察病情,一旦出现不适,立即停止。

2. 难点分析

(1)康复训练前护理人员对患者及家属实时进行的健康教育至关重要,要求护理人员切实掌握康复训练知识要点、难点。

(2)训练时患者出现排尿困难,可以采取诱导排尿的措施解决,但是有多种诱导排尿的方法,这就要求护理人员评估患者病情,结合患者情况准确应用。

(3)患者术后排尿困难往往心理压力大,烦躁易怒,因此,在术后第一次排尿失败后可再次尝试,但是不宜过多,应尽早解决患者排尿问题,以免出现病情变化。

第七节　有效咳嗽康复训练技术

一、概述

咳嗽是一种反射活动,其反射弧包括感受器、传入神经、中枢、传出神经和效应器5部分,其主要特点是爆发性呼气运动,具有强大的清除异物和分泌物的作用。有效咳嗽训练是由医务人员指导患者掌握有效咳嗽的正确方法,有助于气道远端分泌物、痰液排出,从而有利于改善肺通气,维护呼吸道通畅,减少反复感染,改善患者肺功能。

二、目的

有效的咳嗽是为了排出呼吸道阻塞物并保持肺部清洁,是呼吸系统疾病康复治疗的一个组成部分。

1. 保持呼吸道通畅，避免痰液淤积。

2. 有效排出气道分泌物，促进病情恢复。

3. 预防感染，减少术后并发症。

三、适应证与禁忌证

1. 适应证　神志清醒、能够配合、痰多黏稠不易咳出和手术患者。

2. 禁忌证

(1)咯血、年老体弱不能耐受者。

(2)脑出血急性期(7～10d)，颅内动脉瘤或动静脉畸形，颅内手术后 7d 以内。

(3)有活动性内出血、咯血，低血压、肺水肿，心血管不稳定、近期有急性心肌梗死、心绞痛史。

(4)未引流的气胸、近期有肋骨骨折或严重骨质疏松、脊柱损伤或脊柱不稳者。

(5)胸壁疼痛剧烈，肿瘤部位，肺栓塞等。

四、操作方法及注意事项

1. 操作方法

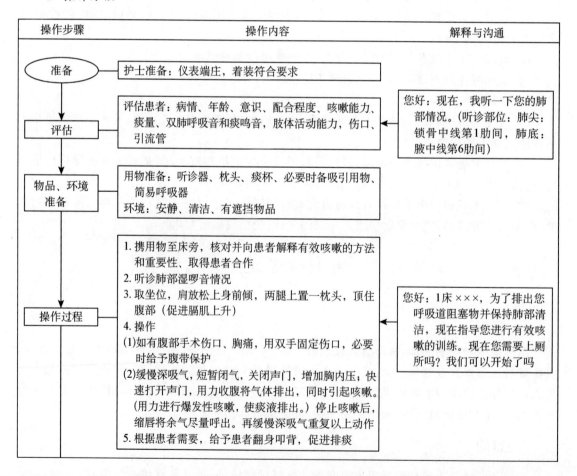

操作步骤	操作内容	解释与沟通
准备	护士准备：仪表端庄，着装符合要求	
评估	评估患者：病情、年龄、意识、配合程度、咳嗽能力、痰量、双肺呼吸音和痰鸣音，肢体活动能力，伤口、引流管	您好：现在，我听一下您的肺部情况。(听诊部位：肺尖：锁骨中线第1肋间，肺底：腋中线第6肋间)
物品、环境准备	用物准备：听诊器、枕头、痰杯、必要时备吸引用物、简易呼吸器 环境：安静、清洁、有遮挡物品	
操作过程	1. 携用物至床旁，核对并向患者解释有效咳嗽的方法和重要性、取得患者合作 2. 听诊肺部湿啰音情况 3. 取坐位，肩放松上身前倾，两腿上置一枕头，顶住腹部（促进膈肌上升） 4. 操作 (1)如有腹部手术伤口、胸痛，用双手固定伤口，必要时给予腹带保护 (2)缓慢深吸气，短暂闭气，关闭声门，增加胸内压；快速打开声门，用力收腹将气体排出，同时引起咳嗽。(用力进行爆发性咳嗽，使痰液排出。)停止咳嗽后，缩唇将余气尽量呼出。再缓慢深吸气重复以上动作 5. 根据患者需要，给予患者翻身叩背，促进排痰	您好：1床×××，为了排出您呼吸道阻塞物并保持肺部清洁，现在指导您进行有效咳嗽的训练。现在您需要上厕所吗？我们可以开始了吗

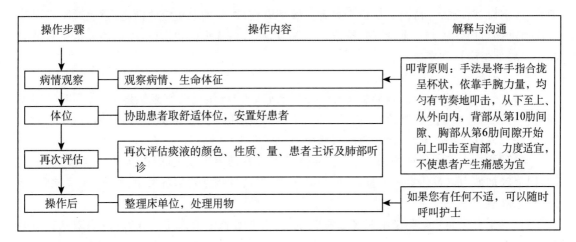

2. 注意事项

(1)避免阵发性咳嗽,连续咳嗽 3 声后应注意平静呼吸片刻。有脑血管破裂、栓塞或血管瘤病史者应避免用力咳嗽。

(2)根据患者体型、营养状况、咳嗽的耐受程度,合理选择有效咳嗽训练的方式、时间和频率。一般情况下应安排在患者进餐的 1～2h 或餐后 2h,持续鼻饲患者操作前 30min 应停止鼻饲。

(3)检查患者胸腹部有无伤口,并采取相应的措施,避免或减轻因咳嗽而加重伤口的疼痛。嘱患者轻轻按压伤口部位,亦可用枕头按住伤口,以抵消或抵抗咳嗽引起伤口局部的牵拉和疼痛。

(4)遵循节力、安全的原则,操作过程中密切观察患者意识及生命体征变化。

(5)有效咳嗽排痰的评价指标,痰量减少,每日<25ml;病变部位呼吸音改善,无湿啰音;患者对治疗反应良好;血氧饱和度好转;胸片改善。

五、教学分析

1. 重点分析

(1)有效咳嗽训练前要做好健康教育,讲解有效咳嗽训练的意义、目的;训练时避免患者情绪紧张,做好解释工作,取得患者的配合。

(2)有效咳嗽体位正确,患者取坐位,两腿上置一枕头,顶住腹部(促进膈肌上升),咳嗽时身体前倾,头颈屈曲,张口咳嗽将痰液排出。患者取侧卧深屈膝位,有利于膈肌、腹肌收缩和增加腹压,并经常变换体位有利于痰液咳出。

(3)指导患者先行 5～6 次深呼吸,于深吸气末屏气 3s,继而咳嗽数次使痰液到咽部附近,再用力咳嗽将痰液排出。

(4)停止咳嗽,缩唇将余气尽量呼出。

(5)患者排出痰液后,体位舒适,肺部听诊。

(6)注意听诊部位,了解肺部听诊的具体位置是本操作的基础理论要求。肺尖:锁骨中线第 1 肋间,肺底:腋中线第 6 肋间。

(7)患者评估,病情、年龄、意识、配合程度、咳嗽能力、痰量、双肺呼吸音和痰鸣音,肢体活动能力,伤口、引流管等情况。如检查患者胸腹部有伤口,并采取相应的措施,避免或减轻因咳嗽而加重伤口的疼痛。嘱患者轻轻按压伤口部位,亦可用枕头按住伤口,以抵消或抵抗咳嗽引起伤口局部的牵拉及疼痛。

2. 难点分析

(1)有伤口患者的训练:指导患者双手或枕头轻轻按压伤口两侧减轻疼痛,必要时使用镇痛药。可让患者取屈膝仰卧位,以借助腹肌、膈肌力量咳嗽,当患者咳嗽有剧痛时,可让患者深吸气,张口并保持声门开放,偶尔再哈气咳嗽。

(2)颈椎损伤患者的训练:护士双手重叠置于患者剑突远端上腹区,嘱患者深吸气后,向内、向上施加压力以替代腹肌力量,帮助患者咳嗽,促进排痰。若出现发绀、气促、痰液梗阻,立即吸痰、吸氧。

(3)对于有痰而咳嗽刺激不明显患者训练:可用拇指和中指按压总气管,以刺激气管引起咳嗽。

第八节　缩唇呼吸康复训练技术

一、概述

缩唇呼吸(pursed-lip breathing,PLB)指的是吸气时用鼻子,呼气时嘴呈缩唇状施加一些抵抗,慢慢呼气的方法。对抗阻力呼吸训练,可以延缓呼气,使气流下降,提高气管内压,防止支气管和小支气管过早陷闭。

二、目的

增加每分钟通气量,减少呼吸次数,减少每分钟换气量,增加呼吸功率,增加动脉血氧分压,降低动脉血二氧化碳分压。

三、适应证与禁忌证

1. 适应证

(1)因胸部、腹部疼痛所造成的呼吸障碍。

(2)肺部、胸部扩张受限。

(3)胸部、腹部手术患者术前、术后。

(4)原发性、继发性心肺疾病患者。

(5)正在接受运动康复或呼吸肌训练患者。

2. 禁忌证

(1)意识障碍、无法配合者。

(2)支气管痉挛、气道不稳定者。

(3)重症患者自感疲劳、呼吸困难者。

四、操作方法及注意事项

1. 操作方法　见下表和图。

| 操作步骤 | 操作内容 | 解释与沟通 |

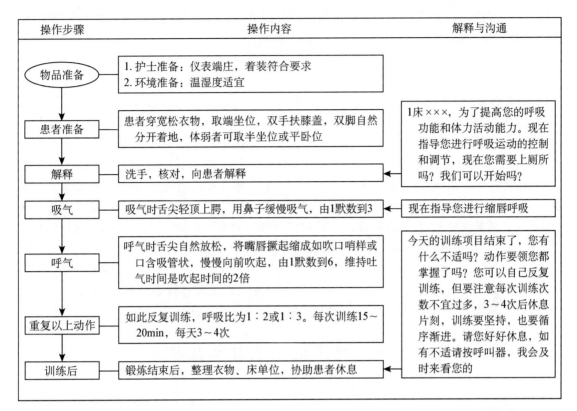

物品准备 → 1. 护士准备：仪表端庄，着装符合要求　2. 环境准备：温湿度适宜

患者准备 → 患者穿宽松衣物，取端坐位，双手扶膝盖，双脚自然分开着地，体弱者可取半坐位或平卧位

1床×××，为了提高您的呼吸功能和体力活动能力。现在指导您进行呼吸运动的控制和调节，现在您需要上厕所吗？我们可以开始吗？

解释 → 洗手，核对，向患者解释

吸气 → 吸气时舌尖轻顶上腭，用鼻子缓慢吸气，由1默数到3

现在指导您进行缩唇呼吸

呼气 → 呼气时舌尖自然放松，将嘴唇撅起缩成如吹口哨样或口含吸管状，慢慢向前吹起，由1默数到6，维持吐气时间是吹起时间的2倍

今天的训练项目结束了，您有什么不适吗？动作要领您都掌握了吗？您可以自己反复训练，但要注意每次训练次数不宜过多，3~4次后休息片刻，训练要坚持，也要循序渐进。请您好好休息，如有不适请按呼叫器，我会及时来看您的

重复以上动作 → 如此反复训练，呼吸比为1∶2或1∶3。每次训练15~20min，每天3~4次

训练后 → 锻炼结束后，整理衣物、床单位，协助患者休息

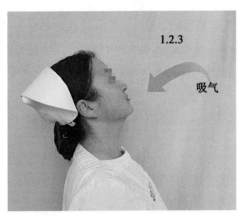

1.2.3　吸气

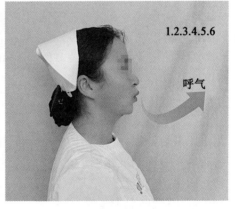

1.2.3.4.5.6　呼气

2. 注意事项

(1)训练开始时不要让患者长呼气,这是导致呼吸急促的原因。吸气初期不要让呼吸辅助肌收缩。

(2)吸气训练,吸气时让气体从鼻孔进入,这样吸入肺部的空气经鼻腔黏膜吸附、过滤、湿润、加温可以减少对咽喉、气道的刺激,并有防止感染的作用。

(3)呼气训练,吹口哨状呼气能使呼吸道保持通畅,防止过多气体潴留在肺内,从而提高呼吸效率。

(4)教会患者掌握缩唇呼吸技巧,重症患者应该在出现疲劳、呼吸困难前终止 PLB。

(5)进行 PLB 时,应当强调放松、缓慢、延长、有控制地呼气。要放松头部、颈部和嘴唇。

不要努力地呼吸,若努力呼气,易引起气管内的气流紊乱,增加气道阻塞,易诱发支气管痉挛。如果难以放松嘴唇,可以尝试发出"s,s,s"或者"嘶嘶"的声音。

五、教学分析

1. 重点分析

(1)重点:缩唇呼吸训练法是建立有效呼吸方式,提高通气效率与有效肺容量,改善氧合,减少呼吸运动,缓解呼吸困难,预防因卧床引起的各种并发症,提升呼吸功能恢复,改善预后的有效方法。重点掌握缩唇呼吸技巧操作要点及难点,理解训练指导中的注意事项和要领。

(2)操作指导要点:评估患者病情、意识状态、生命体征及配合能力,评估患者需要选择的体位,制订个性化呼吸训练计划。患者取端坐位,双手扶膝盖。舌尖轻顶上腭,用鼻子慢慢吸气,让气体从鼻孔进入,由1默数到3。舌尖自然放松,嘴唇撅起如"吹口哨"状,使气体轻轻吹出,由1默数到6,维持吐气时间是吸气时间的2倍。每天练习3～4次,每次15～30分钟。

2. 难点分析　护士向患者讲解时,可采用亲身示范的教学方式,教会患者掌握缩唇呼吸技巧,吸气和呼气时间比为1:2。呼气时缩唇大小程度由患者自行选择调整,不要过大或过小,以呼出气流能使距口唇15～20cm处的蜡烛火焰倾斜而不熄灭为适度。

第九节　踝泵运动康复训练技术

一、概述

踝泵运动是指通过下肢肌肉收缩带动踝关节运动,从而使下肢肌肉起到像泵一样的作用,促进下肢血液和淋巴循环,进而促进下肢肿胀消退、预防下肢血栓形成,同时也有助于预防肌肉萎缩和踝关节僵硬。它包括踝关节的屈伸和环转运动。踝泵运动对于长期卧床及下肢术后患者的功能恢复有着至关重要的作用。

二、目的

1. 促进下肢血液循环,预防下肢血栓形成。
2. 防止踝关节活动度受限。
3. 防止膝关节伸直受限。
4. 增强肌力、预防肌肉萎缩。
5. 通过提高远端(踝关节)的控制能力,从而提高近端(膝关节)的控制能力。
6. 通过提高相邻关节(踝关节)的能力,从而提高膝关节的能力。

三、适应证与禁忌证

1. 适应证

(1)昏迷、麻痹、完全卧床休息的患者。

(2)身体某一部位处于制动阶段为保持上下部位关节功能,并为新的活动做准备。例如,股骨干骨折术后、膝关节术后等。

(3)改善心血管和呼吸功能。

（4）卧床患者避免关节挛缩、循环不良、骨质疏松和心功能降低等情况。

2. **禁忌证**　各种原因导致的踝关节不稳、踝部骨折未愈合且未做内固定、骨关节肿瘤、全身情况极差病情不稳定等。若运动导致新的损伤、导致疼痛、炎症加重时，也应停止训练。

四、操作方法及注意事项

1. **操作方法**　见下表和图。

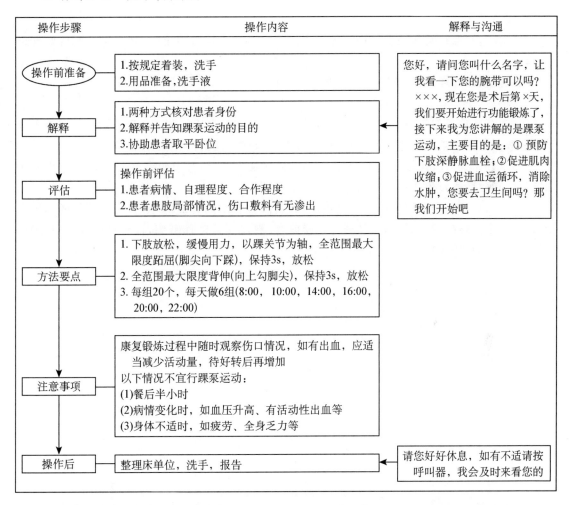

操作步骤	操作内容	解释与沟通
操作前准备	1.按规定着装，洗手 2.用品准备，洗手液	您好，请问您叫什么名字，让我看一下您的腕带可以吗？×××，现在您是术后第×天，我们要开始进行功能锻炼了，接下来我为您讲解的是踝泵运动，主要目的是：① 预防下肢深静脉血栓；②促进肌肉收缩；③促进血运循环，消除水肿，您要去卫生间吗？那我们开始吧
解释	1.两种方式核对患者身份 2.解释并告知踝泵运动的目的 3.协助患者取平卧位	
评估	操作前评估 1.患者病情、自理程度、合作程度 2.患者患肢局部情况，伤口敷料有无渗出	
方法要点	1. 下肢放松，缓慢用力，以踝关节为轴，全范围最大限度跖屈(脚尖向下踩)，保持3s，放松 2. 全范围最大限度背伸(向上勾脚尖)，保持3s，放松 3. 每组20个，每天做6组(8:00，10:00，14:00，16:00，20:00，22:00)	
注意事项	康复锻炼过程中随时观察伤口情况，如有出血，应适当减少活动量，待好转后再增加 以下情况不宜行踝泵运动： (1)餐后半小时 (2)病情变化时，如血压升高、有活动性出血等 (3)身体不适时，如疲劳、全身乏力等	
操作后	整理床单位，洗手，报告	请您好好休息，如有不适请按呼叫器，我会及时来看您的

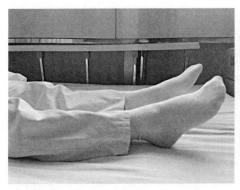

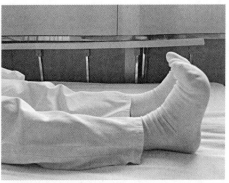

2. 注意事项

(1)踝泵运动在手术麻醉消退之后就可以进行练习(踝关节术后、足部有石膏固定除外)。

(2)刚开始练习时用较小的力量,逐渐适应后再增加强度,练习中如感觉疼痛明显,可以减少训练时间和次数。

五、教学分析

1. 重点分析

(1)重点:掌握踝泵运动康复训练技术。训练时需要边示教边讲解,教会患者熟练掌握训练技巧。

(2)健康教育:踝泵运动贵在坚持,需要患者持之以恒。

2. 难点分析

(1)踝泵运动看似简单,但对预防、帮助消退下肢伤痛、术后肿胀的作用非常大。一般下肢手术麻醉消退之后就可以进行练习,但踝关节术后、足部有石膏固定的除外。

(2)刚开始练习时用较小的力量,逐渐适应后增加强度,练习中如感觉疼痛明显,可以减少训练时间和次数或暂停运动。

(3)手术后,因长时间静卧,血液循环不畅,肌肉会有不同程度的萎缩,环绕动作的幅度会受限,甚至出现疼痛感,如体力不够或疼痛感剧烈,只做屈伸动作锻炼,待疼痛减轻后,再加做环绕动作会加快肢体功能的恢复。

第9章

泌尿外科专科疾病应急预案

第一节 急性尿潴留应急预案

一、概念

尿潴留是指膀胱内充满尿液而不能排出,常常由排尿困难发展到一定程度引起。急性尿潴留发病突然,膀胱内胀满尿液不能排出,十分痛苦,临床上常需急诊处理。

二、病因

1. 机械性梗阻 膀胱颈部和尿道的任何梗阻性病变都可以引起急性尿潴留。比较常见的如前列腺增生、尿道损伤和尿道狭窄。膀胱、尿道的结石、肿瘤、异物等阻塞膀胱颈和尿道也可引起急性尿潴留。

2. 动力性梗阻 指急性尿潴留排尿功能障碍所引起,如麻醉、手术后尿潴留,特别是腰麻和肛管直肠手术后。中枢和周围神经系损伤也可引起急性尿潴留。各种松弛平滑肌的药物如阿托品、溴丙胺太林、山莨菪碱等偶有引起急性尿潴留。急性尿潴留也常见于高热、昏迷的患者,在小儿与老人尤为多见。

三、临床表现

急性尿潴留发病突然,膀胱内充满尿液不能排出,胀痛难忍,辗转不安,有时从尿道溢出部分尿液,但不能减轻下腹疼痛。

四、预防措施

1. 尽可能早地拔除尿管,恢复正常排尿。
2. 长期留置尿管者,采用个体化放尿,根据患者的尿意和膀胱充盈度决定放尿时间。
3. 留置尿管的患者除观察尿色、尿量外,还应定时检查患者膀胱区有无膨胀情况。
4. 拔除尿管后及时做尿液分析及培养,对有菌尿或脓尿的患者使用致病菌敏感的抗生素;对尿路刺激症状明显者,可给予口服碳酸氢钠碱化尿液。

五、治疗

治疗原则是解除病因,恢复排尿。如病因不明或梗阻一时难以解除,应先引流膀胱尿液解除病痛,然后做进一步检查明确病因并进行治疗。急诊处理可行导尿术,是解除急性尿潴留最简便常用的方法。尿潴留的病因短时间内不能解除者如良性前列腺增生等,宜放置导尿管持续引流,1周后拔除。急性尿潴留患者在不能插入导尿管时,可采用粗针头耻骨上膀胱穿刺的方法吸出尿液,可暂时缓解患者的痛苦。有膀胱穿刺造瘘器械可在局麻下直接或超声引导下行耻骨上膀胱穿刺造瘘,持续引流尿液。若无膀胱穿刺造瘘器械,可手术行耻骨上膀胱造瘘术。如梗阻病因不能解除,可以永久引流尿液。急性尿潴留放置导尿管或膀胱穿刺造瘘引流尿液时,应间歇缓慢放出尿液,避免快速排空膀胱,内压骤然降低而引起膀胱内大量出血。

六、应急流程(见图)

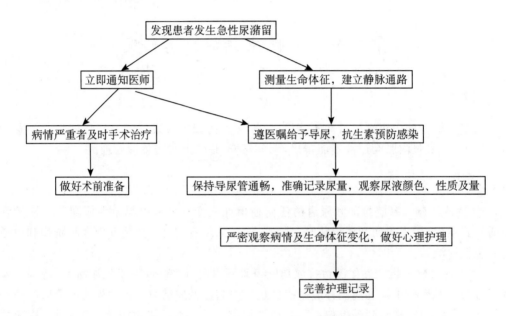

第二节 膀胱破裂应急预案

一、概念

膀胱破裂是一类较严重的膀胱损伤,指因为外力作用、医源性损伤或者膀胱自身病变,导致的膀胱组织破裂。

二、病因

1. **开放性损伤** 由子弹或锐器贯通所致,常合并其他脏器损伤,如阴道、直肠损伤,形成腹壁尿瘘、膀胱直肠瘘或膀胱阴道瘘。

2. **闭合性损伤** 膀胱充盈时,如果下腹部遭撞击、挤压极易发生膀胱破裂。多见于酒后膀胱过度充盈,受力后膀胱破裂。

3. **医源性损伤** 见于膀胱镜检查或治疗,如膀胱颈部、前列腺、膀胱癌等电切术,以及盆腔手术、阴道手术、腹股沟疝修补术等有时可能伤及膀胱。

三、临床表现

膀胱壁轻度挫伤仅有下腹部疼痛和少量终末血尿,短期内可自行消失。膀胱全层破裂时症状明显。

1. 休克　骨盆骨折所致剧痛、大出血常发生休克。

2. 腹痛　腹膜外破裂时,尿液外渗及血肿可引起下腹部疼痛、压痛及肌紧张,直肠指检可触及直肠前壁饱满并有触痛。腹膜内破裂时,尿液流入腹腔常引起急性腹膜炎症状。如果腹腔内尿液较多,可有移动性浊音。

3. 排尿困难和血尿　膀胱破裂后,尿液流入腹腔及膀胱周围组织间隙时,患者有尿意时但不能排出尿液或仅能排出少量血尿。

4. 尿瘘　开放性损伤可有体表伤口漏尿,闭合性损伤在尿液外渗感染后破溃,可形成尿瘘。

5. 局部症状　闭合性损伤时,常有体表皮肤肿胀、血肿和瘀斑。

四、预防措施

1. 养成勤喝水、勤排尿的习惯。

2. 多吃新鲜蔬菜和水果。

3. 适当户外运动,不要长时间久坐和熬夜。

4. 注意预防尿液和血液流入腹腔所引起的排尿障碍。

五、治疗

1. 紧急处理　对严重损伤、出血合并休克者,首先积极抗休克治疗,如输液、输血、镇静及止痛等。同时,积极处理出血及其他危及生命的合并伤。

2. 非手术治疗　轻度膀胱挫伤或较小的膀胱破裂,严密观察下可经尿道插入导尿管持续引流尿液 7～10 天,保持通畅,合理使用抗生素抗感染治疗可自行愈合。

3. 手术治疗　膀胱破裂伴有出血和尿液外渗者,应尽早进行手术,修补膀胱壁缺损,引流外渗的尿液。

六、应急流程(见图)

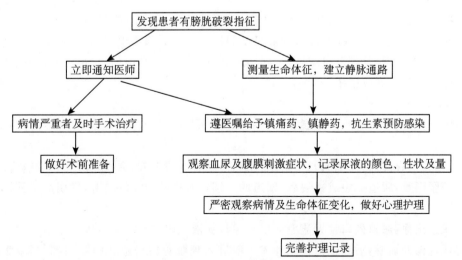

第三节 尿道破裂应急预案

一、概念

尿道损伤是泌尿系统最常见的损伤,分为开放性、闭合性和医源性损伤 3 类。开放性损伤多因弹片、锐器伤所致,常伴有阴囊、阴茎或者会阴部贯通伤;闭合性损伤为挫伤、撕裂伤或者腔内器械直接损伤;医源性损伤由尿道腔内器械直接损伤所致。尿道损伤主要见于男性。解剖学男性尿道以尿生殖膈为界,分为前后两段。前尿道包括球部和阴茎部,后尿道包括前列腺部和膜部。球部和膜部损伤多见。

二、病因

根据尿道损伤程度可分为挫伤、裂伤和断裂。尿道挫伤时仅有局部水肿和出血,愈合后一般不发生尿道狭窄。尿道裂伤时尚有部分尿道壁完整,但愈合后往往有瘢痕性尿道狭窄。尿道断裂时伤处完全离断,断端退缩、分离;血肿较大时可发生尿潴留,用力排尿则发生尿外渗。

尿道球部裂伤或断裂时,血液及尿液渗入会阴浅筋膜包绕的会阴浅袋,使会阴、阴囊、阴茎肿胀,有时向上扩展至腹壁。因为会阴浅筋膜的远侧附着于腹股沟部,近侧与腹壁浅筋膜深层相连续,后方附着于尿生殖膈,尿液不会外渗到两侧股部。尿道阴茎部损伤时,如阴茎筋膜完整,血液及尿液渗入局限于阴茎筋膜内,表现为阴茎肿胀;如阴茎筋膜亦破裂,尿外渗范围扩大,与尿道球部损伤相同。

三、临床表现

1. 前尿道损伤

(1)尿道出血:外伤后,即使不排尿时也可见尿道外口滴血,尿液可为血尿。

(2)疼痛:局部常有疼痛及压痛,常见排尿痛,并向阴茎头部及会阴部放射。

(3)排尿困难:尿道裂伤或断裂时,可引起排尿困难或尿潴留。疼痛而致括约肌痉挛也可引起排尿困难。

(4)局部血肿:尿道骑跨伤常发生会阴部、阴囊处肿胀、瘀斑及蝶形血肿。

(5)尿外渗:尿道裂伤或断裂后,尿液可从裂口处渗入周围组织间隙,如不及时处理或处理不当,可发生广泛皮肤及皮下组织坏死、感染及脓毒症。开放性损伤,尿液可从皮肤、肠道或阴道创伤口流出,最终形成尿瘘。

2. 后尿道损伤

(1)休克:骨盆骨折所致后尿道损伤,一般较严重,常因合并大出血,引起创伤性、失血性休克。

(2)疼痛:下腹部痛,局部肌紧张,并有压痛。随着病情发展,会出现腹胀及肠鸣音减弱。

(3)排尿困难:尿道撕裂或断裂后,尿道的连续性被中断或血块堵塞,常引起排尿困难和尿潴留。

(4)尿道出血:尿道外口常无流血或仅有少量血液流出。

(5)尿外渗及血肿:后尿道损伤尿外渗一般进入到耻骨后间隙和膀胱周围,当尿生殖膈撕裂时,会阴、阴囊部也会出现血肿及尿外渗。

四、预防措施

1. **注意安全**　行走、骑车、驾车时避免意外事件的伤害。

2. **避免危险行为**　不要打架、从事危险职业、高空作业等,避免锐器刺伤或枪击伤、高空坠落、盆骨骨折刺伤等。

3. **避免医源性损伤**　进行膀胱镜、输尿管镜、留置导尿管及盆腔手术等医疗操作时,积极配合医师,尽量避免医源性损伤的发生。

4. **做好药品管理**　避免接触腐蚀性化学药品,减少化学药物灼伤。

五、治疗

1. **前尿道损伤**

(1)紧急处理:尿道海绵体严重出血致休克应立即压迫会阴部止血,并进行抗休克治疗,宜尽早施行手术。

(2)尿道挫伤:因尿道续性尚存在,不需特殊治疗,可止血、止痛,同时应用抗生素预防感染,必要时插入导尿管引流尿液 1 周。

(3)尿道裂伤:如导尿管插入顺利,可留置导尿管引流 2 周左右。如插入失败,可能有尿道部分裂伤,应立即行经会阴尿道修补术,并留置导尿管 2~3 周。

(4)尿道断裂:球部远端和阴茎部的尿道完全性断裂,会阴、阴茎、阴囊内会形成大血肿,应及时经会阴切口予以清除,然后行尿道端端吻合术,留置导尿管 3 周。条件不允许时也可做耻骨上膀胱造瘘术。

(5)并发症处理

①尿外渗:应尽早在尿外渗的部位做多处皮肤切开,切口深达浅筋膜以下,置多孔引流管引流。必要时做耻骨上膀胱造瘘,3 个月后再修补尿道。

②尿道狭窄:晚期发生尿道狭窄,可根据狭窄程度及部位不同选择不同的方法治疗。狭窄轻者定期尿道扩张即可。尿道外口狭窄应行尿道外口切开术。如狭窄严重引起排尿困难、尿流变细,可行内镜下尿道内冷刀切开,对瘢痕严重者再辅以电切、激光等手术治疗。如狭窄严重引起尿道闭锁,经会阴切除狭窄段、行尿道端端吻合术常可取得满意的疗效。

③尿瘘:如果尿外渗未及时得到引流,感染后可形成尿道周围脓肿,脓肿破溃可形成尿瘘,狭窄时尿流不畅也可引起尿瘘。前尿道狭窄所致尿瘘多发生于会阴或阴囊部,应在解除狭窄的同时切除或清理瘘管。

2. **后尿道损伤**

(1)紧急处理:骨盆骨折患者须平卧,勿随意搬动,以免加重损伤。损伤严重伴大出血可到休克,须抗休克治疗。

(2)早期处理

①插导尿管:对损伤轻,后尿道破口较小或仅有部分破裂的患者可试插导尿管,如顺利进入膀胱,应留置导尿 2 周左右。尿道不完全性撕裂一般会在 3 周内愈合,恢复排尿。对损伤较重,一般不宜插入导尿管,避免加重局部损伤及血肿感染。

②膀胱造口:尿潴留者可行局麻下耻骨上高位膀胱穿刺造口。经膀胱尿道造影明确尿道

无狭窄及尿外渗后才可拔除膀胱造瘘管。若不能恢复排尿,造口后 3 个月再行尿道瘢痕切除及尿道端端吻合术。

③尿道会师复位术:为早期恢复尿道的连续性,避免尿道断端远离形成瘢痕尿道,一部分患者被采用尿道会师复位术,而休克严重者在抢救期间不宜做此手术,只做高位膀胱造口。

六、应急流程(见图)

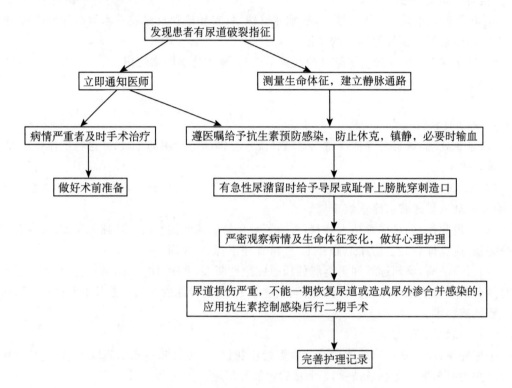

发现患者有尿道破裂指征

立即通知医师 → 测量生命体征,建立静脉通路

病情严重者及时手术治疗 → 遵医嘱给予抗生素预防感染,防止休克,镇静,必要时输血

做好术前准备

有急性尿潴留时给予导尿或耻骨上膀胱穿刺造口

严密观察病情及生命体征变化,做好心理护理

尿道损伤严重,不能一期恢复尿道或造成尿外渗合并感染的,应用抗生素控制感染后行二期手术

完善护理记录

第四节 急性肾衰竭应急预案

一、概念

急性肾衰竭是指肾突然受到损伤,导致肾功能急剧下降,体内毒素堆积,水、电解质和酸碱平衡失调,而引起的一种严重的代谢性疾病。急性肾衰竭的发病原因,药物中毒、肾损伤、血液病、肾炎、肾结石、高血压病、心力衰竭、肝炎、肾衰竭等。

二、病因

1. 肾前性急性肾衰竭 如呕吐腹泻,休克,大面积烧伤,充血性心力衰竭等。

2. 肾性急性肾衰竭 如急性挤压伤、急性肾毒性物质等,为肾缺血、肾中毒等肾实质病变引起,最常见的原因为挤压伤,肌红蛋白大量释放引起肾小管阻塞及坏死,其他包括严重肾炎症坏死、休克晚期肾缺血、重金属、抗生素、化学制剂、蛇咬伤等。

3. 肾后性急性肾衰竭 如输尿管结石、尿道梗阻、膀胱颈梗阻等。

三、临床表现

1. 少尿期

(1)少尿或无尿期,一般持续 1～2 周。每日尿量持续<400ml 为少尿,<100ml 为无尿。

(2)进行性氮质血症。

(3)水、电解质和酸碱平衡失调,表现水过多,严重者可导致急性心力衰竭、肺水肿或脑水肿;高钾血症可诱发各种心律失常,重者心室颤动、心搏骤停;代谢性酸中毒;可有高磷,低钙、低钠、低氯血症等。高血钾症是急性肾衰竭最严重的并发症,是死亡最常见的原因。

2. 多尿期　尿量增加的速度较快,经 5～7 天达到多尿高峰,甚至每天尿量可达 2000ml 或更多,是肾功能开始恢复的标志。多尿期每日尿量>400ml。早期仍可有高钾血症,后期易发生低钾血症。此期持续 1～3 周。

3. 恢复期　患者尿量正常,病情稳定。

四、预防措施

急性肾功能衰竭的预防主要是积极防治原发病,避免和祛除诱发因素是预防之根本。因此,要注意以下 3 点。

1. 调养五脏　平素起居、饮食有节,讲究卫生,避免外邪侵袭,尤其在传染病流行的季节和地区更应加强预防措施;不过食辛辣刺激食物,以免滋生湿热;调畅情志,保持精神愉快,使气血畅达而避免产生气滞血瘀;加强体育锻炼,提高机体防御能力。

2. 防止中毒　有关资料表明,20%～50%的急性肾功能衰竭是由药物引起,还有部分因接触有害物质所致。因此,应尽量避免使用和接触对肾脏有毒害的药物或毒物。若属意外服用或接触应及时发现和及早治疗。

3. 防治及时　一旦有诱发急性肾功能衰竭的原发病发生,应及早治疗,注意扩充血容量,纠正水、电解质紊乱及酸碱失衡,恢复循环功能。若发现本病将要发生,应早期采取措施,补充血容量,增加心排血量,恢复肾灌流量及肾小球滤过率,排除肾小管内梗阻物,防治感染,防止DIC、肾缺血引起的肾实质的损害。同时尽早应用活血化瘀药物,对预防本病发生有积极作用。

五、治疗

首先对病因进行治疗,同时要缓解肾功能衰竭的症状。急性肾功能衰竭对人体的危害是很大的,患者会出现明显的少尿,同时肌酐和尿素氮的水平会明显升高,全身会有很严重的水肿。要给予患者利尿剂的治疗,常用的药物就是呋塞米,增加患者的尿量,使体内多余的水分和有毒物质排出。同时查找患者发生肾衰竭的原因,休克引起的肾衰竭要注意补充体液,必要时给予输血治疗;感染因素引起的肾功能衰竭要积极地给予抗感染治疗;严重的肾衰竭要及时地进行血液透析治疗,避免患者出现严重的高血钾和心力衰竭,降低患者发生猝死的风险;高血压的患者要给予降压的药物治疗,部分患者还可以进行肾移植,避免长期的透析治疗。

急性肾衰竭患者的补液量为:前一天液体总排出量+500ml。补液原则是:量出为入,宁少勿多。每日补充液量=显性失水+隐性失水-内生水。

六、应急流程(见图)

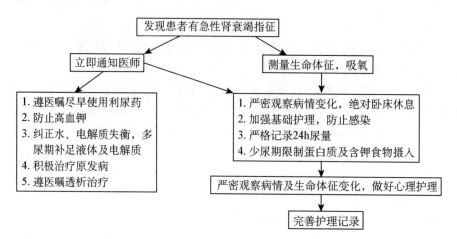

第五节　肾上腺危象抢救预案

一、概念

肾上腺危象是指由多种原因引起肾上腺皮质功能不全,导致内源性糖皮质激素相对或绝对缺乏,而引起的一系列临床症状,病情凶险、临床表现非特异性(即其他疾病也可出现的临床表现),是一种死亡风险极高的内科急症。

二、病因

1. 急性肾上腺皮质出血、坏死　最常见病因为感染。严重感染如脓毒血症可形成肾上腺静脉细菌性血栓,继而引起肾上腺皮质坏死,继发于脑膜炎双球菌感染的脓毒血症最多见。此外,肾上腺区域的外伤、高凝状态、严重烧伤均可引起急性肾上腺皮质出血、坏死。

2. 肾上腺切除手术　肾上腺双侧全部切除或大部切除手术,如术前准备不周、术后治疗激素补给不足或过速停药等均可诱发本症。

3. 慢性肾上腺皮质功能减退症急性加剧　慢性肾上腺皮质功能减退症在各种应激状态下,如感冒、过劳、大汗、创伤、手术、分娩、胃肠炎、各种感染、变态反应治疗等均可发生本症。

4. 诱发因素　糖皮质激素治疗的突然中断、垂体功能减退、药物相互作用。

三、临床表现

1. 高热　体温可达40℃以上,且可能合并感染,然而初生患儿一般无感染,但常发生过高热(>41℃)。

2. 消化道症状　消化道症状通常比较突出,表现为恶心、呕吐、腹泻、腹痛等。其中腹痛常为急性起病,伴腹部压痛、反跳痛。若为肾上腺动静脉血栓形成引起的疼痛,一般位于患侧脐旁约在肋缘下6.5cm,其余无明显定位体征,容易误诊为急腹症。

3. 呼吸循环系统症状　主要是由低血压、低血容量引起一系列症状,常表现为发绀、呼吸急促、脉搏细速、心动过速等。

4. 神经系统症状　主要与低血压、低血容量、电解质紊乱等有关,患者表现为严重疲乏、虚弱、精神萎靡、昏睡,在血压下降的早期,即使血压已很低,患者仍可保持意识清醒,但随着病情加重、血压可进一步下降至零,出现休克、昏迷或木僵、惊厥等症状。

四、预防措施

1. 加强宣教　患者应了解防治本病的基础知识。
2. 避免应激情况　尽量避免过度劳累、精神刺激、受冷、感染、受伤等应激情况。
3. 规律服药　坚持规律服药,避免停药、漏服或错服药物。
4. 应急情况下增加剂量　出现感染、手术等应激情况下需增加糖皮质激素的剂量。

五、治疗

本症病情危急,一旦诊断,应立即开始治疗。治疗原则为糖皮质激素替代治疗、补液及纠正水电解质紊乱、抗休克、抗感染、防治 DIC 等治疗。

1. 糖皮质激素治疗　氢化可的松为首选药物,紧急治疗时应迅速静脉滴注氢化可的松 100～200mg,第 1 天皮质醇总量应达到 300～600mg。经治疗病情达到缓解后,可根据病情逐步减量,直至危象得以控制,改为口服药物治疗。

2. 补液及纠正电解质紊乱　补液量及性质须视失水程度、呕吐等情况而定,根据血压、尿量、心率等调整剂量。补液时须注意电解质平衡,纠正低钠血症,并注意血钾情况,经治疗后血钾可骤降,需适当补钾。

3. 抗休克　如收缩压在 80mmHg 以下伴休克症状者,经补液及激素治疗仍不能纠正循环衰竭时,应及早给予血管活性药物,避免长久的循环衰竭导致心肾功能不全。

4. 抗感染　有感染者应针对病因予以积极的抗感染治疗,预防感染中毒性休克发生。

5. 抗 DIC 治疗　DIC 诊断明确后,应及早采用肝素治疗。

6. 对症支持治疗　应给予吸氧、降温、纠正低血糖等对症支持治疗,必要时可予适量镇静药,但不宜用吗啡及巴比妥盐类药物。

7. 一般治疗　注意休息,避免过度劳累、精神刺激、感染和应激。

六、应急流程(见图)

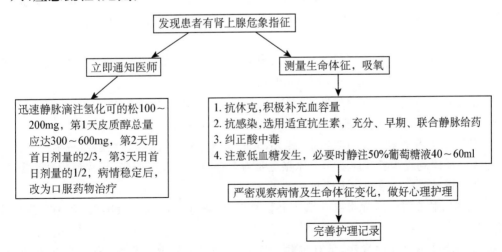

第六节 出血性休克应急预案

一、概念

出血性休克是创伤患者常见而严重的并发症,在创伤或其他意外事件中较短时间内大量血液丢失,导致循环前负荷急剧下降,并且超出机体本身的代偿能力而出现的循环功能障碍。大量快速补充血容量、控制出血可有效降低死亡率。

二、病因

临床上最常见的出血性休克常见病因有严重创伤、胃肠道大出血、大咯血、凝血机制障碍等。1−44 岁年龄段交通事故外伤是导致失血性休克甚至死亡的重要原因。

1. 基本病因

(1)重创伤:①战伤、自然灾害伤(地震、海啸等)、交通事故;②大手术后。

(2)胃肠道大出血:如消化性溃疡、肝硬化、胃肠道肿瘤。

(3)大咯血:如支气管扩张、肺结核、肺癌。

(4)凝血机制障碍:如血友病。

(5)病理性:如产后大出血。

2. 危险因素

(1)有胃底食管静脉曲张的患者。

(2)有大血管硬化的患者。

三、临床表现

典型临床表现为三低一高,即中心静脉压降低、心排血量降低、动脉血压降低、外周阻力增高。不同原发病引起失血性休克时,临床表现不同。

1. 战伤、自然灾害伤(地震、海啸等)、交通事故这类创伤主要包含锐器伤、爆炸伤、坠落伤、挤压伤、冲击伤等。伤情有脏器穿孔或破裂、多发伤、复合伤、广泛性挫裂伤、颅脑损伤、胸腹联合伤、肝脾破裂、四肢开放性骨折等。一般病情重,出血量大,往往失血性休克合并脏器损害,死亡率极高。

2. 大手术后胸、腹、躯干大手术后不久,患者突然出现休克临床表现,大多考虑手术后出血,可能发现手术部位损伤出血或缝合口出血。

3. 消化性溃疡患者原有消化性溃疡病史,突然出现呕血或解柏油样大便,伴有晕厥,出冷汗,血压下降。粪便潜血试验强阳性,急诊胃纤维内镜检查准确率可达 95%。

4. 肝硬化患者平素有肝功能异常,脾大,食道静脉曲张,腹水等。突然出现呕血和黑粪往往引起失血性休克或诱发肝性脑病。休克主要为食管与胃底静脉曲张,导致静脉破裂出血,也可伴发急性胃黏膜糜烂或消化道溃疡所致。

5. 胃肠道肿瘤胃肠道肿瘤患者突然上腹部疼痛,急性呕血或大量黑粪,乃癌肿溃破累及血管所致。

6. 支气管扩张幼年时发病,常有咳嗽、脓痰和痰血。突然大量咯血,面色苍白,出冷汗,脉搏增快。

7. 肺结核、肺癌当肺结核空洞内血管瘤破裂或肺癌侵及血管破裂时,可引起急性或致死性大咯血。

8. 血友病是一组遗传性出血性疾病,由单一凝血因子缺失或生物活性功能减低导致凝血活酶生成障碍所引起的。出血症状是血友病的主要表现,终身有轻微损伤或手术后长时间出血的倾向。急性期可创伤后出血、血尿、消化道出血、颅内出血、咯血等。

9. 产后大出血是阴道分娩或剖腹产中的一个严重威胁生命的并发症。产后出血最常见的原因是子宫松弛,子宫体不能很好地收缩,使得胎盘部位持续地出血;宫颈和(或)阴道裂伤;胎盘部分或全部残留,造成立即或滞后的出血。

四、预防措施

1. 定期体检,预防出血性疾病的发生。

2. 存在肝炎、肝硬化等疾病时,忌食刺激性食物,避免引起静脉曲张破裂大出血。用药时注意药物不良反应的出现。

3. 适当锻炼,健康饮食,保护血管。

4. 生活中注意安全,警惕外伤发生,驾车时注意安全。

五、治疗

主要包括补充血容量和积极处理原发病、控制出血两个方面。注意要两方面同时抓紧进行,以免病情继续发展引起器官损害。

(一)急性期治疗

1. **补充血容量**　失血性休克者所丢失的血量并非都是可见血,可根据血压和脉率的变化来估计失血量。虽然失血性休克时,丧失的主要是血液,但补充血容量时,并不需要全部补充血液。关键是应抓紧时机及时增加静脉回流量。临床处理时,可先经静脉快速(30～45min内)滴注平衡盐溶液 1000～2000ml。若患者血压即可恢复正常并维持,表明失血量较小且已不再继续出血。如上述治疗仍不能维持循环容量、血压仍很低时,则应输入胶体维持血浆渗透压和快速补充循环血量。在急性失血超过总量的 30% 或者血红蛋白低于 70g/L 时,可输入血制品,包括全血或浓缩红细胞等,以保证携氧功能,防止组织缺氧。血红蛋白在 70～100g/L 时,应综合患者病因、尿量和血流动力学来决定是否需要输注红细胞。

(1)液体复苏:在低血容量性休克的液体复苏中,输入液体的种类、数量和速度应根据患者容量丧失的性质、严重程度和临床表现而决定。所用液体包括晶体液、胶体液。

①晶体液:包括葡萄糖液、生理盐水和林格液,用于中度失血(失血量为 1～1.5L)时的早期补充。在一般情况下,输注晶体液后会在血管内外再分布,大部分将迅速分布于血管外间隙。

②胶体液:包括清蛋白、右旋糖酐、血浆、羟乙基淀粉等,可提高血液的胶体渗透压,用于重度失血(失血量>1.5L)时,能有效维持血容量。

(2)输血治疗:输血及输注血制品在低血容量性休克的治疗中应用广泛。失血性休克时,丧失的主要是血液,在补充血液、容量时,除了补充血细胞外,也要补充凝血因子。但是输血可能带来一些不良反应,如血源传播疾病、免疫抑制、红细胞脆性增加,残存白细胞分泌促炎性和细胞毒性介质等。

2. **纠正酸中毒** 代谢性酸中毒的处理应以病因治疗、液体复苏治疗为基础,在组织灌注恢复过程中,酸中毒状态可以逐步纠正,过度的血液碱化使氧离曲线左移,不利于组织供氧。不建议在动脉血 pH≥7.15 时对低灌流引起的乳酸酸中毒使用碳酸氢钠。

3. **止血** 外科医师必须及时对失血性休克的原因作出判断,并决定是否需要及时止血。否则,即使补充了大量的血容量也难以维持循环的稳定,休克也不可能被纠正。

(二)一般治疗

1. 不能进食者,给予鼻饲含高蛋白、高维生素的流质饮食,供给足够热量,提高机体抵抗力,但要警惕消化道出血。

2. 保持皮肤清洁干燥,定时翻身,防止压疮发生。定时叩背、吸痰,防止肺部感染。每日擦洗会阴部 2 次。

(三)药物治疗

1. **静脉滴注(注射)的药物** 维生素 K_3、维生素 K_1、酚磺乙胺、氨甲环酸。

2. **口服止血药** 三七粉、云南白药胶囊等。

3. **外用止血药物** 三七粉或云南白药散剂,直接喷洒出血创面。

(四)手术治疗

应选择简单有效的止血措施控制明显的出血,如用指压法控制体表动脉的大出血,用三腔双气囊管压迫控制门脉高压食管胃底静脉曲张破裂大出血等,可为手术治疗赢得宝贵时间。对于多数内脏出血,手术才是确定性的治疗。对于急性活动性出血病例,应在积极补充血容量的同时作好手术准备,及早施行手术止血。

六、应急流程(见图)

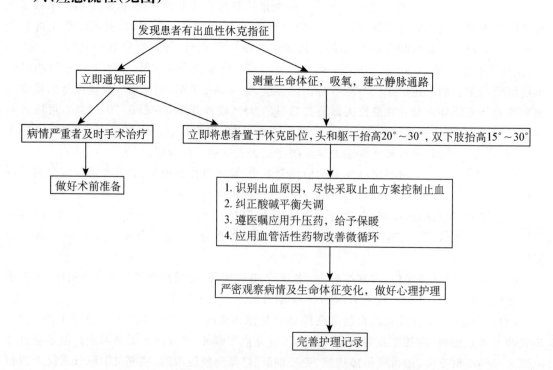

第七节　感染性休克应急预案

一、概念

感染性休克是机体感染某些病原菌后,病原菌及毒素、细胞壁等成分进入宿主体内,引起宿主细胞免疫和体液免疫反应,产生大量细胞因子、炎症介质类物质,从而引发一系列的全身炎症性反应综合征,即发生感染中毒休克。

二、病因

1. **感染性休克**　主要是各种病原微生物侵袭机体所导致。病原微生物包括细菌、真菌、病毒、寄生虫等。其中,细菌感染最为多见。某些病毒感染,如肾综合征出血热,也容易发生休克。

2. **宿主抵抗力差**　不是所有人感染上述微生物,均会发生感染休克,如患有糖尿病、肝硬化、肿瘤、血液病等疾病的患者,免疫功能低下者,更容易出现感染性休克;长期服用激素或者免疫抑制剂的患者,也容易出现感染性休克。

三、临床表现

感染性休克主要表现为血压下降和器官组织灌注不足,其常见症状包括意识障碍、少尿、血压下降且伴随多器官损害。

1. **急性呼吸窘迫综合征(ARDS)**　呼吸困难、呼吸频率加快,出现发绀等缺氧的症状。血气分析氧分压下降,吸空气时 $PaO_2 < 60mmHg$,氧合指数$< 300mmHg$。

2. **急性肾损伤(AKI)**　尿量减少、代谢性酸中毒、电解质紊乱和水肿。生化检查血肌酐升高。

3. **胃肠功能损伤**　腹胀、呕吐、不能进食、腹泻,还会出现应激性胃肠黏膜损伤,其表现为溃疡和消化道出血。

4. **肝功能损伤**　黄疸、肝大。生化检查胆红素升高、谷丙转氨酶升高。

5. **凝血功能异常**　皮肤黏膜、伤口和血管穿刺部位出血。血常规检查发现血小板下降、出凝血时间延长、凝血酶和血纤维蛋白原减少。

临床上对于已经证实存在感染的患者,如果突然出现非神经系统疾病导致的神志改变、体温过低、超高体温,如$>40℃$,或出现肝功能损害、肾功能损害、尿量减少、血象明显异常、皮肤湿冷、心率增快、呼吸增快、血压下降,须高度警惕是否发生感染性休克。

四、预防措施

1. 患者受到创伤后,迅速评估患者病情,明确患者受伤部位,并制订科学、全面、详细的护理计划。

2. 严密监测患者生命体征、呼吸、尿量、瞳孔变化,并评估患者重要脏器损伤程度,一旦出现异常应及时告知主治医师并配合抢救;在抢救过程中,应保持患者体位平稳,避免体位的改变而加重患者创伤。

3. 密切监测患者血流动力学变化,同时早期给予体液复苏及深度清洁创面伤,并遵医嘱给予抗生素及激素治疗,预防感染。

4. 静脉补液,补充营养,维持内环境稳定。

5. 预防并发症,护理人员切忌将脱出的脏器送回腹腔,避免加重感染;对于消化道损伤者应立即进行胃肠减压,对于胸部创伤者应立即进行胸腔闭式引流。

五、治疗

感染性休克的治疗以液体复苏、血管活性药、抗菌和抗病毒药、清除病灶和器官支持治疗为主。早期正确的治疗可以明显降低患者病死率。

1. 持续生命体征监测,建立静脉通路 目标导向的液体复苏,3h 内静脉输入 30ml/kg 体重的晶体液;如果患者平均动脉压<65mmHg,使用血管活性药物来维持患者平均动脉压在 65mmHg 之上。

2. 抗感染治疗 医师会在确诊感染性休克 1h 内,经验性使用抗生素治疗,尽量覆盖细菌、真菌等各个方面的药物。给予抗生素之前应留取细菌培养。必要时手术清除感染病灶。

3. 支持治疗

(1)循环功能支持:治疗推荐使用晶体液复苏,3h 内静脉输入 2L,复苏目标是,中心静脉压 8~12mmHg;平均动脉压≥65mmHg;尿量>30ml/h;中心静脉血氧饱和度≥0.7 或混合静脉血氧饱和度≥0.65;血乳酸下降。充分扩容后平均动脉压仍<65mmHg 的患者应使用血管活性药物治疗,首选去甲肾上腺素,当患者心率较慢、心输出量较低时,考虑使用多巴胺。充分扩容,使用血管活性药后平均动脉压仍<65mmHg 的患者可以使用糖皮质激素,氢化可的松 100mg 每日 2 次。对循环不稳定的患者建议使用血流动力学监测,动态血流动力学优于静态血流动力学。

(2)呼吸系统功能支持:感染性休克患者,可首先给予鼻导管给氧或面罩给氧,也可给予无创呼吸机辅助呼吸,必要时给予气管插管呼吸机辅助呼吸。

(3)肾系统功能支持:如果在充分容量复苏的前提下,患者尿量仍没有增加、内环境不稳定时,医师应及早给予肾功能支持。

(4)营养支持:循环稳定后。应在 24h 内开始肠内营养,胃肠功能不能耐受的患者应给予肠外营养。

六、应急流程(见图)

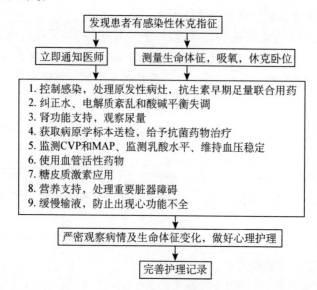

第八节　急性肺栓塞应急预案

一、概念

肺栓塞是各种栓子阻塞肺动脉或其分支为发病原因的一组疾病或临床综合征。不同来源、不同类型的栓子阻塞肺动脉主干及其分支，导致肺动脉狭窄甚至闭塞，从而引起肺栓塞。其中最常见的是肺血栓栓塞症(PTE)，又称急性肺栓塞，是全世界心肺死亡和发病的常见原因，其死亡率在威胁生命的心血管系统疾病中排名第三，仅次于心肌梗死和脑卒中。

二、病因

PTE 由来源于下腔静脉径路、上腔静脉径路或右心腔的血栓引起，其中大部分血栓来源于下肢深静脉，特别是从腘静脉上端到髂静脉的下肢近端深静脉。

1. 危险因素

(1)原发性因素：主要有遗传变异引起，包括 V 因子突变、蛋白 C 缺乏、蛋白 S 缺乏和抗凝血酶缺乏等。

(2)继发性因素：是指后天获得的易发生 DVT 和 PTE 的病理生理改变、医源性因素及患者自身因素，如创伤和骨折、心力衰竭、急性心肌梗死、脑卒中、恶性肿瘤、外科手术、骨折、中心静脉插管、妊娠期或产褥期、口服避孕药、长期卧床等，这些因素可单独存在，也可同时存在并发挥协同作用。

2. 发病机制

(1)血流动力学改变

①肺动脉压升高。

②右心功能不全。

③低血压休克。

④右心室心肌缺血。

(2)呼吸功能不全

①心排血量降低导致混合静脉血氧饱和度下降。

②栓塞部位血流减少和非栓塞区血流增加导致通气/血流比例失调。

③右心房压升高超过左心房压。

④栓塞部位肺泡表面活性物质分泌减少，肺泡萎陷，呼吸面积减少。

(3)肺梗死。

(4)慢性血栓栓塞性肺动脉高压。

三、临床表现

1. 症状　不明原因的呼吸困难。①胸痛；②晕厥；③烦躁不安；④咯血；⑤咳嗽。

2. 体征

(1)呼吸系统体征：呼吸急促、发绀、少量咯血。

(2)循环系统体征：突发胸痛、心率加快、颈静脉充盈、肺动脉高压；肺动脉瓣区第二心音亢进或分裂。

（3）发热：多为低热。

（4）深静脉血栓的表现：如肺栓塞继发于下肢深静脉血栓形成，可伴有患肢肿胀、疼痛或压痛、皮肤色素沉着。

四、预防措施

1. 手术患者术前加强血栓风险评估，积极控制并发症。

2. 指导患者避免摄入高胆固醇、高脂食物，戒烟酒；不宜久坐或久站，适当运动，养成良好的生活习惯。

3. 加强护理人员急性肺栓塞相关知识培训，包括急性肺栓塞风险因素、症状识别、抢救措施、预防措施等。

4. 术中尽量选择上肢血管建立静脉通路，避免下肢穿刺，提高一次性穿刺成功率。

5. 密切观察患者的循环血量，当血容量不足时立即报告医师处理，避免凝血-纤溶系统失衡。

6. 使用间歇式充气压力仪预防下肢血栓形成，依次加压脚踝、小腿、大腿，每次 20～30min。

7. 术后搬动患者过程中注意动作轻柔且平稳，摆放好术后体位，继续加强术后体温管理，避免局部长时间受压。

五、治疗

1. 一般处理　对高度疑诊或确诊的患者，应进行严密监护，患者应卧床休息，保持大便通畅，以免促进血栓脱落。必要时适当使用镇静、镇痛、镇咳等对症治疗。

2. 呼吸循环支持　遵医嘱吸氧。对于出现右心功能不全且血压下降者，可使用多巴酚丁胺、多巴胺、去甲肾上腺素等。

3. 抗凝治疗　常用药物包括肝素、华法林、新型抗凝药物阿加曲班、达比加群酯、利伐沙班、阿哌沙班。

4. 溶栓治疗　常用药物尿激酶、链激酶和重组组织型纤溶酶原激活药。

5. 肺动脉导管　碎解和抽吸血栓。

6. 手术　肺动脉血栓摘除术。

六、应急流程（见图）

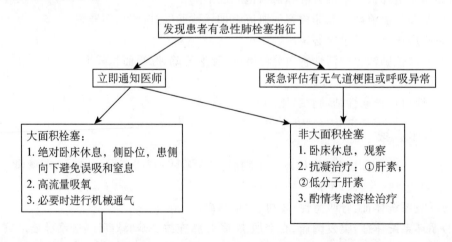

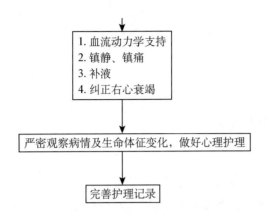

第九节　前列腺电切术后膀胱冲洗致
稀释性低钠血症应急预案

一、概念

稀释性低钠血症又称水中毒,是指总体钠正常情况下,机体存在不能及时足量排泄多余的水而致的低渗状态。

二、病因

1. 各种原因所致的抗利尿激素分泌过度。
2. 肾功能不全,排尿能力下降。
3. 机体摄入水分过度或接受过多的静脉输液。

三、临床表现

稀释性低钠血症又称为高容量性低钠血症,是体内水分过多,钠盐相对不足引起,可分为急性稀释性低钠血症和慢性稀释性低钠血症,表现为头痛、呕吐、失语、疲劳、恶心等。

1. **急性稀释性低钠血症**　一般发病急,发生心力衰竭时机体外周循环灌注减少,心排血量降低以及血浆渗透压降低,肾素-血管紧张素-醛固酮系统被激活,加上释放血管加压素,可能会增加水钠重吸收,从而发生水钠潴留,导致脑细胞水肿,造成颅内压增高和精神神经兴奋,表现头痛、呕吐、血压升高、失语、呼吸抑制、心率缓慢、定向力障碍、谵妄、嗜睡,甚至昏迷。

2. **慢性稀释性低钠血症**　可见于肺炎、右心功能不全和呼吸衰竭的情况,机体的心功能下降,可激活肾素-血管紧张素系统,使醛固酮和 ADH 增加,肾脏集合系统重吸收水分增加,导致水钠潴留,形成低钠机制,体重可能增加,血钠低于 125mmol/L 时,表现为疲劳、表情淡漠、恶心、食欲减退等症状,血钠为 115～120mmol/L 时,可表现为头痛、嗜睡、谵妄等神经精神症状,血钠低于 110mmol/L 时会发生抽搐,甚至昏迷,血钠 48h 内降低至 108mmol/L 以下,可导致永久性神经系统损害,甚至死亡。

四、预防措施

1. 术前充分准备,纠正水、电解质紊乱,改善心功能。
2. 限制手术时间。
3. 冲洗液的悬挂高度≤60cm。
4. 尽可能选择区域阻滞,以便尽早发现精神症状。

五、治疗

临床上对稀释性低钠血症的治疗常包括以下几个方面。

1. 对于稀释性低钠血症的治疗,利尿脱水是首要措施,减轻心脏负担及脑水肿。
2. 及时纠正电解质紊乱、纠正低钠血症、低钾血症。
3. 严格控制液体入量,监测中心静脉压。
4. 进行动脉血气分析,监测血钠。
5. 监测有创血压、维持血压平稳。
6. 监测体温、防止大量灌洗液引起的术中严重低体温,预防术后苏醒延迟。
7. 静脉滴注地塞米松 10～20mg,降低颅内压,同时减少脑水肿发生。
8. 大流量吸氧、吸痰,用 75% 乙醇经呼吸器吸入端吸入去除泡沫,保持呼吸道通畅。

六、应急流程(见图)

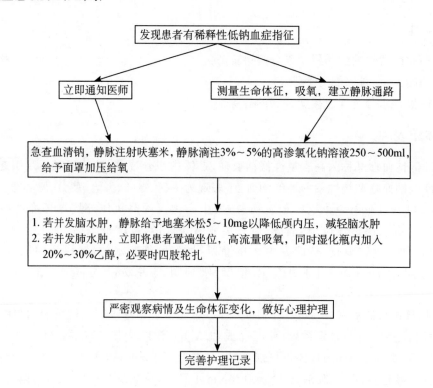

参 考 文 献

[1] 黄健,张旭.中国泌尿外科和男科疾病诊断治疗指南[M].北京:科学出版社.2022.

[2] 王建荣,王社芬.护士形象与护患沟通[M].北京:科学出版社.2018.

[3] 侯建全.实用泌尿外科学第3版[M].北京:人民卫生出版社.2019.

[4] 池艳宇,李晓丹,郭金玉,等.三级甲等教学医院临床护理教师培训课程的构建[J].护理学杂志,2021,36(4):19-21.

[5] 李春燕,吴文芳,梁涛.多层次临床护理教学体系的发展及展望[J].中国护理管理,2021,21(6):801-804.

[6] 王波,赵丽霞,李丹琳,等.模拟临床情景考核法在基础护理学实训中的应用[J].甘肃中医药大学学报,2020,37(4):102-105.

[7] 曾德利,邬光继,彭娅熙.心内科护理教学中情景教学法与案例分析法的应用研究[J].中国继续医学教育,2023,15(2):96-101.

[8] 杨妍,尹竹萍,汤竹筠,等.基于视频纠错反馈结合翻转课堂模式教学在静脉留置针穿刺操作中的应用[J].中国老年保健医学,2023,21(1):139-141.

[9] 任小瑜,杨小青,侯晶晶,等.案例引导下的思维导图教学法在儿科实习护士中的应用效果[J].临床医学研究与实践,2022,7(23):192-194.

[10] 叶琴,杨蓉,李雪娟,等.思维导图在护生临床思维能力中的应用与研究[J].继续医学教育,2022,36(11):57-60.

[11] 于柠,薛幸.放松训练联合心理护理对肾囊肿择期超声介入治疗患者不良情绪及配合度的影响[J].护理实践与研究,2021,18(23):3573-3577.

[12] 孔伟,徐惠成.尿动力学检查在尿失禁诊治中的意义[J].实用妇产科杂志,2018,34(3):173-175.

[13] 杜海胜,郑加涛,王旭初,等.沧州地区6852例不育男性精液检测结果分析[J].检验医学与临床,2020,17(S1):139-141.

[14] 张立芳,唐世倩,孙如意,等.压力性尿失禁女性患者尿流率和尿流率曲线的临床分析[J].中国妇产科临床杂志,2020,21(4):381-384.

[15] 华芳,于艳波,刘树军,等.7464例肾脏疾病肾穿刺活检病理分析[J].中国实验诊断学,2020,24(1):76-78.

[16] 华立新,张杰秀,吴宏飞,等.前列腺穿刺活检[J].国际泌尿系统杂志,2011,31(5):481-485.

[17] 国家药典委员会.中华人民共和国药典临床用药须知.2020年版.化学药和生物制品卷[M].北京:中国医药科技出版社,2022.

[18] 刘玲,何其英,马莉,等.泌尿外科护理手册.2版[M].北京:科学出版社,2020.

[19] 张立国.现代泌尿外科技术临床应用[M].北京:吉林科学技术出版社,2021.

[20] 黄翼然,薛蔚.仁济泌尿临床手册[M].上海:上海科学技术出版社,2023.

[21] 滕兆礼,杨守东.泌尿外科诊疗精要[M].北京:科学技术文献出版社,2021.

[22] 商学军,李云龙.精索静脉曲张[M].北京:科学出版社,2022.

[23] 熊承良,刘继红,商学军,等.男性不育的诊断与治疗[M].武汉:湖北科学技术出版社,2021.

[24] 张弋.泌尿外科内镜与微创技术图解输尿管镜篇[M].北京:中国医药科技出版社,2023.

[25] 张荣,万子,余志海,等.泌尿外科微创技术与临床应用[M].北京:科学技术文献出版社,2021.

［26］王少刚,刘修恒,叶章群.现代微创泌尿外科学[M].北京:人民卫生出版社,2018.

［27］张美红,刘灿.快速康复理念在泌尿外科临床护理中的应用[J].实用临床护理学电子杂志,2020,5(2):119-120.

［28］陈凛,陈亚进,董海龙,等.加速康复外科中国专家共识及路径管理指南(2018版)[J].中国实用外科杂志,2018,38(1):1-20.

［29］吴建永,雷文华.中国肾移植围术期加速康复管理专家共识(2018版)[J/CD].中华移植杂志(电子版),2018,12(4):151-156.

［30］袁蔚聪.快速康复联合心理护理在泌尿外科患者中的应用[J].黑龙江中医报,2022,(3):309-311.

［31］孟晓云,张旭,迟佳鑫,等.加速康复外科在肾移植护理中的应用现状与展望[J].实用器官移植电子杂志,2020,8(3):163-166.

［32］黄健,张旭.中国泌尿外科和男科疾病诊断治疗指南[M].北京:科学出版社,2022.

［33］那彦群,侯建全.实用泌尿外科学[M].北京:人民卫生出版社,2019.

［34］李丽红.泌尿外科护理学[M].北京:人民卫生出版社,2018.

［35］魏本林,杨青山.现代泌尿外科与男科精粹[M].北京:科学技术文献出版社,2021.

［36］祝庆亮.实用泌尿外科疾病诊断与治疗[M].长春:吉林大学出版社,2022.

［37］曾健文,蒋重合.实用泌尿系统疾病诊治技巧[M].北京:科学技术文献出版社,2021.

［38］李诗雨,李玉森,乔甫.间歇性导尿预防神经源性膀胱患者泌尿系感染的 Meta 分析[J].中华医院感染学杂志,2020,30(7):1101-1105.

［39］赵廷力.康复护理对脑卒中后神经源性膀胱患者功能恢复及生活质量的影响研究[J].中国保健营养,2020,30(25):237-238.

［40］孙晓祯,乔改红.膀胱功能康复训练联合间歇性导尿对卒中患者合并神经源性膀胱患者的影响[J].中国民康医学,2020,32(16):80-84.

［41］赵亚莉.盆底肌锻炼联合膀胱训练对前列腺电切术后暂时性尿失禁的影响[J].护理与康复,2018,(5):186-187.

［42］吴阶平.吴阶平泌尿外科学[M].济南:山东科学技术出版社,2009.

［43］栗亮,廖利民,吴娟,等.盆底肌训练对神经源性逼尿肌过度活动的效果[J].中国康复理论与实践,2021,27(9):1093-1097.

［44］郑彩娥,李秀云.康复护理技术操作规程[M].北京:人民卫生出版社.2022.

［45］郑彩娥,李秀云.实用康复护理学[M].北京:人民卫生出版社.2022.

［46］沈小平,王骏,许方蕾,等.新编当代护理学[M].上海:复旦大学出版社.2018.

［47］陈锦秀,刘芳.康复护理技术全书[M].北京:科学出版社.2018.

［48］黄健,张旭.中国泌尿外科和男科疾病诊断治疗指南[M].北京:科学出版社.2022.

［49］黄日红,杨萍,莫长秀,等.提肛肌训练对老年 TURP 患者术后尿失禁及失禁程度的影响[J].当代医学,2020,26(11):150-151.

［50］于春亚,过月红.提肛肌训练对逼尿肌不稳定患者 PKRP 术后尿失禁的疗效[J].国际护理学杂志,2018,37(11):1568-1570.

［51］滕静,徐必友.不同时机提肛肌训练对经尿道前列腺电切术患者术后尿失禁的影响[J].国际护理学杂志,2021,39(4):665-668.

［52］牛炜璐,于洋.提肛肌训练对前列腺电切术后患者下尿路症状的影响研究[J].中国现代药物应用,2020,14(21):240-242.

［53］赵瑛,冯哲,宋丹,等.基于互联网的目标化健康教育联合提肛运动在痔疮术后护理中的应用价值[J].山西医药杂志,2022,51(10):1197-1199.

［54］王丽芹,张俊红,张燕,等.呼吸专科护士临床教学实践手册[M].北京:科学技术文献出版社.2022.

［55］黄效维.排石中药联合不同饮水及运动疗法治疗上尿路结石临床研究［J］.光明中医,2020,35(8):
1166-1168.

［56］潘玲玲.系统改良运动训练对体外震波碎石术患者的应用效果研究［J］.中国现代药物应用,2022,16
(7):188-191.

［57］赵海洋.系统改良运动训练联合体外冲击波碎石术对输尿管结石患者的康复效果［J］.反射疗法与康复
医学,2022,3(16):65-68.

［58］陈晓燕.腹腔镜前列腺癌患者术后早期康复训练的干预及对尿失禁的预防［J］.实用临床护理学电子杂
志,2020,5(47):30.

［59］潘玲玲.前列腺功能康复锻炼对老年慢性前列腺炎患者生活质量的意义探讨［J］.中国现代药物应用,
2022,16(11):169-171.

［60］苏静怡.手术前后康复训练对前列腺癌根治术患者术后控尿功能及生活质量的影响［J］.医学临床研究,
2019,36(10):1908-1910.

［61］赵俊萍,王芳,高慧芬.早期康复训练对老年高危患者腹腔镜下前列腺癌根治术后尿失禁的影响［J］.中
国现代药物应用,2020,14(17):241-242.

［62］朱小萍.快速康复训练在行腹腔镜前列腺癌根治术患者中的应用效果观察［J］.中国实用医药,2021,16
(27):194-196.

［63］许青青,薛影.血管介入男性患者术前床上排尿训练的依从性对术后尿潴留的影响［J］.医药前沿,2018,
8(16):200.

［64］李雯,王芳.术前排尿训练在微血管减压术后留置尿管病人中的应用效果［J］.全科护理,2020,18(16):
1977-1978.